2022 年度省、部级重点图书

生物活性材料与战创伤早期急救

主编　刘良明　付小兵

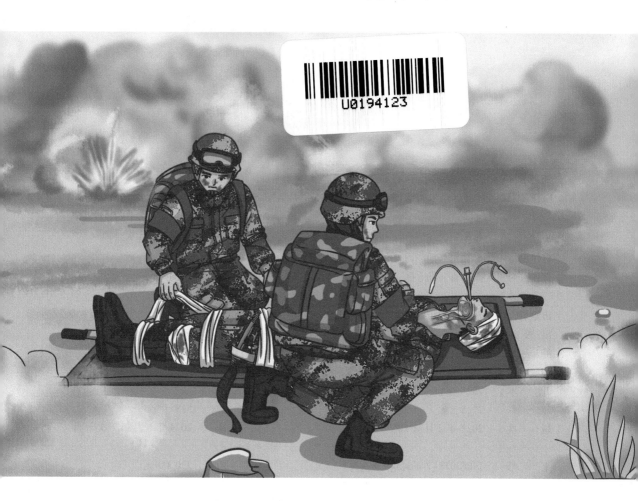

郑州大学出版社

图书在版编目（CIP）数据

生物活性材料与战创伤早期急救／刘良明，付小兵主编. — 郑州：郑州大学出版社，2023. 2（2024.6 重印）

ISBN 978-7-5645-9280-6

Ⅰ. ①生… Ⅱ. ①刘…②付… Ⅲ.①生物材料 - 应用 - 军事医学 - 创伤 - 急救 Ⅳ.①R826.1

中国版本图书馆 CIP 数据核字（2022）第 231511 号

生物活性材料与战创伤早期急救

SHENGWU HUOXING CAILIAO YU ZHANCHUANGSHANG ZAOQI JIJIU

策划编辑	李振川		封面设计	苏永生　王军杰
责任编辑	李振川　闫习		版式设计	苏永生
责任校对	张锦森　杨鹏		责任监制	李瑞卿
出版发行	郑州大学出版社		地　址	郑州市大学路 40 号（450052）
出版人	孙保营		网　址	http://www.zzup.cn
经　销	全国新华书店		发行电话	0371-66966070
印　刷	廊坊市印艺阁数字科技有限公司			
开　本	787 mm×1 092 mm　1／16			
印　张	21.5		字　数	518 千字
版　次	2023 年 2 月第 1 版		印　次	2024 年 6 月第 2 次印刷
书　号	ISBN 978-7-5645-9280-6		定　价	320.00 元

本书如有印装质量问题，请与本社联系调换。

主编简介

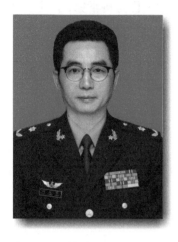

刘良明 医学博士,研究员,博士研究生导师,专业技术少将。中国人民解放军陆军军医大学陆军特色医学中心野战外科研究部主任,创伤烧伤与复合伤国家重点实验室常务副主任。

学术任职:中国病理生理学会休克专业委员会、中国研究型医院学会休克与脓毒症专业委员会和全军战创伤专业委员会副主任委员,中华医学会创伤分会和中国药理学会心血管专业委员会常务委员,重庆市创伤分会主任委员,国家卫健委应急处置和军委科技委创新特区主题专家。国际休克联盟官方杂志 *Shock*、*Military Medical Research* 等 SCI 期刊编委。《中华创伤杂志》《创伤外科杂志》等期刊编委和常务编委。

专业特长:主要从事战伤急救技术、器材装备与战创伤休克防治研究。

学术成就:在国际上率先提出休克等临床重症血管低反应性发生的钙失敏学说,提出针对性防治措施,解决了长期制约难治性休克等临床重症治疗的关键问题,促进和带动了这一领域的国际发展;打破传统理念,提出战创伤休克限制性液体复苏、精准控制复苏和延长黄金救治时间窗新理念及系列新技术,临床应用取得显著效果;研制了系列模块化战伤急救器材和灾害救援背负式医疗系统,实现了我军一线急救器材的系列配套化和模块化,列装部队,在战伤救治、灾害救援和部队训练中发挥了重要作用。研究成果已编入我国、我军多部战伤和创伤救治指南、手册,如《实用创伤救治指导手册》《实用战伤救治手册》《战伤救治规则》等。先后承担国家杰出青年科学基金、国家"973"课题、国家自然科学基金重点项目、国家科技重大专项军特需药和军队医药科技"十二五""十三五""十四五"重大项目等课题研究。主编《中华创伤休克学》等专著5部[其中《中华战创伤学(11卷)》(第一卷主编)获第五届中国出版政府奖图书奖,国外 Springer 出版社出版2部],担任3部专著副主编,参编专著21部(含国外2部)。发表学术论文380余篇,含 SCI 收录论文120余篇,包括 *Lancet*、*JAMA Int Med*、*Cell Res*、*Circulation*、*Eur Heart J*,

Am J Respir CCM，*Sci Adv*，*Nat Com*，*Ann Surg*，*Cardiovasc Res* 等。获国家发明和实用新型专利39件,医疗器械产品注册证21件。以第一完成人获国家科学技术进步奖二等奖2项、军队科学技术进步奖一等奖1项、重庆市自然科学一等奖1项、军队科学技术进步奖二等奖3项;培养研究生获全国、全军优秀博士论文各1篇,重庆市优秀博士论文2篇。

个人荣誉:国家杰出青年科学基金获得者,全军高层次创新人才工程拔尖人才,军队杰出专业人才贡献奖获得者,陆军教学科研标兵,陆军作战研究先进个人。享受国务院"政府特殊津贴",军队专业技术人才一类岗位津贴。重庆英才·优秀科学家,学科领军人才。荣立个人二等功2次,三等功3次。

主编简介

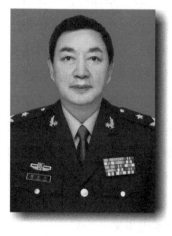

付小兵　中国工程院院士,教授、创伤外科研究员、博士研究生导师,创伤和组织修复与再生医学专家,专业技术少将。现任中国人民解放军总医院医学创新研究部创伤修复与组织再生研究中心主任、全军创伤修复与组织再生重点实验室主任;1995年国家杰出青年科学基金获得者;2009年当选为中国工程院院士;2018年当选为法国医学科学院外籍院士;2019年当选为中国医学科学院首批学部委员;2020年当选为中国中医科学院首批学部委员;2021年当选为美国国家工程院外籍院士。

学术任职:担任国际创伤愈合联盟(WUWHS)执行委员,亚洲创伤愈合学会(AWHA)主席,国务院学位委员会学科评议组成员,中国工程院医药卫生学部副主任,国家技术发明奖和国家科学技术进步奖评委,中国生物材料学会理事长,中华医学会理事,中华医学会组织修复与再生分会主任委员,中华医学会创伤学分会主任委员、前任主任委员和名誉主任委员,全军医学科学技术委员会常委,全军战创伤专业委员会主任委员。国家"973"课题、"创伤和组织修复与再生项目"首席科学家,国家重点研发计划"生物材料构建微环境与组织再生"项目负责人,国家自然科学基金创新群体(2012—2020年,连续3期)负责人,全军"十二五"和"十三五"战创伤重大项目首席科学家,全军"十三五"重点学科专业建设项目"战创伤外科学"首席科学家。担任《解放军医学杂志》总主编,*Military Medical Research*(SCI杂志)主编和*Wound Repair and Regeneration*等20余家国内外学术杂志编委。

研究贡献:长期从事创(战、烧)伤及损伤后的组织修复与再生研究工作。在战创伤医学、组织修复和再生医学以及生物治疗学三大领域取得系统性和创造性贡献。具体涉及火器伤与创伤弹道学、生长因子生物学、干细胞诱导分化与组织再生、严重创伤致重要内脏缺血性损伤的主动修复与再生以及中国人体表慢性难愈合创面发生新特征与防控的创新理论与关键措施研究等。20世纪80年代曾先后4次赴云南老山前线参加战伤救治与调查,经受了战争的考验并获得了宝贵的战伤救治经验。1991年出版了国际上第一部《生长因子与创伤修复》的学术专著。1998年在国际著名医学杂志《柳叶刀》(*Lancet*)首先报道了成纤维细胞生长因子对烧伤创面的多中心治疗结果,推动了中国基因工程生长因子类国家一类新药的研发与临床应用,被英国广播公司(BBC)以"把牛的激素变成了治疗烧伤药物"进行高度评价,成果获2003年度国家科学技术进步奖二等奖。20世纪90年代初在国际上首先提出促进受损内脏"主动修复"概念并从机制、防治措施与治疗方法等开展了系列研究,其成果应用使多脏器功能障碍综合征的发生率和死亡率显著下降,系列研究获2005年度国家科学技术进步奖二等奖。2001年再次在*Lancet*首先报道了表皮细胞通过去分化途径转变为表皮干细胞的重要生物学现象,为组织修复和再生提供了原创性的理论根据,被国际同行以"相关研究对细胞去分化给予了精彩的总结"和"是组织修复与再生的第4种机制"等进行充分肯定,部分成果获2008年度国家科学技术进步奖二等奖。2007年所带领的团队在国际上首先利用自体干细胞再生汗腺获得成功,为解决严重创烧伤患者后期的出汗难题提供了基础,被国际同行评价为"里程碑式的研究"。2008年发现并在国际上首先报道了中国人体表慢性难愈合创面流行病学变化的新特征,推动了中国慢性难愈合创面创新防控体系的建立并取得显著效果,被国际同行以"向东方看"进行高度评价,该成果获2015年度国家科学技术进步奖一等奖。

作为我国新一代战创伤和组织修复与再生医学学科和学术带头人,牵头组织召开了5次以"再生医学"为主题的香山科学会议和6次有关创伤和组织修复与再生医学的"中国工程科技论坛"和"组织修复与再生双清论坛"等高层次学术会议。牵头成立了以中华医学会组织修复和再生分会为代表的8个与战创伤、烧伤、组织修复与再生、创面治疗和康复等有关的全国二级学会。牵头或参与制定了中国工程院、中国科学院和全军有关战创伤、再生医学与转化医学的相关国家科技规划。牵头撰写了向国家高层领导人提出进一步重视加强我国干细胞基础研究与转化应用的重大建议,对国家2015年开放干细胞临床研究(研究项目和研究基地双备案)起到了重要作用。牵头撰写了有关重视我国创伤防控和在我国重要战略发展区域(包括粤港澳大湾区、长三角、京津冀和成渝等经济发达地区,西藏、新疆等边疆民族地区和海南本岛及南中国海与台海等军事斗争前沿地区)构建能够应对重大灾难事故和重大安全事件的一体化紧急医学救援体系的重大建议,其中部分重大建议已获得高层领导人重视并开始实施。特别是其作为发起人和牵头人,提出在中国医院建立针对体表难愈合创面的专科"创面修复科"获得国家卫生健康委员会批准同意建设,为我国外科学领域新增一个三级学科做出了重要贡献。以上相关工作对从整体上推动中国战创伤医学、严重战创伤紧急医学救援体系的建设、干细胞和组织工程与再生医学、生物材料与生物治疗学的发展起到了重要作用。

主编出版《中华战创伤学(11卷)》(荣获第五届中国出版政府奖图书奖)、《中华创伤医学》、《再生医学:原理与实践》、《再生医学:基础与临床》、《再生医学:转化与应用》、《现代创伤修复学》、《创伤、烧伤与再生医学》(研究生教材)、《干细胞与再生医学》(全国高等学校教材)、《军队转化医学艺术》、"创面治疗新技术的研发与转化应用系列丛书(26册)"以及英文版 *Advanced Trauma and Surgery* 等大型学术专著31部,参编30余部。在 *Lancet*、*Science-Translational Medicine*、*Science Advances*、*Nature Communication* 以及 *Biomaterials* 等国内外杂志发表学术论文600多篇,其中SCI收录260多篇。以第一完成人获国家科学技术进步奖一等奖1项、二等奖3项,省部级一等奖3项。培养硕士、博士和博士后人员80多人。

个人荣誉:获全国"创新争先奖章""全国杰出专业技术人才""中国医学科学家奖""何梁何利基金科学与技术进步奖""求是杰出青年奖""树兰医学奖",以及中国工程院"光华工程科技奖青年奖""中国人民解放军杰出专业技术人才奖""中华医学会创伤学分会终身成就奖""中华医学会烧伤外科分会终身成就奖"和"国际创伤修复研究终身成就奖"等多项荣誉。被评为"全军优秀共产党员""全军优秀教师"和"全国优秀科技工作者"。2012年和2018年分别被中共中央宣传部和中央军委政治工作部作为"时代先锋"和科技创新重大典型在全国宣传报道。荣立个人一等功1次、二等功3次、三等功1次。

内容提要

　　《生物活性材料与战创伤早期急救》是一部介绍生物活性材料与战创伤急救的医学专著。本书共 12 章,较详细介绍了生物活性材料与医学应用、战创伤流行病学特点及其早期救治与生物活性材料,以及生物活性材料与急救止血、组织工程血管、创面早期处理、可吸收缝线、骨损伤修复、急救通气、血浆容量扩充剂、血液代用品、生物医用保暖材料,几种新型功能材料与战创伤早期急救应用。内容从理论到实践,丰富新颖,重点突出,层次分明,注重实用,汇集了国内外有关生物活性材料基础理论与战创伤急救应用研究的最新进展,融入了编者们丰富的科研成果和宝贵的实践经验,彰显了我国在该领域研究和应用水平,对生物活性材料在战创伤急救应用有较大的指导意义和参考价值。本书是对从事与涉足创伤医学和生物活性材料学的研究人员与临床各级医师,医学院校高年级本科生、研究生及相关专业医护人员,了解、熟悉和掌握生物活性材料在战创伤早期急救应用,具有重要指导作用的理论参考书。

作者名单

主　编　刘良明　付小兵

副主编　李　涛　董世武　田　丰

编　委（按姓氏笔画排序）

丁海滨　助教　中国人民解放军陆军军医大学生物医学工程与影像医学系

田　丰　研究员　军事科学院系统工程研究院卫勤保障技术研究所

付小兵　中国工程院院士、研究员　中国人民解放军总医院第四临床医学中心

朱楚洪　教授　中国人民解放军陆军军医大学基础医学院

刘良明　研究员　中国人民解放军陆军军医大学陆军特色医学中心

刘建仓　研究员　中国人民解放军陆军军医大学陆军特色医学中心

江　虹　副教授　中国人民解放军陆军军医大学生物医学工程与影像医学系

李　刚　实验师　中国人民解放军陆军军医大学基础医学院

李　涛　研究员　中国人民解放军陆军军医大学陆军特色医学中心

李建美　副教授　中国人民解放军陆军军医大学生物医学工程与影像医学系

杨　健　高级工程师　军事科学院系统工程研究院卫勤保障技术研究所

杨　焜　工程师　军事科学院系统工程研究院卫勤保障技术研究所

杨小超　副教授　中国人民解放军陆军军医大学生物医学工程与影像医学系

张　瑷　副教授　中国人民解放军陆军军医大学第二附属医院

肖旭东　主治医师、讲师　中国人民解放军陆军军医大学新桥医院

范永鸿　博士后　中国人民解放军陆军军医大学基础医学院

林　松　高级工程师　军事科学院系统工程研究院卫勤保障技术研究所

胡　弋　副主任医师、副教授　中国人民解放军陆军军医大学陆军特色医学中心

贺教江　副教授　四川大学华西医院神经外科

龚小珊　讲师　中国人民解放军陆军军医大学生物医学工程与影像医学系

康　菲　高级实验师　中国人民解放军陆军军医大学生物医学工程与影像医学系

董世武　教授　中国人民解放军陆军军医大学生物医学工程与影像医学系

程　飚　主任医师、教授　中国人民解放军南部战区总医院

臧家涛　高级实验师　中国人民解放军陆军军医大学陆军特色医学中心

谭　菊　中级实验师　中国人民解放军陆军军医大学基础医学院

霍　达　博士　中国人民解放军陆军军医大学基础医学院

前　言

创伤和战伤(trauma and war wound)或称战创伤,是现代社会一大公害,其死亡率已跃居疾病死亡谱的第三位,仅次于心脑血管疾病和肿瘤。全球每年有 350 万~580 万人死于各类创伤,包括各种自然灾害、工矿事故、交通事故、战争等。其发生人群主要是青壮年,社会危害极大。战创伤主要致死原因包括大失血、休克、严重颅脑、胸腹部创伤等,其死亡主要发生在战创伤现场和早期,因此战创伤现场和早期急救极为重要。近年来,随着医疗技术的发展和各种新材料医用价值的发现和研究,越来越多的生物活性材料(bioactive materials)产品被用于战创伤早期救治,如壳聚糖止血敷料、海藻酸盐止血敷料、水胶体创面敷料等。但目前国内外尚没有生物活性材料与战创伤急救方面的专著,因此,编写一本生物活性材料与战创伤早期急救的专著,系统总结和介绍生物活性材料在战创伤早期救治方面的应用,对促进生物活性材料产品的应用和研究有重要意义。

生物活性材料(也称生物材料)是由材料表面或界面引起特殊生物或化学反应,促进或影响组织和材料之间的连接、激活细胞活性或组织再生的生物材料。其种类繁多,按其来源和属性分为天然生物活性材料、合成高分子生物活性材料、仿生生物活性材料等。它们有各自的功能、性能特点和生物、理化特性,在医学领域有广泛用途。

天然生物活性材料,也称天然生物材料(natural biomaterials)是生物在长期的进化和自然选择过程中,形成的具有特殊结构和特殊功能的材料。天然生物活性材料主要有蛋白质类如胶原蛋白(collagen,也称胶原)、明胶(gelatin,GT)、丝素蛋白(silk fibroin,SF)、贻贝黏蛋白(mussel adhesive protein),多糖类如淀粉(starch)、纤维素(cellulose)、壳聚糖(chitosan)、海藻酸(alginic acid)和生物矿物质类如牙齿、骨等。与人工合成材料相比,天然生物活性材料具有良好的生物相容性、生物可降解性、多功能性、自愈合能力等,在多个领域具有重要的理论和应用价值,如在止血、创面处理、抗感染、组织工程和血液代用品等研究领域。

合成高分子生物活性材料,也称合成高分子生物材料(synthesized high polymer biological materials)是一类由一种或几种分子或分子团,以共价键结合而成的具有重复单元的大分子,按来源可分为天然高分子材料和合成高分子材料。天然高分子材料是指存在于动物、植物及生物体内的高分子物质,包括天然纤维、天然树脂、天然橡胶、动物胶等。天然高分子材料由于其性能指标难以控制,因此其应用相对受限。合成高分子材料是指通过生物或化学合成方法获得的高分子材料,包括塑料、合成橡胶、合成纤维、涂料以及各种功能性的高分子材料等。合成高分子材料由于具有天然高分子材料所没有的力学性能,以及良好的生物相容性、生物可降解性等,其在生物医学领域包括战创伤急救领域有更为广泛的应用价值,如制作手术缝合线、栓塞线圈、创面敷料、组织工程支架等。

仿生生物活性材料,也称仿生材料(biomimetic materials)。在人类科技发展历程中,大自然一直都是人类灵感和发明创造的源泉。自然界许多独特的生物结构和特性如荷叶、蝴蝶翅膀等,给人们展示了传统工程之外的技能和属性。因而,科学家利用这些技术和特性,通过模仿天然材料的结构、功能来生产新型的生物活性材料,即仿生技术。仿生材料是材料科学与生命科学相结合的产物。仿生材料包括天然生物活性材料、生物医学材料、仿生工程材料等,在生物医学、传感器、组织工程、基因组技术和超声成像等领域均得到了广泛的应用研究。近年来,纳米科学和纳米技术取得了巨大成就,功能性纳米仿生材料在生物医学领域得到了广泛应用,如蛋白笼(protein cage)、石墨烯(graphene)、纳米凝胶(nano-hydrogel)、碳纳米管(carbon nanotube)等,已应用在生物传感、药物递送、蛋白质自组装和3D打印领域。

除上述生物活性材料外,几种具有较好止血作用的矿物质材料在战创伤急救领域的应用受到人们的广泛关注。一种是沸石(zeolite),为一种天然硅铝酸盐矿石,主要产于火山岩的裂隙中,亦产于火山碎屑沉积岩及温泉沉积中,2002年QuikClot沸石止血粉通过美国食品药品监督管理局(U. S. Food and Drug Administration)批准,曾作为美军止血装备用于伊拉克战场,被认为是100多年来止血敷料的突破。另一种是高岭土(kaolinite),为一种黏土矿物,亦称"瓷土",是"高岭石"经风化或沉积而成。在医学领域,高岭土已被用作止血材料,制成止血敷料。美军已将其制成止血纱布——Combat gauze。蒙脱石(mont-morillonite)是一种微晶高岭石,也叫胶岭石。蒙脱石有止血作用,美军已将其制作成Wound stat止血材料。

如上所述,战创伤死亡人数已跃居疾病死亡谱的第三位,仅次于心脑血管疾病和肿瘤。"白金10分钟""黄金1小时"的急救是降低战创伤早期死亡率的关键。近年来,随着医疗技术的发展和研发水平的提高,越来越多的生物活性材料产品被成功研发并用于战创伤早期救治。为使学者较为系统地了解生物活性材料及其产品在战创伤早期救治中的应用,以及更好地研究和应用生物活性材料,我们组织战创伤早期救治和生物活性材料研究和应用方面的专家,编写了这部《生物活性材料与战创伤早期急救》专著,以填补这一领域的空白。

《生物活性材料与战创伤早期急救》全书共分为12章。第1章和第2章为本书总概,主要介绍生物活性材料与医学应用。生物活性材料种类繁多,有天然的,也有人工合成的,近年来有大量生物活性材料用于医学各领域,本书第1章主要介绍了生物活性材料的种类、特点及其在医学领域中的应用。地震、山洪、泥石流等各种自然灾害、交通事故、工矿事故、战争等是战创伤的主要原因,不同原因的战创伤有其自身特点,因此本书第2章主要介绍了战创伤的流行病学特点及其对生物活性材料的需求。第3章至第10章为本书的主体，主要介绍各种生物活性材料在战创伤早期救治中的作用，其中，第3章主要介绍了生物活性材料在战创伤急救止血中的作用，包括天然生物活性材料如壳聚糖、海藻酸盐、淀粉、贻贝黏蛋白、大鲵黏液、蛇毒素等，以及合成生物活性材料如纤维素止血海绵、胶原蛋白止血海绵和透明质酸止血材料等，同时介绍了几种矿物质止血材料；第4章主要介绍了生物活性材料在人工血管构建中的作用；第5章主要介绍了生物活性材料及敷料在创面愈合和组织修复中的作用；第6章主要介绍了生物活性材料在可吸收缝线发展中的作用；第7章主要介绍了生物活性材料与骨损伤的早期处理；第8章主要介绍了生物活性材料与通气器材装备的发展；第9、10章主要介绍了生物活性材料与血液和血浆代用品的关系。除上述常见种类生物活性材料在战创伤早期救治中的应用外，近年来出现了很多新的和特殊功能的生物活性材料，如新型保温材料、石墨烯、介孔材料、纳米复合材料等。因此，第11、12章介绍了几种特殊功能材料在战创伤早期救治中的应用。

近年来，生物活性材料研究取得了长足进步，许多生物活性材料产品已在临床和战创伤急救中应用，并发挥了重要作用，但仍有许多问题需要在未来的研究和产品研发中予以解决和克服。

其一，关于生物活性材料安全性、稳定性，以及生物降解性问题：有的需要进一步解决安全性和稳定性问题，有的需要解决生物降解性问题，有的需要解决稳定性与降解性的平衡关系问题。

其二，关于深部组织和内脏器官出血的止血问题：需要解决的问题是止血材料的成型或成胶速度问题，止血材料成型后的强度问题以及止血材料的吸附和吸水性问题。随着生物活性材料的发展，4D打印止血材料可能是未来解决深部组织和内脏器官止血的重要方向。

其三，关于创面愈合和组织再生修复问题：需要解决的问题是损伤组织的功能性修复问题。因此，如何提高生物活性材料的功能、性能，提高其促愈和再生修复效果，是未来促愈生物活性材料的研究重点。

其四，关于新的生物活性材料的研究问题：未来需要大力发展一些新的生物活性材料，如复合纳米材料的研究问题，具有记忆功能的生物活性材料的研究与应用问题等。

在此，由衷的感谢全体参编专家和出版社相关编辑人员在本书的编著和出版过程中付出的辛勤劳动和努力。本书存在的不足之处在所难免，恳请读者提出宝贵的批评和建议。

前言音频

刘良明　付小兵
2022年2月20日

3

目 录

第一章
生物活性材料与医学应用

杨小超　董世武

第一节　天然生物活性材料与医学应用

　　天然生物活性材料也称天然生物材料（natural biomaterials）是生物在经过亿万年的进化和自然选择过程中,自然形成的具有特殊结构和优异性能的材料。天然生物活性材料种类繁多,主要包括蛋白质类(如胶原蛋白、明胶、丝素蛋白等)、多糖类(如纤维素、壳聚糖等)、生物矿物(如牙齿、骨等)等材料。构成天然生物活性材料的基本化合物包括水、核苷酸、氨基酸、糖及生物矿物,天然生物活性材料的多样性正是由这些基本化合物的不同组装而形成的。与人工合成材料相比,天然生物活性材料具有良好的生物相容性、生物可降解性、多功能性、自愈合能力等,在多个科研领域具有重要的理论和应用价值。天然生物活性材料种类多样,性质也有很大的差别,在不同领域发挥各自的独特优势。本节将介绍几种主要的天然生物活性材料其本身的性质、国内外研究现状及在止血、创面处理、抗感染等战创伤领域的应用。

一、蛋白质类天然生物活性材料

(一)胶原蛋白

　　胶原蛋白(collagen,Col;也称胶原)是天然蛋白质的一种,广泛存在于动物的皮肤、血管和骨骼中,是结缔组织重要的结构蛋白质,起着支撑器官、保护肌体的作用。胶原蛋白一般是白色透明、无分支的胶原原纤维(collagen fibril),周围是由多糖和其他蛋白质构成的基质。单个胶原蛋白分子非常不稳定,因此胶原蛋白分子自然而然地形成三重螺旋结构,也就是胶原原纤维。许多原纤维以共价键排列在一起,得到胶原纤维(collagen fiber)(图1-1)。根据定位的不同,人体中的多种特殊细胞可以合成胶原蛋白,如成纤维细胞(fibroblast)负责结缔组织中胶原的生成,成骨细胞(osteoblast,OB)负责骨的生成。根据位置和功能的不同,存在不同类型的胶原蛋白,目前已有20多种类型的胶原蛋白,其中从Ⅰ型胶原蛋白(type Ⅰ collagen)到Ⅳ型胶原蛋白(type Ⅳ collagen)在人体中最为常见。胶原蛋白除了具有三重螺旋结构特点外,还有许多其他特点,包括低免疫原性、良好的止血能力、力学性能优良、促进细胞生长、良好的生物相容性、生物降解性,以及尺寸稳定性。这些特点使胶原蛋白在组织工程、再生医学等医学领域具有巨大的应用前景。

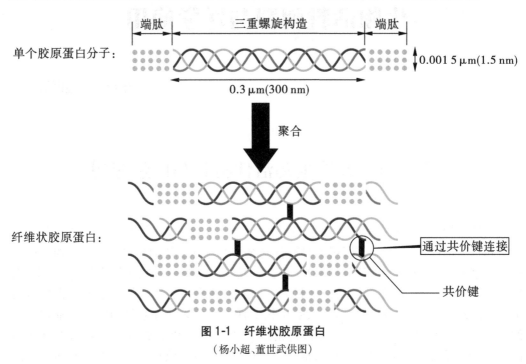

图1-1　纤维状胶原蛋白
(杨小超、董世武供图)

1.胶原蛋白的提取与结构性能　胶原蛋白可以从动物和蔬菜中提取,但一般是从动物体分离的,如鱼皮、牛、鼠尾、猪等。其中,从牛和猪的组织中提取的胶原蛋白因良好的生物相容性、易提取、成本低等优势被广泛应用。通常提取过程可大致分为化学水解提取和酶促或化学提取。需要指出的是,所生产的胶原蛋白粉末的性质会因前驱体的质量和提取过程的不同,而具有很大差异性。

但无论是哪种性质的胶原蛋白,都是由3条相互扭曲的α-多肽链组成三重螺旋结构(图1-2)。这3条α-链由大约1 000个氨基酸组成,由"甘氨酸-X-Y"基本三重体重复组成,X和Y通常是脯氨酸和羟脯氨酸。脯氨酸和羟脯氨酸残基对三重螺旋的构象和稳定性的增加起重要作用,甘氨酸对右旋超螺旋结构的组装起重要作用。在同型三聚体胶原蛋白中,所有3个α-链都是相同的。而异型三聚体分子由2条或3条不同的α-链组成。例如:Ⅱ型胶原蛋白(type Ⅱ collagen)和Ⅲ型胶原蛋白(type Ⅲ collagen)是同型三聚体胶原蛋白,而Ⅰ型胶原蛋白是异型三聚体胶原蛋白。

2.胶原蛋白在生物医用材料中的实际应用

(1)胶原蛋白用于骨组织工程:在骨骼中,由成骨细胞分泌的Ⅰ型胶原蛋白在纤维类骨质中占主导地位,经矿化沉积在骨基质中的薄片或层状结构中。同时,Ⅰ型胶原蛋白具有良好的生物相容性、可降解性、促进血管生成,以及增强细胞迁移、增殖和细胞附着的特点,因此 I 型胶原蛋白适用于骨形态发生蛋白(bone morphogenetic protein,BMP;也称骨形态生成蛋白)或骨涎蛋白(bone sialoprotein,BSP)包覆后的骨组织修复。2015 年,Jo 等首先将骨形态发生蛋白-7(bone morphogenetic protein-7,BMP-7)与胶原膜(collagen membrane)结合并覆盖骨缺损部位,之后骨形态发生蛋白-2(bone morphogenetic protein-2,BMP-2)治疗促进骨再生,应用肝素化胶原膜治疗颅骨缺损。

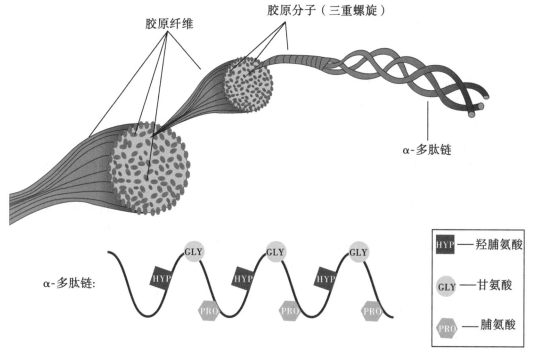

图 1-2 胶原蛋白三重螺旋结构示意
(杨小超、董世武供图)

(2)胶原蛋白用于神经组织工程:胶原蛋白的电导率约为 0.3 s/m,优良的导电性能使其成为一种神经组织工程中的理想材料,与其他聚合物结合,可改善其在组织工程上的实用性。Cho 等用嗜铬细胞瘤(pheochromocytoma)PC12 细胞进行实验,研究碳纳米管(carbon nanotube,CNT;也称纳米碳管)/胶原蛋白复合支架材料的导电性能对神经细胞轴突再生的影响,结果显示,与未受电刺激支架相比,电刺激支架神经轴突生长更快、再生的神经细胞密度更高、细胞具有更大的活力。表明胶原蛋白通过碳纳米管的导电能力可以更好地促进神经生长。

(3)胶原蛋白用于止血和创面敷料:胶原蛋白分子肽链上具有多种反应基团,如羟基、羧基和氨基等,易于吸收和结合多种酶和细胞,实现固定化。另外,胶原蛋白易于成膜,并具有生物相容性,在体内实现逐步吸收。因此将胶原蛋白材料用于创面止血修复时,胶原蛋白不仅能够诱导血小板附着,而且能够激活血液的凝固因子,黏接在渗血的创面上,对已经损伤的血管起填塞作用,达到止血的目的。临床应用表明,与海藻酸钙、海藻酸海绵、凝血增强纤维泡沫、明胶海绵及氧化纤维素等常用的止血剂相比,胶原蛋白的止血率高,不良反应小,是一种理想的止血材料。研制胶原蛋白止血修复材料一直是国内外的研究热点。如日本 Gunze 公司生产的人工皮肤 PELNAC 敷料(也称可吸收性敷料、皮耐克),是将胶原蛋白海绵与硅胶膜复合制成双层人工皮肤用于深度烧伤、慢性溃疡创面等全层皮肤缺损的修复,诱导真皮组织再生。将鱼胶原蛋白(fish collagen)和生物活性玻璃(bioactive glass,BAG)结合制成纳米纤维支架用作皮肤创面敷料,并将支架植入 SD 大鼠皮肤缺损模型中,通过人角质形成细胞的黏附、增殖和迁移,最终形成新上皮化,并在 14 d 内实现内部完全愈合。

(二)明胶

明胶(gelatin,GT)是一种可生物降解的天然材料,具有良好的生物相容性,由 85% ~ 92% 的蛋白质、无机盐和水组成,是 Ⅰ 型胶原蛋白的分子衍生物。通常,明胶的螺旋结构是将胶原蛋白的三重螺旋结构通过加热或酶变性等不可逆水解过程随机产生的。

1. 明胶的来源和提取方法　在过去的十几年里,明胶的需求量急剧增加。目前,全球明胶市场已达到数百万吨。其提取方法简单,用途广泛,使之成为一种极受欢迎的材料,现已被广泛用于食品工业、化妆品、医药、生物实验(如细胞培养)、再生医学等行业。

明胶通常是从牛骨、鱼、猪皮等高胶原质原料中提取的,其中猪皮约占全球明胶市场的 40% 。近年来,人们也尝试从鱼皮、鸡肉和其他材料中获得明胶(图 1-3)。提取明胶的一般方法有两种:碱水解或酸水解。根据提取方法的不同,所得到的明胶具有不同的性质。A 型(酸型)明胶和 B 型(碱型)明胶的等电点分别为 8.0 和 4.9。这个特性会影响溶液中明胶颗粒的总净电荷量,在使用明胶用于复合生物活性材料制备时,均需要考虑在内。另一个需要考虑的因素是明胶的分子量,通常称为"Bloom"(即凝胶强度),主要取决于明胶提取过程的不同阶段。与完全水解的明胶相比,在萃取的初始阶段得到的明胶具有更高的 Bloom 值,且与明胶的胶凝能力和凝胶强度成正比。另外,以往的研究表明,各种来源的明胶本身一般都不会对人体细胞产生毒性、抗原性和其他不良影响,但所使用的交联剂可能会产生一定的毒性。因此,将明胶用于生物活性材料中,必须考虑原料、明胶类型、膨隆值、实验目的和交联方法等因素。

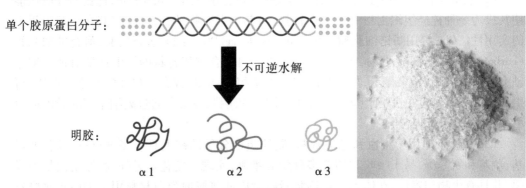

单个胶原蛋白分子:

不可逆水解

明胶: α1　α2　α3

图 1-3　明胶结构式与明胶
(杨小超、董世武供图)

在实际应用中,明胶医用纤维机械强度较差,需与其他生物活性材料共混纺丝才可以明显改善其力学性能。目前研究最多的明胶复合材料是壳聚糖-明胶共混膜(chitosan-gelatin blend membrane)、明胶-丝素蛋白共混膜(gelatin-silk fibroin blend film)等,可明显改善明胶的理化性能和功能性。除此之外,在实际应用中常对明胶进行化学修饰,调控其降解速度以适应不同的应用需要。

2. 明胶在生物医用材料中的实际应用

(1)明胶材料用作细胞载体:将明胶制成载体并负载细胞可用在不同的医疗过程中。这种形式的明胶生物活性材料已被用于诸如创面敷料等多种医学应用。一些研究表明,明胶或明胶复合材料通过承载受损区域内源性细胞的补充、附着和生长,能够有效诱导机体的自然愈合过程。当注入表皮生长因子(epidermal growth factor,EGF)或成纤维细胞生长因子(fibroblast growth factor,FGF)等生长因子时,这些明胶创面敷料的愈合功能会得到极大改善。

(2)明胶-细胞复合材料用于软骨和骨组织再生:负载了细胞(如间充质干细胞、软骨细胞、成骨细胞等)的明胶支架可替代软骨和骨等某些组织的受损部分,但是用于代替组织的材料需具有与生理组织相似的物理和生化特性。例如,骨移植替代物应该具有刚性和呈现多孔结构,分别模拟外层皮质层和内部松质/小梁层。此外,骨移植物应该含有骨的无机成分(主要是羟基磷灰石)和有机成分(主要是Ⅰ型胶原蛋白)。

有研究利用明胶/壳聚糖/纳米氧化硅复合支架用于检测骨肉瘤细胞系的体外生长和增殖,研究发现,与传统的明胶/壳聚糖支架相比,复合支架在细胞相容性、细胞附着和碱性磷酸酶活性方面具有更大的优势。这表明纳米氧化硅可能是明胶基骨移植物替代物的良好添加剂。在另一项研究中,明胶/羟基磷灰石/壳聚糖微小支架(nanohydroxyapa-tite-chitosan-gelatin micro-scaffolds,HaCGM)可用于兔软骨下骨损伤模型的体内组织再生。结果表明,与其他方法相比,HaCGM处理的动物组织再生能力有所提高。在这些研究中,明胶由于与骨相近的生物相容性,是骨骼再生的最重要的促进因素之一。

(3)明胶用于组织工程:随着3D打印等先进技术的出现,制造更复杂的组织和器官支架成为可能,明胶和明胶复合支架也可以用于其他的组织工程(tissue engineering)。例如,明胶生物活性材料用于心脏和血管组织再生。将载有人心肌细胞祖细胞的3D打印明胶/透明质酸补片用作心肌梗死小鼠模型的组织补片,移植后的组织补片促进了细胞的增殖和分化,使得小鼠心脏功能恢复正常。

(4)明胶用于止血材料:早在20世纪60年代和70年代,有研究使用分离出的牛胶原蛋白能够有效地附着在出血表面进而促进止血。这些特性最终促进了各种各样以胶原蛋白为基础的片状、粉末、泡沫和纤维式的局部止血材料产品的发展。利用这种胶原蛋白形式具有代表性的商业止血产品有Avitene(Davol Inc.,USA),Helistat(Integra Life-Sciences,USA),Instat(Ethicon,J & J,USA)等。但动物来源的胶原蛋白也会带来免疫原性风险,因此,以明胶为基础的海绵状和粉末状的止血材料得到了广泛的关注与研究。例如,Pfizer公司的明胶泡沫已被评估用于外科手术止血敷料。另外,明胶与凝血酶结合形成复合止血密封胶基质已用于液体止血密封剂中,如FloSeal(Baxter,USA)。近年来,人们对重组胶原蛋白和明胶材料的研究越来越多,胶原蛋白和明胶基的液体密封胶也将用于大出血和腔内止血的治疗,在未来的止血技术中将占有一席之地。

(三)丝素蛋白

丝素蛋白(silk fibroin,SF)是一种源于蚕丝的天然高分子材料,其中占蚕丝重量的70%~80%的丝素蛋白是人们研究和使用的部分。在丝素蛋白特性研究中,其良好的成膜性是最受人们关注的热点之一。与胶原蛋白和壳聚糖等相比,丝素蛋白膜成膜性更好,可以保持极高的透明性,在高湿状态下的柔韧性与形态保持性能也较为突出。基于这些独特的特性,丝素蛋白用作伤口缝合和修复材料已有超过100年的历史。更为重要的是,它可以根据医学需要进行表面性质修饰,这也使丝素蛋白成为组织工程中生物活性材料的首选之一。

1. 丝素蛋白的提取和结构性能　丝素蛋白为水溶性蛋白,可以溶解在一些盐溶液中,演化为其他形式,如薄膜、电纺纤维、多孔支架或水凝胶,反应条件温和,无须引入苛刻的化学物质。丝素蛋白的提取方法:①去除蚕茧中的蚕蛹,将蚕茧洗净绞碎备用;②使用 Na_2CO_3、$NaHCO_3$ 中的一种或两种作为脱胶剂,其溶度控制在 0.2%~6.0%,在温度 70~100 ℃下脱胶,得到丝素蛋白纤维;③将丝素蛋白纤维放在去离子水中浸泡,然后在 30~100 ℃下烘干;④将丝素蛋白溶解在溶度为 35%~60% 的 $CaCl_2 - H_2O$ 或 $CaCl_2 - C_2H_6O - H_2O$ 溶液中,温度为 60~80 ℃;⑤将丝素蛋白溶液装在纤维素分离膜中透析、离心分离,得到丝素蛋白纯溶液。

蚕丝是由丝素蛋白和丝胶(sericin)两部分组成的,丝胶包在丝素蛋白的外面,约占重量的25%,蚕丝中还有5%左右的杂质,丝素蛋白是蚕丝中的主要部分,约占重量的70%。丝素蛋白以反平行折叠链构象(β-sheet)为基础,形成直径大约为 10 nm 的微纤维,无数微纤维密切结合组成直径大约为 1 μm 的细纤维,大约 100 根细纤维沿长轴排列构成直径为 10~18 μm 的单纤维,即蚕丝蛋白纤维。

丝素蛋白中包含有 18 种氨基酸,而其中分子式较简单的丙氨酸(alanine,Ala)、甘氨酸(glycine,Gly)、丝氨酸(serine,Ser)含量较大,占总量的 85% 以上,三者的摩尔比为 4∶3∶1。并按一定的序列结构(Ala-Gly-Ser)排布形成规整的链段,这些链段大多数位于丝素蛋白的结晶区域;而带有较大侧基的苯丙氨酸(Phe)、酪氨酸(Tyr)、色氨酸(Try)等则主要存在于非晶区域。丝素蛋白的分子量很高,在 $(3.6~3.7) \times 10^5$ 的范围内(图1-4)。

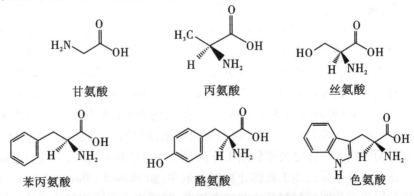

甘氨酸　　　　丙氨酸　　　　丝氨酸

苯丙氨酸　　　　酪氨酸　　　　色氨酸

图1-4　丝素蛋白所含部分种类氨基酸的分子结构式

丝素蛋白具有良好的生物相容性和可降解性,有优异的抗拉强度和柔韧性,高孔隙率,无毒性、致敏性和刺激性,在体内的降解速率受材料的制备、形态和体内环境等多种因素的影响,降解产物不仅对机体组织无毒副作用,还对皮肤、牙周组织等有修复作用。

2.丝素蛋白在生物医用材料中的实际应用

(1)丝素蛋白用于骨再生:天然丝素韧性强、延展性好,为高强度材料,具有应变硬化倾向,是优选的组织工程承重支架材料,已广泛应用于血管移植、骨、软骨、韧带、皮肤组织工程等多个领域。骨形态发生蛋白-2(bone morphogenetic protein-2,BMP-2)在骨形成及修复过程中起着至关重要的作用,制备缓释 BMP-2 细胞因子丝素蛋白/壳聚糖/纳米羟基磷灰石生物支架用于骨骼缺失的修复治疗取得了较好的疗效(图1-5)。有研究合成了纳米多孔的丝素蛋白(silk fibroin,SF)/羟基磷灰石(hydroxyapatite,HA)(SF/HA)复合材料,并在体内测试了其生物相容性。在大鼠模型植入后研究中,长期(4周)和短期(1周)评估了在大鼠模型中 HA/SF-5%(% 指水中丝素的含量)的免疫反应。通过分析和计数炎症细胞的数量,与对照组相比,在短期和长期实验中,细胞数量均无显著增加($P>0.05$)。丝素蛋白支架也可用于软骨组织修复和韧带组织工程,将丝素-胶原蛋白海绵与基质细胞衍生因子1(stromal cell-derived factor 1,SDF-1)组合,可作为肌腱再生的良好支架,黏附成纤维细胞,减少炎症因子的积累。

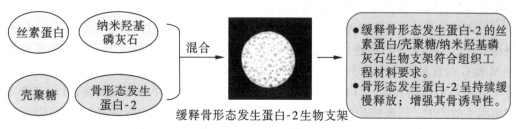

图1-5　缓释骨形态发生蛋白2细胞因子丝素蛋白/壳聚糖/纳米羟基磷灰石生物支架的制备
(杨小超、董世武供图)

(2)丝素蛋白用于创面修复:人的皮肤是由多层上皮即表皮、真皮和结缔组织组成。当皮肤发生损伤时,皮肤的细胞外基质(extracellular matrix,ECM)会被破坏,失去其完整性。为了恢复损伤后组织的稳定,基底层组织需要经历一个复杂的愈合阶段:炎症阶段、再上皮化、血管形成和重塑。有研究证明大约0.4%的丝素蛋白可以加速参与细胞迁移的基因的产生。因此,丝素蛋白与细胞迁移蛋白[如 c-Jun 氨基末端激酶(c-Jun N-terminal ki-nase,JNK)]的激活有直接关系。同时,在人角质形成细胞中,丝素蛋白直接参与刺激胞外信号调节激酶(extracellular signal-regulated kinase,ERK)1/2 磷酸化,从而加速了再上皮化阶段。

在一篇报道中,作者研究了含黄芪甲苷的电纺丝丝素蛋白/明胶纳米纤维对急性创伤的影响。黄芪甲苷作为中药黄芪的主要成分,能够通过调节胶原蛋白沉积,促进创面修复和新生血管形成,促进角质形成细胞的生长和迁移,防止瘢痕形成。累积释放研究显示,药物在12 h 内释放量超过80%,在36 h 后释放量达到95%。作者认为在12 h 内快速释放药物,12~48 h 缓慢释放的负载型丝素蛋白(silk fibroin,SF)/明胶(gelatin,GT)

纳米纤维适合于创面再生。治疗后3 d、6 d、9 d,负载的 SF/GT 纳米纤维敷料的创面愈合率明显高于对照组。使用 SF/GT 纳米纤维敷料7 d后,创面血管内皮生长因子(vascular endothelial growth factor,VEGF;又称血管通透因子,vascular permeability factor,VPF)含量和巨噬细胞数量显著增加。与对照组相比,使用 SF/GT 纳米纤维敷料还抑制了 α-平滑肌肌动蛋白(α-smooth muscle actin,α-SMA)的表达。组织学证据和扫描电子显微镜也证实了所制备的纳米纤维的抗瘢痕性能。

二、多糖衍生物

(一)海藻酸盐

海藻酸盐(alginate,ALG)是从海洋褐藻类的海带或马尾藻中提取碘和甘露醇之后的副产物,是一种比较常见且易得的多糖高分子。高纯度的海藻酸盐具有很好的生物相容性,无免疫原性,可用于人体。但在人体内的降解速度较慢,适用于需要长期使用的临床应用中,如用作心肌修复的生物活性材料。通过离子交联、部分氧化交联等方法对海藻酸盐进行改性可以改善海藻酸盐的降解性能。

1.海藻酸盐的结构和性质　海藻酸盐是由两个单体 β-D-甘露糖醛酸(M)和 α-L-古洛糖醛酸(G)按(1→4)键连接而成的线性共聚物(图1-6)。不同来源提取的海藻酸盐中 M 和 G 的含量随着分子量的不同而不同,且直接影响了海藻酸盐的性能。例如,增加分子量和 G 单体的长度,可以提高海藻酸盐的力学性能。M 单体含量提高,可促进诱导细胞因子的产生。海藻酸盐可与二价阳离子发生交联反应,氯化钙($CaCl_2$)通常用作交联剂,海藻酸盐凝胶化的形成是钙离子与 G 单体相互作用的结果,且随着 G 单体残基含量的增加,钙离子的选择性结构显著增加。海藻酸钠的应用范围较广,既可以在药物制剂中用于增强黏性,又可以用于医用止血剂。

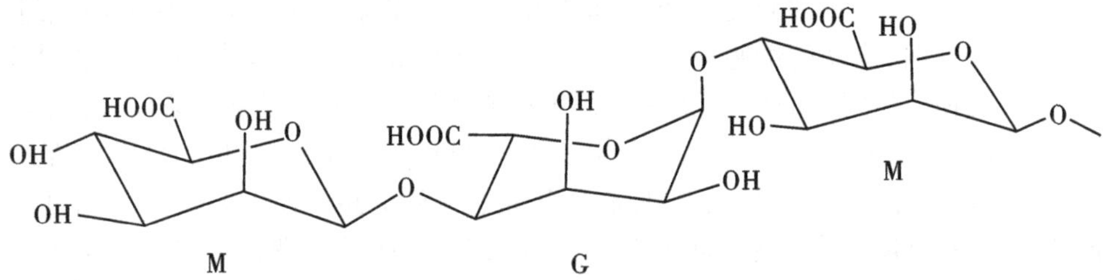

图1-6　海藻酸盐结构式

2.海藻酸盐在生物医用材料中的实际应用　海藻酸盐由于其良好的生物相容性、低毒性和免疫原性,在组织工程、创面愈合、药物传输等领域的研究越来越引人注目。通常海藻酸盐被制备成水凝胶的形式使用,但也可制备成凝胶、纤维、注射剂用于细胞固定化和增殖等。

（1）海藻酸盐用作支架材料：海藻酸盐生物活性材料与其他材料进行结合，可用于包括血管、心脏、软骨、骨等组织的再生与修复。如，磷酸钙骨水泥与海藻酸盐支架结合，可用于培养和扩增具有活跃增殖潜能的成骨细胞。此外，利用海藻酸盐设计用于细胞培养支架，模拟天然细胞外基质的网络结构，为机体组织提供结构支持，并负责细胞间的信号传递，为原生细胞提供必要的结构支撑，产生最佳的细胞通信作用。人脐带间充质干细胞（human umbilical cord mesenchymal stem cells，hUCMSCs）包覆的磷酸钙骨水泥/藻酸盐复合膏体的机械强度与报道的松质骨强度一致，且包覆的细胞仍能进行骨向分化，产生高碱性磷酸酶、骨钙素、Ⅰ型胶原蛋白和成骨酶基因表达。同样，有报道称，海藻酸盐水凝胶与羟基磷灰石复合制备骨再生支架，在体外可以促进钙化软骨样基质软骨细胞的形成，用于骨软骨组织工程的再生。

（2）海藻酸盐用作药物载体：海藻酸盐水凝胶具有高含水量、无毒性以及生物相容性和生物降解性等优异性能，是药物载体的理想选择，可用于固定或定位低分子量药物和蛋白质、基因等大分子物质。采用 Layer-by-layer（LBL）技术自组装制备基于海藻酸盐复合材料的空心微胶囊，可以作为药物传递载体。例如，海藻酸盐/壳聚糖在碳酸钙（CaCO$_3$）颗粒上的交替分解，然后去除核心，得到具有良好生物相容性和负载正电荷药物的空心微胶囊。最近有研究开发了一种海藻酸盐和脂质体的复合物，是一种新型的口腔黏液给药载体，其中，藻酸盐可诱导药物的黏附性和局部释放，脂质体可促进药物对细胞的吸收，防止药物降解。

在近期的一项研究中，为了克服海藻酸亚微米微球作为药物载体的包封效果低和药物释放速度快（<24 h）的局限性，通过油包水乳液法和交联法制备了双交联甲基丙烯酸海藻酸盐亚微米微球（dual-cross-linked methacrylate alginate sub-microspheres，Alg-MA）。使用可见光（绿光）或紫外光的照射制备和 CaCl$_2$ 形成双交联 Alg-MA 亚微米微球。为了评估微球作为化疗载体的作用，将阿霉素（adriamycin；又称多柔比星，doxorubicin，DOX）载于微球上，评估微球对人肺上皮癌细胞（A549）的作用效率和生物活性。MTT［一种粉末状化学试剂，3-(4,5-二甲基噻唑-2)-2,5-二苯基四氮唑溴盐，3-(4,5)-dimethylthiahiazo(-z-y1)-3,5-di-phenytetrazoliumromide；商品名：噻唑蓝。又称 MTT 比色法，是一种检测细胞存活和生长的方法］的检测结果表明，通过 Alg-MA 亚微米微球成功地负载 DOX，并将其作用于 A549 细胞中。与未处理的细胞相比，处理后的细胞内线粒体活性降低，与直接给药相比，达到了有效可控的临床用药剂量。

（3）海藻酸盐用作创伤敷料：天然多糖是除了纤维蛋白、胶原蛋白和明胶之外，另一个使用非常广泛地用于止血的生物活性材料。海藻酸盐由于具有生物降解性、无毒、优异的吸水能力、使用方便、止血性能好和非免疫原性等特性，被广泛用于敷料产品。

带负电荷的海藻酸糖醛酸链在阳离子（如 Ca^{2+}）存在的情况下形成凝胶，因为 Ca^{2+} 是血小板活化和几种凝血级联反应的辅助因子，故而被认为是凝胶止血特性的原因。在动物模型研究和临床研究中，在低至中度出血的情况下，海藻酸盐基敷料显示出优于传统纱布的止血性能。并且，水凝胶状的海藻酸盐敷料能保持创面湿润，便于愈合。除了传统的水凝胶形式，海藻酸盐材料也可以制成微/纳米颗粒和微/纳米纤维，近期已在止血应用得到了评估。载有抗纤溶剂氨甲环酸或促凝剂凝血酶的海藻酸微球显示出了良好的体外和动物模型体内止血能力。目前,有大量海藻酸盐为基础的创面敷料被临床批准用于外科和止血,如 Algosteril(强生公司,USA)和 Kaltostat(Conva Tec,UK)。

尽管海藻酸水凝胶具有成为理想的创面敷料的优异性能,但其仍有一些缺点,如膨胀状态下机械稳定性差、易脱水等。因此,可以将海藻酸盐与其他材料结合提高其机械稳定性。在最近的一项研究中,为了制备具有良好愈合性能的创面敷料,将海藻酸钠(sodium alginate)和防腐剂聚维酮碘(polyvinylpyrrolidone iodine/povidone iodine /PVPI)结合。PVPI 被包裹在海藻酸聚合物网络既可以控释药物,又可以避免其可能的毒性。体内外的研究显示复合材料在创面愈合过程中发挥了作用。此外,NaAlg/PVPI 复合材料表现出良好的生物相容性、生物降解性,降低了炎症反应,提高了胶原蛋白含量的指标羟脯氨酸水平,缩短了小鼠皮肤创面模型愈合时间。

一般而言,海藻酸盐基水凝胶的溶胀能力受聚合物组成和纳米颗粒或增塑剂的存在的影响。增加膨胀能力可以为创面提供一个湿润的环境,从而减少细菌感染,改善愈合过程。此外,还可以加入抗菌剂、纳米颗粒或壳聚糖包覆水凝胶使海藻酸盐水凝胶具有抗菌性能,促进愈合过程。同时,将海藻酸盐材料与其他止血材料(胶原蛋白、明胶、氧化纤维素、其他多糖等)结合制备复合止血材料,比单组分的止血材料具有更好的效果。例如,高吸水性胶原蛋白-海藻酸盐和明胶-海藻酸盐敷料表现出良好的创面治疗效果。

(二)甲壳素/壳聚糖

甲壳素(chitin)[(1,4)-2-乙酰氨基-2-脱氧-β-D-葡萄糖]是一种天然多糖(图 1-7),是地球上最丰富的天然高分子聚合物之一,其含量仅次于纤维素。

1. 甲壳素/壳聚糖的提取和特性　甲壳素通常从无脊椎动物(甲壳类、贝类等)的外骨骼和内部结构及藻类、菌类的细胞壁中提取,最早是 1811 年由法国科学家 H. Braconnot 从蘑菇中分离得到。甲壳素经过酶解或碱性脱乙酰得到壳聚糖(chitosan,CS),虽然没有严格的规定来定义壳聚糖,但一般来说,甲壳素的脱乙酰度(degree of deacetylation,DD)在 70% 或以上为壳聚糖。大多数商业上可获得的壳聚糖的 DD 含量在 70% ~ 90%,甚至可以通过进一步的脱乙酰得到 DD 高于 95% 的壳聚糖。不同的 DD 决定了壳聚糖的分子量:DD 越低,分子量越高,化学稳定性和机械强度越高,但同时降低了在溶剂中的溶解度。具有不同 DD 的壳聚糖其本质是一样的,仍是 N-乙酰氨基葡萄糖和氨基葡萄糖的共聚物。

作为迄今所发现的唯一天然碱性正电荷多糖,由于甲壳素/壳聚糖来源方便,易提取,安全无毒性,无刺激性,生物相容性与抗菌活性好,不与体液发生反应并可被机体的溶解酶生物降解等,其在工业、农业、食品、化妆品、医学、药学等领域有广泛的应用前景。尤其是近年来以化学降解、物理降解和生物降解等方法对大分子壳聚糖进行降解反应,获得了分子量低于 10 000 的水溶性低聚壳聚糖或称壳寡糖(chitosan oligosaccharide),使壳聚糖的应用范围大大扩展,为其在医学、药学领域拓展出广泛而独特的应用价值。

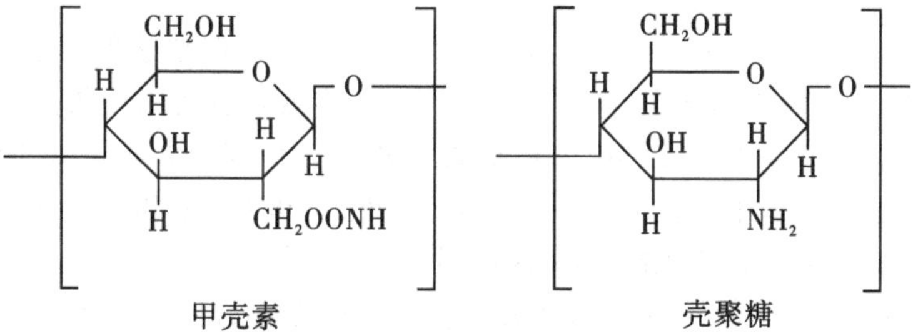

图1-7 甲壳素与壳聚糖结构式

2.壳聚糖在生物医用材料中的实际应用

（1）壳聚糖用于骨/软骨组织工程：在生物聚合物中,壳聚糖以其独特的性能和有效性,已被证明是一种很有前途的生物活性材料,可用于组织工程（骨、皮肤、软骨、椎间盘、血管等）中病变和损伤组织的修复。

壳聚糖用于软骨组织工程,一方面壳聚糖可以不同的形式使用,如纤维、海绵和水凝胶;另一方面壳聚糖与细胞外基质（ECM）中发现的葡糖氨基葡聚糖（glycosaminoglycans,GAGs）具有相似性。GAGs具有与细胞因子、受体和细胞黏附分子不同的特性,如静电作用等。此外,GAGs还能刺激软骨形成。而壳聚糖不仅能与带负电荷的GAGs发生静电作用,还能促进软骨生成和软骨特异性蛋白表达。因此,壳聚糖具有促进或刺激软骨特殊结构GAGs合成的特性,这使得壳聚糖基复合支架在关节软骨修复中得到广泛的关注。

新近有研究人员通过原位沉淀法制备了一种强、韧、多孔的壳聚糖-明胶水凝胶,其杨氏模量为3.25 MPa,抗压强度为2.15 MPa。多孔结构有助于细胞的生长和营养物质的转运,使水凝胶对人甲状软骨细胞具有极好的黏附和增殖作用。此外,该凝胶在70 d内降解了65.9%,与软骨的再生率匹配良好。类似的研究还有利用冷冻干燥方法,以壳聚糖、胶原蛋白和羟基磷灰石为原料制备了蛋白基水凝胶。胶原蛋白是关节软骨ECM的主要成分,负责表达软骨细胞表型和软骨形成,但胶原蛋白的主要问题是降解快速、机械性能差。因此,将胶原蛋白与壳聚糖结合,可以改善其力学性能,降低生物降解率,改善细胞附着和细胞增殖。该水凝胶具有明显的相互连通的大孔（30~75 μm）和微孔（小于2 μm）,能够输送对流的生物流体,但水凝胶的机械性能仍不令人满意。

壳聚糖用作骨支架材料,其力学性能低于正常骨,不能满足骨植入物的承重要求。因此,可以将壳聚糖与生物聚合物（如海藻酸盐、明胶、聚己内酯、聚乳酸等）或生物纳米材料[如羟基磷灰石、二氧化硅（SiO_2）、二氧化钛（TiO_2）、二氧化锆（ZrO_2）等]结合制备生物复合材料用于骨组织工程,提高壳聚糖的机械强度和结构完整性。

有研究人员制备了胶原蛋白-壳聚糖-聚乙烯乙二醇-羟基磷灰石组成的多孔3D支架,研究了羟基磷灰石和聚乙二醇在壳聚糖基材料中的作用:改善了壳聚糖-胶原蛋白复合材料的力学性能,提高了材料的抗压性和变形率。然而,复合材料的机械强度仍较差。为了解决这一问题,有研究在羟基磷灰石-壳聚糖复合材料中加入黏土矿物制备了复合材料,黏土具有层状硅酸盐结构,可以提高复合材料的力学性能,同时研究者用烷基铵盐对其进行改性,提高了聚合物基质的混溶性,该复合材料具有良好的力学性能和生物活性,对成骨细胞 MG63 无毒性。

大多数壳聚糖基复合支架具有生物相容性和骨传导性,但缺乏骨诱导能力。加速成骨分化最常见的两种做法是将细胞因子加载到支架中或在骨支架中掺杂微量元素。细胞因子如骨形态发生蛋白-2(BMP-2)、血管内皮生长因子(vascular endothelial growth factor,VEGF)、血小板衍生生长因子(platele-derived growth factor,PDGF)主要用于提高成骨能力。由于细胞因子受支架微观结构和化学成分、多孔结构、表面特征、pH 值、温度等参数的控制,细胞因子的负载-释放特性难以控制是该方法的一个主要难点。另一方面,通过离子替代在羟基磷灰石中掺杂 Sr^{2+}、Zn^{2+}、Mg^{2+}、Cu^{2+}、Si^{4+} 等生物活性微量元素,促进间充质干细胞的血管生成和成骨分化。

锶(Sr)因为能增加新骨形成和抑制骨吸收,在骨组织工程中成为一种具有吸引力的选择。Yong 等人制备了壳聚糖、Sr 和羟基磷灰石(hydroxyapatite,HA)纳米复合支架,研究纳米晶中 Sr 含量对成骨诱导能力的影响。在 HA 中添加 Sr 增加了细胞体积和轴向长度,但减小了颗粒尺寸。Sr-HA 的微孔(100~400 μm)均匀地分布在整个支架中,支架释放的 Sr^{2+} 促进了细胞增殖和成骨分化。Sr-HA-壳聚糖支架中添加 Sr 可以提高碱性磷酸酶(alkaline phosphatase,ALP)活性、细胞外基质矿化以及成骨相关 COL-1 和 ALP 表达水平。此外,由于 Ca^{2+} 和 Sr^{2+} 的协同作用,Sr-HA-壳聚糖支架具有极好的成骨诱导能力,可用于骨组织工程中。

(2)壳聚糖用于创面敷料:壳聚糖和海藻酸盐一样,在止血敷料和技术领域取得了显著的发展。20 世纪 80 年代初,Malette 等人首次报道了壳聚糖的凝血功能,开始了研究人员对各种形式的壳聚糖用于止血材料和技术的研究。带正电荷的壳聚糖的止血能力被认为是源于它与带负电荷的红细胞细胞膜的静电作用,进而使红细胞凝集,是一种形成止血塞的"物理"机制。但也有报道称由于 Ca^{2+} 的调控,壳聚糖可以增强血小板的黏附、活化和聚集,不仅能够从血浆中吸附纤维蛋白原,还能够触发补体的激活。

甲壳素通过脱乙酰得到不同 DD 和分子量的壳聚糖,因此,通过调节 DD,可以调节壳聚糖的物理力学性能和化学性能,可以制成薄膜、纤维、水凝胶、冻干微粒和溶液等不同形式的壳聚糖基材料。更重要的是,研究表面所有形式的壳聚糖材料都显示了良好的止血能力。例如,HemCon 高效止血敷料(美国俄勒冈州 Medical Technologies)是具有贯通开孔结构和高比表面的壳聚糖基多层材料,由 Usaisr 研究员对外伤性出血的处理进行了广泛的评估和研究,现已被用于美国军队止血评估标准中。但是,这种材料是刚性的,且不可弯曲,难以应用于复杂的损伤。随着技术的进一步发展,研究人员研发出一种有弹性的敷料(Chitofex,HemCon Medical Technologies),还仍需进行进一步的评估。

壳聚糖颗粒状(颗粒状、粉状)在止血技术中也得到了应用。一个典型的例子是一项名为 Celox(MedTrade Products Ltd,UK)的技术,该技术利用壳聚糖颗粒和薄片提供高接触面与血液相互作用。在创面部位直接给药,血液与材料相互作用使颗粒膨胀,产生水凝胶吸收作用,同时壳聚糖的接触也会促进多种止血机制发挥作用。这种材料已经广泛用于严重出血创面(肝钝性创伤、动脉穿刺出血、腹股沟撕裂伤等),止血效果显著,并减少了再次出血的发生。Celox 和 HemCon 是目前院前和医院止血治疗的重要组成部分。

不仅如此,其他形式的壳聚糖材料也用于了止血性能的研究。巯基修饰的壳聚糖与

马来酰亚胺修饰的 ε-聚赖氨酸制备出具有良好止血性能的水凝胶材料,并对组织具有一定的黏附性能。通过发酵产生,从海藻培养物中分离出的聚-N-乙酰氨基葡萄糖是一种壳聚糖模拟物,可以做成凝胶状、纤维浆状和膜状的材料,广泛用于止血研究中。对该材料以及甲壳素、壳聚糖等类似材料的血栓弹性成像进行评估,当与血液混合时,显著缩短了凝血诱导时间。将这种材料经冻干和压片制备成膜添加到止血纱布的衬底上,产生了一种名为快速部署纱布(美国海洋聚合物技术公司)的止血技术。对该纱布在严重创伤性出血的止血能力方面进行评估,在临床前和临床研究中显示的止血效果使其获得了临床批准,并成为院前出血损伤处理办法的重要组成部分。

相比其他生物活性材料,生物衍生多糖如海藻酸盐、壳聚糖成为止血材料中重要的一个类别,可以制备包括薄膜、片、膜、粉末、微粒子和液体等多种形式的材料,其中许多已获临床批准,可以用于院前出血损伤处理以及军用和民用等。

总之,天然生物活性材料在物理和化学上与人体组织结构具有相似性,成为医学领域中广泛应用的材料,在止血、加速创面愈合、药物输送、诱导组织和器官再生等方面具有强大的优势。但天然生物活性材料同时也存在一些问题,如可能产生免疫反应,不太稳定、易分解,难以维持特定的形状和尺寸,降解不受控制,具有感染风险,机械性能不足,降解产物在生物体的积累等。因此,研究人员可以在致力于合成和开发新型材料的同时,也要对现有天然生物活性材料的特性进行深入探讨和研究,使之能够最大限度地仿生天然组织的结构和功能,为细胞和组织再生提供最佳的生理环境。同时,可以将两种或两种以上的生物聚合物与无机材料结合在一起,以最大限度地减少单组分材料的缺点,更好地推进生物医药产业的发展,为保障人类健康服务。

第二节 合成高分子生物活性材料与医学应用

高分子材料(polymer materials)也称聚合物材料,是一类由一种或几种分子或分子团,以共价键结合而成的具有重复单体单元的大分子。高分子材料按来源可分为天然高分子材料和合成高分子生物活性材料[或称合成高分子生物材料(synthesized high polymer biological materials),以下简称合成高分子材料]。天然高分子材料是指存在于动物、植物及生物体内的高分子物质,可分为天然纤维、天然树脂、天然橡胶、动物胶等。合成高分子材料主要是指塑料、合成橡胶和合成纤维,此外还包括胶黏剂、涂料以及各种功能性高分子材料。然而,天然高分子材料性能指标上不易控制。合成高分子材料具有天然高分子材料所没有的或较为优越的性能,如合成高分子材料在密度、力学性能、耐磨性、耐腐蚀性等方面均容易实现性能调控。同时合成高分子材料具有良好的生物相容性、生物可降解性、表面易修饰及易于加工等重要特性,使其在生物医学领域有广泛的应用价值。

一、医用合成高分子材料的基本特征

合成高分子材料以医学应用为目的,其服务对象为人体组织器官,如应用于组织修复、人造器官、骨组织固定、手术缝合线、药物控释载体等。医用合成高分子材料要与人体接触或需要整合到人体中,因此,对其性能指标有极高要求。常用医用合成高分子材料,根据其应用条件,通常需具备如下部分或全部特征:①良好的生物相容性,在组织周围不易引起炎症和异物反应;②极高的生物安全性,合成高分子材料及其降解产物不可引起致癌反应,不会引发变态反应;③生物化学惰性,医用合成高分子材料在体内不易同体内各种液体和生物分子发生生物化学反应;④功能适用性,医用合成高分子材料需根据其应用目标,具备相应的理化和力学性能要求,在硬度、密度、弹性、机械强度、疲劳强度、蠕变、磨损、吸水性、溶出性、耐酶性和老化性等方面需达到设计指标;⑤形态加工的可塑性,医用合成高分子材料应用时需形态复杂多样,其需具备较好的加工性能。除上述基本特征外,医用合成高分子材料还要根据各种临床特殊需求,辅以一些其他特征,如用于人造瓣膜和人工心脏的合成高分子材料要考虑防止血栓形成等。

二、医用合成高分子材料的主要类别

(一)脂肪族聚酯

脂肪族聚酯(aliphatic polyester)是医学领域中研究最多、应用最广的一类合成高分子材料,这类材料因具有良好的生物相容性和降解性而被深入研究,并在医学领域中得到广泛应用,其中包括外科手术缝合线、药物缓释和控释载体、骨科固定材料、组织再生支架等领域。

1. 聚羟基乙酸　聚羟基乙酸[poly(glycolic acid),PGA]是最简单的脂肪族聚酯类合成高分子材料,可由乙醇酸缩聚反应、乙交酯开环聚合、卤代乙酸酯固相缩合等方法制备而得。这类材料具有优异的生物相容性和可降解性,是较早商业化并应用于人体的合成高分子材料。其典型应用是用作手术缝合线,早在20世纪70年代,基于PGA的商品化缝合线Dexo就已经上市销售。由于其降解速度较快,一般适用于短期创面愈合的外科手术。

2. 聚乳酸　聚乳酸(polylactic acid,PLA)是以乳酸为基本原料经直接缩聚或间接开环聚合制得的线型高分子聚 α-羟基酸酯。同PGA相比,PLA降解速度更慢,并且其分子量越大降解越慢,一般20 d左右大分子开始降解,聚合物的机械强度减弱,亲水性和溶解性增加,随着水分子扩散进入材料的速度加快,水解反应自动加速,材料明显失重和溶解,直至完全消失。PLA水解的中间产物为乳酸,它是机体内的糖的正常代谢产物,可经乳酸的代谢途径参与体内生化代谢,最终生成水和 CO_2。由此可见,PLA也是可降解吸收的合成高分子材料。由于降解速度较慢，且力学性能较好，PLA 在医学上常被用作创面愈合较慢的缝合线、组织工程支架材料、缓释药物的微纳米载体材料等。

3. 聚乳酸-羟基乙酸共聚物　聚乳酸（PLA）和聚羟基乙酸（PGA）均为生物相容性较好的合成高分子材料，两者最大的不同点之一在于其降解速度，其中 PGA 降解快，而 PLA 降解缓慢，如能将两者的降解速度进行调和，将可以实现高分子聚合物降解速度的控制，这对拓展这类材料的医学应用非常有意义。聚乳酸-羟基乙酸［poly（lactic-co-glycolic acid），PLGA］共聚物正是为迎合上述需求而设计并合成的高分子材料，其基本原理就是将乳酸和羟基乙酸进行共聚合，PLGA 可根据需求调整分子结构中 PGA 和 PLA 的比例，并由此实现降解速度的精确控制。由于其优异的生物相容性和降解吸收可控性，以及良好的成膜和成囊特性，PLGA 目前在医学领域已经被广泛应用于药物和疫苗转运载体。

4. 聚己内酯　聚己内酯（polycaprolactone，PCL）是一种半结晶型聚合物，其重复单元结构中有 5 个非极性亚甲基和 1 个极性酯基。PCL 具有良好的生物相容性，其同上述几种合成高分子材料相比，最大的特点是降解速度极慢。以往 PCL 被认为只能被微生物降解，近来也有报道称 PCL 可以在生理条件下通过水解机制降解，PCL 的低分子片段可被巨噬细胞吸收，因此，可在体内降解吸收。由于降解速度缓慢，PCL 通常被用于制作长效可植入物，如用作长效药物释放载体及骨科用材料。此外，PCL 容易同其他高分子聚合物混溶，由此可用于医用复合材料的制备。

（二）合成水凝胶

通过化学或物理交联形成三维网络结构的水溶性或亲水性高分子称为水凝胶（hydrogel）。由于存在交联结构，水凝胶可以锁定大量水分子保持溶胀状态，但不溶解在水中。水凝胶有天然和合成两大类别，常见的天然水凝胶包括淀粉、纤维素、海藻酸、透明质酸、壳聚糖、多肽、琼脂糖等，常见的合成水凝胶包括聚丙烯酸、聚甲基丙烯酸、聚丙烯酰胺、聚乙烯醇等。水凝胶的理化性质与许多由多糖和蛋白质组成的人体组织非常相似，其可为细胞的生存和生长提供良好的环境，因此，这类材料在医学领域有非常广泛的应用。

由于水凝胶具有良好的生物相容性、可生物降解性和力学性能可控等性质，其广泛应用于创伤修复、组织工程、三维细胞培养等方面。商品化的 VitroGel 和 GelMA 水凝胶已被广泛应用于 3D 细胞培养；可注射性的复合多孔水凝胶可用于深部创面的止血；以 GelMA 和邻硝基苯（o-Nitrobenzene，NB）基类光扳机分子修饰（改性）透明质酸（hyaluronic acid，HA）（HA-NB）为主要原料制备的双网络水凝胶可有效增强胶体在组织上的黏附性，从而在数秒内完全停止主动脉损伤或心脏穿透性损伤；甲基丙烯酸聚乙烯醇/羟基磷灰石［glycidyl methacrylate，poly（vinyl alcohol），GMA-PVA/hydroxyapatite，HA］纳米复合水凝胶可实现较好的力学性能调控和细胞黏附，具有作为组织工程支架的潜力；通过配位络合和聚合物前药协同稳定，构建的具有双重稳定作用的顺铂交联聚合物，可用作前药胶束纳米药物。

（三）形状记忆聚合物

形状记忆聚合物（shape memory polymer，SMP），又称为形状记忆高分子，是指具有初始形状的制品在一定的条件下改变其初始条件并固定后,通过外界条件(如热、电、光、化学感应等)的刺激又可恢复其初始形状的高分子材料。SMP 根据其回复原理可分为热致型、电致型、光致型、化学感应型等。热致型 SMP 的形状记忆功能主要来源于材料内部存在不完全相容的两相,即保持成型制品形状的固定相和随温度变化会发生软化、硬化可逆变化的可逆相。电致型 SMP 是热致型 SMP 材料与具有导电性能物质(如导电炭黑、金属粉末及导电高分子等)的复合材料,其记忆机制与热致型 SMP 相同,该复合材料通过电流产生的热量使体系温度升高,致使形状回复,所以既具有导电性能,又具有良好的形状记忆功能。光致型 SMP 是指宏观尺寸发生变化的光响应聚合物,其在一定的光照射下聚合物发生形变,停止照射后聚合物又可恢复初始形状,主要原理是将某些特定的光致变色基团(photochromic group,PCG)引入高分子主链和侧链中,当受到光照射时(通常是紫外光),PCG 就会发生光异构反应,使分子链的状态发生显著变化,材料在宏观上表现为光致形变,光照停止时,PCG 发生可逆的光异构化反应,分子链的状态回复,材料也恢复其初始形状。化学感应型 SMP 主要利用材料周围的介质性质的变化来激发材料变形和形状回复。常见的化学感应方式有 pH 值变化、平衡离子置换、螯合反应、相转变化反应和氧化还原反应等。

由于 SMP 作为一种相对便宜的智能材料,具有在特性条件下固定成临时形状,然后在外部刺激下恢复到原始形态的优良特性,因而受到越来越多的关注。SMP 主要运用在手术缝合线、栓塞线圈、创面敷料、食管支架、血管支架及移植物、组织工程支架等方向。

(四)聚酸酐

聚酸酐(polyanhydrides,PA)是由羧酸聚合而成,单体通过酸酐键相连形成的聚合物。PA 早期是作为织物纤维进行研究和开发的,但其水解性阻碍了其进一步发展,直至 20 世纪 80 年代早期,研究发现 PA 是一种表面溶蚀性的生物可降解材料。对于生物可降解高分子而言,表面溶蚀是获得最好的控制释放效果的重要条件。对于表面溶蚀体系,药物释放速度与聚合物的溶蚀速度成正比。这消除了药物大量进入体液的可能性,增加了体系的安全性,释放速度可通过改变聚合物的厚度和总药量来控制,更方便了控释体系的设计。Langer 等通过改变聚配中单体比例变化,设计并合成出降解时间从 1 周到几年的聚配。抗肿瘤药物 N,N-双(二-氯乙基)-N-亚硝基脲通过静脉注射,半衰期只有 12 ~ 15 min,而且对许多器官有很强的毒性,因此 Langer 等通过外科手术将含有亚硝基脲的聚酸酐片植入脑癌患者脑内。结果表明聚酸酐片不仅保护了药物,而且使药物的有效释放达 4 周,与聚酸酐的降解完毕时间大致相同。由于聚酸酐片将药物定位输送到脑部,其组织毒性也大大降低。大量动物实验证明这些聚酸酐是安全的。1987 年美国 FDA 批准了聚酸酐的临床使用,在对 21 个脑癌实验中,聚酸酐的安全性是毋庸置疑的,而且它较之传统的治疗方法,可极大地延长患者寿命。并且毒理学评价表明,聚酸酐的体内生物相容性非常理想,用作医用材料(如载药材料、组织替代材料)可在发挥完功效时降解成小分子参与代谢或直接排出机体外,被广泛用于药物控释体系。

Kristi S. Anseth 开发了一种独特的表面腐蚀聚酸酐,利用光接枝方法将胆固醇修饰于硬脂酸聚合物的网络表面,并控制其降解前体和聚合物-组织界面的细胞相互作用。

最后,采用多孔浸出法形成多孔聚酸酐结构,然后将成骨细胞包裹在新型聚酸酐高分子材料中,作为组织工程骨的合成异体骨材料。

(五)其他合成高分子材料在医学中的应用

1. 聚氯乙烯及在血液储存制备中的应用　聚氯乙烯(polyvinyl chloride,PVC),是氯乙烯单体在过氧化物、偶氮化合物等引发剂,或在光、热作用下按自由基聚合反应机制聚合而成的聚合物。塑化聚氯乙烯虽然不是血液相容的聚合物,但在世界各地都是制造血袋和血液透析管的首选材料。PVC 通常用邻苯二甲酸二(2-乙基己基)酯[Di(2-ethylhexyl)phthalate,DEHP]进行增塑,以使最终产品具有柔韧性和低温性能。DEHP 属于一类被称为降血脂肝癌原的物质,它少量迁移到存储介质如血液、血浆或血清中,导致许多毒性作用。研究表明,通过经典的威廉姆森醚合成反应,将目前已知的最具血液相容性的聚合物聚乙二醇(polyethylene glycol,PEG)接枝到柔性 PVC 的表面,可显著提高柔性 PVC 的迁移阻力和血液相容性。改性后的 PVC 比裸 PVC 具有更好的血液相容性,修饰的 PEG 对 PVC 板材的力学性能没有任何显著的影响。并且 PEG 修饰的 PVC 表面几乎没有血小板黏附,存储在聚乙二醇接枝的袋子中的血小板聚集极小,因此,这种袋子非常适合用于血小板存储。

2. 聚原酸酯及在药物释放中的应用　聚原酸酯[poly(ortho esters)]是一类合成的非均相降解机制的高分子,由于其主链上含有酸敏感的原酯键,所以可以通过加入酸性或碱性赋形剂控制其降解释药行为,若基质的表面积恒定,还可实现零级释放。

目前应用于医学领域的聚原酸酯主要有 4 类。第一类聚原酸酯是利用二乙氧基四氢呋喃和二元醇之间进行酯基转移反应制得。美国 Alzamer 公司对这类聚原酸酯进行了大量的研究,已有商品 Alazmer。它降解会产生 γ-羟基丁酸,因为这类聚原酸酯是酸敏感材料,酸能加速聚原酸酯的降解,为了防止出现较快的降解,利用混入 Na_2CO_3 中和降解产物 γ-羟基丁酸来控制降解速率。这类聚原酸酯主要用作控释载体,也可作为烧伤部位处理材料。这类聚原酸酯虽然已广泛应用于医学领域,但它的制备条件较为苛刻,需要较高的真空及长时间的加热,而且其玻璃化温度(glass temperature,Tg)远高于人体正常温度。为了克服这些缺点,美国 SRI 公司陆续开发出第二类聚原酸酯,合成时仅需将单体溶解在极性溶剂(如四氢呋喃)中,再添加微量的酸作催化剂,在室温条件下瞬间即形成高分子量的聚合物。这类聚原酸酯的降解是二步水解过程,第一步是聚原酸酯被水解成二乙(丙)酸季戊四醇酯和二元醇,第二步是二乙(丙)酸季戊四醇酯被水解成季戊四醇和乙(丙)酸。与第一步水解相比,第二步水解是慢反应过程。上面这二类聚原酸酯的机械性能可通过选择适当的二元醇或其混合物来控制。同时利用三元醇即可制得交联的聚原酸酯,以满足医学上的特殊要求。以上几类聚原酸酯在降解过程中都有酸产生。Heller 等用 3,9-二亚乙基-2,4,8,10-四氧杂螺(5,5)十一烷[3,9-diethylidene-2,4,8,10-tetraoxaspiro(5,5)undecane,DETOSU]和不同的二元醇缩聚制得了一类新的聚原酸酯,这类聚原酸酯在降解过程中不产生酸,这样降解速率就不会因自动催化而增加。它为软膏状聚合物,已用于氢化可的松、磺胺类及多肽药物的控释,这种膏状聚合物对蛋白质、肽类等温度或溶剂敏感药物的释放,具有重要的理论价值和实际意义。

3. 聚碳酸酯及在药物释放中的应用　聚碳酸酯(polycarbonate, PC)是分子链中含有碳酸酯基的高分子聚合物,是一种表面浸蚀剂材料,作为生物活性材料的应用近年来引起了人们的高度重视。

Zhu K. J 等用二乙基锌将 1,3-三亚甲基碳酸酯(1,3-trimethylene carbonate, TMC)开环,制得聚三亚甲基碳酸酯(polytrimethylene carbonate, PTMC),并研究了其体内外降解行为。结果表明,PTMC 的体外降解比聚己内酯(PCL)慢近 20 倍,但体内降解速率明显快于体外,初步推断为酶促降解起了主要作用。用类似方法,Kiojma T 等将聚二亚甲基碳酸酯(polydimethylene carbonate, PEC)及二亚甲基碳酸酯与三亚甲基碳酸酯(PEC-TMC)的共聚物制成微球控释麻醉剂 Dibucaine 用于猪体内,研究表明 PEC-TMC 共聚物制得的微球可获得最长的局部麻醉效果。TMC 易于和乙交酯、丙交酯、环氧乙烷共聚,已广泛用于药物控释体系,其降解释药性能可通过改变单体及其比例来控制。

4. 聚对二氧六环酮及在骨修复中的应用　聚对二氧六环酮(poly-para-dioxanone, PDON)是由 1,4-二氧六环酮经开环聚合得到的含醚聚酯高分子化合物。

PDON 的合成始于 20 世纪 70 年代后期,比聚乳酸(PLA)和聚羟基乙酸(PGA)晚十几年,临床应用也刚刚起步,但因其独特的物理及生物特性被医学界公认为是骨折内固定材料的首选材料。其有两个主要特性。

(1)生物可降解性:^{12}C 同位素标记试验证实,聚对二氧六环酮在骨组织中完全可被吸收,随着聚合物的降解,新骨沉积在固定物上或固定物内。形成的降解产物与人的正常代谢产物大致相同,其降解物大量从呼吸道排出,少量从尿及粪便中排出,而不会在机体内任何器官蓄积,通过控制分子量、结晶度、熔融温度等可控制其在体内降解的时间为 120~240 d。

(2)机械性能:聚对二氧六环酮用常规的熔体纺丝技术即可制备高纤维长丝,在 43 ℃下拉伸 5 倍后,其抗张强度为 270~490 MPa,打结强度为 220~350 MPa,伸长率为 46.3%~88.5%,玻璃化温度为-19~16 ℃。由于其强度大,玻璃化温度低,常温下具有一定弹性,术后可起牵引作用。聚对二氧六环酮用来做长脚螺钉固定下颌角部骨折已取得成功。Iiznka 用皿状垫片修复眶底骨折,垫片被吸收后眼球恢复到正常位置。

5. 聚氨酯及在植入式医疗器械中的应用　聚氨酯(polyurethane, PU)是主链中含有氨基甲酸酯特征单元的一类高分子材料。全名为聚氨基甲酸酯,由 Otto Bayer 及其同事在 1937 年制备出该种材料。PU 主要是具有热塑性的线性结构,它比聚氯乙烯(PVC)发泡材料有更好的稳定性、耐化学性、回弹性和力学性能,具有更小的压缩变形性,且具有良好的生物相容性和血液相容性,被广泛应用于短期和长期的植入式医疗器械中,在近期的研究中 PU 也是生物医学中一种优选的 3D 打印基质材料。

6. 聚磷酸钙及在骨修复中应用　聚磷酸钙(calcium polyphosphate, CPP)是一种新型的骨修复材料,这种无机聚合物具有长链结构,且主链依靠大量类似于腺苷三磷酸(adenosine triphosphate, ATP)中高能磷酸键的磷氧键(P—O)连接,其键能可达 11 kJ/mol。该种支架具有良好的骨诱导性,在体内生物相容性良好,其降解断链可释放出细胞活动所需的能量,降解产物为可溶性钙盐、磷酸盐和游离的钙、磷离子,不会引起局部炎性反应。同时作为骨修复材料 CPP 也具有理想的力学强度。Ramadan 采用反应扩散法合成了一种新型磷酸钙矿化高分子生物活性材料,并且其研究表明这种新型复合材料可应用于医学领域,如骨再生、骨修复、牙修复或组织工程。

7. 聚磷酸酯及在抗肿瘤药物中的应用　聚磷酸酯(polyphosphates)是生物相容性和热稳定性良好的可生物降解高分子材料。其结构类似于天然含磷聚合物。聚磷酸酯主要由二氯磷酸酯与二元醇缩聚或由环状磷酸酯开环聚合而制备,聚磷酸酯作为高分子药物已进行了比较深入的研究。卓仁禧等根据肿瘤细胞的磷酸酯酶活性高于正常细胞的差别,设计和合成了一系列主链或侧链带有抗肿瘤活性的聚磷酸酯高分子药物,研究结果表明这些高分子药物能抑制肿瘤细胞,并且毒性较小。

8. 聚四氟乙烯及在支架中的应用　聚四氟乙烯(polytetrafluoroethylene, PTFE),俗称"塑料王",为以四氟乙烯作为单体聚合制得的聚合物。呈白色蜡状、半透明,耐热、耐寒性优良,可在 $-180 \sim 260\ ℃$ 长期使用。这种材料具有抗酸抗碱、抗各种有机溶剂的特点,几乎不溶于所有的溶剂。同时,聚四氟乙烯具有耐高温的特点,它的摩擦系数极低,所以可作润滑作用之余,亦成为易清洁水管内层的理想涂料。因此,在医学上利用其独特的性质,PTFE(主要作为膨胀聚四氟乙烯)在医学上的应用主要包括血管移植物、支架、导管、韧带和肌腱修复支架以及整形外科中的面部增强材料;PTFE 也用于早期心脏瓣膜替换。除了上述体内用途外,PTFE 还用于各种医疗设备和工具中。

第三节　仿生生物活性材料与医学应用

在科技的发展历程中,大自然一直都是人类灵感的源泉。许多具有独特微纳米结构的生物表面,如荷叶、蝴蝶翅膀、玫瑰花瓣和鲨鱼皮,展示了传统工程之外的技能和属性。因而,一些科学家利用这些技术和特性,通过模仿天然材料的结构、特性、功能等来生产新型的生物活性材料。一般情况下,仿照生命系统的运行模式和生物体材料的结构规律、功能特性而设计制造的人工材料可以称为仿生生物活性材料,也称仿生材料(biomimetic materials)。这是材料科学与生命科学相结合的产物,其研究范围极为广泛,包括微结构、生物组织形成机制、结构和过程的关系、仿生设计及合成、制备等。从材料来源及应用场合划分,仿生材料包括天然生物活性材料、生物医学材料、仿生工程材料和功能器件等。在过去的几十年里,关于各种各样的仿生材料的研究从未间断,这些仿生材料可以展示出天然生物活性材料相似的结构和生物学功能,并在生物医学、传感器、组织工程、基因组技术和超声成像等领域均得到了广泛的应用研究。

仿生学一词来源于希腊单词"bios"和"mimesis",意思是生命和模仿。仿生学诞生于 20 世纪 60 年代,是研究生物系统的结构、形状、原理、行为以及相互作用,从而为工程技术提供新的设计思想、工作原理和系统构成的技术科学,是一门生命科学、物质科学、信息科学、脑与认知科学、工程技术、数学与力学以及系统科学等多学科交叉的新兴学科。作为一种新兴的技术,仿生学是一种非常前沿的研究,在生物医学、组织工程等领域都具有重要的应用。生物仿生的一些重要例子可以在医学材料领域观察到。生物医用仿生材料是一类具备良好的生物相容和生物降解的材料,被广泛研究于医疗行业,在生物传感、组织工程、再生医疗、信号传递(转导)和药物/蛋白递送等方面都展现出巨大的前景。医用生物活性材料作为材料科学与生物学交叉研究的前沿领域,仿生学的新兴领域涉及从纳米级到宏观级的生物组织工程和3D生物打印新技术。

一、纳米仿生材料

近年来,纳米科学和纳米技术取得了巨大成就,功能性纳米仿生材料在生物医学领域得到了广泛应用。其独特的物理化学特性(如尺寸、形状、表面电荷和化学成分)推动了它们在传感器、药物传递、生物成像、组织工程等方面的潜在应用。近年来,蛋白笼(protein cage;也称蛋白质笼)、石墨烯、纳米凝胶、碳纳米管、富勒烯、聚合物纳米颗粒、金属有机纳米材料和超分子纳米结构等纳米材料在生物医学方面取得了巨大的成就。其中,蛋白笼、石墨烯和纳米凝胶等纳米材料在仿生领域发展迅猛,在纳米医学、干细胞、免疫学、生物传感、组织工程与骨种植,以及3D打印等中得到广泛研究和应用。

(一)纳米蛋白笼的医学应用

蛋白笼(protein cage)是一类人造的材料,具有对称性和多功能的结构,有3个离散的界面:内部、外部和内亚单位。一般情况下,可以对这些亚单位进行化学和基因修饰,以产生最适合特定生物医学应用的独特笼子。蛋白笼可以用于DNA分析、生物矿化、免疫分析及药物和核酸的输送等,是一种具有潜在生物医学应用前景的纳米仿生材料。

蛋白质是组成人类生命的重要材料,因此,基于蛋白质的纳米载药体系具有生物相容性、可生物降解性和低毒性,一直以来都备受青睐。1999年,Maeda等人将载脂蛋白作为肿瘤靶向药物传递系统,大大提高了药物的递送效率,展现出良好的前景应用。他们的研究指出,肿瘤微环境具有不同于正常组织的pH值,这就使得具有pH响应性的载脂蛋白有望成为一种颇具前景的载药体系。在该研究中,他们将红霉素装入载脂蛋白中,从而提高了药物的递送效率,有效改善了药物的疗效。此外,2011年,Lin等人通过精确控制成分得到了几种多功能的铁蛋白纳米笼,展现出良好的高通透性和滞留效应(enhanced permeability and retention effect,EPR effect)及靶向性,并且体内外的研究结果显示其在多模态成像中具有广阔的应用前景。

近年来,科学家们利用作为模板来制备单分散的纳米颗粒,可用于蛋白质分析。在这些分析方法中,蛋白笼可能具有不同的作用。首先,它可以为高度单分散纳米颗粒的开发提供精确的环境和条件;其次,它还可以抑制纳米颗粒聚集等。2006年,Liu课题组利用不同的标记物进行标记,开发出了不同的标记物负载载脂蛋白纳米颗粒,该体系实现了蛋白质生物标记物的高灵敏度电化学免疫分析和DNA分析。2014年,Bhattacharya等人利用Eu^{3+}对单链抗体Fv片段(single chain antibody Fv fragments,scFv)进行标记,所得到的材料能快速结合抗原,而且该过程价格低廉,生态可持续,具有大规模量产和应用的前景。

（二）纳米石墨烯的医学应用

石墨烯（graphene）是一种由碳原子以 SP^2 杂化轨道组成的单层二维结构纳米材料。石墨烯材料因其独特的物理化学性质，在材料学、生物医学和药物递送等方面具有重要的应用前景，被认为是一种未来革命性材料。石墨烯材料具有优良的电化学和光学性质，能够通过 π-π 堆积相互作用或静电相互作用吸附多个芳香族生物分子，是生物传感和药物传递的理想材料之一。

1. 石墨烯用于生物传感器　石墨烯材料在很早之前就已被用于构建几种通过光和电化学信号机制工作的生物传感器。石墨烯优异的电化学性质创造了一个良好的电极基底，能够有效改善生物分子的检测效率。Shao 课题组的研究发现，与石墨烯相比，氮掺杂石墨烯（N-石墨烯）对 H_2O_2 的电催化还原活性显著增强。此后，Wu 课题组也利用 N-石墨烯在活细胞中检测到释放出来的 H_2O_2，显示出较高的灵敏度。Wang 课题组则利用 N-石墨烯制备得到的生物传感器，对葡萄糖具有非常高灵敏度和选择性。同时，许多基于石墨烯的葡萄糖生物传感器在糖尿病诊治方面也展现出巨大的应用前景。另一方面，石墨烯的材料作为生物传感器，在多巴胺的检测方面也具有重要的应用前景。多巴胺是一种单胺类神经递质和激素，通常分布在哺乳动物的中枢神经系统中，其浓度的变化与人类健康问题密切相关，因此对体内多巴胺进行快速、灵敏的检测至关重要。基于此，Wang等人报道了一种用于选择性测定多巴胺的石墨烯电极，该研究指出，由于苯环的存在，多巴胺通过与石墨烯的 π-π 堆积相互作用吸附在电极表面，从而实现对多巴胺检测。由此可见，基于石墨烯的材料一种潜在的生物传感器材料，在生物分子检测方面十分具有前景。

2. 石墨烯用于生物成像　基于石墨烯的材料，如氧化石墨烯（graphene oxide，GO），由于其优良的细胞摄取能力、生物相容性、易于化学修饰和优异的光学性质，被广泛用于生物成像。科学家研发了一种羧基荧光素/氧化石墨烯纳米片复合物，可以用于检测活细胞中的腺苷三磷酸（adenosine triphosphate，ATP；又称腺嘌呤核苷三磷酸）和鸟苷三磷酸（guanosine triphosphate，GTP）。该纳米探针能够在小鼠表皮细胞（JB6）和人乳腺癌细胞（MCF-7）中进行成像，而且体系中的石墨烯不会影响配合物的荧光性质。另一方面，目前，已经根据控制反应温度等条件，开发出了一系列不同颜色的石墨烯量子点，且所有制备的量子点均具有高溶解度、良好的生物相容性和光学性质，无须任何表面处理或修饰即可直接用于细胞内成像，具有较好的生物成像应用前景。

3. 石墨烯用于药物/基因递送　石墨烯具有超高的比表面积（2 630 m²/g），并且存在大量 SP^2 杂化碳，因此，是一种不可多得的药物载体材料。Zhang 等人通过 π-π 堆积和疏水相互作用，将混合的抗癌药物（阿霉素和喜树碱）负载到了叶酸共轭纳米氧化石墨烯上面。结果表明，叶酸偶联的纳米氧化石墨烯负载两种抗癌药物对靶细胞的细胞毒性比单一药物负载的石墨烯结合物高得多。石墨烯基材料在基因传递应用中也扮演着重要角色，例如，聚乙烯亚胺（polyethyleneimine，PEI）和氧化石墨烯（GO）通过酰胺化过程共价结合，合成所得的 PEI-GO 能够通过静电吸附负载 siRNA，并通过 π-π 堆积负载上了抗癌药物阿霉素。一方面，该体系能够阻止 DNA/RNA 的产生，另一方面协同抗癌药物阿霉素的杀伤作用,抗癌效率显著提高。Dou 等建立了氧化石墨烯携载 miRNA-7b 载体系统,有效保护破骨细胞前体(preosteoclast,POC；osteoclast precursor),促进血管化和骨化,由此提出了一种新颖的基于保护 POC 功能,特异靶向和消除成熟破骨细胞的骨质疏松防治新策略。

4. 石墨烯用于组织工程　另一方面,氧化石墨烯(GO)由于其高机械强度、大表面积和良好的电化学性能,可作为支架设计的补充碳纳米材料,在组织工程方面具有十分重要的应用前景。Nayak 课题组研究指出,石墨烯对人骨髓间充质干细胞(human bone marrow mesenchymal stem cells,hMSCs)增殖具有重要的影响。研究结果显示,石墨烯不仅不会阻碍细胞增殖,还会促进其向骨细胞的分化,具有重要的应用前景。Shin 等人利用 RGD 肽(精氨酰-甘氨酰-天冬氨酸)修饰氧化石墨烯和聚乳酸-羟基乙酸共聚物(PLGA)复合物得到的纳米纤维毡,在血管组织工程的支架应用方面同样展现出巨大的应用潜力。他们指出,所制备的纳米纤维毡的物理化学、热学和机械性能等有利于支持细胞的生长,因此,可以作为血管组织工程中的有前途的支架。

目前,石墨烯的研究与应用长期处于研究领域的热点,石墨和石墨烯有关的材料广泛应用在各种电极材料、半导体、生物传感、药物递送等领域。鉴于其卓越的理化性能和潜在应用,在化学、材料、物理、生物和医学等众多学科领域具有一系列重要性。目前,石墨烯已在多个领域逐步走向产业化,尽管其产业化仍处于初期阶段,一些应用还不足以体现出石墨烯的多种"理想"性能；但是,科学家们正在对石墨烯的制备工艺进行优化改进,使其在性能上更加优异和完善,未来必将广泛应用到各个领域中。

(三)纳米凝胶的医学应用

纳米凝胶,其本体是水凝胶(hydrogel),不溶于水介质,但是具有较高的持水能力,是一种三维网状的聚合物。具有不熔、不溶等特性。纳米凝胶相对于其他凝胶来说,具有那么几个优势:一是尺寸小,容易被细胞吞噬；二是容易穿透人体中的各种保护膜,如脑膜,从而可以实现脑部给药；三是载药效率高,在药物传递领域具有潜在的意义。相关研究指出,粒径在 200 nm 范围内的凝胶具有更好的靶向递送药物的能力。虽然这些粒子主要是球形的,但是目前可以通过条件控制来得到不同形状的纳米凝胶。凝胶是一种融合了固体、液体和纳米颗粒特性的软材料。纳米凝胶具有吸收大量水或生物流体的能力,这主要是由于其较大的表体积比以及其聚合物链中存在的—OH、—COOH、—CONH—、—CONH$_2$ 和—SO$_3$H 基团等。此外,纳米凝胶的生物相容性也主要归因于其高含水量和低表面张力。

纳米凝胶的多孔性有助于提高客体分子的负载效率和良好的溶胀性能,使其适用于控释系统。它们的特性(如尺寸、电荷、孔隙率、柔软度和可降解性)可通过改变纳米凝胶的化学成分来调节。它们的灵活性允许不同类型的客体分子(如无机纳米颗粒、蛋白质、药物和 DNA)的结合,而不会干扰它们的凝胶状行为。这些多功能性和稳定性在其他类别的纳米颗粒中则较少存在,特别是在同一载体中加入具有不同物理性质的材料的能力。纳米凝胶可防止负载的客体分子(如酶、药物和基因等)变性和降解,而纳米凝胶大分子网络的结构特性和生物活性分子的持续释放,提高了药物小分子的循环半衰期,具有广阔的生物应用前景。

二、仿生组织工程材料

组织工程(tissue engineering)是指从机体获取少量的活体组织,用特殊的酶或其他方法将细胞(又称种子细胞)从组织中分离出来在体外进行培养扩增,然后将扩增的细胞与具有良好生物相容性、可降解性和可吸收的生物活性材料(仿生支架)进行合理的混合,使细胞黏附在仿生支架上形成细胞-材料复合物;将该复合物植入机体的组织或器官病损部位,随着生物活性材料在体内逐渐被降解和吸收,植入的细胞在体内不断增殖,进而形成相应的组织或器官,最终实现修复创伤和重建功能的目的。其中,仿生生物支架材料主要为细胞的生长和代谢提供良好的环境。组织工程学的发展提供了一种组织再生的技术手段,将改变外科传统的"以创伤修复创伤"的治疗模式,迈入无创伤修复的新阶段。所谓的组织工程的三要素或四要素,主要包括种子细胞、生物活性材料、细胞与生物活性材料的整合以及植入物与体内微环境的整合。同时,组织工程学的发展也将改变传统的医学模式,进一步发展成为再生医学并最终用于临床。

一种有前景的支架材料需要同时具备生物相容性、三维结构和相互连接的孔隙结构等特征,这是因为具备这些特征的材料才能够促进细胞附着和生长,促进其血管化。生物降解组织再生是最理想的选择,宿主组织可以替代支架,压力也可以从支架逐渐转移到新组织。在组织工程领域中,仿生支架材料主要是为了实现模拟器官、组织和细胞外基质的重要机械特性(如机械强度、柔软度、细胞外基质的组成)和生物学性能(如生长因子的黏附、释放和传递),以及组织重塑行为。目前,不同类型的仿生生物活性材料(例如天然存在的分子、功能化的生物分子和合成化学材料)在组织工程领域得到了广泛研究和应用。

(一)仿生材料与组织工程干细胞相互作用

在组织工程和再生医学领域中,活体条件下的干细胞与组织之间的转化需要一定的相似性,包括形态和生理上的相似性。对于这些细胞的改造取决于多种因素,如细胞外基质的相互作用、生长因子浓度、弹性、刚度和孔隙率等。此外,细胞外基质中的细胞分泌分子(如蛋白多糖、胶原蛋白和弹性蛋白)对干细胞活动也具有重要作用。

众所周知,干细胞因为能够通过细胞分裂和分化成为不同的特定细胞类型而具有自我更新的潜力。此外,干细胞疗法能够延长人体器官功能、延长寿命,因而在对病变和受损组织的再生领域受到越来越多的广泛关注。干细胞生物学和组织工程的最新研究表明,目前可以指导干细胞在精准的时机和位置分化为适当的表型,以协助形成良好的组织结构。此外,生物学和工程学的适当结合是创造适合体内组织发育和再生的仿生环境的必要条件,能够在支架中提供化学、物理和空间信号的生物活性分子的存在,这对于模拟自然组织生长是必不可少的。

2006 年,Yamanaka 的小组首次发现了使用成年体的单能干细胞产生诱导性多能干细胞(induced pluripotent stem cell,iPS cell)。这些不同的干细胞保持多潜能和自我更新的能力。多种组织和器官(如骨髓、皮肤和中枢神经系统内)均存在多能干细胞。人骨髓间充质干细胞(hMSCs)是一种存在于肌肉、脂肪和骨髓中的多能干细胞。骨髓间充质干细胞能够分化为不同的组织谱系,如成骨细胞、脂肪细胞和软骨细胞。这些特性,使其成为肌肉骨骼组织再生的潜在替代品。

在生物活性材料科学和工程领域中,材料会受到体内生理环境的影响,而影响干细胞的性能和命运,因而,人们需要从材料成分、硬度、表面形貌和孔隙率等方面进行优化改进。在这方面,高分子聚合物水凝胶常常被用于模拟干细胞的生理微环境,以此获得细胞黏附、增殖及其机械性能兼容的空间。目前,由天然产物(如胶原蛋白、丝蛋白、透明质酸、纤维素或壳聚糖)制成的水凝胶已被广泛用于排列干细胞和改善胚胎体分化。此外,合成聚合物,如聚乙二醇、聚乳酸和聚乳酸-羟基乙酸已被证实可以用于结合生物活性信号,并在体外和体内刺激干细胞分化。

随着纳米技术和材料科学的发展,各种纳米材料如纳米颗粒、纳米管、纳米薄片和纳米泡沫,已经被广泛开发并用于模拟自然细胞环境,优化干细胞;同时,纳米材料在改善支架机械性能方面和导电性方面发挥着重要作用。Lee课题组最近设计了一种纳米结构支架,能够有效地改善细胞的附着性,增强细胞整体形变和排列等。一般情况而言,纳米颗粒可以被设计成不同拓扑结构,以模拟细胞外基质,增强细胞附着能力及与细胞外基质的相互作用。同时,通过控制纳米粒子的表面电荷和疏水性,它们可以用于蛋白质靶向结合,这将有利于增强基于干细胞的应用。此外,一维碳纳米管和二维石墨烯纳米片以及氧化石墨烯因其优异的导电性和强大的机械强度,被广泛用于改善合成组织工程支架的性能,尤其是促进干细胞增殖和分化能力方面。

(二)仿生组织工程材料的几种类别

1. 胶原蛋白　胶原蛋白(collagen,Col)是哺乳动物中最丰富的蛋白质,为三重螺旋结构,主要由甘氨酸、脯氨酸和羟脯氨酸组成。通过改变温度或pH值,胶原蛋白可以重建成纤维基质或凝胶,然而,这种胶原蛋白凝胶的机械强度低,因此限制了其在活体的应用。因此,人们常常需要通过结合其他生物活性材料的化学或物理性质,以此来提高胶原蛋白在水凝胶、杂化凝胶和杂化支架等应用中的机械强度。

2. 糖胺聚糖　糖胺聚糖(glycosaminoglycan,GAG;曾称黏多糖)是一种长而不分枝的多糖,可以增强细胞外基质(extracellular matrix,ECM)的生物力学和生物化学性能。除透明质酸外,大多数GAG都是蛋白多糖的组成部分;透明质酸并不是以共价形式附着在蛋白核上,而是缠绕在细胞外间隙中。阴离子聚合物通过吸水为ECM提供机械强度,而GAG单元可以通过细胞表面受体相互作用影响组织结构,是一种潜在的仿生生物支架材料。

透明质酸的天然来源是鸡冠,也可以利用链球菌产生。它能够通过吸收大量的水形成凝胶,由于其分子量高,故其形状变化会非常缓慢。基于此,近几年来,一些研究团队通过在透明质酸中嫁接羧基、羟基等官能团,开发出了具有可调机械性能的凝胶和支架,并且在组织工程中展现出极大的应用前景。

3. 自组装多肽　随着仿生学和超分子化学的发展,材料科学家已在探索"将原子、分子按照人的意志组装起来",制备出各种符合功能材料要求的纳米材料。某些高分子在一定条件下,依赖分子之间的作用力而自发组装成结构稳定整齐的分子聚集体的过程被称为分子自组装(molecule self-assembly)。20世纪80年代初,Sagiv首先把载玻片浸入三氯硅烷的四氯化碳(carbon tetrachloride,CCl₄)稀溶液中,得到了一层在SiO₂表面上自组装成的单分子膜,这可以说是生物膜的一种仿生,它有可能在室温下把分子一层层地从小到大装配成材料或器件。利用自组装膜的极性功能端头可以在金属表面"矿化",达到材料表面改性的目的;如果把该技术与胶体化学方法结合,则可制备出纳米级的有机–无机层层相间的多层异质结构。

作为生物内源性分子,多肽是组成活体内绝大多数生物活性物质和人体功能正常运行的关键,能够通过分子间多种弱相互作用(如氢键、静电力、范德华力、π-π堆叠等)的协同,自组装形成各种多尺度有序结构。在生物体内,这种自组装也普遍存在。利用多肽的自组装,不仅可以为生物体提供多样化的功能,还可以利用多肽的自组装对细胞外基质和其他生物蛋白或结构进行仿生,具有重要的应用前景。近年来,利用多肽自组装制备的纳米纤维凝胶和支架在生长因子递送和细胞三维组织的构建等方面展现出巨大的应用前景。通常情况下,可以根据特定生物功能配体,调控肽的自组装,从而使得凝胶能够用于形成特定的细胞相互作用。为了增加细胞和组织之间的相互作用,Silva等人设计了一种层粘连蛋白衍生肽Ile-Lys-Val-Ala-Val支架。另有一种具有Val-Pro-Gly-X-Gly五元单位(X是除脯氨酸以外的氨基酸)的弹性蛋白样多肽也可形成水凝胶。这些多肽在水介质中可溶,但在临界温度下变得不溶并聚集形成设计所需的结构。

4.人工合成凝胶 人工合成的仿生生物活性材料在组织工程应用中具有一定的优势。然而,在某些情况下,其活性可能会受到反应或生理条件的影响。高分子水凝胶作为一类新兴生物活性材料,为组织工程构建打开了一扇新的大门,高分子水凝胶可通过化学方法进行全合成,也可以通过对天然聚合物进行改性而获取。适当的溶胀特性对于模拟天然细胞外基质的黏弹性特性非常重要。多糖(例如,海藻酸钠、淀粉、纤维素、壳聚糖、甲壳素、果胶、琼脂、葡聚糖、凝胶、普鲁兰、黄原胶等)类物质可以用于制备细胞响应性的水凝胶,在组织工程中应用广泛。另一方面,肽偶联聚合物可以提供细胞外基质衍生的双分子信号,可以有效改善其在组织工程应用中的效应。例如,环状RGD肽的构象对细胞黏附具有较大的影响,将环状RGD掺入交联的PEG-二丙烯酸酯的水凝胶中,所得到的水凝胶对于内皮细胞黏附性显著提高,其生物性能也显著提升。

人工合成的仿生生物活性材料中,可降解性是非常重要的一个因素。一般水凝胶的降解行为可通过加入水解可降解部分,如聚乙醇酸、聚乳酸、海藻酸盐或透明质酸盐等来促进体系的降解。在体内,细胞外基质的分子被细胞分泌的蛋白酶降解。因此,细胞介导的降解控制可以通过结合蛋白酶底物设计成合成水凝胶。为了实现人工合成材料的可降解性,研究人员通常需要使用单一或多种生长因子来重现其自然过程。

三、仿生 3D 打印材料

近年来,组织工程领域方面的研究取得了长足的进展,然而,由于传统技术,如包括成孔剂浸出、静电纺丝和注射成型等方法对支架结构、成分、孔隙形状、尺寸的把控能力有限,再加上对构建复杂组织和器官的替代产品的需求日益增加;因此,亟须探究新的方法来克服传统技术的不足。3D 生物打印技术是一种能够在数字三维模型驱动下,按照增材制造原理定位装配生物活性材料或细胞单元,制造医疗器械、组织工程支架和组织器官等制品的装备。3D 生物打印技术,作为新兴的技术之一,能够精确地控制结构、力学和生物学特性,应用前景广阔。由于具有计算机支持的针对患者的特定设计、可控性、优越的结构复杂性和高效性等多重优势,3D 打印在制造生物医学应用支架、设备和组织模型方面具有巨大的优势。

在 3D 打印技术领域中,用于细胞生物打印的生物活性材料称为生物墨水。生物墨水模型材料应包含功能的几个关键特征,如印刷性、力学性、形状稳定性、功能性、生物相容性、生物活性和降解性等。细胞负载水凝胶、脱去细胞外基质的溶液和细胞悬浮液是最几种常用的生物墨水。细胞负载水凝胶因其可调特性和重现细胞微环境的能力而引人注目。基于 ECM 的生物墨水/脱细胞生物墨水,因其固有的生物活性和易于制作可打印生物墨水而备受青睐。

3D 生物打印仪器设备的开发和打印技术的研究近年来发展非常迅速,通过 3D 打印构建的各种支架材料以开始从实验室走向临床实际应用,如在 2013 年就有将 3D 打印的聚己内酯气管支架植入婴儿体内的报道。目前,利用医用合成高分子生物材料、无机材料、水凝胶材料或活细胞等作为打印原材料,可构建人类骨支架、耳郭软骨组织、肝脏支架等。现有技术已经可以通过多模式整合、多参数设计等方式,实现不同类型生物活性材料的 3D 打印,并且一些新型的 3D 打印设备还具有对打印材料损伤小(特别是活细胞)、可打印材料多、打印精度高、操作简单等特点。尽管如此,从人体细胞、组织乃至器官被"打印"出来,到真正应用于临床,仍然面临着一系列挑战,这需要多个领域共同发展进步。

四、仿生材料的免疫反应

在生物医学应用中,生物活性材料的相容性对其结构和遗传功能非常重要。一般来说,外来的生物活性材料进入体内会导致机体产生相应的免疫反应。这些免疫反应由不同的分子信号通路如抗体、细胞因子和细胞类型(巨噬细胞、中性粒细胞、自然杀伤细胞、T 细胞、B 细胞和树突状细胞等)参与。通常情况下,这些分子信号促使外来生物活性材料周围产生一些纤维囊状的物质,从而保护身体免受这些外来物质的"伤害"。

另一方面,生物支架对免疫系统产生的影响是结构再生的一个重要特征。免疫系统的这种反应有可能是多种机制导致的。从免疫调节生物活性材料的角度来看,细胞外基质的修复过程可能是促进再生的一个很好的途径。另一方面,在创面修复过程中,巨噬细胞有助于抗炎表型调控,并释放血管内皮生长因子(vascular endothelial growth factor, VEGF)和转化生长因子-β(transforming growth factor β, TGF-β),这些细胞因子在细胞间的增殖过程中起着重要的作用。如纤维原蛋白自身具有促炎症效应,用其作为人工骨时,早期可诱导巨噬细胞分泌 IL-6、IL-8 等促炎症因子诱导血管生成,而在骨重建中晚期又可通过增强 TGF-β1 和降低 IL-1β 的表达促进骨再生。这些生物活性材料的免疫学研究推动了仿生生物活性材料在生物医学领域的发展。

仿生生物活性材料的发展呈指数级增长,特别是在药物/蛋白质传递、生物传感器、组织工程和再生医学、干细胞研究、三维生物打印等方面的应用。这些生物活性材料是从自然界现有的设计和程序中获得灵感,并对细胞生物学的化学和机制、疾病的性质、作用方式和生物分子的机制的理解而制成的。到目前为止,仿生生物活性材料在生物医学领域取得了一定的进展,但是在实际临床应用中仍然面临着一系列挑战。这方面的研究仍然需要不断地发展,以寻找更好的仿生生物活性材料,从而推动材料领域、生物医学领域等多领域的快速进步。一种仿生医用材料的成功与否主要取决于其在人体上或在人体内的实际应用情况,而这一过程与技术、软件、设备等的发展同样密切相关。仿生学的新兴领域涉及从纳米级到宏观级的生物工程和 3D 生物打印等新技术。事实上,这些技术彻底改变了材料科学和工程,并通过在分子、遗传和纳米尺度上嵌入一些仿生特征,从而为生物医学应用开发组织工程支架、设备和组织模型提供了机会。

总之,进行具有生物相容性、韧性和可降解的仿生医用材料的开发,应包含细胞或分子的诱导与黏附位点,具有足够的机械强度,并具有生物降解性和组织重塑等特性。体内实验结果的有效性,是一种理想的生物医学模型应用材料的前提。此外,生物活性材料、技术、软件和设备的组合可以为医疗应用提供一种系统的方法。所有用于人体内的植入物都需要广泛和深入的分析,以确保其良好的生物相容性,并通过检定和管理机构对其效果和不良反应进行有效评估。总之,预计在不久的将来,通过进一步提高对生物功能和人体解剖学的理解,研究人员将能够开发出更有效、更复杂的仿生医疗材料,用于高效的生物医学应用,利用最先进的技术,特别是纳米技术和 3D 打印技术等,实现仿生学的广泛应用。

参考文献

[1] 崔福斋,冯庆玲. 生物材料学[M]. 北京:科学出版社,1997:80.

[2] JO J Y,JEONG S I,SHIN Y M,et al. Sequential delivery of BMP-2 and BMP-7 for bone regeneration using a heparinized collagen membrane[J]. International Journal of Oral and Maxillofacial Surgery,2015,44(7):921-928.

[3] CHO Y N,BORGENS R B. The effect of an electrically conductive carbon nanotube/collagen composite on neurite outgrowth of PC12 cells[J]. Journal of Biomedical Materials Re-

search Part A,2010,95(2):510-517.

[4]ZHOU T,SUI B Y,MO X M,et al. Multifunctional and biomimetic fish collagen/bioactive glass nanofibers:fabrication,antibacterial activity and inducing skin regeneration in vitro and in vivo[J]. International Journal of Nanomedicine,2017,12(1):3495-3507.

[5]ALVIN BACERO BELLO M S C,DEOGOIL K,DOHYUN K,et al. Engineering and functionalization of gelatin biomaterials:from cell culture to medical applications[J]. Tissue Engineering Part B:Reviews,2020,26(2):164-180.

[6]HIMA BINDU T V L,VIDYAVATHI M,KAVITHA K,et al. Preparation and evaluation of ciprofloxacin loaded chitosan-gelatin composite films for wound healing activity[J]. International Journal of Drug Delivery,2010,2(2):173-182.

[7]XIONG S,ZHANG X Z,LU P,et al. A Gelatin-sulfonated silk composite scaffold based on 3 D printing technology enhances skin regeneration by stimulating epidermal growth and dermal neovascularization[J]. Scientific Reports,2017,7(1):4288.

[8]SHUICHI O,NAOKI M,MICHIHARU S,et al. Efficacy of gelatin gel sheets sustaining epidermal growth factor for murine skin defects[J]. Journal of Surgical Research,2016,201(2):446-454.

[9]KAVYA K C,JAYAKUMAR R,SHANTIKUMAR N,et al. Fabrication and characterization of chitosan/gelatin/nSiO$_2$ composite scaffold for bone tissue engineering[J]. International Journal of Biological Macromolecules,2013,59:255-263.

[10]WANG B,LIU W,XING D,et al. Injectable nanohydroxyapatite-chitosan-gelatin microscaffolds induce regeneration of knee subchondral bone lesions[J]. Scientific Reports,2017,7(1):16709.

[11]ROBERTO G,DRIES A M F,VERA V,et al. Epicardial application of cardiac progenitor cells in a 3D-printed gelatin/hyaluronic acid patch preserves cardiac function after myocardial infarction[J]. Biomaterials,2015,61:339-348.

[12]KWEON H Y,LEE K G,CHAE C H,et al. Development of nanohydroxyapatite graft with silk fibroin scaffold as a new bone substitute [J]. Journal of Oral and Maxillofacial Surgery,2011,69(6):1578-1586.

[13]GHOLIPOURMALEKABADI M,MOZAFARI M,GHOLIPOURMALEKABADI M,et al. In vitro and in vivo evaluations of three-dimensional hydroxyapatite/silk fibroin nanocomposite scaffolds[J]. Biotechnology and Applied Biochemistry,2015,62(4):441-450.

[14]SHEN W L,CHEN X,CHEN J L,et al. The effect of incorporation of exogenous stromal cell-derived factor-1 alpha within a knitted silk-collagen sponge scaffold on tendon regeneration[J]. Biomaterials,2010,31(28):7239-7249.

[15]MARTÍNEZ-MORA C,MROWIEC A,GARCIA-VIZCAINO EVA M,et al. Fibroin and sericin from bombyx mori silk stimulate cell migration through upregulation and phosphorylation of c-jun[J]. PLoS One,2012,7(7):e42271.

[16]ZHANG D P,LI L J,SHAN Y H,et al. In vivo study of silk fibroin/gelatin electrospun

nanofiber dressing loaded with astragaloside Ⅳ on the effect of promoting wound healing and relieving scar[J]. Journal of Drug Delivery Science and Technology,2019,52:272-281.

[17]PARK J H,LEE E J,KNOWLES J C,et al. Preparation of in situ hardening composite microcarriers:Calcium phosphate cement combined with alginate for bone regeneration[J]. Journal of Biomaterials Applications,2014,28(7):1079-1084.

[18]LEE G S,PARK J H,SHIN U S,et al. Direct deposited porous scaffolds of calcium phosphate cement with alginate for drug delivery and bone tissue engineering[J]. Acta Biomaterialia,2011,7(8):3178-3186.

[19]ZHAO L,WEIR MICHAEL D,XU HOCKIN H K. An injectable calcium phosphate-alginate hydrogel-umbilical cord mesenchymal stem cell pastes for bone tissue engineering[J]. Biomaterials,2010,31(25):6502-6510.

[20]KHANARIAN NORA T, JIANG J, WAN LEO Q, et al. A Hydrogel-mineral composite scaffold for osteochondral interface tissue engineering[J]. Tissue Engineering Part A, 2012,18(5/6):533-545.

[21]SHTENBERG Y,GOLDFEDER M,PRINZ H,et al. Mucoadhesive alginate pastes with embedded liposomes for local oral drug delivery[J]. International Journal of Biological Macromolecules,2018,111(5):62-69.

[22]FENN SPENCER L,MIAO T,SCHERRER RYAN M,et al. Dual-cross-linked methacrylated alginate sub-microspheres for intracellular chemotherapeutic delivery[J]. ACS Applied Materials Interfaces,2016,8(28):17775-17783.

[23]RONG J,LIANG M,XUAN F,et al. Alginate-calcium microsphere loaded with thrombin:a new composite biomaterial for hemostatic embolization[J]. International Journal of Biological Macromolecules,2015,75:479-488.

[24]SUMMA M,RUSSO D,PENNA I,et al. A biocompatible sodium alginate/povidone iodine film enhances wound healing[J]. European Journal of Pharmaceutics and Biopharmaceutics,2018,122:17-24.

[25]THU H-E,ZULFAKAR M H,NG S-F. Alginate based bilayer hydrocolloid films as potential slow-release modern wound dressing[J]. International Journal of Pharmaceutics, 2012,434(1/2):375-383.

[26]MOGOSANU G D,GRUMEZESCU A M. Natural and synthetic polymers for wounds and burns dressing[J]. International Journal of Pharmaceutics,2014,463(2):127-136.

[27]ISLAM M M,SHAHRUZZAMAN M,BISWAS S,et al. Chitosan based bioactive materials in tissue engineering applications-a review[J]. Bioactive Materials,2020,5(1):164-183.

[28]KAVIANI A,ZEBARJAD S M,JAVADPOUR S M,et al. Fabrication and characterization of low-cost freeze-gelated chitosan/collagen/hydroxyapatite hydrogel nanocomposite scaffold[J]. International Journal of Polymer Analysis and Characterization,2019,24(3):191-203.

[29] KOZLOWSKA J, STACHOWIAK N, SIONKOWSKA A. Preparation and characterization of collagen/chitosan poly (ethylene glycol)/nanohydroxyapatite composite scaffolds [J]. Polymers Advanced Technologies, 2019, 30(3): 799-803.

[30] KAR S, KAUR T, THIRUGNANAM A. Microwave-assisted synthesis of porous chitosan-modified montmorillonite-hydroxyapatite composite scaffolds [J]. International Journal of Biological Macromolecules, 2016, 82: 628-636.

[31] LEI Y, XU Z, KE Q, et al. Strontium hydroxyapatite/chitosan nanohybrid scaffolds with enhanced osteoinductivity for bone tissue engineering [J]. Materials Science and Engineering: C, 2017, 72(1): 134-142.

[32] MALETTE W G, QUIGLEY H J, GAINES R D, et al. Chitosan: a new hemostatic [J]. The Annals of Thoracic Surgery, 1983, 35(1): 55-58.

[33] HATTORI H, AMANO Y, NOGAMI Y, et al. Hemostasis for severe hemorrhage with photocrosslinkable chitosan hydrogel and calcium alginate [J]. Annals of Biomedical Engineering, 2010, 38(12): 3724-3732.

[34] DOWLING M B, SMITH W, BALOGH P, et al. Hydrophobically-modified chitosan foam: description and hemostatic efficacy [J]. Journal of Surgical Research, 2015, 193(1): 316-323.

[35] RIAZ S, FATIMA N, RASHEED A, et al. Metabolic engineered biocatalyst: a solution for PLA based problems [J]. Int J Biomater, 2018, 2018: 1-9.

[36] ESSA, D, KONDIAH P P D, CHOONARA Y E, et al, The design of poly (lactide-co-glycolide) nanocarriers for medical applications [J]. Front Bioeng Biotechnol, 2020, 8(8): 48.

[37] CHEN G, TANG W, WANG X, et al. Applications of hydrogels with special physical properties in biomedicine [J]. Polymers (Basel), 2019, 11 (9): 1420.

[38] ZHAO F, YAO D, GUO R, et al. Composites of polymer hydrogels and nanoparticulate systems for biomedical and pharmaceutical applications [J]. Nanomaterials (Basel), 2015, 5 (4): 2054-2130.

[39] KHAN F, TANAKA M, AHMAD S R. Fabrication of polymeric biomaterials: a strategy for tissue engineering and medical devices [J]. J Mater Chem B, 2015, 3 (42): 8224-8249.

[40] HONG Y, ZHOU F, HUA Y, et al. A strongly adhesive hemostatic hydrogel for the repair of arterial and heart bleeds [J]. Nat Commun, 2019, 10 (1): 2060.

[41] ZHOU D, DONG Q, LIANG K, et al. Photocrosslinked methacrylated poly(vinyl alcohol)/hydroxyapatite nanocomposite hydrogels with enhanced mechanical strength and cell adhesion [J]. Journal of Polymer Science Part A Polymer Chemistry, 2018, 57 (18): 1882-1889.

[42] LIU L, CHEN Y, LIU H, et al. A graphene oxide and functionalized carbon nanotube based semi-open cellular network for sound absorption [J]. Soft Matter, 2019, 15 (10): 2269-2276.

[43]WEEMS A C, SZAFRON J M, EASLEY A D, et al. Shape memory polymers with en-hanced visibility for magnetic resonance- and X-ray imaging modalities[J]. Acta Bio-mater,2017,54:45-57.

[44]WEEMS A C, RAYMOND J E, EASLEY A D, et al. Shape memory polymers with visible and near-infrared imaging modalities:Synthesis,characterization and in vitro analysis[J]. RSC Adv,2017,7 (32):19742-19753.

[45]BEHL M, RAZZAQ M Y, LENDLEIN A. Multifunctional shape-memory polymers[J]. Adv Mater,2010,22 (31):3388-3410.

[46]BURKOTH A K, BURDICK J, ANSETH K S. Surface and bulk modifications to pho-tocrosslinked polyanhydrides to control degradation behavior[J]. J Biomed Mater Res, 2000,51 (3):352-359.

[47]LAKSHMI S, JAYAKRISHNAN A. Migration resistant,blood-compatible plasticized poly-vinyl chloride for medical and related applications[J]. Artif Organs,1998,22 (3):222-229.

[48]JOHN L. Selected developments and medical applications of organic-inorganic hybrid bio-materials based on functionalized spherosilicates[J]. Mater Sci Eng C Mater Biol Appl, 2018,88:172-181.

[49]GRIFFIN M, CASTRO N, BAS O, et al. The current versatility of polyurethane three-di-mensional printing for biomedical applications[J]. Tissue Eng Part B Rev,2020,26 (3): 272-283.

[50]RAMADAN Y, GONZALEZ-SANCHEZ M I, HAWKINS K, et al. Obtaining new composite biomaterials by means of mineralization of methacrylate hydrogels using the reaction-diffu-sion method[J]. Mater Sci Eng C Mater Biol Appl,2014,42:696-704.

[51]KUMAR N S, SUVARNA R P, NAIDU K C B, et al. A review on biological and biomimetic materials and their applications[J]. Appl Phys A-Mater Sci Process,2020,126 (6): 1-18.

[52]LANGER R, TIRRELL D A. Designing materials for biology and medicine[J]. Nature, 2004,428 (6982):487-492.

[53]PEPPAS N A, LANGER R. New challenges in biomaterials [J]. Science, 1994, 263 (5154):1715-1720.

[54]BATORSKY R. Biomimicry:innovation inspired by nature[J]. American Biology Teach-er,2012,74(6):430.

[55]DAS D, NOH I. Overviews of biomimetic medical materials[J]. Advances in experimental medicine and biology,2018,1064:3-24.

[56]BHATTACHARYA, P, DU D, LIN Y. Bioinspired nanoscale materials for biomedical and energy applications[J]. J R Soc,Interface,2014,11(95):20131067.

[57]UCHIDA M, KLEM M, ALLEN M, et al. Biological containers:protein cages as multifunc-tional nanoplatforms[J]. Advanced Materials,2007,19(8):1025-1042.

[58]CHEN A Q,BAO Y W,GE X X,et al. Magnetic particle-based immunoassay of phospho-
rylated p53 using protein-cage templated lead phosphate and carbon nanospheres for sig-
nal amplification[J]. Rsc Advances,2012,2(29),11029-11034.

[59]MAEDA M,TANI S,SANO A,et al. Microstructure and release characteristics of the
minipellet,a collagen-based drug delivery system for controlled release of protein
drugs[J]. Journal of controlled release:official journal of the Controlled Release Society,
2000,62(3):313-324.

[60]LIN X,XIE J,NIU G,et al. Chimeric ferritin nanocages for multiple function loading and
multimodal imaging[J]. Nano letters,2011,11(2):814-819.

[61]BODE S,MINTEN I,NOLTE,R,et al. Reactions inside nanoscale protein cages[J].
Nanoscale,2011,3(6):2376-21389.

[62]SCUDERI P,STERLING K E,LAM K S,et al. Raised serum levels of tumour necrosis
factor in parasite infection[J]. Lancet,1986,2(8520):1364-1365.

[63]LIU G-D,WANG J,LEA S A,et al. Bioassay labels based on apoferritin nanovehicles
[J]. Chembiochem,2006,7(9):1315-1319.

[64]LIU G,WU H X,WANG J,et al. Apoferritin-templated synthesis of metal phosphate nano-
particle labels for electrochemical immunoassay[J]. Small,2006,2(10):1139-1143.

[65]YANG K,FENG L,SHI X,et al. Nano-graphene in biomedicine:theranostic applications[J].
Chemical Society Reviews,2013,42 (2):530-547.

[66]YANG Y,ASIRI A M,TANG Z,et al. Graphene based materials for biomedical applica-
tions[J]. Materials Today,2013,16 (10):365-373.

[67]LIU Y,DONG X,CHEN P. Biological and chemical sensors based on graphene materials[J].
Chemical Society Reviews,2012,41 (6):2283-2307.

[68]SHAO Y,ZHANG S,ENGELHARD M H,Nitrogen-doped graphene and its electrochemi-
cal applications[J]. Journal of Materials Chemistry,2010,20 (35):7491-7496.

[69]WU P,QIAN Y,DU P,et al. Facile synthesis of nitrogen-doped graphene for measuring
the releasing process of hydrogen peroxide from living cells[J]. Journal of Materials
Chemistry,2012,22 (13):6402-6412.

[70]WANG Y,LI Z,HU D,et al. Aptamer/graphene oxide nanocomplex for in situ molecular
probing in living cells[J]. Journal of the American Chemical Society,2010,132 (27):
9274-9276.

[71]WANG Y,SHAO Y,MATSON D W,et al. Nitrogen-doped graphene and its application in
electrochemical biosensing[J]. Acs Nano,2010,4 (4):1790-1798.

[72]WANG Y,LI Y,TANG L,et al. Application of graphene-modified electrode for selective
detection of dopamine[J]. Electrochemistry Communications,2009,11 (4):889-892.

[73]WANG C,LIU N,ALLEN R,et al. A rapid and efficient self-healing thermo-reversible
elastomer crosslinked with graphene oxide[J]. Advanced Materials 2013,25 (40):5785-
5790.

[74]ZHANG M,BAI L,SHANG W,et al. Facile synthesis of water-soluble,highly fluorescent graphene quantum dots as a robust biological label for stem cells[J]. Journal of Materials Chemistry,2012,22（15）:7461-7467.

[75] PENG J,GAO W,GUPTA B K,et al. Graphene quantum dots derived from carbon fibers[J]. Nano Letters,2012,12（2）:844-849.

[76]ZHU S,ZHANG J,QIAO C,et al. Strongly green-photoluminescent graphene quantum dots for bioimaging applications[J]. Chemical Communications,2011,47（24）:6858-6860.

[77]ZHANG L,XIA J,ZHAO Q,et al. Functional graphene oxide as a nanocarrier for controlled loading and targeted delivery of mixed anticancer drugs[J]. Small,2010,6（4）:537-544.

[78]ZHANG L,LU Z,ZHAO Q,et al. Enhanced chemotherapy efficacy by sequential delivery of sirna and anticancer drugs using pei-grafted graphene oxide[J]. Small,2011,7（4）:460-464.

[79] RAMON-AZCON J,AHADIAN S,ESTILI M,et al. Dielectrophoretically aligned carbon nanotubes to control electrical and mechanical properties of hydrogels to fabricate contractile muscle myofibers[J]. Advanced Materials,2013,25（29）:4028-4034.

[80]SHIN S R,BAE H,CHA J M,et al. Carbon nanotube reinforced hybrid microgels as scaffold materials for cell encapsulation[J]. Acs Nano,2012,6（1）:362-372.

[81]NAYAK T R,ANDERSEN H,MAKAM V S,et al. Graphene for controlled and accelerated osteogenic differentiation of human mesenchymal stem cells[J]. Acs Nano,2011,5（6）:4670-4678.

[82]SONI K S,DESALE S S,BRONICH T K. Nanogels:An overview of properties,biomedical applications and obstacles to clinical translation[J]. Journal of Controlled Release,2016,240:109-126.

[83]KERSEY F R,MERKEL T J,PERRY J L,et al. Effect of aspect ratio and deformability on nanoparticle extravasation through nanopores[J]. Langmuir,2012,28（23）:8773-8781.

[84]ZHANG H,ZHAI Y,WANG J,et al. New progress and prospects:the application of nanogel in drug delivery[J]. Materials Science & Engineering C-Materials for Biological Applications,2016,60:560-568.

[85]CHACKO R T,VENTURA J,ZHUANG J,et al. Polymer nanogels:a versatile nanoscopic drug delivery platform[J]. Advanced Drug Delivery Reviews,2012,64（9）:836-851.

[86]NAPIE M E,DESIMONE J M. Nanoparticle drug delivery platform[J]. Polymer Reviews,2007,47（3）:321-327.

[87]PATTERSON J,MARTINO M M,HUBBELL J A. Biomimetic materials in tissue engineering[J]. Materials Today,2010,13（1/2）:14-22.

[88]SHEEHY E J,CUNNIFFE G M,O'BRIEN F J. 5 - Collagen-based biomaterials for tissue regeneration and repair[M]∥Peptides and Proteins as Biomaterials for Tissue Regeneration and Repair,Barbosa M A,Martins M C L,Eds. Oxford:Woodhead Publishing,2018,

127-150.

[89] TOOLE B P. Hyaluronan: from extracellular glue to pericellular cue [J]. Nature Reviews Cancer, 2004, 4 (7): 528-539.

[90] KUTLUSOY T, OKTAY B, APOHAN N K, et al. Chitosan-co-hyaluronic acid porous cryogels and their application in tissue engineering [J]. International Journal of Biological Macromolecules, 2017, 103: 366-378.

[91] WALIMBE T, PANITCH A, SIVASANKAR P M. A review of hyaluronic acid and hyaluronic acid-based hydrogels for vocal fold tissue engineering [J]. Journal of Voice, 2017, 31 (4): 416-423.

[92] FAN M, MA Y, ZHANG Z, et al. Biodegradable hyaluronic acid hydrogels to control release of dexamethasone through aqueous Diels-Alder chemistry for adipose tissue engineering [J]. Materials Science & Engineering C-Materials for Biological Applications, 2015, 56, 311-317.

[93] GELAIN F, HORII A, ZHANG S. Designer self-assembling peptide scaffolds for 3-D tissue cell cultures and regenerative medicine [J]. Macromolecular Bioscience, 2007, 7 (5): 544-551.

[94] BRANCO M C, SCHNEIDE J P. Self-assembling materials for therapeutic delivery [J]. Acta Biomaterialia, 2009, 5 (3): 817-831.

[95] Silva G A, Czeisler C, Niece K L, et al. Selective differentiation of neural progenitor cells by high-epitope density nanofibers [J]. Science, 2004, 303 (5662): 1352-1355.

[96] CHILKOTI A, CHRISTENSEN T, MACKAY J A. Stimulus responsive elastin biopolymers: applications in medicine and biotechnology [J]. Current Opinion in Chemical Biology, 2006, 10 (6): 652-657.

[97] KENRY LEE W C, LOH K P, LIM C T. When stem cells meet graphene: Opportunities and challenges in regenerative medicine [J]. Biomaterials, 2018, 155 (1): 236-250.

[98] TAKAHASHI K, YAMANAKA S. Induction of pluripotent stem cells from mouse embryonic and adult fibroblast cultures by defined factors [J]. Cell, 2006, 126 (4): 663-676.

[99] SHAFIEE A, ATALA A. Printing technologies for medical applications [J]. Trends in Molecular Medicine, 2016, 22 (3): 254-265.

[100] JI S, GUVENDIREN M. Recent advances in bioink design for 3D Bioprinting of tissues and organs [J]. Frontiers in bioengineering and biotechnology, 2017, 5: 23-23.

[101] CHUNG L, MAESTAS D R, JR HOUSSEAU F, et al. Key players in the immune response to biomaterial scaffolds for regenerative medicine [J]. Advanced Drug Delivery Reviews, 2017, 114: 184-192.

[102] DOU C, DING N, LUO F, et al. Graphene based microRNA transfection blocks preosteoclast fusion to increase bone formation and vascularization [J]. Advanced Science, 2017, 5 (2): 1700578.

第二章

战创伤流行病学特点
及其早期救治与生物活性材料

刘良明　李　涛

第一节　现代战伤与创伤流行病学特点

一、现代战伤流行病学特点

（一）现代武器致伤特点

1. 传统火器致伤特点　火器（firearm）又称热武器或热兵器，指一种利用推进燃料快速燃烧后产生的高压气体推进发射物的射击武器。火器是以火药为动力发射投射物，如弹头、弹片，包括枪、炮、手榴弹、炸弹等，其所致损伤统称为火器伤（firearm wound）。在常规战争中火器伤是最常见伤类。平时火器伤主要见于猎枪、霰弹枪致的损伤。现在很少出现，仅零星出现，常以躯干伤多见，伤道污染轻。战时火器伤常大批量发生，以弹片伤多见，四肢伤为主，其局部组织损伤重，伤道污染重，感染发生早。

火器致组织损伤的机制主要包括枪弹、弹片的直接损伤和瞬时空腔效应损伤。高速枪弹、弹片可直接穿透、切割组织导致组织损伤。同时弹道周围组织被压缩向外运动，形成较投射物直径大 10~30 倍的瞬时空腔（图 2-1），因腔内压力低于大气压，因此可将伤道外细菌、污染物吸入腔内。数毫秒后，瞬时空腔以搏动形式缩小，可最终形成永久伤腔。瞬时空腔形成是造成火器伤组织广泛损伤、污染的重要机制。此外，高速投射物击中组织时的冲击波和热效应，也是造成组织损伤的重要因素。

2. 高能高爆武器致伤特点　高能高爆武器（high-energy high-explosive weapons）如导弹、航弹、集束炸弹、大型炮弹，其打击目标、杀伤面积和威力大。这些武器既可导致直接杀伤，也可通过摧毁建筑物、工事、车辆、舰船等导致机体间接损伤。如大型爆炸性武器导弹、航弹和大型炮弹既可摧毁建筑物，导致建筑物垮塌致人体损伤，又可直接造成大批人员伤亡。集束炸弹既可攻击集群目标，又可攻击大面积目标，毁损能力强，杀伤威力大。钻地弹等大型工事、装备攻击武器,既可打击地下建筑,也可攻击航母、机场等战略设施和武器装备,其毁损威力大,人一旦受伤,常致躯干、肢体毁损性损伤,死亡率高。聚能破甲武器、燃料空气炸弹(fuel air explosive,FAE;也称油气炸弹,fuel-air bomb)等高能高爆武器,既可致机体爆震性损伤,也可致机体烧伤。这些伤情伤类的变化给战伤(war wound)救治带来了巨大困难,对战伤救治技术和器材装备提出了新的需求。

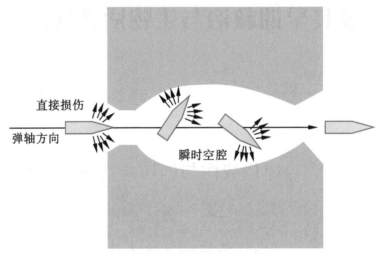

图 2-1　瞬时空腔

(刘良明、李涛供图)

3. 高新技术武器致伤特点

(1)激光武器:激光武器(laser weapon)是利用定向发射的高能激光束代替常规子弹直接对目标实施攻击和杀伤的一种定向能武器。与传统武器相比,激光武器传播速度快,几乎是零飞行时间,可实现"发现即摧毁"攻击效果。激光质量接近于零,本身无惯性,在射击时无须弹道计算,发射时无后坐力、不产生噪声,可满足在多种载体上全方位发射的要求。激光武器还可通过控制输出功率和照射时间等参数,实现对不同目标的软、硬杀伤。激光武器分为致盲型和致伤型两类。致盲型激光武器是利用低能量激光使人头晕目眩、失明,对人体主要是软杀伤作用,激光照射飞行员、高炮射手、导弹发射人员等可导致人员眼睛在短时间内眩晕,暂时失去跟踪搜索目标的能力。致伤型激光武器是使用高能量的激光灼伤人体皮肤和角膜,甚至致死。激光武器的攻击手段是光束,因此其防御方法就是阻止光波对目标的照射。其防护手段主要利用吸收、干涉滤光镜片以衰减或反射某一波长激光达到防范目的。

(2)电磁波武器:美国在 20 世纪 80 年代后期成功研制出了高功率微波弹,称为高功率微波武器(high power microwave weapons;又称射频武器,radio frequency weapon),其工作原理是利用定向发射的高功率微波束来毁坏敌方电力和电子设备以及毁伤敌方人员。高功率微波武器攻击速度快,从发射到击中目标所用的时间极短,发射时没有声音和火光,非常隐蔽。因此,高功率微波武器在军事上应用非常广泛。目前,美国、俄罗斯、德国、中国等都已拥有高功率微波武器。

高功率微波武器对有机生物体的损害机制主要有"热效应"和"非热效应"两类。热效应是指高强度微波对目标体照射并导致温度升高引起的破坏效应,包括皮肤和皮下组织灼伤或严重烧伤。非热效应主要是指较低强度的微波照射出现的慢性损伤,产生的破坏效应包括精神神经错乱、烦躁、头痛等。不管产生哪种生物效应,都会使参战人员身心受到损伤。其防护主要通过特殊波段屏蔽发挥作用。

(3)次声武器:次声(infrasound)是一种超低频声波,人耳听不见该频率声波,但人体内许多器官对其十分敏感。人体各部位有其固有的振动频率(如心脏为 5 Hz,胸腔为 4~6 Hz,腹腔为 9 Hz,盆腔为 6 Hz,头部为 8~12 Hz 等),这些固有频率刚好都位于次声波的频率范围内,一旦大功率的某频率次声波作用于人体,就会导致人体固有频率与该频率相近的器官产生共振,从而造成人体器官损伤。次声波武器就是通过与人体器官固有频率产生强烈共振而达到杀伤效果的一种声波武器。目前已开发的次声波武器根据作用效果通常分为两类:一类是"神经型"次声波武器,该声波发生装置发出的次声波频率为 8~12 Hz,与人体大脑固有频率近似,两者共振时对大脑神经产生强烈刺激,使人头晕目眩、四肢麻木、意识混乱、行为失常,丧失战斗力。另一类是"器官型"次声波武器,该声波发生装置的次声波频率为 4~18 Hz,与人体内脏器官固有频率比较接近,两者产生共振时对人体器官造成强烈刺激,引起耳鸣、心悸、肌肉痉挛、呼吸困难,甚至血管破裂、内脏损伤导致死亡等。次声波武器可采用消声、隔声、吸声材料制作防护头盔、耳罩、耳塞、防护服等个体防护装备进行防护。

(二)现代战伤特点

现代战争,由于大量高新技术武器和高能高爆武器的大量应用,战争模式和形态已由过去局域、扁平和单一的战争形态向全域、立体和多层次无前后界线的变化,其突发性、隐蔽性、破坏性和残酷性日益增大。突出表现为战场空间扩大、战场纵深加大、战争的破坏性、杀伤性增强。这些变化给战伤的伤情带来了巨大变化,给战伤救治带来了新的挑战。

1.烧冲复合伤和爆震伤增多　现代战争,由于武器性能的提高,致伤因素的叠加,尤其是高新武器和高能高爆武器同时或交替使用,致现代战伤的复合伤(combined injury)大大增加,特别是烧冲复合伤和爆震伤明显增多。有报道称,美军在阿富汗战争和伊拉克战争中的后送伤员中,大约有67%是冲击伤(blast injury);在Ⅱ级医疗救治机构的伤员中,大约有88%伤员是冲击伤。美军士兵全部装备有凯夫拉(Kevlar)防弹衣和防弹头盔,虽然能有效地减少穿透性颅脑战伤的发生,但是闭合性颅脑战伤却成倍地增加,也说明冲击伤增多。在海湾战争、波黑战争和科索沃战争期间,爆炸伤的发生率超过80%,主要是弹片和冲击波的双重作用。另外,现代战争,由于燃料空气炸弹、凝固汽油弹、金属燃烧性武器(如磷弹和镁弹)、喷火器等燃料武器的使用,使烧伤的发生率大幅度增加。建筑物、森林等被炸弹击中后燃烧也造成烧伤。

2.多发伤、多处伤增多　多发伤(multiple injuries)是指在同一机械因素作用下,人体同时或者相继遭受两处以上解剖部位的损伤,其中至少有一处损伤可能危及生命。高能高爆性武器爆炸时产生的冲击波,其超压作用可引起肺、胃肠道和听器等多个器官损伤,其动压的作用可引起多处骨折和肝、脾等实质性器官的损伤。另外,强冲击波造成大批房屋倒塌、工事毁损,也可造成多发伤和多处伤。资料显示,海湾战争中,伤员平均有9处以上损伤,头、胸、心、肝、脾分别占20.0%、73.3%、10.0%、43.3%、6.7%。另外,由于高能高爆武器使用,各种尘土沙石使创面污染加重,感染发生率增高。

3. 大血管伤、大失血、休克伤员增多 高技术局部战争,高技术武器应用多,战伤的伤情重,组织损伤广泛,全身大血常出现损伤,因此大失血、休克(shock)伤员比例高。在对越自卫反击战中,在团救护所,我军伤员死亡的直接原因中,失血占20.1%,休克占34.8%;在师救护所,我军伤员死亡的直接原因中,失血占2.7%,休克占72.1%;在一线医院,我军伤员休克死亡率居首位,占伤死者的34.1%。在朝鲜战争期间,我军阵亡伤员伤因中,失血占32.4%,因失血或休克致死的伤员占死亡伤员总数的61.4%。

4. 弹片伤和骨折增多 在现代战争中,因各种爆炸性武器爆炸威力大,预制弹片多,它可扇形或立体投射,攻击目标面积大,弹片伤和骨折仍然是现代战伤的主要伤类。越南战争中40%为弹片或弹片复合伤,中东战争56%为弹片伤或弹片复合伤,海湾战争中弹片伤或弹片复合伤占74%。由于弹片数量多、能量高,进入体内后因机体组织形态、密度、弹性、阻力各异,弹片在组织内翻转散射,可形成多方向次级盲管及多处骨折,且可导致大到50~2 000 ml的残腔。

5. 伤残率和死亡率增高 战地死亡占整个战伤死亡的80%,特别是伤后前30 min。伊拉克战争和阿富汗战争统计数据显示,战伤后前30 min死亡占整个战伤死亡的87%,有明显增加趋势。

6. 失能与精神障碍增多 随着现代局部战争形态、作战手段的变化,高技术激光、次声、电磁等非致命武器的使用,可导致伤员无明显创面,内脏功能基本正常,但作战能力、技术效能发挥不佳,注意力不集中、精神神经紊乱等失能症状,心理障碍、精神异常发病率明显增高。

二、现代创伤流行病学特点

创伤(trauma),现代社会一大公害,其死亡率已跃居疾病死亡谱的第三位,仅次于心脑血管疾病和肿瘤。全球每年有350万~580万人死于各类创伤,主要来自交通事故、工矿事故、各种自然灾害(地震、山洪、泥石流等)、暴力恐怖(简称暴恐)事件等。现代创伤所致死亡人群主要是青壮年,社会危害极大。

(一)道路交通事故伤流行病学特点

道路交通事故已成为威胁人类生命安全的"第一公害"。全球每年因道路交通事故死亡的人数在120万左右。在美国1~37岁人群中,交通事故是第一死亡原因。加拿大在20世纪80年代,交通事故是11岁以下人群的首位死因,在15~24岁死亡的人群中,63%为交通事故致死。我国每年因交通事故致死人数在10万左右,约占全世界交通事故总死亡人数的11%(一般万车年死亡1.8人左右)。近年来由于道路交通状况改善、道路交通法规的健全和酒驾相关法律法规的实施,交通事故伤死亡已呈显著下降趋势。虽然如此,但道路交通事故死亡人数仍然位居各类安全事故死亡人数首位。因此,加强对交通事故伤致伤规律和临床特点及救治研究,非常重要。道路交通事故伤的主要伤类是挤压伤和撞击伤等,主要表现为皮肤软组织的挤压性损伤,内脏器官的挤压性损伤,颅脑的挤压性和撞击性损伤,血管组织的撕裂性损伤,以及骨折等。

（二）工矿事故伤的伤情特点

工矿事故是各类安全事故死亡的第二位原因,包括各种原因导致的火灾、爆炸(包括瓦斯爆炸、火药爆炸、化学品爆炸、锅炉爆炸、容器爆炸等)、垮塌、机械伤害、起重伤害、触电、高处坠落等。我国每年因各类工矿事故死亡人数在 1.5 万人左右,且主要是青壮年、工作人群。近年影响较大的工矿事故有 2015 年 8 月 12 日发生在天津市滨海新区天津港的瑞海公司危险品仓库的火灾爆炸事故,该事故中爆炸总能量约为 450 吨三硝基甲苯(trinitrotoluene,TNT)当量,造成了 165 人遇难,798 人受伤;2019 年 3 月 21 日发生在江苏省盐城市响水县生态化工园区的天嘉宜化工有限公司的特大爆炸事故,该事故造成了 78 人死亡、76 人重伤、640 人住院治疗;2019 年 11 月 18 日发生在山西省晋中市平遥县峰岩煤焦集团二亩沟煤矿的重大瓦斯爆炸事故,该事故造成了 15 人死亡、9 人受伤。这些工矿事故导致的损伤可能是单发,也可能是群发,一旦是群发,如火灾或爆炸或矿井垮塌,伤亡会很重,社会影响大,现场急救和早期救治要求很高。

（三）自然灾害损伤

我国国土面积大,地质和自然环境复杂,常见自然灾害种类繁多,除洪涝、干旱、台风、冰雹、雪灾等气象灾害外,地震、山体崩塌、滑坡和海啸等地质灾害也很多。这些自然灾害可导致人员受伤或死亡,特别是地质灾害。如发生在 2008 年 5 月 12 日的汶川地震,造成了 69 227 人死亡,374 643 人受伤,17 923 人失踪,是中华人民共和国成立以来破坏力最大的地震,也是唐山大地震后伤亡最严重的一次地震;发生在 2010 年 8 月 7 日的甘肃舟曲特大山洪泥石流灾害,造成了 1 557 人死亡,284 人失踪,数百人受伤。这些自然灾害损伤多为大批量伤员同时发生,且伤情复杂,伤情重,需要及时救援和急救。

（四）恐怖袭击

随着"9·11"恐怖袭击事件的发生,恐怖事件已成为当今世界关注的重点。在各类恐怖活动中,爆炸恐怖活动的频率最高,占比最大。据统计,在全球已发生的各类恐怖事件中,爆炸恐怖活动占比约 75%。近年来,我国的涉爆案件也时有发生,严重影响社会的稳定与发展。

暴恐事件的发生具有突发性、不确定性等特点,常在短时间内出现大批量伤员,且伤情重而复杂,再加上暴恐现场混乱,现场急救设施及药品匮乏,救治难度较大。需要加强相关预案和现场急救措施,包括急救器材、装备及急救药品的研究储备。

第二节 战创伤时效救治与生物活性材料

一、战创伤时效救治

现有资料表明,常规战争,几乎80%的战伤死亡发生在伤后30 min内,其中,40%发生在伤后即刻,这部分伤员难以救治;25%发生在伤后5 min内,这部分伤员救治难度大,但若抓住了宝贵救治时机,也是有希望的;15%发生在伤后5 min到30 min内,20%发生在伤后30 min后,这两部分死亡伤员是可救治的。可见,抓住阵地救治,抓住白金十分钟、黄金一小时救治时间非常重要。

基于这一战伤死亡时间构成比,世界各国提出了"超常加强、前伸配置、突出急救、加快后送"的战伤救治原则和时效原则,一是强调战现场的急救,二是强调快速后送和在后送途中的优良救治,以保证时效救治效果。

致命性大出血是战场死亡的最主要原因。美军一份2001年10月至2011年7月的战伤分析报告显示,4 596例死亡人员中,有976例(24.3%)被认为是有可能挽救的,在可能被挽救人员中,有888例(91.0%)死于致命性大出血,而大出血若能及时止血,死亡是可挽救的。我国一份3 776例的伤员分析报告也显示失血性休克和血气胸是战伤的最主要并发症及早期死亡原因。这些分析表明,及时止血是挽救伤员生命、降低死亡率的最重要举措。

我军抗美援朝卫生工作总结指出,火线抢救工作的好坏直接关系到阵亡率和伤死率,其中,四肢大血管损伤后,若能及时上止血带可免于阵亡,营连进行气管切开可防止气管伤所致窒息死亡,及时包扎可防止胸部损伤所致呼吸紊乱致死。我军对越自卫反击战经验表明,颅脑、颌面、鼻咽腔、颈、胸部伤伤员可能出现窒息和呼吸困难,在阵地上,这类伤并不少见,必须立即急救,稍有延误就会危及生命。解除窒息、保持呼吸道通畅,如清除口腔异物、及时行人工呼吸、紧急气管切开等,为非常有效的救命技术。

二、战创伤早期救治对生物活性材料的需求

医用材料的发展,对医疗技术的进步起着重要的推动作用。有关生物医用材料(biomedical materials)最早的记载是3 000多年前,古埃及人用棉花纤维、马鬃缝合伤口,2 000年前古罗马人、中国人用黄金修补牙齿,中世纪的欧洲人将肠线用作缝合线。现代意义上的生物医用材料学起源于20世纪40年代,至今不到100年。随着医学水平的提高以及人类生活质量的改善,生物医用材料学也从最早的生物惰性材料,发展到生物活性材料,再到如今的生物可降解材料。伴随着生物技术的蓬勃发展和重大突破,生物医

用材料已经成为各国科学家竞相进行研究和开发的热点。

人们一直试图对快速发展的生物医用材料下一定义，然而难以统一，目前比较公认的定义是，生物医用材料又称生物活性材料或生物材料，是用于疾病诊断、治疗、修复或替换人体组织或器官或增进其功能的一类新材料，可以是天然的，也可以是合成的。

从 20 世纪 60 年代开始，人们根据材料的生物相容性，对传统工业材料进行研究筛选，开发了以骨钉、骨板、人工关节、人工血管、人工晶体和人工肾等为代表第一代生物医用材料，并将其应用于临床。第一代生物医用材料一个共同的特征是生物惰性，即在生物体内能保持稳定，几乎不发生化学反应和降解反应，通常只是在植入体表面形成一层包被性纤维膜，与组织间的结合主要是靠组织长入其粗糙不平的表面或孔中，从而形成一种物理嵌合。陶瓷、医用碳素材料及大多数医用金属和高分子材料都是生物惰性材料。第一代生物医用材料制备的各种医疗器械至今仍在临床大量使用。

20 世纪 80 年代中期，生物活性玻璃、生物陶瓷及其复合物等多种生物活性材料开始应用于整形外科和牙科。因这些生物活性材料本身无毒，又具有高度的生物相容性，且在体内可与组织发生化学反应，被称为第二代生物医用材料。第二代生物医用材料除具有生物活性外，还有另一优势即在体内具有可控的降解性，即随着机体组织的逐渐生长，植入的材料可不断被降解，并最终完全被新生组织替代。第二代生物医用材料以生物活性玻璃、羟基磷灰石和可吸收缝线为代表。

尽管第一代和第二代生物医用材料在临床的成功应用对患者意义重大，然而任何用于修复和恢复机体的生物医用材料只能作为暂时性的替代品，植入失败后需要重新接受修复手术。于是 20 世纪 90 年代后期，人们开始第三代生物医用材料的研究。第三代生物医用材料是将生物活性材料与可降解材料这两个独立的概念结合起来，在可降解材料上进行分子修饰，与细胞整合素结合，诱导细胞增殖、分化，以及细胞外基质的合成与组装，从而启动机体的再生系统，属于再生医学范畴。基于细胞、分子水平的第三代生物医用材料将在产生最小损伤的前提下，为原位组织再生和修复提供科学基础。第三代生物医用材料以组织工程支架材料、原位组织再生材料、可降解复合细胞和（或）生长因子材料等为代表。

用于战创伤早期急救的止血、通气、护创促愈材料大多为生物活性材料（bioactive materials），如 HemCon 和 Combat gauze 止血敷料，Celox 止血粉，水胶体胸腔封闭贴，壳聚糖创伤敷料等。

参考文献

［1］姚咏明,刘良明,梁华平. 中华战创伤学:第 1 卷战创伤学总论［M］. 郑州:郑州大学出版社,2016:16-19,31-54.

［2］付小兵,王正国,李建贤. 中华创伤医学［M］. 北京:人民卫生出版社,2013:510-1266.

［3］李广罡,范松源. 美国颅脑火器伤救治现状介绍［J］. 解放军医学院学报,2019,40(8):798-801.

［4］吴曙霞.伊拉克战争战伤救治研究进展［J］.人民军医,2012,55(1):10-11.

［5］王正国.创伤弹道学研究的思考［J］.中华创伤杂志,2000,16(3):133-135.

［6］马林,樊向武.次声波非致命武器发展现状及致伤因素［J］.科技资讯,2010,11:3.

［7］黄建松,丁猛,仇顺海.海军新概念武器对人员的损伤效应及医学防护［J］.第二军医大学学报,2019,40(10):1144-1147.

［8］邓卓超,朱立柏,曾细平,等.1728例意外创伤事件的流行病学特点［J］.中华灾害救援医学,2015,3(4):186-188.

［9］度学文,吴卫华,曹峰,等.院前创伤的流行病学特征分析［J］.系统医学,2017,2(19):18-21.

［10］杨立娟,柳春明,滑文美,等.道路交通事故相关的颌面创伤流行病学调查［J］.华南国防医学杂志,2014,28(10):1021-1023.

［11］杨帆,白祥军,李波,等.汶川地震创伤患者流行病学特点及急救情况分析［J］.华中医学杂志,2009,33(2):70-72.

［12］魏利娜,甄珍,奚廷斐.生物医学材料及其产业现状［J］.生物医学工程研究,2018,37(1):1-5.

［13］王秀梅.生物材料［J］.新型工业化,2015,5(12):37-68.

［14］EASTRIDGE B J, MABRY R L, SEGUIN P, et al. Death on the battlefield (2001-2011): implications for the future of combat casualty care［J］. J Trauma Acute Care Surg,2012,73(6 Suppl 5):S431- S437.

［15］LAFTA R K, AL-NUAIMI M A. War or health: a four-decade armed conflict in iraq［J］. Med Confl Surviv,2019,35(3):209-226.

［16］PROTAS M, YILMAZ E, PATEL A P, et al. Review of treatment of gunshot wounds to head in late 19th century［J］. World Neurosurg,2018,116:396-401.

［17］BENNETT B L. Bleeding control using hemostatic dressings: lessons learned［J］. Wilderness Environ Med,2017,28(2S):S39-S49.

［18］GRISSOM T E, FANG R. Topical hemostatic agents and dressings in the prehospital setting［J］. Curr Opin Anaesthesiol,2015,28(2):210-216.

［19］BENNETT B L, LITTLEJOHN L. Review of new topical hemostatic dressings for combat casualty care［J］. Mil Med,2014,179(5):497-514.

第三章

生物活性材料与急救止血

刘良明　刘建仓

第一节　天然生物活性材料与急救止血

　　失血(blood loss)是战创伤伤员死亡最重要的原因之一,一般分为体内出血和体表出血,体内出血大部分是因为脏器破裂,体表出血基本是由于动静脉损伤。如果能及时有效地止血(hemostasis,stop bleeding),可稳定伤情,挽救伤员生命,为后续治疗创造条件。止血材料对及时有效止血意义重大。

　　止血材料从作用机制上大致可分为3类:第一类是直接或间接提供凝血成分,提高创面局部凝血成分浓度,进而加速凝血,如纤维蛋白类止血材料;第二类是通过材料的物理或化学作用使创面部位自身的凝血成分浓缩、聚集,从而加速凝血,如高分子多糖类、无机类沸石等;第三类是利用材料对组织很强的黏着力直接封闭创面,从而实现止血,如α氰基丙烯酸酯类材料。

　　然而,并非所有止血材料均适用于现场和院前急救,理想的现场急救用止血材料应具备以下特点:①可直接用于出血创面并能在2 min内控制大动脉和静脉出血;②使用前不需要混合或其他准备工作;③操作简便,即使是非医务人员也可熟练应用;④轻质耐用;⑤较宽温度范围内(-10~55 ℃)能保持性质稳定,可以长期储存(至少2年有效期);⑥无组织伤害或感染危险;⑦价格经济,易于广泛装备。纤维蛋白类止血材料一般都含有高浓度的纤维蛋白原、凝血酶,有时还有氯化钙、凝血因子ⅩⅢ、抗纤维蛋白溶解药等,可促进血凝块更迅速地形成,但其环境适应性差,保质期短,价格昂贵。α氰基丙烯酸酯类组织密封胶材料存在同样问题,且对操作要求也较高,因此这两类材料主要适用于平时临床手术中。目前用于现场及早期急救止血的材料主要集中在高分子多糖类和无机材料类。

一、壳聚糖

(一)壳聚糖的来源及生物特性

壳聚糖(chitosan,CS)是一种天然的海洋碱性多糖,是从虾、蟹等甲壳类动物的外壳中提取的甲壳素经脱乙酰后所得到的高分子物质。壳聚糖无毒、无异味、可生物降解,具有良好的生物黏附性和生物相容性,具有止血、促愈、抑菌、抑制瘢痕生长等功能,是止血材料的首选材料。

自1983年Malette WG等首次发现壳聚糖的止血功能后,国内外学者纷纷尝试用壳聚糖研制止血敷料。2002年,HemCon的壳聚糖敷料获美国食品药品监督管理局(U. S. Food and Drug Administration)批准,随后在美军阿富汗和伊拉克战场发挥重要作用而闻名于世。目前以壳聚糖为主要材料制作的止血敷料除HemCon外,还有壳聚糖止血粉Celox。国内以壳聚糖为主要材料研发的止血敷料有陆军特色医学中心与南方卫材医药股份有限公司合作研发的壳聚糖止血绷带,与昌吉永生物科技股份有限公司合作研发的壳聚糖功能止血纱,以及与青岛博益特生物材料股份有限公司合作研发的壳聚糖止血海绵和止血颗粒等,这些止血敷料对战创伤肢体、躯干、躯体结合部位及伤道出血有良好止血效果。

(二)壳聚糖及其衍生物的止血机制

壳聚糖对凝血过程中的红细胞、血小板、纤溶蛋白等均有影响,虽然其止血机制至今尚未完全阐明,但基本可以肯定的是,它不同于常规止血剂的"瀑布学说"止血理论,目前已明确壳聚糖主要通过以下4种机制止血。

1. 对红细胞的聚集作用 壳聚糖是自然界中唯一含有氨基的阳离子多糖,细胞膜表面的神经氨酸残基使红细胞带负电荷,止血时,壳聚糖聚合物表面的正电荷可与红细胞表面的负电荷发生电荷反应,使红细胞大量黏附聚集于创面处,形成血栓,从而使血液凝固。研究表明,壳聚糖在血液中还能发生自聚合反应,形成立体网状结构,捕获红细胞而使其聚集,从而达到止血目的。

2. 对血小板的激活作用 壳聚糖可通过蛋白质介导血小板黏附,加速纤维蛋白聚合并共同形成凝块;同时,壳聚糖还可刺激血小板吸附,聚集在壳聚糖上的血小板可迅速形成血栓,封闭创面,达到止血目的。研究表明,壳聚糖对血小板的黏附聚集作用部分归结于它与活化血小板的静电相互作用。生理条件下,壳聚糖带正电荷,血小板活化后,其表面产生大量呈负电性的磷脂酰丝氨酸,当其与带正电的壳聚糖发生静电作用后,血小板的黏性提高,即可迅速形成血栓。

3. 激活凝血系统 壳聚糖可通过激活外源性凝血途径和补体系统旁路实现止血作用。当壳聚糖与血液接触时,能吸收大量血清蛋白,吸附在壳聚糖表面的蛋白质的变性和活化将启动外源性凝血途径。吸附在壳聚糖表面的补体成分被激活后可激活中性粒细胞黏附于血小板,并释放血小板激活因子(platelet activating factor),引起血小板聚集形成血栓。

4. 降低纤维蛋白溶解　血液凝固是凝血因子按一定顺序激活,最终使纤维蛋白原转变为纤维蛋白的过程。在凝血酶的作用下,溶于血浆中的纤维蛋白原转变为纤维蛋白单体;同时,凝血酶激活XIII为XIIIa,使纤维蛋白单体相互连接形成不溶于水的纤维蛋白多聚体,并彼此交织成纤维蛋白网,将红细胞、白细胞和血小板网罗在内,形成血块,完成凝血过程。Fukasawa M 等研究发现,壳聚糖具有抑制体内溶解纤维蛋白活性、降低巨噬细胞分泌纤溶酶原激活物的能力,因而可减少纤维蛋白的溶解,提高止血效果。

(三)壳聚糖及其衍生物止血材料

1. 单纯壳聚糖研制的止血材料　美国 HemCon 公司研制的一种名为 HemCon 止血绷带即以冻干壳聚糖为基材研制的止血敷料。主要成分为壳聚糖、水、醋酸。将脱乙酰度(degree of deacetylation,DD)为 81%、分子量为 75 000 的壳聚糖溶于醋酸中,然后注入聚四氟乙烯涂层的铝板模具内,冷冻干燥后获得。HemCon 绷带与血液接触后,利用带正电荷的壳聚糖吸引红细胞,促使血液迅速凝固,使创面形成结实的有黏附性的血块,有利于创面的闭合固定和伤员转运。HemCon 绷带柔韧性好,不粘连创面,且具有抗感染作用。这种止血绷带不仅可用于创面出血,还能迅速止住动脉出血,且不受恶劣天气和环境的影响,能有效降低战创伤出血死亡率。用单纯壳聚糖制作的止血敷料还有美国萨姆医疗产品公司的 Celox 止血粉,有陆军特色医学中心与南方卫材医药股份有限公司合作研发的壳聚糖止血绷带,与昌吉永生物科技股份有限公司合作研发的壳聚糖功能止血纱,以及与青岛博益特生物材料股份有限公司合作研发的壳聚糖止血海绵和止血颗粒等。

2. 壳聚糖改性材料制作的止血材料　单一壳聚糖不溶于水,在制备过程中需将其溶解在酸性溶液中,然后再调节 pH 值,制备过程烦琐,应用受到极大的限制。因此将壳聚糖进行理化改性增加溶解度,是提高其止血效果的一种有效方法。引入亲水基团可提高壳聚糖的水溶性,其中羧甲基化是最常用和最有效的方法之一。羧甲基壳聚糖是一种两性聚电解质,与壳聚糖相比,羧甲基壳聚糖水溶性高,且无毒、无味、生物相容性好、体内可降解,陆军特色医学中心与青岛博益特生物材料股份有限公司合作研发的壳聚糖止血颗粒即以羧甲基化壳聚糖为主要材料研制的。将壳聚糖进行纳米化也是提高其止血作用的一种方法。纳米材料结构稳定,具有优良的生物亲和力、抑菌能力和止血作用,可用于功能性止血敷料的研究。

3. 壳聚糖及其衍生物与其他止血材料复合制作的止血材料　单纯使用壳聚糖制成的止血剂国内已经有商品出售,但壳聚糖单用时止血作用有限,如对广泛出血创面和空腔填塞的止血效果不很理想。因此目前常采用壳聚糖与其他止血剂如胶原蛋白、明胶、凝血因子、氯化钙等复合使用以改善壳聚糖的止血效果。

二、海藻酸及海藻酸盐

海藻酸(alginic acid)作为另外一种天然海洋生物多糖,是以海藻酸盐(alginate,ALG)为原料研发的敷料,具有无毒、高吸水性、呈凝胶性和良好的生物相容性及生物可降解性,具有止血、促愈合等作用。海藻酸具有很高的凝胶性和螯合金属离子的特性,与一价的 Na^+、K^+、NH^- 等形成相应的可溶性的海藻酸盐,具有很强的凝胶性,与高价的金属离子如 Ca^{2+}、Mg^{2+} 等可形成不溶于水的海藻酸钙和海藻酸镁。它可与血液中的 Na^+ 交换形成凝胶性的海藻酸钠覆盖在创面,而交换后的 Ca^{2+} 进入血液可激活血液中的凝血成分在创面处凝集形成血块封堵破损血管,从而达到止血的目的。

1. 单纯海藻酸盐敷料　早在1962年,Winter等就发现若创面处于一种湿润的环境下将会很快地愈合,故提出了湿法疗伤理论。大量研究证明,海藻酸盐敷料可以吸收大量的创面渗出液,并在创面形成一层网状的凝胶层,为创面的愈合提供湿润的环境,目前已作为一种新型医用敷料。以海藻酸钠为原料制备的海藻酸钠海绵,表面和内部具有均匀的孔隙结构,能够快速吸收大量的渗出液,保持创面干燥,防止渗出液浸渍周围健康组织,还可以很好地保证创面处于一种湿润的环境。同时,多孔结构还可以保证内外气体的交换,从而有利于创面的快速愈合。

2. 海藻酸盐复合材料　如何提高海藻酸盐敷料的止血效果,研究者们想到把一些中草药、凝血药物、抗菌药物或其他能增加敷料力学特性的辅助止血物质与海藻酸盐复合在一起,制备出高效的敷料。有研究人员把中药积雪草中的有效止血成分(积雪草皂苷)掺入海藻酸盐,然后经过湿法纺丝将其制成敷料,发现这种敷料对于正常人体的皮肤成纤维细胞是无毒的,有助于创伤组织的修复,并且可有效地释放积雪草皂苷成分,然后作用于出血创面,能够缩短止血时间,减少出血量,促进创面愈合。有人将凝血酶、壳聚糖、海藻酸钠混合制备出止血微球,发现高剂量的凝血酶、壳聚糖、海藻酸钠止血微球可显著缩短止血时间,止血效果明显。

三、淀粉类止血材料

淀粉(starch)是植物经光合作用而形成的碳水化合物,其来源广泛、价格低廉,降解后仍以二氧化碳和水的形式回到大自然,被认为是完全没有污染的天然可再生的材料,在非食品领域得到了广泛的研究和开发。其中,来源于淀粉的可吸收多聚糖止血粉是一种纯化于植物淀粉,经特殊工艺制成的微孔球状多聚糖,通过强大的吸水性和吸附凝血成分的效应,加速内源性凝血过程,从而达到快速止血的目的。当前上市并且广泛使用的淀粉类止血产品主要有美国 Medafor 公司的 Arista^{R}AH 和 TraumaDEX,美国淀粉医疗公司的 PerClot,德国医疗器械制造商 BioCer Entwicklungs-GmbH 生产的 HaemoCer 可吸收性多聚糖止血粉,以及国内惠州环球药业生物科技有限公司的变性淀粉可吸收性止血材料和可吸收性多聚糖止血海绵以及杭州协合医疗用品有限公司生产的微孔多糖止血粉等。

为了提高淀粉类止血材料的主动止血功能,研究人员在淀粉微球表面连接一些活性基团如羧甲基、乙酰基和2-二乙氨基乙基纤维素(2-diethylaminoethyl cellulose,DEAE)等,通过改变淀粉微球的表面性质,以制备出能够引发血小板活化的淀粉微球。结果表明,当淀粉微球表面接上 DEAE 时,淀粉微球表面带正电荷,能够极大地促进血小板黏附,从而提高止血效果。

微孔淀粉是淀粉经过酶解处理过后的新型变性淀粉,微孔淀粉具有内部中空的多孔结构,其表面积大大增加,因而吸附作用大大增强。微孔淀粉可有效吸附血液中的大量水分,促使血小板凝结,从而提高止血效果。

四、丝素蛋白

丝素蛋白(silk fibroin,SF)是一种主要从蚕茧中提取的蛋白质聚合物,其生产成本低,目前已被广泛用于生物医用材料使用。利用不同的蚕茧可以收集到不同组成、结构和性质的丝素蛋白。与其他生物医用材料如胶原蛋白、聚乳酸等相比,丝素蛋白生物医用材料更有利于细胞的生长。丝素蛋白以反平行折叠链构象(β-折叠结构)为基础,形成直径约 10 nm 的微纤维,无数微纤维紧密结合组成细纤维,细纤维再构成蚕丝蛋白纤维。近几年来,蚕丝蛋白纤维因具备独特的力学性能、多样的加工特性、良好的生物相容性和缓慢的生物降解性,成为生物医用领域的理想材料。蚕丝蛋白纤维在纺织工业中应用历史悠久,目前正不断向其他领域延伸。丝素蛋白纤维可用于缝合伤口、药物递送、血管组织再生、创面敷料和骨组织支架等。由于丝素蛋白纤维的加工性良好,可加工成不同形态,如颗粒状、纤维状、薄膜状及三维多孔支架等,也可用于制造水凝胶、海绵、微球体等生物医用材料。

五、胶原蛋白及明胶

胶原蛋白(collagen,Col)是胶原的水解产物,具有良好的生物相容性和吸水性,但是其结构较为松散,不宜直接作为止血敷料。近年来,科研人员通过各种各样的化学交联的方法,力图提高其机械性能及生物稳定性。胶原蛋白可通过与血小板结合,促进血小板集聚形成血栓或者直接激活内源性凝血途径产生凝血作用,从而达到止血目的。

医用胶原蛋白主要来源于猪、牛或马的跟腱。胶原蛋白可促进肉芽组织生成,激活巨噬细胞吞噬功能,提高机体免疫活性,在止血、生物学方面有明显优势。虽然胶原蛋白类材料在临床上出现发热、嗜酸性粒细胞增多、皮肤过敏等不良反应,但它在材料领域仍有着重要的价值。目前已开发了大量有前景的胶原基生物活性材料,如凝血酶和胶原蛋白海绵联用的止血材料,含有壳聚糖和胶原的复合材料,基质中搭载庆大霉素、生长因子等药物及结合其他材料和静电纺丝技术制造的仿生材料等。

明胶是高温条件下胶原的变性产物,大多数明胶不具有免疫原性。明胶作为止血材料已广泛应用,主要产品包括明胶海绵(absorbable gelatin sponge)、明胶纤维、明胶膜等。明胶海绵具有疏松的多孔结构,可以吸收大量血液,通过激活凝血因子,激活血小板产生释放反应和聚集。此外,明胶海绵类止血产品,还可以通过其支架结构,对创伤部位进行机械压迫或填塞,起到止血作用。

六、纤维蛋白类材料

纤维蛋白(fibrin)类止血材料包括纤维蛋白原和凝血酶,材料中的凝血酶可激活纤维蛋白原形成纤维蛋白凝块,覆盖在创面形成封闭作用,达到止血的目的。纤维蛋白类止血材料不依赖人体凝血功能而止血,适用于有凝血障碍的患者使用。与合成黏胶剂相比,血浆来源的纤维蛋白类止血材料具有更好的生物相容性,不引起炎症反应、组织坏死和纤维变性等。

纤维蛋白止血敷料实际是纤维蛋白复合止血材料,它除了含有纤维蛋白原和凝血酶外,还具有蛋白骨架,骨架上可混有胶原蛋白或聚乳酸-羟基乙酸[poly(lactic-co-glycolic acid),PLGA]910和氧化再生纤维素(oxidized regenerated cellulose,ORC)等,主要以贴敷的形式作用。使用时先用纱块擦掉出血创面的血液,敷上纤维蛋白止血材料,临床上其敷料边缘应覆盖超出创面部位1~2 cm,再用纱块对其按压1~2 min。纤维蛋白止血敷料也能达到生化止血和机械止血相结合的效果。

纤维蛋白类材料能快速有效地控制外科手术中的各类出血,加之具有一定的黏合作用,使分离的组织更易于结合,使得其在临床有较高的使用价值。但该类材料在临床上应用也存在着风险,主要原因包括:①纤维蛋白胶可进入血管产生血栓;②异源成分可能导致机体发生免疫反应。

七、大鲵黏液

中国大鲵俗名"娃娃鱼",属于国家二级保护动物。《本草纲目》中记载,大鲵的皮肤、肌肉、脏器、骨骼等均可入药。大鲵机体中含有50多种天然生物活性物质,其中肌肉蛋白质的氨基酸组成全面,种类高达18种,其氨基酸总量、必需氨基酸总量、呈味氨基酸的质量分数都相当高。大鲵脂肪富含多种不饱和脂肪酸,其饱和脂肪酸为20.2%,单不饱和脂肪酸为42.8%,多不饱和脂肪酸为28.5%,是治疗烫伤、烧伤的特效药。大鲵黏液中含有大量的胶原蛋白及活性因子,可用于制作创面黏胶剂,用于创伤处理,具有止血、抗感染和促进创面愈合作用。

八、蛇毒素

蛇毒(snake venom)是从毒蛇的毒腺中分泌出的一种天然蛋白质毒液,属于生物毒素(biotoxin),一般蛇毒的新鲜毒液呈蛋清样黏稠液体,弱酸性,常温下易失活。全世界现有蛇类 2 700 余种,其中毒蛇约 470 种。我国毒蛇类资源丰富,占中国蛇类总数的31.03%,约占全球毒蛇种类的 5%,其中剧毒类 10 余种,非常有利于开展蛇毒的研究工作。蛇毒含多种蛋白质、多肽、酶类和其他小分子物质,具有广泛的生物学活性。近年来,对蛇毒应用研究主要集中在对蛇毒成分的生物学特点上。研究者发现蛇毒具有抗炎、抗肿瘤、止血与抗凝、溶栓、镇痛等作用。此外,蛇毒还被应用到抗异种心脏移植排斥反应的研究中。

近年来随着技术进展,大量的蛇毒蛋白得到分离纯化。目前研究比较多的蛇毒组分是神经毒素、细胞毒素、血循毒素、抗凝及促凝血毒素、神经生长因子和蛇毒酶等。蛇毒中抗凝及促凝组分二者常同时存在,见于蝰亚科、蝮亚科、眼镜蛇科。抗凝组分主要包括类凝血酶和纤溶酶;促凝组分包括血凝酶(haemocoagulase)与精氨酸酯酶(arginine esterase)。

类凝血酶是蛇伤引起严重出血的重要因素。与凝血酶有所不同,它在体外能水解纤维蛋白原,使之凝聚从而促进凝血。而在体内则具有水解纤维蛋白和抑制血小板黏附聚集作用。由于该酶使凝血机制紊乱,常称为蛇毒"抗凝因子"。纤溶酶是一种能直接溶解纤维蛋白(原)的酶,能直接降解纤维蛋白原的 Aα 或 Bβ 链,使其在凝血酶存在下也不凝固,大多数纤溶酶也可以溶解纤维蛋白。血凝酶的主要作用是使出血部位血栓形成和止血,其主要作用是类凝血酶样作用,可用于外科手术止血,减少术中出血。目前在临床应用的立止血(reptilase,又称巴曲亭)即从 B. atrox 蛇毒中分离到的巴曲酶(batroxobin,又名凝血酶样酶)。

第二节 合成生物活性材料与急救止血

目前用于临床止血的生物合成止血材料产品数量庞大,主要由胶原类、纤维素类及透明质酸类材料制成,不同的伤口和创面,应用不同形式。

一、胶原蛋白类止血海绵

胶原蛋白是最丰富的细胞外基质蛋白。作为天然生物大分子,可用于制作胶原蛋白止血剂、创面敷料和组织工程支架。但由于天然胶原蛋白自身结构较为松散,不宜直接作为止血敷料应用,需要进行交联或与其他材料复合以提高其机械性能及生物稳定性。由于胶原蛋白结构表面有大量的游离氨基和羧基,因此,可通过形成酰胺键进行交联。Sun 等以 1-(3-二甲氨基丙基)-3-乙基碳二亚胺盐酸盐/N-羟基丁二酰亚胺[1-(3-dimethylaminopropyl)-3-ethylcarbodiimide/N-hydroxysuccinimide,EDC/NHS]为交联剂活化胶原蛋白表面游离的羧基,让其发生酰胺反应。结果显示,使用 EDC/NHS 交联后的胶原蛋白海绵,呈现高的孔隙率和优异的吸湿性能。Li 等将胶原和氧化微晶纤维素进行复合制备出多孔海绵,显著提高了单胶原海绵的止血效果。

随着对胶原海绵的研究越发深入,问题也逐渐凸显。单一的医用胶原海绵止血材料可发生发热、皮肤过敏等不良反应,影响其在临床止血中的广泛应用。因此,近年来越来越关注复合型胶原海绵材料的研究和应用。胶原海绵结构的多孔性、柔软性和吸水性等特性使其较易与其他材料复合。与胶原海绵复合的止血材料不仅具有胶原海绵的止血优势,同时具备辅助材料的功能,可以弥补胶原海绵的不足。与胶原蛋白复合最常用的材料是壳聚糖,除此之外,还有海藻酸钠、聚乙烯醇、聚乳酸、聚氨酯等,它们为复合型胶原止血海绵的应用提供了更广阔的空间。

二、纤维素类止血制剂

纤维素材料是地球上储量非常丰富的原料,由于其来源广、成本低、易改性、生物相容性好,其医用材料已被广泛应用于医学领域,特别是止血领域。目前由纤维素制成的止血材料有可吸收止血纱布、止血密封胶以及止血粉等。其中被广泛用于制备止血材料的纤维素有氧化纤维素、氧化再生纤维素和羧甲基纤维素,均属纤维素的衍生物。氧化纤维素是由纤维素经一氧化氮氧化处理而成。氧化再生纤维素是先分解木质浆,之后通过氧化体系处理木浆得到的产物。氧化纤维素主要通过羧基基团与血液中的血红蛋白的铁离子相结合,并激活凝血因子Ⅷ,进而达到促进凝血的目的。同时,还能够促进血小板的黏附,加速形成纤维蛋白网,起到加速凝血的作用。尽管临床上氧化纤维素和氧化再生纤维素已经被广泛地开发使用,但由于其表面的羧基存在,使用该止血材料时会在局部产生酸性环境,对局部组织会产生一定的刺激作用。

为解决在临床应用过程中出现的问题,科研人员提出了改进方案——复合其他止血材料,制成止血海绵或止血纱布,提高止血效果,克服单一材料之不足。一是在氧化纤维素的基础上,复合藻酸钠,并用钙离子进一步交联,制备新型复合海绵,结果证明,相比于单一纤维素材料,复合海绵具有优异的止血性能以及良好的生物降解性。二是复合壳聚糖,制备成壳聚糖氧化再生纤维素止血纱布。实验结果表明该复合型氧化再生纤维素止血纱布的止血效果得到了明显提高,复合纱布表面结合的壳聚糖组分,能够有效中和表面羧基官能团带来的酸性,解决了单一的纤维素纱布在应用过程中,容易产生局部酸性环境的问题。羧甲基纤维素是一类具有良好的吸水性能的纤维素衍生物。当羧甲基纤维素与血液接触时,能吸收血液中的水分并形成胶黏状物质,从而封堵毛细血管末端,达到止血目的。

三、透明质酸类止血海绵

透明质酸(hyaluronic acid,HA;又称玻尿酸)是一种天然存在的高分子酸性多糖类,由于其生物相容性良好,并可降解吸收而被广泛用于生物医用材料领域。但天然的透明质酸力学性能较差,限制了其应用,因此常将透明质酸与其他材料进行交联复合,提高其力学性能,扩展其应用范围。目前研究较多的复合材料是葡聚糖。葡聚糖与透明质酸交联后可制成透明质酸复合止血海绵,研究发现这种止血材料不仅可吸收创面渗出液,使血液中凝血因子浓度升高,加速凝血,且因其有良好的黏合性,可通过压迫创面的物理途径止血。

第三节　矿物质材料与急救止血

一、沸　石

沸石(zeolite)是一种天然硅铝酸盐矿石(图 3-1),主要产于火山岩的裂隙中,与方解石、石髓、石英共生;亦产于火山碎屑沉积岩及温泉沉积中,最早发现于 1756 年,因在灼烧时会产生沸腾现象,因此命名为"沸石"。沸石具有离子交换性、吸附分离性、催化性、稳定性、化学反应性和可逆的脱水性等(图 3-2),被广泛用作吸附剂、离子交换剂和催化剂等。20 世纪 80 年代,沸石被无意中发现具有很好的止血作用。2002 年 5 月 QuikClot 沸石止血粉通过 FDA 的批准,曾作为美军止血装备用于伊拉克战场,被认为是 100 多年来止血敷料的突破,具有很好的止血效果。其止血作用机制主要是通过吸收血液中的水分,使凝血因子和血小板浓集而达到促进凝血的目的。有研究者比较了不同含水量和不同剂量的沸石粉及其他敷料的止血效果,试验结果显示,1% 含水量的沸石敷料止血效果最好,增加沸石的含水量不仅没有明显降低其放热反应,反而降低了其止血效果。由于沸石在止血的同时有很强的发热反应,局部温度可达 80~90 ℃ 而灼伤创面,因此其应用受到较大限制,QuikClot 沸石止血粉很快就被美军淘汰。但由于沸石确实有很优越的止血效果,所以人们一直在对沸石进行改性处理,希望能保留其止血作用,克服其发热作用。到目前为止,尚未见到理想的改性沸石产品问世。

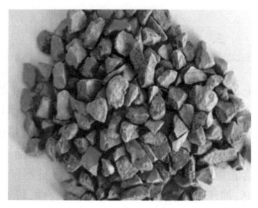

图 3-1　沸石

（刘良明、刘建仓供图）

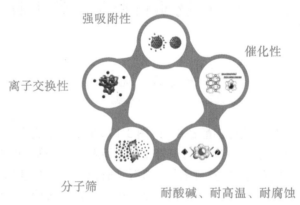

强吸附性

催化性

离子交换性

分子筛

耐酸碱、耐高温、耐腐蚀

图 3-2　沸石的特性

（刘良明、刘建仓供图）

二、高岭土

　　高岭土（kaolinite），一种黏土矿物，亦称"瓷土"，是"高岭石"经风化或沉积而成（图 3-3）。在中国江西景德镇有一个高岭村，这里盛产高岭土，因此得名。明末在景德镇高岭村开采此矿，后经德国地质学家李希霍芬按高岭土之音译成"Kaolin"介绍到世界矿物学界。高岭土也属硅铝酸盐矿物质，因有很好的吸附性、黏接性、可塑性及化学稳定性，被广泛用作陶瓷、造纸原料、橡胶和塑料填料及耐火材料等。在医学领域，高岭土已被用作止血材料，制成止血敷料。2007 年，推出 QuikClot 的 Z-Medica 公司研制并推出了基于高岭土制备的止血纱布 Combat Gauze，美军已将其作为战场致命性出血的首选止血产品。

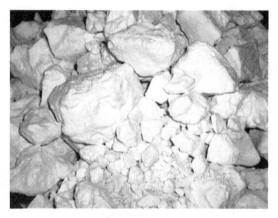

图 3-3 高岭土

（刘良明、刘建仓供图）

高岭土止血作用机制：①高岭土与血液接触，可直接激活凝血因子Ⅻ，启动内源性凝血途径，继而激活凝血因子Ⅺ，激活凝血反应瀑布，最后使纤维蛋白原形成纤维蛋白单体，纤维蛋白单体结合成纤维蛋白多聚体，形成血凝块，达到止血目的。在凝血因子Ⅻ缺乏的情况下，高岭土可直接启动凝血因子Ⅺ，达到止血目的。②高岭土的另一个止血机制是物理性止血。当高岭土接触到破损创面血液时，能够迅速吸收血液中的水分子，浓缩血液中的血小板与凝血酶，使凝血因子与血小板集聚和沉积，达到止血的目的。高岭土中的 SiO_2 具有强大的吸附能力，可选择性吸收血液中的水，有效浓缩凝血因子，迅速启动凝血系统。

三、蒙 脱 石

蒙脱石（montmorillonite）是颗粒极细的含水硅铝酸盐矿物，是一种微晶高岭石，也叫胶岭石（图 3-4），一般为块状或土状，用途很广，用得最多的是其吸附作用和净化作用，也常作为造纸、橡胶、化妆品的填充剂，石油脱色和石油裂化催化剂的原料等。蒙脱石在医药中也有广泛应用，一是用于医治腹泻，如蒙脱石散；二是用于医药载体，作为控释剂材料。除此之外，近年来研究发现，蒙脱石还有止血作用，可用于制备止血敷料，如美军使用的 WoundStat 止血材料，即用蒙脱石颗粒和超吸附复合物制成，有很好的止血效果。但由于蒙脱石细小颗粒会沿着血管破口进入血液，有引起血栓的可能，美军现已宣布禁止使用 WoundStat 止血敷料。

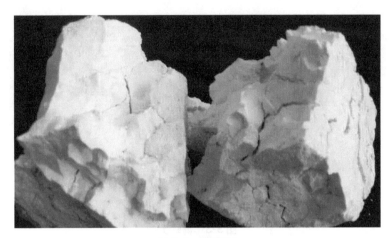

图 3-4 蒙脱石

（刘良明、刘建仓供图）

参考文献

［1］石长灿,杨啸,冯亚凯,等.医用止血材料及产品研究进展［J］.材料科学与工程学报, 2018,36(6):1016-1022.

［2］王超,李普旺,李思东,等.壳聚糖/海藻酸盐作为新型止血材料的研究进展［J］.高分 子通报,2016,7:30-36.

［3］郭苗苗,浦金辉,徐丹,等.壳聚糖基快速止血材料的研究进展［J］.中国医院药学杂 志,2012,32(1):49-51.

［4］钟庆坤,欧阳茜茜,李思东,等.壳聚糖止血材料及应用的研究进展［J］.轻工科技, 2017,6:49-57.

［5］朱香利.壳聚糖生物医用材料的应用［J］.中外医疗,2013,14:12-14.

［6］张少锋,洪如源.医用生物可吸收止血材料的研究现状与临床应用［J］.中国组织工程 研究,2012,16(21):3941-3944.

［7］姜毅,王风华,段蕴铀.多糖类止血材料的研究及应用进展［J］.解放军医学杂志, 2014,39(12):1004-1007.

［8］李钒,田丰,刘长军,等.急救止血材料的研究进展［J］.材料导报,2013,27(2):70-72.

［9］顾其胜,位晓娟.我国海洋生物医用材料研究现状和发展趋势［J］.中国材料进展, 2011,30(4):11-15

［10］石长灿,赵瑾,刘雯,等.可吸收止血材料的研究与应用进展［J］.高分子通报,2018, 5:1-13.

［11］李亚儒,陈康.聚乳酸基生物医用复合材料研究进展［J］.山东化工,2018,47(16):

60-63.

[12] 宋强,肖世维,但年华,等.胶原在止血材料中的应用[J].西部皮革,2013,35(4):8-14.

[13] 马艳,李智,冉瑞龙,等.蚕丝在生物医用材料领域的应用研究[J].材料导报,2018,32(1):86-92

[14] 李晓茹.丝素蛋白在生物医用材料中的应用[J].产业用纺织品,2018,36(4):7-11.

[15] 姜闻博.明胶在生物医用材料中的应用探究[J].信息记录材料,2018,19(4):22-23.

[16] 徐志霞,赵昕,邹峥嵘,等.鱿鱼皮胶原蛋白医用止血材料的研究[J].中国海洋药物,2014,33(5):64-70.

[17] 邓乐君,樊鸿浩,李伟达,等.可吸收止血材料的生物相容性研究进展[J].中国生物医学工程学报,2016,35(2):242-245.

[18] 何青青,赵龙姝,戴号,等.微孔淀粉复合介孔硅酸钙材料止血性能的研究[J].临床急诊杂志,2016,17(11):858-862.

[19] 陈曦,王杨科,陈德经.大鲵皮肤和黏液抑菌效果及其中药膏制剂对烫伤的影响[J].中药药理与临床,2012,28(5):111-114.

[20] 程勃超,蒋星红,周希平.蛇毒素成分及临床应用进展(综述)[J].中国血液流变学杂志,2007,17(2):342-344.

[21] 李红梅,李俊起,尹彧,等.透明质酸钠淀粉压缩止血海绵的制备及其性能研究[J].生物医学工程研究,2019,38(2):219-222.

[22] 田梦怡,郑宇真,任会明,等.淀粉基止血生物材料的研究进展[J].北京生物医学工程,2019,38(4):434-438.

[23] 魏冉.天然高分子基多孔止血海绵的制备及性能研究进展[J].化学推进剂与高分子材料,2019,17(6):20-26.

[24] BENNETT B L. Bleeding control using hemostatic dressings: lessons learned[J]. Wilderness Environ Med,2017,28(2S):S39-S49.

[25] GRISSOM T E, FANG R. Topical hemostatic agents and dressings in the prehospital setting[J]. Curr Opin Anaesthesiol,2015,28(2):210-216.

[26] BENNETT B L, LITTLEJOHN L. Review of new topical hemostatic dressings for combat casualty care[J]. Mil Med,2014,179(5):497-514.

[27] EASTRIDGE B J, MABRY R L, SEGUIN P, et al. Death on the battlefield (2001-2011):implications for the future of combat casualty care[J]. J Trauma Acute Care Surg,2012,73(6 Suppl 5):S431-S437.

[28] LAFTA R K, AL-NUAIMI M A. War or health:a four-decade armed conflict in Iraq[J]. Med Confl Surviv,2019,35(3):209-226.

第四章

生物活性材料与组织工程血管

朱楚洪　范永鸿　霍　达　谭　菊

　　严重的战创伤会导致血管缺损(vessel defect)，在组织修复过程中，重建受损血管是达到良好修复效果的关键。在部分特殊情况下，战场急救甚至需要立即替换受损血管，给缺血组织快速恢复血供，以免组织器官坏死，这需要大量能够在体维持长期通畅的人造血管移植物。因此，采用生物工程学、材料科学、化学、生物学和医学等相关技术将细胞、生物活性材料和生长因子相结合构建的组织工程血管在战创伤血管修复应用中前景广阔。此外，组织工程血管(tissue-engineered blood vessel,TEBV)还是临床上冠状动脉搭桥术(coronary artery bypass graft,CABG)中血管来源的有力补充，也是大型复杂组织器官构建的基础。对于组织工程血管来说，支架材料是细胞黏附、生长和新陈代谢的平台，它为种子细胞的生长和血管新生提供必要支撑。生物活性材料通常具有更好的生物相容性，能够提供与体内近似的微环境以支持细胞生长、增殖和分化，在组织工程血管的构建中极具潜力。

　　本章将对组织工程血管的发展及其在构建过程中所使用的生物活性材料进行概要介绍。

第一节　组织工程血管简介

一、组织工程血管的发展

(一)组织工程

　　目前的组织器官替代修复技术如器官移植，已经挽救了大量患者的生命，但这种方式不仅受限于供体器官来源，也给患者带来了沉重的经济负担。而且随着世界人口老龄化趋势的加剧，各种疾病日益流行，自然灾害、车祸与战争频发，这在临床上给组织器官移植修复提出了新的需求。全面修复或再生受损的组织或器官，并恢复其功能一直是人类的梦想。组织工程的出现有望使这一梦想成为现实。组织工程(tissue engineering)的目标是建立一个三维细胞与生物活性材料的复合体，它具有与活体组织器官相似的功能,可以用来修复或再生受损部位。工程化的组织可以有多种形式,从细胞聚集体或细胞薄片到复杂组织结构,以及最终的工程挑战:制造一个完整的功能化器官。

目前,工程化的皮肤、骨/软骨、角膜、膀胱、血管等已经进入临床或正在开展临床试验,使成千上万患者得以康复。与此同时,更复杂的组织和器官的构建也在不断取得新的进展,如心、肝、肾等。尽管目前由于缺乏用于供血的复杂血管网络而备制约了工程化组织的大小,但随着科学家们对人体自然组织结构和发育过程的进一步深入研究,以及各种先进制造手段、生物学技术、新材料技术的不断发展,复杂组织和器官的构建不再遥不可及。组织工程产品越来越成为一种现实的医疗选择。

(二)组织工程血管

用于治疗动脉粥样硬化性疾病、感染和创伤性损伤的血管置换和修复术是临床上常见的外科手术。然而,可用于手术的自体血管来源十分有限,且在取材时会对患者造成新的创伤,这使得科学家们开始寻找血管的替代材料。高分子材料制成的血管移植物制备简单(图4-1),力学性能和机械性能良好,在临床上应用较早。但这种直径小于 6 mm 的人造血管移植物在体内难以克服血栓形成和内膜增生的困难,且长期服役过程中柔顺性降低,高分子材料老化导致力学性能逐渐下降。

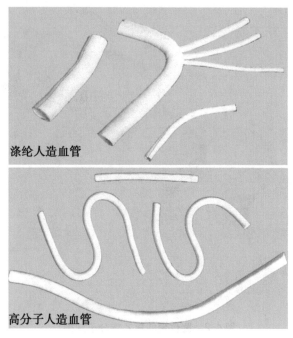

图 4-1 人造血管
(朱楚洪、范永鸿、霍达、谭菊供图)

自组织工程在 20 世纪 80 年代被提出以来,利用该技术制备工程化的血管移植物随即受到科学家们关注。血管组织工程的目标是设计具有与其天然组织相似特性的生物导管,具有高的生物相容性、可塑性、可生长能力,并且能够减少异物反应、血栓形成和防止感染。为了模拟原生组织,组织工程血管移植物要能够承受 1 700 mmHg 的破裂强度(相当于隐静脉),且在植入后 30 d 内能够抵抗由生理负荷引起的疲劳而不会出现明显的扩张。此外,组织工程血管移植物应具有与天然血管结构相似的包括内皮细胞(endothelial cell,EC)、成纤维细胞(fibroblast)和血管平滑肌细胞(smooth muscle cell,SMC)的内膜层,这些细胞要无免疫原性、能够增殖、容易获得且具有特定生理功能。1986 年,Weinberg 和 Bell 将牛主动脉内皮细胞、平滑肌细胞和外膜成纤维细胞混合接种到有胶原涂层的涤纶网上,构建了多层的组织工程血管。这项创新的工作可以说是组织工程血管构建的第一次尝试,但尽管其使用了涤纶网进行加固,仍然无法满足强度要求。

高分子材料具有足够的力学强度,以此为基础构建的组织工程血管似乎可以满足体内移植的需求。在后续研究中,科学家们通过活检从小静脉中提取人自体内皮细胞并在膨体聚四氟乙烯(expanded polytetrafluoroethylene,ePTFE)材料制成的人工血管上进行扩增使其内皮化(图 4-2),随后将其用于严重外周动脉疾病患者的血管替代移植。1994 年,在一项有 300 多名接受血管移植的患者参与的临床研究中,内皮化 ePTFE 血管的一期和二期通畅率与接受自体隐静脉移植的患者相当。虽然这种方法取得了一定成功,但其缺点也是显而易见的:一是难以获得足够数量的内皮细胞,二是细胞在高分子表面难以长期附着,这限制了该技术的更广泛应用。

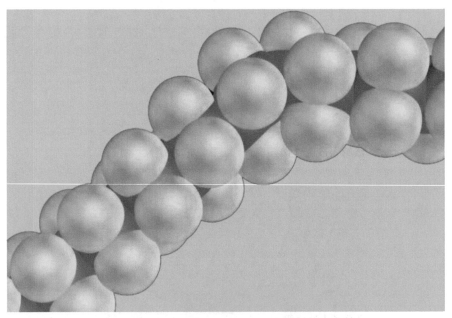

图 4-2　膨体聚四氟乙烯分子结构
(朱楚洪、范永鸿、霍达、谭菊供图)

1998 年,加拿大科学家 Germain 和他的同事们首次报道了一种完全生物的组织工程血管。通过在抗坏血酸盐的存在下将人的成纤维细胞和血管平滑肌培养成薄片以支持胶原沉积,然后包裹在 3 mm 的芯棒上并进一步培养成熟后可形成管状组织。将这个管状组织脱细胞后，裹上一层平滑肌细胞作为血管中膜，培养 1 周以后包裹一层成纤维细胞薄片形成外膜，继续培养 8 周后取出芯棒，在管腔上种植内皮细胞实现内皮化。这种方法获得的组织工程血管破裂强度为 2 000 mmHg，并具有与原生动脉相当的结构。在狗的股动脉移植模型中，这种培养出来的工程化血管能够维持通畅 1 周，为最终将这种工程动脉推向临床奠定了基础。

与此同时，在 20 世纪 90 年代，Niklason 等人开发了一种新的体外构建组织工程血管的方法。在可快速降解聚乙醇酸（polyglycolic acid，PGA）支架上培养平滑肌细胞和内皮细胞，并由生物反应器提供脉动应变促进胶原基质沉积，一段时间后材料完全降解，获得工程化的血管移植物。由于支架在提供短暂支撑作用后完全消失，避免了由材料引起的炎症反应或异物反应。在制备过程中通过调整培养基成分，可以控制细胞外基质的合成和交联，这对产生具有足够强度的血管至关重要。但生成的组织工程血管虽然具有密集的纺锤形平滑肌细胞穿插胶原纤维层结构，缺乏弹性蛋白。1999 年，第一例接受该组织工程血管移植的猪被报道，血管在 4 周内保持通畅并表现出良好的机械耐久性。该技术的衍生产品随后被应用于血液透析通路、外周动脉疾病和血管创伤患者的临床试验。

随着近年来生物铸造、生物 3D 打印、基因编辑等技术的蓬勃发展，组织工程血管的构建迎来了新的发展阶段。利用先进的制造技术，科学家们可以对工程血管中的细胞分布与排列在空间上进行控制；通过基因编辑技术可以更加方便地获得具有低免疫原性、高增殖能力的种子细胞。与此同时，随着生物学上对血管组织发育的更深入理解，可以在构建过程中更加精确地运用各种物理、化学因素与生长因子对种子细胞的功能进行调控。中国人民解放军陆军军医大学朱楚洪课题组 2006 年率先提出通过原位捕获内皮祖细胞原位构建组织工程血管，并于 2007 年申请发明专利，2010 年获得批准。通过研制出模拟人体血管结构的支架材料，保持了吻合口的匹配和血流的稳定性，并采用分子键交联、层层自组装等技术，实现组织工程血管表面修饰，能有效发挥抗凝、缓释等多种功能，同时为招募内皮祖细胞的捕获因子提供了活性界面，制备出功能优势互补的表面修饰复合材料血管，并推进到临床试验。提出了神经调控工程血管的理念，相继构建了神经支配的小口径工程血管。

二、组织工程血管的临床应用

（一）冠状动脉旁路移植

随着社会经济的不断发展，人们的生活习惯发生了深刻变化。人群不健康生活行为普遍，如高脂、高钠与高糖饮食，抽烟喝酒流行，身体活动下降，生活压力上升等，加剧了心脑血管疾病的发生。根据《中国心血管健康与疾病报告 2021》提供的数据，中国心血管病现患人数有 3.3 亿，其中冠状动脉粥样硬化性心脏病（简称冠心病，coronary heart disease）患者与下肢动脉疾病患者近 6 000 万人。心血管疾病居城乡居民死亡原因的首位，每 5 例死亡者中 2 例死于心血管病。动脉粥样硬化斑块主要发生在弹性动脉（如主动脉、颈动脉和髂动脉）和大中型肌肉动脉（如冠状动脉和腘动脉），从而引起涉及心脏、大脑、肾和下肢的症状。在动脉粥样硬化部位，血管内膜在各种致病因素的作用下发生病理性改变，内皮细胞正常生理屏障功能丧失，导致平滑肌细胞增生，炎症细胞侵入内皮下层，低密度脂蛋白堆积，形成斑块突出并阻塞血管。在临床上可引起心肌梗死、脑梗死、主动脉瘤和周围血管疾病（如腿部坏疽）。

严重的动脉粥样硬化疾病患者依赖于对血管病变部位的替代修复，从而为下游组织恢复血供。例如，对于冠心病患者的治疗，在发病早期可以通过药物控制斑块形成；在斑块形成中期还未严重阻塞血管时可遂行血管支架介入手术恢复血供；在斑块形成晚期血管严重堵塞，患者极易发生心肌梗死，这时只能通过冠状动脉旁路移植术（又称为冠状动脉搭桥术，coronary artery bypass graft，CABG），绕过闭塞血管给心肌供血。然而，采用自体移植物存在一些缺陷，如需要多次手术，自体血管数量有限，患者自身全身性疾病而难以获取自身血管等。尽管采用小直径血管自体移植物（如乳腺内动脉、隐静脉和桡动脉）进行冠状动脉搭桥术仍然是最常见的临床方法，但组织工程血管具有接近自体血管的特性，可作为自体血管来源不足时的有力补充或替代手段。

（二）动静脉造瘘

随着长期糖尿病和高血压的盛行，终末期肾病患者数量持续增长。这些患者需要肾替代治疗，但可供移植的肾来源有限，只能采用血液透析的方式予以缓解。由于需要长期频繁穿刺血管，需要通过动静脉造瘘来为血液透析建立体外循环通路。最简单的造瘘方法是将患者前臂远端的桡动脉和头静脉短接吻合，但这一方法并不总是容易实现，常常需要借助替代血管，建立移植血管内瘘。常用于移植的血管主要有自体血管和人造血管（图4-3）。用于造瘘的自体血管受自身疾病影响同样存在数量有限、获取不便的缺点。小直径高分子人造血管则容易出现频繁的感染和血栓形成等并发症，且随着穿刺次数的增加，力学性能下降。组织工程血管能够自行生长愈合并分泌与天然血管相似的抗凝活性物质，多次穿刺无力学性能降低的风险，且可以防止血栓形成和感染的发生。

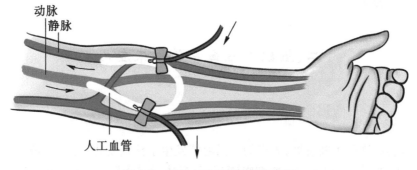

动脉
静脉

人工血管

图4-3 利用人工血管动静脉造瘘
（朱楚洪、范永鸿、霍达、谭菊供图）

(三)血管缺损修复

各种自然灾害以及车祸、战争、暴力袭击、恐怖事件等的频繁发生,导致血管损伤发生率显著增加。血管损伤如不及时处理,将会严重危及患者生命。缺血组织在短时间内就可发生不可逆的变性和坏死,导致肢体功能受到影响而留下残疾。在救治过程中,对于血管侧壁切口或者裂伤,直接缝合伤口即可;缺损不超过血管周径 1/4 的小面积创面可以采用补片进行修补;小段缺损可以直接进行端-端吻合;而大段血管损伤则需要进行血管移植。尽管可以利用自体血管进行部分移植,但除了血管来源不足、应用场景受限、二次创伤等缺点外,较长的获取过程无疑会耽搁宝贵的救治时间。组织工程血管可以克服以上缺陷,尤其是当有大批伤员到来的紧急情况下,利用组织工程血管进行手术可以大大节约手术时间,快速为缺血肢体恢复血供,改善患者救治效果。此外,在临床上病变组织切除后,往往也会造成血管缺损,需要对切除的血管进行重建。具有不同直径的组织工程血管是术后血运重建的最佳选择。

三、组织工程血管的构建

天然血管壁是一个多层结构,包含内皮细胞、平滑肌细胞和壁内的细胞外基质成分(如弹性蛋白、胶原蛋白、糖胺聚糖等)(图4-4)。从内腔开始,最重要的是直接与血液接触的一层内皮细胞,具有抗凝血的功能,并控制平滑肌细胞功能和稳态。外层由连续的细胞外基质、平滑肌细胞和成纤维细胞组成。平滑肌细胞负责血管的收缩和舒张。弹性蛋白和胶原提供血管的机械性能,如顺应性和强度。因此,组织工程血管的构建主要集中在对天然血管结构的仿生,以赋予其生物学功能性。成功构建组织工程血管依赖于4 个方面:①在移植物表面快速形成有功能的内皮层,通过减少早期血栓形成和晚期内膜增生的发生,提高其血液相容性和长期通畅率。②在支架的制备过程中控制其结构完整性和机械与力学性能,如爆破强度、弹性模量、顺应性、可缝合性等。③合理的种子细胞加入,如平滑肌细胞、成纤维细胞等,并在空间上对其分布进行控制。④特定的生物活性分子锚定在支架上刺激原位重塑和再生过程,从而限制增生。

科学家们围绕这几个方面在组织工程血管的构建技术上进行了大量探索,接下来将对几种常用的手段进行简要概述。

(一)细胞片组装构建组织工程血管

临床上成功采用上皮细胞薄片治疗烧伤患者。受此启发,科学家们采用细胞薄片组装构建组织工程血管。将人平滑肌细胞和成纤维细胞置于含抗坏血酸的培养基中培养,促进其细胞外基质分泌,使其融合成为细胞片。培养 30 d 以后,从培养皿上剥下细胞片,然后依次包裹在芯棒上作为血管中膜和外膜。继续培养 8 周以上,去除芯棒后内壁种植内皮细胞使其内皮化。为了提高内皮化效果,在内膜和中膜之间使用了一层隔膜以模仿原生血管的内部弹力层,同时防止平滑肌细胞向管腔表面迁移而导致内膜增生。利用这种方式获得的组织工程血管不仅具有与自体血管相似的三层结构,还包含天然血管组织相近的细胞和细胞外基质蛋白。该组织工程血管具有高于正常隐静脉移植物的破裂压力与足够的缝合强度。在动物模型中的移植实验表明,采用细胞片制备的组织工程血管能够保持长期通畅而不发生血栓。由于制作血管的细胞片需要机械剥离,可能会撕裂薄片,在后续血管培养过程中导致血管出现破裂的倾向。为了解决这个问题,采用温敏性亲疏水转换材料(如聚-N-异丙基丙烯酰胺)作为基底来进行细胞片的培养,在 37 ℃时该材料是亲水的,可以支持细胞黏附与生长,当温度降到 32 ℃时,材料表面变得疏水,细胞片可以自行脱落。限制这种组织工程血管临床转化的最大因素是制作时间,通常需要3 个月的时间来获得可用的血管移植物。

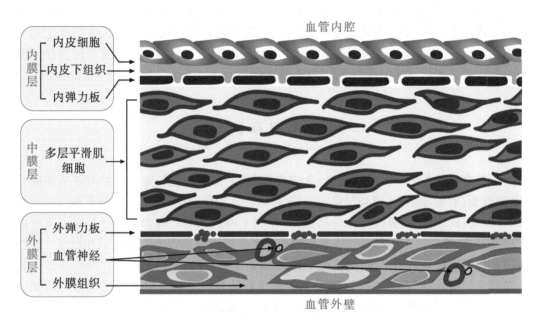

图 4-4　血管壁模拟图
(朱楚洪、范永鸿、霍达、谭菊供图)

(二)体外培养获得组织工程血管

采用体外培养获取组织工程血管最有代表性的是美国的 Niklason 团队,他们将平滑肌细胞种植在高分子材料上进行培养,在培养期间支架材料缓慢降解,而平滑肌细胞可分泌细胞外基质蛋白,最后通过脱去细胞后获得血管样结构。这种组织工程血管可直接用于动静脉造瘘或种植患者自体内皮细胞后作为移植血管进行冠状动脉搭桥。在磷酸盐缓冲液(phosphate buffered saline,PBS)中长期存储后组织工程血管与人自体血管强度、缝合性、顺应性相当,力学性能无明显下降。在狒狒的动静脉造瘘模型移植过程中,所有移植物均未发现动脉瘤扩张和钙化,也没有明显的内膜增生。6 个月时吻合口内膜增生小于 1 个月狒狒模型中 ePTFE 动脉旁路移植。在体内移植后,组织工程血管出现了明显重塑,内膜整洁光滑而外部覆盖疏松纤维外膜,在组织结构上更接近原生动脉血管。

内皮细胞在组织工程血管的吻合口和中段均有覆盖,无论是否种植内皮细胞提前进行预内皮化。由此可见,参与内皮化的细胞可能来自吻合口附近的血管组织迁移,也可以从周围组织跨界迁移,或者来自循环祖细胞。这种方式制备的组织工程血管,在体移植长期通畅性可达1年时间。这种方法采用人异体细胞制造组织工程血管,使得一个细胞供体可以为几十个患者提供移植物,通过建立细胞库的方式很容易扩大生产规模。获得的组织工程血管可以在磷酸盐缓冲液中存储较长时间,从而保持随时可用的状态。

(三)自体异物反应构建组织工程血管

自体来源的血管无免疫原性,与人工血管相比具有更好的通畅性,但是常常无法使用或是尺寸难以匹配,而同种异体或异种组织通常会引起免疫排斥反应。虽然上述两种获得组织工程血管的方法取得了较好的效果,但是制作时间过长。于是有研究者提出利用患者自身异物反应进行组织工程血管的构建,以缩短血管形成时间。异物反应是生物活性材料在植入体内时引起的细胞和组织反应。如果异物足够小且表面很浅,材料会被挤出体外;但如果异物太大无法挤出,机体组织则将其封装,以确保其与宿主之间有安全的屏障。在一项研究中,科学家们将高分子制成的棒状材料移植到宿主皮下,一段时间后宿主自身组织将材料包裹,剥离后抽出聚合物棒获得类似血管的囊鞘。这种方法获得组织工程血管移植物具有足够的机械强度,结构与天然血管相似,其内层为内皮样细胞,中层为肌成纤维细胞,外层为胶原结缔组织。血管在移植以后通畅率高,爆破压力未有明显改变,且几乎没有白细胞黏附。血管壁在体内获得重塑并大部分被内皮细胞所覆盖,利用血管收缩和舒张药物进行刺激时,重塑后的血管能够做出响应。但是由于血管在患者腹腔内生长,这需要进行手术植入且容易引发副作用,这种方法的临床应用很可能难以实行。孔德领教授团队将取向聚己内酯(polycaprolactone,PCL)纤维管状材料植入大鼠皮下,利用皮下微环境构建了一种具有取向微通道孔结构的细胞外基质管状支架材料,利用该管状材料在体内能够有效实现血管的原位再生修复。

(四)生物3D打印组织工程血管

近年来,3D打印技术被广泛应用于三维功能性活体组织的制备。3D生物打印通常包含几个步骤:首先使用成像技术对需求部位进行扫描建模,然后选择合适的材料和细胞制成生物墨水,最后采用合理的打印方法打印出成品。3D打印可以很容易地获得不同直径的组织工程血管,并且可以在空间上对种子细胞进行精确控制,有利于仿生天然血管的组织细胞结构。2015年,日本科学家利用打印机制备了一种无支架的小直径组织工程血管,其内径为1.5 mm,并在灌注系统中培养后植入裸鼠的腹主动脉。短期移植显示,这种组织工程血管能够保持通畅,血管在体内发生了重塑,其管腔面积增大、管壁变薄,在移植第5天后发现内壁有一层内皮细胞覆盖。3D打印的主要挑战是开发同时满足打印性能和血管力学性能要求的生物墨水以及维持种子细胞的存活。水凝胶是制备生物墨水最常用的生物活性材料,它由亲水分子通过共价交联、氢键和离子形成吸水的三维结构。通过对水凝胶的骨架进行定制,可以很容易对其力学性能进行调控,同时也可以更好地促进细胞的存活。

（五）支架诱导构建组织工程血管

除上述方法外，更多的研究集中在利用支架材料诱导组织工程血管的重建上。这种方法其实是人造血管的延续，即以人造血管作为支架移植血管细胞后获得。通常在支架材料中引入细胞的方式有两种：一种是将支架材料制成多孔的结构，然后移植血管细胞，体外培养使细胞浸润；另一种方式是将细胞和材料混合，再利用制备支架材料的方式加工成组织工程血管。利用这种方式构建组织工程血管，很大程度上依赖于细胞能否在支架上重塑获得与原生组织相似的结构和功能。这需要合适的支架材料以支持细胞的黏附、增殖、迁移、分化以及细胞外基质的分泌。支架材料要有足够的机械性能和可加工性，支架可以是由不可降解的材料或降解速率与组织再生速率相当的材料制备。材料还需要具有合适的孔隙率，其孔道应该是相互连接的，以促进细胞浸润，并且为支架内细胞的营养输送、废物清除、信号转导提供通道。为了提高细胞在支架材料上重塑的效果，通常还需要提供一个生物化学和生物力学的动态体外环境来指导和调节细胞行为。在动态条件下，有利于氧气运送和营养物质交换，并促使细胞均匀分布，流体剪切力和周期性的径向扩张可以加速组织工程血管成熟，刺激细胞外基质分泌和细胞增殖与分化。

（六）组织工程血管的内皮细胞种植

大量研究表明，预先种植内皮细胞的组织工程血管可以在体内保持长期通畅，在植入后表现出与天然血管类似的抗凝血和抗增生能力。细胞种植的常用方法包括静态种植和动态种植。静态种植是将内皮细胞直接接种在组织工程血管内壁上最简单的技术，但通常需要用细胞黏附分子如纤连蛋白、胶原蛋白、明胶、纤维蛋白、层粘连蛋白等覆盖移植物管腔，以促进内皮细胞的附着和生长。静态种植的主要问题是细胞覆盖不均匀、种植效率低，且部分细胞黏附分子同时也会促进血小板黏附，一旦内皮细胞受损就有血栓形成的风险。使用血管生物反应器进行动态种植可以提高细胞接种效率，使细胞贴附更加牢固。血管的孔隙率对动态种植内皮细胞的效果起着至关重要的作用，合适的孔隙有利于细胞黏附，但孔隙率过高则有促使血小板黏附与激活的风险。动态种植条件下，流体剪切力的作用会促进细胞外基质的分泌。采用动态种植内皮细胞的组织工程血管，可以在内壁获得融合的内皮层，其弹性蛋白含量类似于天然动脉血管。通过改进生物反应器，施加脉冲剪切应力或轴向旋转血管，可以改善内皮化效果，调节内皮细胞表型，有效预防内膜增生。此外，通过对内皮细胞进行磁性标记，或是改变血管表面电荷，也可以进一步提高内皮细胞接种效率。但在遂行抗血小板治疗的情况下，组织工程血管不必完全由种植的内皮细胞覆盖即可保持较高的通畅率。在隐静脉移植中，内皮层在血管分离时受损，而其通畅性并未受到多大影响。因此，在移植以前即便是覆盖稀疏的内皮细胞，也能通过分泌足够的抗凝血因子或招募循环内皮细胞到血管表面而维持血流畅通。

第二节 生物活性材料与组织工程血管

组织工程血管是生物活性材料支架、细胞和生长因子的集合体。理想的组织工程血管支架应具备以下特点：①良好的组织相容性；②适宜的三维立体结构、长度、容积；③可控的生物降解性和降解率，降解产物对机体无毒副作用、不引起强烈的免疫排斥反应和炎症反应；④良好的多孔结构，易于种子细胞种植、迁移，细胞彼此之间相互接触，易于生物信号分子的传递；⑤具备一定的生物表面活性，能促进种子细胞黏附，并为种子细胞增殖、分化、分泌细胞因子和合成细胞外基质提供良好的生物微环境；⑥一定的可塑性和良好的生物机械力学强度，足够的可缝合性；⑦方便消毒、保存、运输，成本可控；⑧支架在重塑过程中具备一定的耐久性（图4-5）。

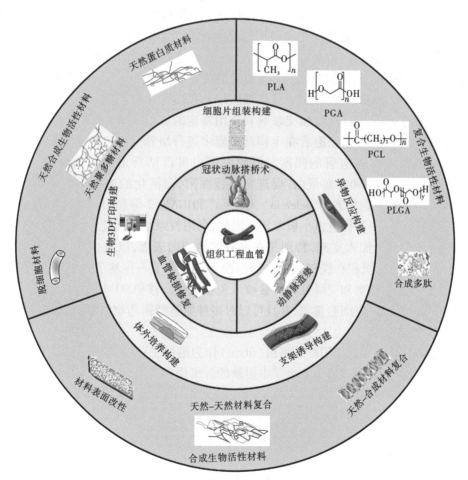

图4-5 生物活性材料与组织工程血管的构建和应用
（朱楚洪、范永鸿、霍达、谭菊供图）

组织工程血管的支架材料在体内移植以后随着时间推移而逐渐降解,从而使血管重塑并逐步被自体组织取代,最终形成功能性血管。生物活性材料能对这一过程进行调控,从而提高血管移植的长期通畅性。用于构建组织工程血管的生物活性材料可以分为天然生物活性材料和合成生物活性材料。天然生物活性材料包括动物来源和非动物来源的材料。天然生物活性材料直接来源于有机体,通常具有更好的生物相容性,能够提供与体内近似的支持细胞生长、增殖和分化的微环境。合成生物活性材料主要包括各类高分子材料,其优点是力学强度高,可加工性好。

一、天然生物活性材料

(一)天然蛋白

1. 胶原蛋白 胶原蛋白(collagen,Col;也称胶原)是构成动脉和静脉的主要蛋白质成分,它是由 3 条肽链呈螺旋状缠绕而成的纤维状蛋白,沿着蛋白质纵轴提供机械支撑。胶原具有较好的生物相容性,免疫原性低,还含有促进细胞黏附的 RGD(精氨酰-甘氨酰-天冬氨酸)多肽序列,是构建组织工程血管的良好基质材料。第一根组织工程血管就是通过将成纤维细胞、内皮细胞和平滑肌细胞培养在结合了胶原的涤纶网片上构建的。优化胶原纤维的密度和方向、添加交联剂和使用特定的成型技术,能够有效提高胶原基支架的完整性。此外,种植细胞后在生物反应器中进行培养并施以力学刺激,也能进一步提高胶原基组织工程血管的强度。但胶原蛋白可以结合血管性血友病因子(von Willebrand factor,vWF)和凝血蛋白,促进血小板黏附,而活化的血小板也表达 GPⅠb、GPⅠb-Ⅲa、CD40L、P 选择素(P-selectin)、GPIb a[46]和ICAM-2 等黏附蛋白,诱导白细胞的活化浸润血管壁,进一步促进血小板聚集。因此,利用胶原基质构建组织工程血管时,应将抗凝材料或抗凝剂加入支架,特别是在血液接触的内表面,以减少血栓形成。Huynh等通过将牛Ⅰ型胶原沉积在脱细胞猪小肠黏膜下层制备了一种基于脱细胞基质的组织工程血管,经抗血栓试剂和交联处理后移植入兔模型中。移植 90 d 后,血管由大量平滑肌细胞浸润,内壁被内皮细胞覆盖,并且可以对多种血管舒张药物做出反应,证明其在体内重塑良好。

2. 纤维蛋白 研究者使用纤维蛋白(fibrin)作为组织工程血管基质材料进行了大量的研究,这种材料可以通过从患者血浆中提取的纤维蛋白原聚合得到。从自体提取的凝血酶(thrombin)和纤维蛋白原数量足以获得制备组织工程血管所需的纤维蛋白基质,避免了使用异种或异体来源材料可能发生的免疫和感染的问题。但单独使用纤维蛋白原制备的组织工程血管存在力学性能差的问题。Andreadis 等通过将绵羊平滑肌细胞和内皮细胞包埋入纤维蛋白支架中制成工程化血管,并且植入体内前在内膜种植内皮细胞,该血管与自体血管融合良好,在羊动物模型中维持了长达 15 周的通畅时间,且血管的重塑使其机械强度显著提高,产生了胶原蛋白和弹性蛋白纤维,并且平滑肌细胞的方向垂直于血流方向,但是这种平滑肌细胞复合的组织工程血管强度仍只能达到天然动脉血管的25%。进一步研究表明,改变纤维蛋白的浓度、选用更合适的细胞包埋或者携带生长因子等促进血管移植后胶原的沉积,能够提高纤维蛋白基组织工程血管的强度。

3. 弹性蛋白 弹性蛋白(elastin)是弹性纤维的主要成分。弹性纤维主要存在于韧带和血管壁,与胶原纤维共同存在,赋予血管以弹性和抗张能力,在平滑肌细胞表型调节中发挥重要作用。弹性蛋白的肽链含有713个以上的氨基酸残基。不同于胶原,弹性蛋白的氨基酸序列中不存在贯穿整个肽链的连续的重复性周期结构,但是存在交替的疏水和亲水性肽段。由氧化赖氨酰形成的锁链素和开链锁链素是弹性蛋白特有的交联结构。弹性蛋白已成为构建组织工程血管的重要成分,因为它除了赋予血管弹性,还表现出抗血栓形成和抗炎的特性。其降解产物生物活性弹性体衍生肽保留了降低血小板聚集和血栓形成的特性。此外,弹性蛋白还可以促进内皮细胞增殖和内皮层形成。有研究者使用溴化氰专门去除脱细胞血管中的胶原蛋白成分,得到弹性蛋白血管支架。该支架拥有良好的力学性能,而且相比普通的脱细胞血管,其孔隙率更高,有利于自体细胞迁入和增殖。

4. 丝素蛋白 丝素蛋白(silk fibroin,SF)也是一种良好的制备组织工程血管的天然生物活性材料,它是蚕丝纤维的主要成分,由反平行的β片组成。丝素蛋白是一种生物可降解、生物相容性好的支架材料,具有机械强度高、降解率低的特点。丝素蛋白具有良好的血液相容性,它可以避免血小板激活。通过编织设备和电纺丝设备,可以轻松将丝素蛋白制成工程化血管。研究发现这种血管具有较高的弹性模量和极限抗拉强度,能够承受动脉血压力,在体移植后能够在一年内保持通畅。体外实验表明,虽然内皮细胞、成纤维细胞、外周血单核细胞和间充质干细胞等在丝素蛋白支架上难以附着且生长缓慢,但很容易渗透多孔支架。氧等离子体处理可以改善细胞在丝素蛋白支架上的附着和生长。通过与细胞外基质蛋白进行混合,可以提高血管的力学性能和细胞黏附。通过编织技术的改进,能够进一步提高丝素蛋白组织工程血管的机械性能,获得媲美天然血管强度的血管移植物。

(二)天然聚多糖生物活性材料

1. 细菌纤维素 细菌纤维素(bacterial cellulose,BC)是由吡喃型葡萄糖单体连接而成的直链型大分子。细菌纤维素材料具有网络多孔结构,机械性能和生物相容性良好,可加工性好且具有生物可降解的特点。利用细菌纤维素制备的组织工程血管具有亲水性好、内表面光滑、机械强度高、生物活性好的优点。研究显示,内皮细胞在细菌纤维素血管支架光滑的内膜上黏附性好,而平滑肌细胞可以在粗糙的外面上黏附、增殖并向内部生长。由细菌纤维素制成的组织工程血管机械性能明显优于聚四氟乙烯(polytetrafluoroethylene,PTFE)人工血管,与猪的动脉血管接近。此外,这种血管还具有良好的抗凝血性,动物体内移植也没有发现免疫排斥和内膜增生的现象。

2. 壳聚糖 壳聚糖(chitosan,CS)是甲壳素(chitin)的衍生物,它是一种线性的聚多糖材料,在结构上与细胞外基质中的糖胺聚糖相似。壳聚糖可以很容易地利用冷冻干燥技术制备出多孔的结构,它在体内被溶菌酶缓慢降解,几乎无异物反应。将壳聚糖编织成网,并浸涂壳聚糖和明胶后冷冻干燥制成的多孔组织工程血管支架能够承受

4 000 mmHg 的爆破压力,这与羊的颈动脉血管强度相当。但由于缺乏足够的体内实验数据,这种支架在长期植入的降解和机械性能变化仍不清楚。

3. 海藻酸盐　海藻酸盐(alginate,ALG)来源于海藻或细菌,是一种常用的天然多糖聚合物。通过加入无毒的离子交联剂如氯化钙,可以控制其凝胶化。离子交联海藻酸盐水凝胶的水溶性阳离子容易释放出来,可能影响血液和细胞相容性,而且其机械性能难以保证。为了获得完整的组织工程血管,有研究利用悬浮打印的方法,首先将明胶在氯化钙溶液中加热转化为凝胶以支撑打印的结构,然后再打印分叉的冠状动脉结构。在将明胶加热以后,可以很容易去除支撑,获得中空的海藻酸管状结构。或是将负载细胞的海藻酸盐生物墨水在氯化钙中打印获得管状结构以后,再用氯化钡处理,进一步提高模型结构的机械稳定性,防止了其降解,并增加细胞活力。通过使用聚乙二醇共价交联或使用甲基丙烯酸酯光引发交联,可以使得水凝胶更加稳定,也方便对机械性能进行调整。在一项研究中,研究者开发了一种由海藻酸钠、甲基丙烯酰明胶和四臂聚乙二醇[4-arm poly(ethylene glycol)]组成的光敏生物墨水,然后通过同轴挤出连续生成具有中空内部和直径达 1.6 mm 的可灌注结构。在同轴挤出时,先用氯化钙离子交联水凝胶,再用紫外光交联后溶解海藻酸盐,以增加空心管壁的孔隙度。这种生物墨水支持间充质干细胞(mesenchymal stem cell,MSC)和内皮细胞(endothelial cell,EC)的增殖和早期成熟,同时保持可打印性。

4. 琼脂糖　琼脂糖(agarose)是从红藻中提取的天然多糖,是一种低细胞黏附性的惰性物质。然而,与胶原蛋白混合后,细胞的黏附性和存活率显著提高。它可以被用作模具材料,结合 3D 打印技术制备组织工程血管。在一项研究中,研究者将人脐静脉平滑肌细胞、人脾成纤维细胞和平滑肌细胞制成细胞微球后置于打印机中,以挤出的琼脂糖凝胶作为支撑模具,打印出血管状结构,体外培养后细胞球融合,去除琼脂糖支架后获得完全由细胞构成的组织工程血管。这种组织工程血管的直径可以在 0.9~2.5 mm 范围内控制,且由于去除了非细胞成分,避免了支架材料可能引起的不良宿主反应。

5. 透明质酸　透明质酸(hyaluronic acid,HA)是一种磺酸化的糖胺聚糖,1934 年首次从玻璃体中分离出来,其分子由葡糖醛酸和 N-乙酰葡萄糖胺组成。这种材料是透明的,可以通过微生物发酵大量合成。透明质酸是一种可快速生物降解且具有亲水性、非黏附性和生物相容性的天然聚合物。它可以调节细胞分化、迁移和血管生成而不引起任何异物反应。在之前的研究中发现,透明质酸可以通过分化群(cluster of differentiation,CD)44、细胞间黏附分子 1(intercelluar adhesion molecule-1,ICAM-1)和透明质酸介导的细胞游走受体(receptor of HA mediated motility,RHAMM)促进内皮细胞(EC)黏附和增殖,推动组织生长和修复。透明质酸力学性能不佳,需要通过改性和交联进行增强,通过与其他材料进行混合后制成组织工程血管。

(三)脱细胞基质

脱细胞基质(acellular matrix)在组织工程中的应用非常广泛。使用脱细胞基质有几个好处,如维持血管壁的复杂性、生化特性和组织再生和功能所需的生物活性。脱细胞基质具有和原生组织相近的细胞外基质成分如糖胺聚糖、生长因子、信号转导蛋白、基底膜结构蛋白等,它可以为种子细胞的黏附、增殖、迁移和分化提供一个良好的微环境。因此,基于脱细胞组织的小直径血管移植物逐渐受到重视,这种组织工程血管已经在临床应用上进行了探索。

1. 脱细胞基质的获取　为了在保留组织力学性能的同时尽量减少免疫原性物质导致的排斥反应(rejection),研究人员对脱细胞过程进行了优化,以完全去除所有细胞成分并保留细胞外基质和生物活性因子。常见的脱细胞方法包括物理法、酶消化法、化学表面活性剂去除法以及这些方法的结合,从而破坏细胞,去除细胞质、细胞器、脂质和细胞核物质。物理辅助手段包括熔融、搅拌、超声、振荡等,脱细胞的试剂有离子或非离子的洗涤剂、消化酶、螯合剂等。脱细胞的合适程度取决于基质的用途和来源组织的结构,但是目前对脱细胞残留物的最低浓度还没有一个严格的标准。如果脱细胞不彻底,残留的抗原物质如脱氧核糖核酸(deoxyribonucleic acid,DNA)和脂质容易引起炎症反应,但如果过于强调细胞物质的脱除,则保持基质力学性能的胶原蛋白和弹性蛋白可能会被去除,导致机械性能下降。而且脱细胞是一个复杂且费时的工作,采用人工脱细胞难以保证各批次之间产品的稳定性和可靠性。为此,目前已经开发出了多种用于小直径血管脱细胞的自动化设备,如定制的压力灌注控制系统。脱细胞基质的另外一个限制是缺乏对病毒从动物组织传播的潜在风险的控制。因此,最佳的脱细胞过程对血管移植的效果起着至关重要的作用。

来自多种动物器官和组织的脱细胞基质作为小直径血管移植物已经得到了广泛的研究和应用。脱细胞基质的组织来源可以是同种异体或异种来源的心包膜、动脉、静脉、小肠黏膜下层、脐带、真皮基质和输尿管等。

2. 脱细胞天然组织

(1)脱细胞心包膜:心包膜为覆盖在心脏表面的膜,分为纤维层和浆膜层,纤维层较坚韧,与浆膜层的壁层紧密相贴,伸缩性很小。浆膜层很薄,表面光滑湿润,又分壁层和脏层,壁层紧贴附于纤维层的内面,脏层贴附于心脏的表面。自体心包片用于心血管外科修复已经有50多年历史,包括血管畸形和血管移植后感染的修复。Veronika 等评价了牛心包膜对血管手术后主动脉或外周血管感染的原位重建作用,结果表明在自体或者同种移植物无法获取时,牛心包可以起到很好的代替作用。Bracaglia 等则将心包膜制备成匀质水凝胶,用于3D打印血管,这种水凝胶可以促进适度的炎症反应和内皮细胞生长,且可以用光固化的方式进行打印。

(2)脱细胞小肠黏膜下层:小肠黏膜在皮肤、膀胱、肌腱和肠道修复方面应用广泛。20世纪90年代,出现了以脱细胞小肠黏膜下层构建小直径血管移植物的方法,随后的一系列研究充分展示了这种方法的可行性和潜在应用价值。

在早期的工作中,科学家们用自体的小肠黏膜下层作为大直径(~10 mm)血管移植于狗的肾下主动脉,在52周的术后时间内,移植物没有发生感染、血栓形成和内膜增生。在移植物的管腔表面,没有发现有内皮细胞生长,而是致密的胶原结缔组织。有研究者利用猪的脱细胞小肠黏膜下层卷曲成组织工程血管并将其移植到狗的颈动脉,在移植28 d后,内皮细胞完全覆盖了组织工程血管的内表面,新生内膜中可见平滑肌细胞,第90天血管移植物的组织学外观与正常动脉相似。作为对照,大多数 ePTFE 移植物的管腔表面都有纤维蛋白与大量血小板和红细胞形成的血栓,在 180 d 后未观察到 ePTFE 移植物的完全内皮化。可见,脱细胞小肠黏膜下层组织工程血管的长期通畅性显著高于ePTFE。

就顺应性而言,小直径小肠黏膜下层(small intestinal submucosa,SIS)移植物的顺应性与狗颈动脉的顺应性相差不大,大约比典型的静脉移植物的顺应性高出 4 倍,比合成血管移植物的顺应性高出一个数量级。并且,由于宿主细胞的浸润和内膜的重塑,脱细胞小肠黏膜下层制成的血管在移植一段时间后顺应性和爆破压力还会进一步增加。而体外在小肠黏膜下层制成的组织工程血管上培养平滑肌细胞并辅以同轴拉伸的力学刺激,可以促进胶原和弹性蛋白沉积,获得更好的顺应性。

(3)脱细胞羊膜:脱细胞羊膜是另一种天然的细胞外基质,含有丰富的纤连蛋白、层粘连蛋白和胶原。利用人羊膜制备的组织工程血管能够较好地支持内皮细胞和平滑肌细胞的黏附与增殖。通过在脱细胞羊膜上培养细胞后卷曲成管的方式制备的组织工程血管,在培养 40 d 以后具有 71% 人颈动脉断裂强度。随后,有研究将人的脱细胞羊膜卷曲缝合成组织工程血管移植到羔羊的颈静脉处,这些血管在 48 周以后仍保持完全通畅,没有发现任何扩张、狭窄和血栓,也没有出现明显的免疫反应。另一种方法是由 Amensag 等人开发的,使用卷起来的人羊膜作为平滑肌细胞的载体进行体外培养后获得组织工程血管。脱细胞羊膜材料易于降解,允许种植的细胞原位生长并使血管重塑,获得的组织工程血管具有更好的生物和力学性能,可用于冠状动脉疾病和先天性心血管疾病相关的各种应用。这种方法获得的组织工程血管在植入体内以后能够长期维持通畅,不会发生急性排斥反应和血栓。

(4)脱细胞血管:通过对天然的血管进行脱细胞处理,降低其免疫原性,获得的脱细胞基质不仅保留了血管的天然物理结构与性能,还残留了丰富的生长因子和支撑细胞黏附和生长的蛋白骨架,因此具有良好的生物相容性。脱细胞血管可以是来自异体同一部位或异部位的血管,也可以是来自异种动物的血管。十二烷基磺酸钠常用于血管细胞的去除。Schaner 等采用十二烷基硫酸钠脱细胞制备了人大隐静脉的血管基质材料,细胞去除率达到了 94% 以上,并且在动物移植实验中取得了部分成功,证明血管脱细胞基质是制备组织工程血管的理想支架材料之一。人的脐带含有一条静脉和两条动脉,血管长度和直径适中,也可以用于制作脱细胞血管移植物。目前,一种采用人静脉制备的脱细胞血管已经在动静脉造瘘手术中获得了小范围使用,虽然这种血管在抗感染方面比非生物活性的高分子人造血管更好,但是其在商业化上面临伦理和道德问题。

由于单纯的脱细胞血管缺乏细胞屏障,在长期植入过程中的主要失效形式表现为血栓和动脉瘤。这一缺陷可以在植入前通过移植内皮细胞得以改善。在一项研究中,研究者将患者自体间充质干细胞来源的内皮细胞和平滑肌细胞移植到脱细胞髂静脉上,并成功用于肝门静脉阻塞的旁路移植手术。在体外培养 6 d 后,这一血管被移植到了一个 10 岁的女童体内,尽管在 9 个月时血管出现了狭窄,但最终保持了 2 年的通畅。

(5)脱细胞真皮基质:脱细胞真皮基质(acellular dermal matrix,ADM)目前用于烧伤患者的皮肤替代物。这种基质来自人的中厚皮肤,主要由 I 型胶原蛋白、弹性蛋白和真皮-表皮表面的基底膜组成。脱细胞真皮基质具有与小血管近似的弹性和厚度,这种材料成本低廉,容易获得且免疫原性很低。研究发现,由脱细胞真皮基质卷曲制成的小直径血管移植物在移植 28 d 以后通畅率为 90%,其中维持通畅的有 2/3 血管沿纵缝线形成了假动脉瘤,其余血管形成了均匀内皮细胞覆盖的内膜。

3. 细胞来源脱细胞基质 脱细胞天然组织虽然容易获取,但大部分都是异种来源的,容易引起移植相关的疾病。因此,可利用同种异体来源或自体的细胞进行体外培养获取组织片,然后进行脱细胞处理以规避上述问题。有研究者通过对人真皮成纤维细胞(human dermal fibroblasts-adult)薄片进行脱细胞处理,获得了高度规整排列的细胞外基质纳米纤维。随后在生物反应器中,将该细胞外基质(extracellular matrix,ECM)纳米纤维片与人间充质干细胞(human mesenchymal stem cell)结合,构建成为血管移植物。在动态培养条件下,制备出来的组织工程血管具有更高的拉伸强度。Tranquillo 博士的团队通过在可降解的管状纤维蛋白凝胶模型中培养绵羊真皮成纤维细胞,然后对产生的管状细胞片进行脱细胞处理,并移植到绵羊股动脉。移植血管在体内完全内皮化,没有任何钙化、动脉瘤或再狭窄的迹象。脱掉细胞的组织可以长期存储,在使用时取出种植细胞后可以更快获得组织工程血管。在一项研究中,科学家们将人脐带平滑肌细胞接种到由真皮成纤维细胞或隐静脉成纤维细胞获得的脱细胞组织片上,缠绕在芯棒上体外培养 3 周制成了组织工程血管。这种方法与直接组装培养细胞片制备组织工程血管相比,总体时间缩短了 2 周以上。

二、合成生物活性材料

(一)可降解合成高分子材料

生物可降解聚合物通常在血管被人体降解前充当临时支架。这些材料的降解最初表现为机械性能的损失,然后是分子量、体积、质量的下降。给定聚合物的降解速率取决于它们的初始分子量、暴露表面积和物理状态。目前,组织工程血管常用的可降解合成高分子材料有聚乙醇酸、聚乳酸、聚己内酯和聚甘油癸酸酯等。这些材料的降解时间在数周至数年不等。

1. 聚乙醇酸 聚乙醇酸(polyglycolic acid,PGA)是组织工程血管制备中最常用的聚合物之一。它可以被降解为乙醇酸,然后进一步代谢为水和二氧化碳。由 PGA 制成的静脉血管移植物在体内移植 6 周以后仍能保持一定的力学性能,但在动脉移植模型中无法保持足够的强度来承受动脉血压。PDA 的降解速率也无法满足血管组织重塑的要求,常常导致动脉瘤的形成。通过种植内皮细胞或者与其他材料复合,PGA 血管移植物的强度得到有效改善。并且,通过与乳酸形成共聚物[聚 L-丙交酯-乙交酯,poly(L-lactic-co-glycolic acid),PLLGA],调节乳酸和乙醇酸比例或者手性单体分子比例,能够控制共聚物的强度、亲水性和降解速率,以满足血管重塑的需求。

2. 聚乳酸 左旋聚乳酸[poly(L-lactic acid),PLLA]是广泛应用于组织工程的可生物降解聚合物。由于甲基的存在,PLLA 的疏水性比 PGA 更强,以至于其降解速率更慢(6~12 个月)。由于其疏水的特性,更利于血浆蛋白的吸附,容易形成血栓。因此,有必要通过表面抗凝血修饰和细胞种植以降低血栓形成的风险。利用静电纺丝技术,由PLA制成的组织工程血管能够承受动脉血压,并且保持良好的机械性能和高的通畅性。并且通过控制纤维的直径和孔隙大小,可以调控巨噬细胞的极化,增强新血管组织形成,促进血管重构。

3. 聚己内酯　聚己内酯(polycaprolactone,PCL)是一种脂肪族聚酯,是所有生物可降解聚合物中降解速度最慢的。PCL熔点较低,在较低温度下具有较好的柔韧性且易于控制,加工性能良好。通过静电纺丝设备制备的PCL血管移植物通畅性好,长期移植过程中没有发现血栓形成。在移植18个月后,其分子量降低了78%。PCL具有良好的力学性能,断裂伸长率为70%,显著高于PLA和PGA,因此采用PCL制备的组织工程血管适用于动脉血管移植。通过与乳酸形成共聚物[聚L-丙交酯-己内酯,poly(L-lactide-co-caprolactone),PLCL]并控制单体比例和分子量,可以控制其机械性能和降解速率。PLCL强度更高,更适宜小直径和血压高的应用环境。

4. 聚甘油癸酸酯　聚甘油癸酸酯(polyglycerol caprate)是一种热固性弹性体,质地柔软并且容易降解,能够很好地支持血管重塑。在体移植后,30 d以内其质量损失达到70%。在大鼠动脉移植模型中,聚甘油癸酸酯组织工程血管快速重建并维持通畅。移植物在体能够快速实现内皮化,新生血管的顺应性可与自体血管媲美,具有与天然动脉相当的弹性蛋白含量。并且新生血管实现了神经支配,能够对血管舒张药物做出响应。但这种材料还未在大型动物实验中获得成功,其降解性和有限的强度可能并不适宜该应用场景。

三、复合生物活性材料

人工合成高分子材料如聚乙醇酸(PGA)、聚乳酸(PLA)、聚乳酸-羟基乙酸[poly(lactic-co-glycolic acid),PLGA]共聚物等虽然具有可控的物理和机械性能,加工性能良好,能够在体内降解,但其通常生物活性低,生物相容性还无法满足使用需求。而天然生物活性材料虽然能够更好地模拟细胞生长微环境,但是往往机械性能和可加工性能较差。因此,将其与生物活性材料复合,有望获得性能优异的组织工程血管。复合支架材料集各组分的优势于一体,不仅能够获得可控的降解率、机械性能和加工性能等优势,还可以集成良好的抗凝血性能和体内重塑的能力。例如,为了解决黏附困难的问题,研究者将胶原溶液和平滑肌细胞进行混合后注入左旋聚乳酸(PLLA)支架的孔隙内进行培养制备组织工程血管,实现了接近100%的细胞黏附。将胶原、纤维蛋白等生物活性蛋白分子对高分子支架进行包被,可以促进血管种子细胞在基质材料上的黏附及与生长组织工程人工血管支架的预构。此外,也可将高分子材料与天然生物活性材料混合作为支架构建组织工程血管,如Iwai等将PLGA和胶原混合制成支架并接种自体血管细胞用于犬的肺动脉修复,在可降解性、抗血栓形成、促内皮化和血管重建过程中均达到了预期的效果。另一个典型的例子是将羊的真皮细胞种植于纤维蛋白的支架上进行体外培养,一定时间后进行脱细胞处理获得纤维蛋白支架和脱细胞基质的复合支架,这种复合支架具有与人体天然血管相媲美的顺应性,并能承受与隐静脉相当的血压,在移植到羊体内 24 周后未发现有阻塞、扩张和矿化现象。此外,Mantovani 和同事利用静电纺丝技术构建了由丝素蛋白和胶原蛋白组成的血管支架,它比单独的丝素蛋白支架血管具有更高的强度、黏弹性(viscoelasticity)以及良好的促细胞黏附作用。为了弥补胶原基组织工程血管强度的不足,可将弹性蛋白纤维掺杂到胶原中制成复合纤维血管支架,使其强度更接近于天然组织的非线性 J 形应力应变响应。由复合材料制备的小直径管状支架,既改善了天然生物活性材料力学性能的劣势,又能弥补合成材料在生物相容性方面的缺陷,成为制备小直径组织工程血管的重要候选材料。

四、表面生物活性改性

大量研究表明,在组织工程血管移植早期抑制血栓形成并促进快速内皮化是提高其通畅率的关键。于是,在血管构建过程中利用生物分子、细胞黏附肽、生长因子和整合素(integrin)配体等活性物质修饰脱细胞支架,可进一步提高其抗凝血性和内皮化速率。

(一)抗凝血改性

在临床应用中,移植组织工程血管后系统性注射或服用抗凝药物通常用于维持移植物的通畅性,但会存在全身性出血的风险。对血管的内表面进行抗凝血修饰可以减少此类全身性抗凝血治疗。已经有多种抗凝血生物活性分子被用于组织工程血管的修饰并取得了良好的效果。肝素(heparin)是最常用的抗凝血分子,它是一种糖胺聚糖(glycosaminoglycan,GAG;又称黏多糖,mucopolysaccharide),由葡萄糖胺和糖醛酸残基的交替链组成,它通过结合抗凝血酶Ⅲ(antithrombin Ⅲ,ATⅢ)起到抗凝血的作用。研究表明,肝素还可以起到促内皮化的作用。通过层层自组装、静电吸附、化学偶联等方式,将肝素固定在移植物中以降低血栓已成为研究的热点。肝素改性的血管移植物生物相容性好、免疫原性低、通畅率高、不易发生血栓和动脉瘤。在一项肝素涂层修饰的组织工程血管兔子模型移植的研究中,研究者还发现肝素包覆的移植物不仅显著抑制了血栓形成,还可减少巨噬细胞浸润和内膜增生。弹性蛋白没有血小板和白细胞的整合素受体区域,具有抵抗这些细胞黏附的能力,在体内不易形成血栓和引发炎症。因此,利用弹性蛋白或其模拟肽改性的组织工程血管不仅机械性能得到增强,还降低了血小板黏附和活化,提高了内皮化效果。一氧化氮(nitric oxide,NO)可通过激活可溶性鸟苷酸环化酶(guanylyl cyclase/guanylate cyclase,GC),增加环磷酸鸟苷(cyclic guanosine monophosphate,cGMP)的浓度,进而抑制血小板黏附和聚集。NO 还可以促进内皮细胞黏附与增殖,对炎症反应具有调节作用。内皮细胞产生的 NO 部分以硫亚硝基谷胱甘肽(S-nitroso glutathione,GSNO)、硫亚硝基半胱氨酸(S-nitroso cysteine,Cys-SNO)、硫亚硝基白蛋白(S-nitroso albumin,AbSNO)等内源性 NO 供体的形式储存在血液中。在组织工程血管表面固定有机硒分子可以催化内源性 NO 供体原位释放 NO,使其能够促进内皮细胞(EC)的快速黏附和增殖,同时抑制平滑肌细胞(smooth muscle cell,SMC)和巨噬细胞(macrophage)的黏附和激活。血栓调节蛋白可以通过产生蛋白 C 抑制凝血酶的激活,将其固定到血管移植物表面后,能够大大减少血小板的黏附。除此之外,羧甲基卡帕卡拉胶、鞘氨醇-1-磷酸(sphingosine-1-phosphate,S1P)、阿加曲班、纳米银等改性的血管移植物也具有良好的抗凝血效果。

(二)促内皮化改性

天然血管之所以能够维持血液流动而不发生阻塞,得益于其内壁有一层紧密排列的内皮层。这层内皮细胞一方面能够分泌抗凝活性分子,防止血小板黏附或激活形成血栓,另一方面可以分泌一氧化氮等生物活性物质,抑制下层平滑肌细胞增生。此外,紧密排列的内皮细胞还能起到屏障作用,防止炎症细胞侵入内皮下层。因此,促进血管移植物快速内皮化对提高其通畅率十分关键。

血管生成生长因子可增强内皮细胞迁移和增殖过程,在体内发生自发性内皮化。血管内皮生长因子(vascular endothelial growth factor,VEGF)和碱性成纤维细胞生长因子(basic fibroblast growth factor,bFGF)是血管组织工程中最常用的两种因子,具有促进血管生成、血管生长和血管成熟的作用。VEGF 还是一种强的促细胞有丝分裂和内皮细胞趋化因子。有研究者将肝素和 VEGF 功能化的一种基于脱细胞小肠黏膜下层的血管移植物移植到绵羊颈动脉后,内皮细胞和宿主细胞的浸润明显得到了增强。而肝素可以结合碱性成纤维细胞生长因子,从而在达到较好抗凝血效果的同时促进内皮细胞和内皮祖细胞增殖。此外,血小板衍生生长因子(platele-derived growth factor,PDGF)在周细胞和平滑肌细胞的招募中发挥关键作用,起稳定血管的作用。将 PDGF 纳入组织工程血管,有利于平滑肌细胞浸润,使血管在体移植重塑后弹性增加,血压调节作用增强,通畅性更好。

将胶原蛋白、纤连蛋白(fibronectin,FN)、基底膜结合蛋白聚糖(bamacan)等细胞外基质成分作为涂层对组织工程血管进行改性,能够有效促进内皮细胞的黏附。纤连蛋白涂层可以加速内皮化,促进平滑肌细胞归巢,并通过促进 α5β1 和基质金属蛋白酶2(matrix metalloproteinase 2,MMP-2)的表达来增强血管壁重塑。CCN1(即富半胱氨酸61,cysteine rich 61,Cyr 61)蛋白属于基质细胞蛋白家族,可以促进内皮细胞和内皮祖细胞的黏附、诱导血管生成并调节炎症反应,使用 CCN1 蛋白修饰的组织工程血管生物相容性明显提高,并能维持长期通畅率。在一项研究中,研究者通过基因敲除控制细胞分泌,在组织工程血管上获得一种有利于内皮细胞迁移而抑制血栓形成的细胞外基质蛋白,从而提高内皮化效果。

将促进内皮细胞黏附或捕获内皮祖细胞的多肽、抗体或核酸适配子等固定到血管表面,可以通过促进原血管内皮细胞向移植血管迁移或捕获血液内循环内皮祖细胞的形式,加速内皮化。RGD 是较为常见的多肽序列,它可以促进内皮细胞黏附和迁移,也可以在体内捕获内皮祖细胞。CAG 序列[胞嘧啶(cytosine,C)、腺嘌呤(adenine,A)、鸟嘌呤(guanine,G)]则可以选择性黏附内皮细胞而减少平滑肌细胞的黏附,在制备组织工程血管时加入 CAG 多肽可以显著提高内皮化效果,并促进内皮细胞的内皮型一氧化氮合成酶(endothelial nitric oxide synthase,eNOS)的表达,增强抗凝血性能。LXW7 多肽[一种含 Arg-Gly-Asp(RGD)的环状肽]可以选择性地与内皮细胞(endothelial cell,EC)/内皮祖细胞(endothelial progenitor cell,EPC)上的 αvβ3 整合素(integrin αvβ3)结合,而与 RGD 多肽相比血小板黏附能力更低,并且由于非天然氨基酸的存在,其在体内具有更强的抗水解作用。LXW7 多肽还可通过激活血管内皮生长因子受体 2(vascular endothelial growth factor receptor 2,VEGFR2)和丝裂原活化蛋白激酶(mitogen-activated protein kinase,MAPK)信号通路,促进招募的细胞增殖,从而获得更好的促内皮化效果。此外,REDV、YIGSR(酪氨酸–异亮氨酸–甘氨酸–丝氨酸–精氨酸)等多肽也具有促内皮细胞(EC)黏附和迁移的效果。抗体可通过与特定的细胞表面抗原或受体结合,特异性靶向并招募移植物管腔上的 EC/EPC。CD34 抗体可以增强内皮细胞和循环内皮祖细胞的原位募集、黏附和增殖。组织工程血管内腔固定 CD34 抗体,可以更快实现内皮化并增强通畅性。但有研究发现 CD34 抗体可能引起血管吻合口内膜过度增生或增加血小板黏附和蛋白吸附。CD133 抗体可以特异性招募内皮祖细胞,利用 CD133 制备的组织工程血管短期通畅率显著提高,内皮化明显,没有发现与 CD34 相似的副作用。虽然抗体涂层加速了细胞招募,具有高细胞类型特异性,但增加的制造成本影响了其在商业的应用。

第三节　组织工程血管发展趋势

除美国的 Humacyte 公司和 Nationwide 儿童医院与荷兰的 Xeltis 公司各有一款组织工程血管进入临床试验阶段以外,世界其他国家和地区尚无相关产品出现。国内中国人民解放军陆军军医大学、南开大学、阜外医院、华中科技大学研究团队的组织工程血管产品尚处于开发或临床前研究阶段。组织工程血管的应用还需要生物学家、工程师和临床医生的共同努力。当前,组织工程血管移植后血栓形成、内膜增生、慢性炎症以及纤维化、钙化等并发症尚未得到彻底解决。利用发育生物学原理和合理的免疫调节方法控制组织工程血管在体重塑将有助于避免上述并发症的发生。制造技术的限制也导致规模化生产组织工程血管存在诸多困难。理想的血管移植物应该是现成的,且抗血栓性能良好、免疫原性低、顺应性好,并在移植后最终完全与自体血管融合。利用生物活性材料构建的组织工程血管有望满足这些要求,但需要对血管的力学性能、成分、降解行为和细胞结构进行精确控制,以维持移植血管的长期通畅。随着智能生物制造技术、干细胞技术、离体组织规模化培养技术的进步,组织工程血管将迎来新的发展阶段。智能生物制造技术允许研究者在充分收集组织工程血管各项参数与移植效果的相互关系后通过建立复杂的理论计算模型,模拟预测其性能,指导产品设计制造,并且能够通过合理的工艺方法优化,精确控制血管各组分组成、空间分布与排列,仿生构建具有完全生物学功能和力学匹配性的组织工程血管。干细胞技术可通过创建高效的细胞诱导分化方法获取血管细胞并建立相关的种子细胞库,实现细胞的规模化生产供应,促进组织工程血管的商业化应用。离体组织规模化培养技术则使得血管的快速与批量化生产成为可能,使难以长期存储的组织工程血管在临床上广泛应用成为可能。这些先进技术的应用,无疑将进一步推动组织工程血管的临床应用与产业化。

参考文献

[1] KHADEMHOSSEINI A, VACANTI J, LANGER R. Progress in tissue engineering[J]. Scientific American, 2009, 300(5): 64-71.

[2] RABKIN E, SCHOEN F J. Cardiovascular tissue engineering[J]. Cardiovascular Pathology, 2002, 11(6): 305-317.

[3] WEINBERG C B, BELL E. A blood vessel model constructed from collagen and cultured vascular cells[J]. Science, 1986, 231(4736): 397-400.

[4] ZILLA P, DEUTSCH M, MEINHART J, et al. Clinical in vitro endothelialization of femoropopliteal bypass grafts: an actuarial follow-up over three years[J]. J Vasc Surg, 1994, 19(3): 540-548.

[5] L'HEUREUX N, PÂQUET S, LABBÉ R, et al. A completely biological tissue-engineered human blood vessel[J]. The FASEB Journal, 1998, 12(1): 47-56.

[6] NIKLASON L E, LANGER R S. Advances in tissue engineering of blood vessels and other tissues[J]. Transplant Immunology, 1997, 5(4): 303-306.

[7] CHEN W, ZENG W, SUN J, et al. Construction of an Aptamer-SiRNA chimera-modified tissue-engineered blood vessel for cell-type-specific capture and delivery[J]. ACS Nano, 2015, 9(6): 6069-6076.

[8] WEI K, LI G, GUAN G, et al. Construction of antithrombotic tissue-engineered blood vessel via reduced graphene oxide based dual-enzyme biomimetic cascade[J]. ACS Nano, 2017, 11(11): 10964-10973.

[9] WU Y, LI L, CHEN W, et al. Maintaining moderate platelet aggregation and improving metabolism of endothelial progenitor cells increase the patency rate of tissue-engineered blood vessels[J]. Tissue Engineering Part A, 2015, 21(13/14): 2001-2012.

[10] 中国心血管健康与疾病报告编写组. 中国心血管健康与疾病报告 2021 概要[J]. 中国循环杂志, 2022, 37(6): 22.

[11] FIORETTA E S, VON BOEHMER L, GENERALI M, et al. Off-the-shelf tissue-engineered vascular conduits: clinical translation[M]//WALPOTH B, BERGMEISTER H, BOWLIN G, et al. Tissue-engineered vascular grafts. Cham: Springer International Publishing, 2019: 1-44.

[12] SCHOEN F J, FIORETTA E S, MALLONE A, et al. Vascular tissue engineering: pathological considerations, mechanisms, and translational implications[M]//WALPOTH B, BERGMEISTER H, BOWLIN G, et al. Tissue-engineered vascular grafts. Cham: Springer International Publishing, 2019: 1-41.

[13] BOURGET J-M, GAUVIN R, LAROUCHE D, et al. Human fibroblast-derived ECM as a

scaffold for vascular tissue engineering[J]. Biomaterials,2012,33(36):9205-9213.

[14] DAHL S,KYPSON A,LAWSON J,et al. Readily available tissue-engineered vascular grafts[J]. Science Translational Medicine,2011,3:68ra9.

[15] WANG J,WU J,LAWSON J H,et al. Bioengineered human acellular vessels[M]//WAL-POTH B,BERGMEISTER H,BOWLIN G,et al. Tissue-engineered vascular grafts. Cham: Springer International Publishing,2019:1-26.

[16] ROTHUIZEN T,DAMANIK F,LAVRIJSEN T,et al. Development and evaluation of in vivo tissue engineered blood vessels in a porcine model[J]. Biomaterials,2015,75:82-90.

[17] ZHU M,LI W,DONG X,et al. In vivo engineered extracellular matrix scaffolds with instructive niches for oriented tissue regeneration[J]. Nature Communications,2019,10(1):4620.

[18] ITOH M,NAKAYAMA K,NOGUCHI R,et al. Correction:scaffold-free tubular tissues created by a bio-3d printer undergo remodeling and endothelialization when implanted in rat aortae[J]. PLoS One,2015,10(12):e0145971.

[19] SEIFU D G,PURNAMA A,MEQUANINT K,et al. Small-diameter vascular tissue engineering[J]. Nature Reviews Cardiology,2013,10(7):410-421.

[20] RADKE D,JIA W,SHARMA D,et al. Tissue engineering at the blood-contacting surface: a review of challenges and strategies in vascular graft development[J]. Advanced Healthcare Materials,2018,7(15):1701461.

[21] HUYNH T,ABRAHAM G,MURRAY J,et al. Remodeling of an acellular collagen graft into a physiologically responsive neovessel[J]. Nature Biotechnology,1999,17(1):1083-1086.

[22] SWARTZ D D,RUSSELL J A,ANDREADIS S T. Engineering of fibrin-based functional and implantable small-diameter blood vessels[J]. American Journal of Physiology-Heart and Circulatory Physiology,2005,288(3):H1451-H1460.

[23] LU Q,GANESAN K,SIMIONESCU D,et al. Novel porous aortic elastin and collagen scaffolds for tissue engineering[J]. Biomaterials,2004,25:5227-5237.

[24] SARKAR A,CONNOR A J,KOFFAS M,et al. Chemical synthesis of silk-mimetic polymers[J]. Materials,2019,12(24):4086.

[25] SCHERNER M,REUTTER S,KLEMM D,et al. In vivo application of tissue-engineered blood vessels of bacterial cellulose as small arterial substitutes:proof of concept? [J]. Journal of Surgical Research,2014,189(2):340-347.

[26] ZHANG L,AO Q,WANG A,et al. A sandwich tubular scaffold derived from chitosan for blood vessel tissue engineering[J]. Journal of Biomedical Materials Research Part A, 2006,77A(2):277-284.

[27] JIA W,GUNGOR-OZKERIM P S,ZHANG Y,et al. Direct 3D bioprinting of perfusable vascular constructs using a blend bioink[J]. Biomaterials,2016,106(1):58-68.

[28] NOROTTE C,MARGA F,NIKLASON L,et al. Scaffold-free vascular tissue engineering

using bioprinting[J]. Biomaterials,2009,30(30):5910-5917.

[29]ILANLOU S,KHAKBIZ M,AMOABEDINY G,et al. Preclinical studies of acellular extra-cellular matrices as small-caliber vascular grafts[J]. Tissue and Cell,2019,60:25-32.

[30]SCHNEIDER K,AIGNER P,HOLNTHONER W,et al. Decellularized human placenta chorion matrix as a favorable source of small-diameter vascular grafts[J]. Acta Biomateri-alia,2015,29:125-134.

[31]ALMáSI-SPERLING V,HEGER D,MEYER A,et al. Treatment of aortic and peripheral prosthetic graft infections with bovine pericardium[J]. Journal of Vascular Surgery,2019, 71(2):592-598.

[32]BRACAGLIA L,MESSINA M,WINSTON S,et al. 3D printed pericardium hydrogels to promote wound healing in vascular applications[J]. Biomacromolecules,2017,18(11): 3802-3811.

[33]LANTZ G C,BADYLAK S F,COFFEY A C,et al. Small intestinal submucosa as a small-diameter arterial graft in the dog[J]. J Invest Surg,1990,3(3):217-227.

[34]BADYLAK S,LANTZ G,COFFEY A,et al. Small intestinal submucosa as a large diame-ter vascular graft in the dog[J]. The Journal of Surgical Research,1989,47(1):74-80.

[35]SANDUSKY G,LANTZ G,BADYLAK S. Healing comparison of small intestine submucosa and ePTFE grafts in the canine carotid artery[J]. The Journal of Surgical Research, 1995,58(4):415-420.

[36]PENG H-F,LIU J,ANDREADIS S,et al. Hair follicle-derived smooth muscle cells and small intestinal submucosa for engineering mechanically robust and vasoreactive vascular media[J]. Tissue Engineering Part A,2010,17(7/8):981-990.

[37]AMENSAG S,MCFETRIDGE P S. Rolling the human amnion to engineer laminated vas-cular tissues[J]. Tissue Engineering Part C Methods,2012,18:(11):903-912.

[38]PEIROVI H,REZVANI N,HAJINASROLLAH M,et al. Implantation of amniotic mem-brane as a vascular substitute in the external jugular vein of juvenile sheep[J]. Journal of vascular surgery,2012,56(4):1098-1104.

[39]AMENSAG S,GOLDBERG L,O'MALLEY K,et al. Pilot assessment of a human extracel-lular matrix-based vascular graft in a rabbit model[J]. Journal of Vascular Surgery,2016, 65(3):839-847(e1).

[40]SCHANER P J,MARTIN N D,TULENKO T N,et al. Decellularized vein as a potential scaffold for vascular tissue engineering[J]. J Vasc Surg,2004,40(1):146-153.

[41]OLAUSSON M,PATIL P B,KUNA V K,et al. Transplantation of an allogeneic vein bio-engineered with autologous stem cells:a proof-of-concept study[J]. The Lancet,2012,380 (9838):230-237.

[42]INOUE Y,ANTHONY J,LLEON P,et al. Acellular human dermal matrix as a small vessel

substitute[J]. Journal of Reconstructive Microsurgery,1996,12(5):307-311.

[43]SYEDAIN Z,REIMER J,LAHTI M,et al. Tissue engineering of acellular vascular grafts capable of somatic growth in young lambs[J]. Nature Communications,2016,7(1): 12951.

[44]YOKOTA T,ICHIKAWA H,MATSUMIYA G,et al. In situ tissue regeneration using a novel tissue-engineered,small-caliber vascular graft without cell seeding[J]. The Journal of Thoracic and Cardiovascular Surgery,2008,136(4):900-907.

[45]FURUKAWA K,USHIDA T,TOITA K,et al. Hybrid of gel-cultured smooth muscle cells with plla sponge as a scaffold towards blood vessel regeneration[J]. Cell Transplantation, 2002,11(5):475-480.

[46]潘勇,黄蔚,艾玉峰,等. 组织工程人工血管支架的预构[J]. 中华整形外科杂志, 2003,19(1):44-46.

[47]IWAI S,SAWA Y,ICHIKAWA H,et al. Biodegradable polymer with collagen microsponge serves as a new bioengineered cardiovascular prosthesis[J]. The Journal of Thoracic and Cardiovascular Surgery,2004,128(3):472-479.

[48]SYEDAIN Z,MEIER L,LAHTI M,et al. Implantation of completely biological engineered grafts following decellularization into the sheep femoral artery[J]. Tissue Engineering Part A,2014,20(11/12):1726-1734.

[49]MARELLI B,MATTEO A,ALESSANDRINO A,et al. Collagen-reinforced electrospun silk fibroin tubular construct as small calibre vascular graft[J]. Macromolecular Bioscience, 2012,12(11):1566-1574.

[50]CAI W-W,GU Y,WANG X-N,et al. Heparin coating of small-caliber decellularized xenografts reduces macrophage infiltration and intimal hyperplasia[J]. Artificial Organs, 2009,33(6):448-554.

[51]GAO J,WANG Y,CHEN S,et al. Electrospun poly-ε-caprolactone scaffold modified with catalytic nitric oxide generation and heparin for small-diameter vascular graft[J]. RSC Adv,2017,7(30):18775-18784.

[52]KOOBATIAN M,ROW S,SMITH JR R,et al. Successful endothelialization and remodeling of a cell-free small-diameter arterial graft in a large animal model[J]. Biomaterials, 2015,76(1):344-358.

[53]CONKLIN B,WU H,LIN P,et al. Basic fibroblast growth factor coating and endothelial cell seeding of a decellularized heparin-coated vascular graft[J]. Artificial Organs,2004, 28(7):668-675.

[54]KRISTOFIK N,QIN L,CALABRO N,et al. Improving in vivo outcomes of decellularized vascular grafts via incorporation of a novel extracellular matrix[J]. Biomaterials,2017, 141:63-73.

第五章

生物活性材料与创面早期处理

程 飚 付小兵

作为人体最大的器官——皮肤(skin),在感知外界刺激,调节体温,调控水分蒸发损失,保护体内各类组织和器官免受机械、化学性等损害,抵御病原微生物侵袭等过程中发挥着重要作用。同时,皮肤参与人体的新陈代谢过程,保持机体内环境稳定,对维持机体正常的生理功能具有重要意义。当皮肤遭受烧伤、烫伤、爆炸等外界伤害引起的皮肤缺失和损坏,不仅影响皮肤创面修复进程,影响皮肤的外观及其他生理功能,且可能因大面积损伤引起许多局部甚至全身性问题,如新陈代谢紊乱、水分和蛋白质过度流失及免疫系统失调、局部或全身性感染等,严重的甚至危及生命。在创面上覆盖敷料起到保护、防止体液和蛋白质流失,以及防止细菌微生物侵入引起感染,且还可以在皮肤敷料中加入细胞因子、生长因子、抗菌肽等成分,促进创面愈合。特别是在皮肤出现大面积缺损或难愈情况下,在其表面覆盖皮肤敷料进行早期修复就显得极为重要。由此可见,开发用以替代人体正常皮肤的皮肤敷料,对战创伤的急救,以及平时的修护都极为重要。

战创伤急救敷料对于保护创面、挽救伤员的生命具有十分重要的作用。理想的战创伤创面敷料应该具以下特点:①生物相容性好、无毒、无刺激、不引起免疫反应。②具有止血作用。③具有类似人体皮肤的力学性能,而且在干和湿状态下均能保持一定的机械强度。④可均匀紧密地黏附于创面。⑤具有合适的孔密度和孔径,使皮肤保持一定的透气性,促进肉芽和上皮组织正常生长。⑥能够吸收创面的渗出液及有害物质,防止创面体液和水分损失,保持局部环境微湿润,抑制细菌生长,缓解疼痛,促进愈合。⑦具有热隔离和热传导的作用,能够保持创面接触面的温度恒定。⑧能促进血管新生和成纤维细胞长入。⑨治愈后期易于移除,且在移除过程中不会对患者造成二次伤害。⑩成本低廉。a. 使用简便,容易灭菌,便于长期储存。b. 可远程监测敷料状况。特别是止血,吸收创面渗出液,防止细菌感染,透气、透湿性能好,体积小、质量小,携带、使用方便等尤为重要。但是单一材料很难满足上述诸多性能要求,许多性能优异的创伤急救敷料均是将具有一定止血和促进创面愈合作用的创面接触材料、吸湿材料和创面保护材料通过适当的工艺复合来制备的。由于战争的特殊性,战创伤早期救治敷料覆盖创面更强调保护创面、有效控制创面出血、预防感染,迅速镇痛,这些对挽救伤员的生命、减少伤残、维持战斗力,以及降低创伤后遗畸形的发生率和程度具有十分重要的意义。

第二次世界大战以后,高科技兵器不断发展,并在一些局部战争中使用。如海湾战争、科索沃战争和阿富汗战争中精确制导的爆炸性武器的大量使用,使战创伤的类型和特点发生进一步变化:①肢体伤急剧增多,同时多数为各类炸伤,伤情较为复杂。②炸伤和烧伤的比例明显增加,导致体表软组织大片缺损,损伤的范围更加广泛。③由于碎片等致伤时促使细菌、异物等向伤腔内侵入更深、更多,加之震荡等组织损伤,感染进一步加重。④伤残率和后遗畸形发生率增加,且更加严重。⑤高能爆炸伤可致远位器官损伤。随着创面修复机制研究的不断深入,新型生物活性敷料在毁损性创面的修复中应用越来越广泛。对于毁损性严重的创面,借助现代生物活性敷料可使治疗疗程缩短、创面修复质量提高,减少伤后并发症。

第一节　生物活性材料及其生物活性敷料发展现状与趋势

一、生物活性材料与敷料

(一)生物活性材料

生物活性材料(bioactive materials)是由材料表面/界面引起特殊生物或化学反应,能释放某些生物活性成分如杀菌、抗炎、生长等因子的复合材料,促进或影响组织和材料之间的连接、激活细胞活性或组织再生的生物材料。

20世纪60年代和70年代,医学专家与材料专家合作开发出用于模仿物理损伤组织的第一代生物材料——生物惰性材料(bioinert materials)。生物惰性材料可以在生物体内长期稳定地存在,不与生物组织发生物化反应,如医用金属、硅胶等。因此,在骨科、口腔、颌面外科的应用较为广泛。由于其在机体内基本上不发生化学反应,人们开始进行新的探索。随着对材料和生物组织之间界面相互作用机制更深入的理解,第二代生物材料的研究和开发完成从"生物惰性"到"生物活性"的转变,这类生物活性材料能够与周围生物组织进行有效"沟通"。生物活性材料的概念1969年由Hench对生物玻璃与骨组织键合研究中首次发现并提出。20世纪60年代以来,生物活性材料开始迅猛发展并在诸多临床领域应用上取得成功,包括在皮肤软组织修复方面也取得巨大进步。功能性敷料对于创面的修复具有积极意义,而提到创面的修复就不得不提到"湿性愈合"理论,最早的湿性愈合概念的提出要追溯到公元前1615年,20世纪60年代,Winter提出的创伤修复"湿润愈合"理论基础上发展更为完善,主要从保持愈合环境湿润、低氧或无氧微酸环境、酶学清创功能、疼痛减轻4个方面促进创面愈合,同时要求生物活性材料具有良好的组织相容性、可降解性、保湿性等优势。其中应用较多的异体(种)脱细胞真皮基质(acellular dermal matrix,ADM)这类生物活性敷料,其三维结构对创面修复细胞发挥趋向功能,具有"模板样"引导作用,在诱导修复细胞长入的同时通过改善创面皮肤组织的力学状态,使新生皮肤组织得到重塑。20世纪70年代,伴随分子生物学以及90年代在基因组学和蛋白质组学领域的研究进展进一步推动生物医用材料发展。进入21世纪,研究者开发出了结合生物活性和生物可降解性能的第三代生物材料,这类新材料能够激活特定基因,并可以在分子水平刺激组织再生。第三代生物材料涉及微环境分子调控细胞的特定反应,具有很好的前景。

1986年,我国实施国家高技术研究发展计划(即"863"计划),将新材料列为8个重点研究领域之一。新材料技术领域将生物医用材料作为涉及国计民生和经济可持续发展的新材料增长点予以重点支持,突破现代生物医用和仿生材料设计、评价、表征与先进制备加工技术,发展结构性人体和生物部件,开发仿生和智能生物活性材料和器官。重点开展新型组织修复材料、人造器官、组织工程材料、药物缓释材料、再生医学用生物活性材料、血液相容材料、仿生和智能生物活性材料研究、纳米技术在生物医学材料上的应用。1997年,更是启动国家重点基础研究发展计划("973"计划)对生物医用材料组织诱导作用进行更加深入的研究与转化应用。

（二）生物活性敷料

生物活性敷料是由高分子材料与生物性材料经高新技术方法加工制成的组合性敷料,是创伤敷料开发研究的热点之一。生物合成敷料具有双层结构,外层应用高分子材料,提供了相当于表皮的屏障功能;内层选用的主要材料为胶原、几丁质和海藻酸钙等,具有较好的生物相容性、吸水性、透气性、黏附性和抗菌、止血作用。它既能吸收创面渗液,保证充分引流,又能将渗液部分保留代敷料中,维持一个仿效创面生理性愈合的局部湿润环境,有利于创面肉芽组织和上皮细胞再生,加速创面愈合。在合成敷料中还可加入一些有利于创面愈合的物质,如药物、细胞因子、生长因子等,形成药物敷料、细胞因子敷料、生长因子敷料等各种敷料。生物活性敷料因可防止创面干燥又称为密闭性敷料。

根据功能性生物活性敷料材质来源可分为天然生物敷料(也称天然生物活性敷料)和人工合成敷料(也称人工合成生物活性敷料)。其中天然生物敷料又可细分为动物源性生物活性敷料和非动物源性生物活性敷料。动物源性生物活性敷料能够更好地贴附在创面上,保持创面湿润,促进创面愈合,主要包括各种动物皮肤基质敷料以及动物来源的组织工程敷料等(图5-1)。

形式上可以有泡沫、水凝胶、薄膜和喷雾等敷料。

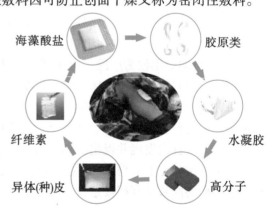

图5-1　不同形式的生物活性敷料
（程飚、付小兵供图）

二、现有的商品化生物活性敷料

由于人工皮肤制备费用十分昂贵,且移植后存活率只有 50% 左右,故限制其在临床上的应用。目前市场上主要的皮肤生物活性敷料有 Alloderm、Apligraft、Biobrane™、Dermagraft、Integra™、Pelanac™、Transcyte 等。这些商品化的人工皮肤主要作用是防止水分散失和细菌感染,促进创面愈合。

Burke 等研制的双层人工皮肤商品名为 Integra™,现由美国 Integra Life Sciences 公司制造,1997 年被批准用于烧伤患者的治疗,常应用于深 Ⅱ 度烧伤和 Ⅲ 度烧伤,但价格昂贵。Integra™ 是双层结构,由戊二醛交联的牛 Ⅰ 型胶原与 6-硫酸软骨素构成"真皮",硅橡胶薄膜构成"表皮"。孔大小为 70 ~ 200 μm。覆盖于创面后,患者自身的内皮细胞和成纤维细胞迁移长入"真皮",原"真皮"逐渐自行降解,新的真皮结构形成。Integra™ 不会形成突出的瘢痕,弹性好,并且因不需要植入活细胞而避免了交叉感染。但不足之处在于其本身不具有抗菌能力,须被保存在无菌环境中,在新生皮肤生长完善之前,要注意保持并监测 Integra™ 免被细菌侵袭。其次,在一些特殊部位如后背、腋窝、腹股沟等的应用中,Integra™ 的效果有待进一步证实。日本 GUNZE 公司开发的双层人工真皮 Pelanac™,由猪皮肤胶原海绵内层和硅橡胶外层组成(不含氨基多糖),临床移植后 3 周揭去硅膜即可见新合成的真皮样组织形成。Biobrane™ 是由胶原包被的尼龙网状膜和硅氧烷膜构成的双层膜。硅氧烷膜是半透性的,为增强与创面的亲和力,尼龙网表面涂有来源于猪胶原的多肽。Biobrane™ 很容易在创面愈合时祛除,创面愈合速度快。Biobrane™ 用作暂时皮肤替代材料已取得美国食品药品监督管理局(U. S. Food and Drug Administration)和 CPT Editorial Panel 认证。国际足球联合会(International Federation of Association Football, FIFA)批准了一种硅橡胶人工皮肤——Silicone Skin L7350,该皮肤曾被用于测试人工草坪与皮肤之间的摩擦磨损。但是该人工皮肤无法模拟湿润的皮肤与人工草坪之间的摩擦行为。

三、生物活性敷料的构成及其发展趋势

皮肤生物活性敷料的发展日新月异,各种类型的皮肤生物活性敷料不断涌现,但是它们或多或少都存在一些缺陷与问题。例如皮肤敷料需要一定的抗菌性能。目前主要通过添加各种抗菌成分来实现其抗菌性,如纳米银、万古霉素等。而抗菌剂本身存在着一定的生物毒性,例如抗生素的过敏反应、肾毒性等。因此,如何降低抗菌剂的生物毒性,以及根据创面炎症情况精确控制抗菌剂的释放等一直是皮肤生物活性敷料亟待解决的问题。同时,皮肤的耐磨性有待加强。3D 打印和静电纺丝技术在这方面有很大的转化应用价值。总之,未来的皮肤生物活性敷料是一类多功能的材料。在创面修复方面,既能够加快愈合速度,又可有效防止细菌感染。同时,可通过敷料颜色、电导率等物理、

化学指标的改变,了解创面的 pH 值、温度、水分、细菌感染等生长状况。概括来讲主要有以下几部分。

（一）生物活性材料材质结构

分子和细胞水平对创面机制和生物活性材料的进一步理解,改性的生物活性材料利用细胞和组织电生理行为方面的发现开发新一代生物活性材料用于组织修复及再生。生物电信号产生于细胞膜的离子通道,在体内的每个细胞都有具有离子通道的细胞膜包围,从而可以产生跨膜电压。因此,生物体内的所有细胞,不仅仅是兴奋的神经和肌肉细胞,都能产生和接收稳态的生物电信号。生物电信号潜在地调节和控制每个细胞的行为。调控细胞数目(细胞增殖和细胞凋亡)、位置(迁移和取向)和类型(细胞分化)。生物电在生物系统中的极其重要的作用启发人们在生物活性敷料的下一代可能向"电活性生物材料"发展,即第四代生物材料。当然,光、磁等也都在这类研究中。光、电(磁)、氧刺激/调控可以通过基材或媒介进行施加,石墨烯、各型改性材料(如壳聚糖等)等一系列生物活性材料都在研发之中。

伴随新技术手段,如等离子等处理技术,将材料表面的等离子处理后改变其湿性黏附、气体和液体渗透性、材料的抗菌性。在进行材料表面处理的同时,将会对创面的细胞及分子水平上产生有利影响,加速创面愈合。此项技术有助于细胞增殖与黏附,并可抑制细菌繁殖。若在敷料表面结合特定蛋白将对创面的修复有很大帮助,而等离子处理技术可为蛋白与材料表面的共价结合提供技术支持,成为创面敷料发展的一种新方向。

（二）复合生物活性材料构成

皮肤生物活性敷料呈现由单层向双层,甚至多层的复合结构发展趋势。外层敷料能够防止体液流失、控制水分蒸发、抑制细菌感染;应用高分子材料,提供相当皮肤屏障功能,维持一个仿效创面生理性愈合的局部湿润环境;内层敷料为胶原、壳聚糖和海藻酸钙,具有生物相容性、较好的吸水性、透气性、黏附性和抗菌、止血作用,还可促进细胞的黏附、增殖,加速创面修复。采用高分子材料与生物性材料经高新技术方法加工制成的组合性生物活性敷料是目前创伤敷料开发研究的热点。甚至在合成敷料中还加入一些有利于创面愈合的物质,如药物、细胞因子、生长因子等,形成材料-药物组合式的生物活性敷料。它们包括:①药物敷料,主要有手术中用的消毒敷料(如氯己定)、药物软膏类敷料(如红霉素)、中药油形或液体类敷料(紫榆、三黄)等。还包括抗生素或其缓释系统加入敷料,使药物能够维持有效浓度。②细胞因子、生长因子类,如重组人的细胞因子重组人粒细胞集落刺激因子(recombinant human granulocyte colony stimulating factor, rhGCSF)、重组人粒细胞巨噬细胞刺激因子(recombinant human granulocyte-macrophage colony stimulating factor, rhGM-CSF)、白细胞介素(interleukin, IL)和重组的生长因子,如重组人碱性成纤维细胞生长因子(recombinant human basic fibroblast growth factor, rhbFGF)、重组人表皮生长因子(recombinant human epidermal growth factor, rhEGF)等,采用能缓释的生物活性材料对其进行包裹,弥补机体内源性生长因子的不足,加速创面愈合。

（三）负载相关功能的生物活性材料

在战创伤救治方面，改变生物活性敷料不具备细菌免疫功能，易于细菌黏附和繁殖，避免成为周围组织感染源，减少给伤员救治带来巨大精神和经济压力已成为重中之重。特别是"抗菌与生物相容性"和"抗菌与生物活性兼容性"成为战创伤生物活性敷料亟待解决的科学问题。通过惰性等离子体对高分子材料化学结构归一化，形成结构单一的碳结构，随后注入可反应等离子体与碳结构反应，原位可控构建目标含氮基团，通过调控含氮基团组成提高表面电势，从而赋予表面抗菌生物相容的功能。进一步利用该技术制备高分子无纺布等，均是不引起任何细胞毒性，有助于加快成纤维细胞、充质干细胞生长、繁殖的有效手段，也是未来研究的方向。

为使生物活性敷料获得更高的活性，设计具有载药能力的生物敷料（biodressing）包括：①复合结构，人工合成高分子材料的敷料通常具有较好的机械性能，而天然来源大分子材料如明胶、壳聚糖具有理想的生物相容性。将两者合理的结合可使两类材料优势互补，同时满足敷料力学性能及生物相容性的要求，最大限度发挥效应。②交联结构，单一材料往往需要与自身或其他材料交联进一步增加力学性能，并获得所需要的理想三维多孔结构，增加通气及吸水性，为细胞黏附、增殖提供更多的锚定位点，也有利于保持药物被包裹的稳定性。③纤维结构，利用静电纺丝技术将高分子溶液负载电荷得到微米或纳米级的细丝，所制成的纺织类敷料已成为国际上新型敷料的研究热点。纺丝纤维可融合多种高分子聚合物的性质，拥有可调孔径、良好延展性及易塑形等优点，可根据临床需求控制纺丝纤维的成分，且保证其多孔隙的微观结构与细胞外基质相似，适于搭载药物，得到缓释效果。④分散体结构，分散体敷料一般为包载药物的微球，基质包封能增强药物性质或维持药物的极性和稳定性，且在实际应用中具有灵活性好、易于应用等优点。载入药物选择可包括抗菌类、止血类、生长因子类和镇痛类等。⑤增材制造，又称3D打印，基于"增材制造"的原理，以特制生物"打印机"为手段，以加工活性材料包括生物活性材料、生长因子、细胞等为主要内容，以重建人体组织和器官为目标的跨学科、跨领域的新型再生医学工程技术，也是3D打印目前最富有生命力和发展潜力的核心组成部分。

（四）多重技术融合发展

随着工业技术及材料科学的发展，纳米技术的运用使得创面敷料的材质有了日新月异的进展。如传统的人工合成材料有良好的理化性质和结构，但缺乏生物基质和再生能力等缺陷。新型纳米技术制作可吸收静电纺丝材料，兼具了生物活性材料和人工材料的优点，既有与细胞外基质相似的结构，利于细胞迁徙、增殖，同时也具备了良好的生物相容性、可降解性及耐久性，将来可能成为理想的材料。另外，纳米颗粒技术为组织再生提供了一种新的策略，这项技术可以将金、银、陶瓷、脂肪等非合成物质以及胶原、明胶、多糖等人工材料制作成新型材料，既可以利用金、银等本身的抗菌作用发挥材料特性，也可以通过材料与药物的结合，通过药物来发挥作用，达到抗菌、促进愈合的效果，从而制造出一种多功能、革命性的创面修复敷料。

静电纺丝在医用敷料领域表现出来的巨大潜力受到研究学者的关注。但利用静电纺丝技术制备单一材料的医用抗菌纤维膜很难满足多种需要。通过不同喷丝头（溶液复合、同轴复合和多喷头复合）可将多组分材料混合喷丝，以集合多种材料的性能特点，如纤维细度与半透性、高吸液率与贴合性、止血性与功能多样性，提升敷料的实用性和优势特点，包括阻隔细菌与减轻疼痛、更强的抑菌性和更稳定的释放周期。

第二节 生物活性敷料与创面愈合

功能性医用敷料（functional medical dressing）材质来源可分为天然生物敷料（natural biological dressing，也称天然生物活性敷料）、人工合成敷料（artificial synthetic dressing，也称人工合成生物活性敷料）和复合型生物敷料（composite biological dressing，也称复合型生物活性敷料）。天然生物活性敷料按照来源可分为自体皮、同种异体皮及异种皮3种。人工合成生物活性敷料的来源主要是天然生物活性材料，按照材料不同可分为胶原敷料、壳聚糖敷料、海藻酸敷料、丝素敷料和纤维素敷料等。

一、天然生物活性敷料

（一）自体来源的生物活性敷料

患者的自体皮是最好的生物活性材料（敷料），但由于来源受限，较大烧创伤封闭创面时，常需反复多次取皮，方能满足移植的需要。由于战创伤的独特性，可能会有因炸伤后无法回植的肢体，使用残余、废弃肢体的皮肤，也是一种选择。自体来源的全厚皮获取量极为有限，中厚皮也有限制，刃厚皮虽可反复获得，但有重新生长的恢复期。深度烧伤后，有时通过浅削痂或磨痂后保留一层真皮组织，虽然可能已经出现变性，但可以在手部等功能区修复时提高愈合后的质量。当缺损面积大，自体来源完全受限时，需要与其他敷料联合移植，使用敷料协助或临时性覆盖创面，防止全身感染加重，等待分次手术植皮的时机。

（二）异种来源的生物活性敷料

初期动物源性生物活性敷料是临床应用较为广泛的一类生物活性敷料，报道应用过鼠、兔、猫、鸡、鸽、蛙皮等异种皮，但临床效果均不满意，难以推广应用。

1.猪皮敷料　猪皮敷料是目前最常用的异种皮敷料。猪皮与人皮生物相关性较为接近，胶原成分相似，质地柔软且来源广泛，能较好地贴附于创面，起到减少体内水分、营养物质丢失，以及控制感染的作用，因而猪源性的生物活性敷料是良好的替代品。但由于猪皮的毛囊中含有细菌和毒素，存在异种抗原，易出现感染和导致严重的排斥反应，需借助一些其他方法来解决，如采用低温冷冻、戊二醛处理、^{60}Co照射及辐射氟银皮等，其目的是杀灭猪皮上的微生物,防止感染。猪皮敷料的产品类型有多种,包括新鲜猪皮、辐照猪皮、浸银猪皮(磺胺嘧啶银,sulfadiazine silver,AgSD)等。

(1)新鲜猪皮:是最早应用于创面覆盖的猪皮敷料,其特点为容易获取,价格低廉。在植皮应用的前1天完成材料的制备即可。一般应用于Ⅱ度烧伤的创面及断层皮片供皮区的覆盖,但这类材料抗菌性差,容易发生细菌感染。

(2)辐照猪皮:是我国应用较为广泛的一种猪皮敷料,是将猪皮经过^{60}Co照射后形成无菌的状态,降低其抗原性。辐照猪皮与创面的黏附时间较短,透水性差,需要皮下引流来保持创面清洁。主要用于浅Ⅱ度烧伤创面的覆盖,能够保持创面的湿度和温度,有利于创面上皮爬行,减轻患者的疼痛,但是对深Ⅱ度烧伤应谨慎使用,不适用于Ⅲ度烧伤以及全层皮肤缺损。

(3)浸银猪皮:普通的猪皮抗菌作用微弱,而浸银猪皮能起到一定的抗菌消炎、防止感染的作用。但浸银猪皮内的银离子对创面有刺激性,使创面蛋白渗出较多,与创面的黏附性较差。一般应用于浅Ⅱ度烧伤的创面。

(4)其他猪皮产品:除了上述猪皮敷料外,还有冷冻猪皮、戊二醛猪皮、甘油猪皮等。这些天然的猪皮敷料都是临时使创面封闭,过一段时间会被机体的免疫系统排斥而脱落,都是属于临时性的敷料。优点是来源广泛、成本低、便于保存。缺点是排斥反应明显,黏附性差。

2. **羊膜敷料**　1910年,Davis首先将羊膜敷料用于皮肤移植,开创了羊膜敷料临床应用的先河。羊膜是一种位于胚胎绒毛膜表面的一种半透明薄膜,由内外两层构成,外层是疏松结缔组织,内层是上皮细胞组织,没有血管、神经和淋巴,含胶原、糖蛋白、蛋白多糖等多种成分,能够表达多种生长因子,有利于细胞的生长,与胎儿皮肤的结构十分相似,是一种良好的皮肤替代物。羊膜敷料能发挥重要的药理作用:①促进上皮细胞的生长,加速创面愈合,减轻瘢痕;②减少创面感染,羊膜孔隙数平均$2\times10^5/mm^2$,孔径$0.3\sim3.4$ μm,<5 μm,细菌不易通过;③排斥反应较小,经戊二醛处理的羊膜敷料基本无免疫原性;④减少创面渗出,减轻疼痛和全身性反应。但是羊膜质地较脆,用在关节区域创面易碎裂,不耐压,创面渗出时容易流失,且保湿性较差。目前,羊膜敷料多作为一种保护性生物活性敷料应用于浅Ⅱ度烧伤创面覆盖。

3. **其他**

(1)鱼皮敷料　鱼皮薄而厚度均匀,由表皮层和真皮层构成,没有皮下脂肪层和皮下结缔组织,不含毛囊和汗腺,而毛囊和汗腺孔是细菌的通道,因此用鱼皮敷料覆盖烧伤创面可以达到更为严密的封闭效果,减少外界感染的可能性,促进创面愈合。鱼皮与创面的黏附性较强,对浅Ⅱ度新鲜创面和切、削痂后移植自体皮片的供区均具有良好的保护作用。但应用鱼皮时应注意:①清创要尽可能彻底去除坏死组织;②覆盖时应充分将鱼皮展开铺平;③鱼皮贴敷创面后的前几日要加压包扎;④鱼皮贴敷时应在相邻边缘适当重叠覆盖,以防止裸露处局部感染。鱼皮的使用多集中在沿海地区,存在一定的地域局限性。目前应用较少,主要应用于浅度烧伤的新鲜创面,且鱼皮面积较小,不适用于大面积创伤。有研究表明,以鳕鱼皮明胶以及海藻酸钠为原料经戊二醛交联制备的复合止血敷料具有良好的生物降解性,不会引起严重的炎性反应,是极具潜力的可吸收性止血敷料。

（2）蛙皮敷料 蛙皮有较好的透水性和透视性，排斥反应小，抗感染能力较强，可抑制创面的炎症，能促进创面愈合，可使多余的渗出液及时排除，同时能保持创面一定的湿度。但与创面结合紧密，祛除时较难，会引起疼痛。虽然青蛙皮用于烧伤创面早有报道，但应用较少，且与鱼皮敷料一样，受来源的限制不适用于大面积创（烧）伤的救治。

（三）同种异体来源的生物活性敷料

1881年，Girdner首先使用异体皮覆盖烧伤创面。1938年，Bettman应用同种异体皮覆盖治疗儿童大面积全层皮肤烧伤取得成功。1966年，Zaroff等总结布鲁克陆军医疗中心使用异体皮治疗烧伤患者的经验，并阐述了异体皮作为生物活性敷料的组织工程学和生理学优势。临床上异体皮主要有新鲜异体皮、冷冻异体皮、辐照甘油皮以及脱细胞异体真皮基质等。新鲜异体皮血管化速度快，可有效刺激创面新生血管形成和肉芽组织增生，为自体皮移植提供良好的创面基底部（简称创基，也称创面床）。冷冻保存异体皮比新鲜皮肤活力低，但有更长的储存期、更充足的供应量以及相对较低的生物风险。异体皮已成为评价暂时性创面覆盖物的金标准。异体皮可以暂时建立创面生理屏障，减少水分丢失及液体渗出，抑制微生物增殖，同时减少创面热量损失，降低烧伤后高代谢反应，减轻创面疼痛，提高患者依从性，可用于大面积全层皮肤缺损、大面积非全层皮肤缺损及大面积表皮撕脱等创面覆盖。异体皮肤组织作为一种生物组织，在应用过程中存在相应的风险，包括感染性疾病的传播、免疫排斥反应（immunological rejection）等。

（四）脱细胞基质动物源性组织工程生物活性敷料

脱细胞基质（acellular matrix）的发展经过了漫长的过程。1985年Heck等将由自体表皮和异体真皮构成的复合皮肤应用于大鼠和烧伤患者的创面覆盖，成功修复了创面，且没有出现明显排斥反应。随后的研究也表明，引起异体和异种皮肤移植免疫排斥反应的主要是皮肤中的细胞成分，比如表皮细胞（epidermal cell）、成纤维细胞（fibroblast）、内皮细胞（endothelial cell，EC）等，进而推动了低免疫原性脱细胞真皮基质研究。

脱细胞是经过一系列物理、化学、生物学方法祛除组织中的细胞成分，降低其免疫原性。在脱细胞的过程中，一方面要尽可能完全祛除细胞，一方面又要减少对组织的损伤，尽可能保持组织完整的结构。脱细胞基质材料分为两类：①惰性组织源材料，以人尸/猪的真皮、牛/猪/马的心包、牛/猪的腹膜等为代表。来源组织虽然保留组织三维超微结构，但是组成成分无生物活性成分，仅能诱导血管化的结缔组织再生填充组织缺损，实现解剖层面的修复。由于惰性组织源材料含有大量降解缓慢、人体无法降解吸收的弹性纤维，可导致修复区远期变形，易形成挛缩性瘢痕化修复区域。②细胞外基质源材料，不仅保留完整的三维超微结构，并且保留了多种生物活性成分。这类产品以猪小肠黏膜下层、猪膀胱黏膜层基底膜、人羊膜等为代表。细胞外基质源材料植入后可以主动诱导和促进周围细胞的迁入、黏附、增殖和分化，迁入的细胞进一步对材料进行改造、降解和塑形，实现组织的形成和结构重塑。

经脱细胞产生的细胞外基质（extracellular matrix，ECM）材料，主要成分是胶原、蛋白多糖、纤连蛋白等。此外，ECM 中还含有血管内皮生长因子（vascular endothelial growth factor，VEGF）、碱性成纤维细胞生长因子（basic fibroblast growth factor，bFGF）和表皮生长因子（epidermal growth factor，EGF）等，能够促进组织的修复、重建与血管新生。α-半乳糖基抗原（α-1，3-galactosyle，α-Gal）是存在于除旧世纪灵长目以外的哺乳动物体内的异种抗原，人类因为无 α-Gal 抗原，在肠道微生物抗原的刺激下能产生天然的抗 Gal 抗体。α-Gal 被认为是异种移植最主要的异种抗原。脱细胞过程虽然祛除了细胞中的 α-Gal 抗原，但细胞外基质中仍存在少量 α-Gal 抗原。α-Gal 抗原可以通过 α-半乳糖苷酶祛除。此外，随着转基因技术的发展，以基因敲除技术对猪进行基因改造，使其不表达 α-Gal 抗原，这极大地促进了异种移植的发展（图 5-2）。

1. 脱细胞真皮基质　脱细胞真皮基质（acellular derwal macrix，ADM）最初应用于烧伤领域，目前，其应用已经扩展到腹壁修复、口腔修复、乳房重塑、美容等其他领域。与普通的猪皮敷料相比，脱细胞猪皮敷料可加快创面愈合，减轻瘢痕和炎性反应，也减轻患者的经济负担。

国外有许多脱细胞真皮基质来源于猪皮，Strattice™ 是去细胞的猪真皮基质，没有经过交联，而且祛除 α-Gal 抗原，经过电子束辐射灭菌，主要应用于烧伤、全层皮肤的缺损、乳房重塑以及软组织修复。Permacol™ 是主要成分为胶原和弹性纤维的猪的脱细胞真皮基质，经过 HDMI 的交联，主要用于全层皮肤缺损的治疗。EZ-derm™ 是经过乙醛交联的猪脱细胞真皮基质，美国 FDA 批准其应用于 Ⅱ 度烧伤以及静脉性溃疡、压力性溃疡和糖尿病溃疡。国内较为常见的是江苏优创生物医学科技有限公司生产的异种脱细胞真皮基质敷料，经过脱细胞和交联的方法，祛除和遮蔽了大部分的抗原，同时交联也增强了猪皮的机械强度，但是交联也增加了敷料的细胞毒性，应用于浅 Ⅱ 度烧（烫）伤创面、供皮区创面、深度烧伤切（削）痂创面、肉芽创面等创面的覆盖治疗。

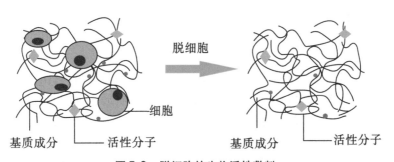

图 5-2　脱细胞的生物活性敷料

（程飚、付小兵供图）

另外，还有牛源性脱细胞基。MATRIDERM® 为牛的真皮脱细胞基质，常用于全层的皮肤损伤以及糖尿病足溃疡等慢性损伤的修复。PriMatrix™ 和 SurgiMend® 都是胎牛的脱细胞真皮基质，PriMatrix™ 主要用于创伤的处理，SurgiMend® 主要用于手术修复损伤的软组织膜。除了天然的牛源性脱细胞基质，还有一些牛源复合生物活性敷料。与猪源性复合生物活性敷料类似，INTEGRA™ 由硅膜和牛肌腱来源的胶原组成，经戊二醛交联，常用于修复全层皮肤损伤以及糖尿病足溃疡和动静脉溃疡等慢性损伤。

脱细胞生物活性敷料经过漫长的发展过程,现在上市的脱细胞产品主要有异体皮脱细胞基质、猪源脱细胞基质、牛源脱细胞基质等。国内外生物组织工程科技有限公司的脱细胞异体真皮基质软组织补片多是由新鲜人尸体皮制备的脱细胞基质,该类产品存在来源有限、保存条件苛刻、传播人类疾病的可能性、价格昂贵的缺点,现在很少用于烧烫伤敷料,多用于腹腔补片等。牛源脱细胞基质上市主要有 PriMatrix™ 和 SurgiMend,其原材料为胎牛皮,该类产品原材料市场容量小、价格昂贵、具有外源病毒感染风险。脱细胞生物活性敷料柔软而富有弹性,可与创面紧密贴覆,减少创面渗出。敷料的天然三维结构使其具有良好的透气保湿功能,为创面修复提供适宜的微环境,在治疗过程中,一般无须揭去创面基质敷料,不会对新生肉芽组织造成二次创伤。理论上,脱细胞敷料治疗烧烫伤创面的效率要比传统治疗方法效率高。

2. 脱细胞　小肠黏膜下基质(small intestinal submucosal matrix,SISM):猪小肠黏膜比猪真皮薄,其脱细胞处理的过程更温和且作用时间较短,与猪的脱细胞真皮基质一样,经过脱细胞处理,可以应用于真皮替代以及软组织修复,比如动脉、膀胱、肌腱等。Oasis wound matrix™祛除了猪小肠黏膜的细胞成分,保留了胶原、弹性纤维、生长因子等,应用于部分或者全层皮肤的缺损以及各种溃疡。

(五)动物源提取物类的生物活性敷料

1. 角蛋白和丝素蛋白

(1)角蛋白:角蛋白(keratin)是天然存在的不溶性蛋白质。由于其溶解性差,角蛋白用于泡沫和凝胶形式的创面敷料时,可有效吸收创面渗出液。

(2)丝素蛋白:蚕丝的成分为蛋白质无定形生物聚合物的混合物,属于动物分泌纤维。蚕丝由甘氨酸和丙氨酸两种最简单的氨基酸混合而成,其机械强度高、弹性好、相容性良好、可生物降解。Padol 等发现,添加表皮生长因子的丝蛋白膜敷料对急性创伤非常有效。Selyanin 等制备出一种含表皮生长因子的蚕丝纤维。实验证明其为一种有潜力的创面敷料。

丝素蛋白(silk fibroin,SF)作为从蚕丝中提取的天然高分子材料,由大肽链和小肽链构成,其丙氨酸、丝氨酸的含量较高。丝素蛋白与皮肤角质形成细胞构成极为相似,并且丝素蛋白成膜容易,可以保持良好的形态,非常适用于制备人工皮肤。有人研制出丝素多孔海绵材料,并对其孔隙度、力学性能、结构变化等系列性质做了详尽分析。丝素蛋白主要有以下优良特性:①机械性能,与其他天然纤维相比,其机械特性较好;②可加工性,可加工成膜支架或其他形式;③可修饰性,通过化学修饰等不同处理方法可在其表面黏附位点或细胞因子;④生物相容性,对其他生物有良好的安全性,对机体细胞无毒性,且不会引起炎症反应;⑤生物降解性,可缓慢稳定进行生物降解,降解产物不仅对机体组织无毒副作用,还对周围组织有营养与修复作用;⑥促进愈合性,可增强表皮细胞和成纤维细胞的黏附力、伸展力和增殖力,从而促进创面愈合。

2. 胶原蛋白　细胞外基质中的胶原蛋白(collagen,Col;也称胶原)是动物界最丰富的蛋白质,是一种由动物成纤细胞合成的白色、不透明、无支链的纤维型蛋白质,广泛存在于动物肌腱、韧带、软骨、皮肤及其他结缔组织中,具有支撑器官和保护肌体的功能。

1977 年,Kanpp 等将胶原作为注射剂用于增强软组织,这是第一次将胶原应用于人体。随后,从 1980 年开始,胶原注射剂应用于临床创面处理。Ⅰ型胶原在生物医用材料中的使用最为广泛,也是在胶原蛋白领域中研究最多的。目前胶原敷料主要分为 3 种类型:膜型、海绵型、复合型。将胶原中的非胶原成分去除、纯化、重交联后便可制成胶原敷料。

近年来,可生物降解的Ⅰ型胶原薄膜被广泛应用于手术后口腔黏膜的快速上皮化以及烧伤创面的管理。为增加胶原敷料的机械强度,需要对其进行改性。常用的化学交联剂为戊二醛,但由于其自身具有较大的生物毒性,且其交联产物也具有一定的毒性,加之用量难以控制,所以胶原敷料的性能亟须提高。若胶原蛋白与其他不可降解高分子材料例如聚氨酯、尼龙等或可降解材料如聚酯、聚谷氨酸等共混,可有效改善胶原敷料的性能。然而,有些敷料的降解产物将使其周围组织的酸度提高,出现无菌性炎症,影响其生物性能。另外,有些改性敷料的分子量难以控制,过小的分子量会造成材料机械强度不够,过大的分子量则会影响材料的亲水性能。

脱细胞生物活性敷料治疗烫伤创面主要分为 3 个阶段,即炎症阶段、增殖阶段和重塑阶段。术后创面处于炎症阶段,炎症细胞主要包括中性粒细胞、巨噬细胞和淋巴细胞等。术后创面血小板聚集并促进趋化因子、生长因子、促凝因子、细胞因子等。细胞因子和炎症细胞按照一定规律协作促进创面愈合。术后 1 周时创面有大量炎症细胞浸润,创面启动愈合。创面愈合第二阶段是增殖阶段,主要是修复细胞增殖、分化和肉芽组织形成。肉芽组织内积聚了大量的血管内皮细胞、成纤维细胞、生长因子等,是再上皮化的支架与基础。成纤维细胞产生足够的胶原和细胞外基质成分使创面缩小,血管内皮细胞和新生的毛细血管不断增殖、迁移,角质形成细胞迁移爬行再上皮化。创面愈合第三阶段为重塑阶段,主要是细胞外基质蛋白的沉积及重新排列与调整。皮肤中一些大分子,如胶原蛋白、纤维粘连蛋白、透明质酸等沉积形成骨架结构,便于其他细胞迁移。脱细胞生物活性敷料治疗创面的各个阶段的作用并非孤立的,而是相互重叠,相互交错。

二、非动物源性生物活性敷料

(一) 多糖

在自然界中,75% 以上的有机物是以多糖形式存在的,但目前被研究和使用为敷料的多糖分子只是极少数。天然成分的生物多糖作为敷料材料使用,具有无可比拟的优势:作为天然来源的多糖分子,和生物体的兼容性好,没有有机溶剂的毒性;很多多糖分子具有生物功能活性,自身就具有消炎等活性;生物多糖分子具有可降解性。但另一方面,由于多糖分子是由生物体产生的,结构上具有多样性,有一些会导致人体的免疫抗原反应。

目前已被应用的多糖大分子中,从这些多糖的分子带电荷情况来看,可分为 3 类:中性(β-葡聚糖、纤维素)、酸性(海藻酸、透明质酸)、碱性(几丁质、壳聚糖)(图5-3)。

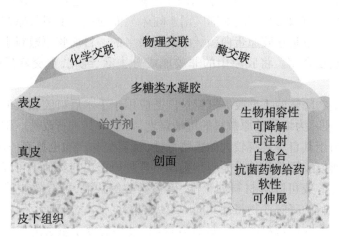

图5-3　多糖类生物活性材料在创面中的应用

（程飚、付小兵供图）

1. 葡聚糖　许多菇类如香菇、灵芝都含有葡聚糖（glucan；dextran，Dex）。在传统医学中广泛应用，经证明其具有显著的免疫调节作用，后来经研究证明，起免疫调节作用的成分是其中的β-葡聚糖。β-葡聚糖是一种天然多糖聚合物，是以葡萄糖为单元，由β-1,3-1,6-键连接而成的多糖，广泛存在于真菌、细菌和植物的细胞壁中，甚至一些藻类体内，如海带，能刺激人体的免疫系统。在20世纪40年代，Pillager博士首次发现并报道酵母细胞壁中有一种物质即β-葡聚糖具有提高免疫力的作用。从20世纪70年代后，越来越多的科学工作者对β-葡聚糖的生理功能进行了深入研究。特别是在创面上应用可减少皮肤灼伤感，加速愈合。β-葡聚糖可以通过改性得到大量的衍生物，溶解性、活性和特性是在改性时需要注意的三点。羧甲基化、磷酸化、硫酸化和酯化等是β-葡聚糖常用的改性方式。另有研究者将明胶和葡聚糖混合，利用冻干的方法获得多孔疏松材料，这样的材料具有多孔球形结构；并以此为基础，结合使用1-(3-二甲基氨丙基)-3-乙基碳二亚胺盐酸盐作为偶联剂做成的创面覆盖膜，相对于非生物来源的材料来说更有利于上皮细胞的形成，从而更适合用作创面敷料材料。早期认为胶原沉积现象来自葡聚糖刺激巨噬细胞释放生长因子，后有研究发现酵母葡聚糖、昆布葡聚糖、葡聚糖磷酸酯可以和人真皮成纤维细胞表面受体结合。这种结合刺激核因子κB（nuclear factor-κB，NF-κB）的活性和IL-6 mRNA表达。葡聚糖能结合成纤维细胞增加NF-κB活性的发现启发了很多人研究葡聚糖促进胶原分泌的能力。用胶原和葡聚糖混合制成了复合皮肤敷料，用于烧伤创面治疗。结果发现此敷料可减轻患者疼痛、减少镇痛药应用、减少更换敷料的次数、改善创面恢复的效果和瘢痕形成。国内外都有一些开发成型的创面敷料产品。与其他高分子材料复合，如葡聚糖与壳聚糖（chitosan，CS）、透明质酸（hyaluronic acid，HA；又称玻尿酸）等复合形成的新聚合物，同样有促进创面愈合的效果。

2. 纤维素　纤维素（cellulose）是以葡萄糖为单元，由β-1,4-糖苷键连接而成的多糖，提取于多种植物以及微生物中，分子量为5万~250万。在这些来源的纤维素中，细菌来源的纳米纤维素受到格外的关注。细菌纤维素与植物纤维素化学结构类似,用于制备创面敷料时其微型纤丝结构使敷料具有良好的性能。细菌纤维素来源广泛、制备简单、产量大、纯度高,因具有良好的生物兼容性、可降解性、亲水性,以及广泛的化学可塑性,成为新的选择。细菌纤维素膜表面具有纳米级的孔隙,赋予其透气、透水性佳,吸湿能力强,能与创面紧密黏合,减少或阻挡外界微生物污染或感染创面,又可使抗生素透过敷料到达创面。同时,超细孔径阻碍细胞长入,减少换药给创面带来的二次伤害;细菌纤维素敷料无免疫原性、细胞毒性、致敏反应和刺激性,满足作为创面敷料的基本生物学要求,可调节创面氧张力,促进毛细血管形成。机械强度和可塑性强,优越的机械强度使其用在包扎时可施加一定压力,有利于加速渗液引流,消除水肿和促进愈合,可制成各种形状和大小适合于制作成各种膜材料用于创面覆盖。但由于缺乏一个有效的发酵体系降低生产细菌纤维素的成本,限制了细菌纤维素敷料的大规模生产。细菌纤维素的理化和机械性能还与诸多因素有关,如菌种、培养基成分、培养条件、纳米纤维的排列和结合方式等。

自 19 世纪被发现以来,细菌纤维素一直被认为是性能优越的天然生物医用材料。BioFill® 生物膜是最早被用于创面敷料的细菌纤维素生物膜产品,具有以下特点:成本低,良好的创面黏附性、透气性、弹性、透明性、耐久性,是细菌的物理屏障,可止血,易操作。此外,BioFill® 加速愈合、缓解疼痛的有效性,也得到证实。美国佐治亚州科尔奎特一家公司生产的 Dermafill 是另一款具有代表性的产品。作为一种半透明的细菌纤维素膜,其微观结构和人体自身的胶原蛋白相似,高蒸腾速率促进液体平衡,覆盖于创面隔离环境污染,它在使用时变得透明,有利于观察创面,在创面愈合后,Dermafill 自动脱落或浸泡生理盐水后易于剥离,避免创面二次伤害。Dermafill 对皮肤撕裂和下肢溃疡等创面的愈合均有良好的效果。美国 Xylos 公司生产的商品化的细菌纤维素敷料——Xcell,2003 年上市。2014 年,中国有一款细菌纤维素膜产品"创舒"注册上市。虽然这些创面敷料的镇痛机制尚不完全清楚,但一些学者认为其修复机制可能与纤维素氢键对离子的吸附有关,也可能是纳米细菌纤维素的 3D 网络模拟皮肤表面结构,为愈合和再生创造了有利条件。

作为基础性的支撑或固定结合其他材料混合使用。如将微生物纤维素浸于壳聚糖溶液,冻干后获得纤维素-壳寡糖的混合物,该混合物具有更好的生物兼容性,且结合壳寡糖的优势,已经成功地被用在创面敷料以及组织工程上。若在纤维素基架上引入一定比例的羧甲基基团,形成羧甲基纤维素,使纤维素获得溶解性,从而可以形成具有一定黏度的溶液,其水溶液除具有黏性以外,还能够成膜、保护胶体以及具备乳化的特性。利用改性的羧甲基纤维素作为支架进行凝胶纺丝,可得到物理特性改进的水凝胶覆盖材料。另外,通过羧甲基纤维素的交联可以减少凝胶的膨胀性,提供三维支撑结构和多孔吸水的特性敷料,从而改善水凝胶最终的特性。将细菌纤维素纤维与芦荟纳米复合制备成的薄膜可在机械强度、结晶度、吸水能力和水蒸气渗透性(透气性)方面有所增强。还有将抗氧化剂-超氧化物歧化酶或抗生素浸渍细菌纤维素、凝血剂、壳聚糖与之联合应用的报道。综上所述,细菌纤维素医用材料符合现代创伤愈合理论,是一种极具潜力的"理想"的战创伤创面修复材料。

3. 海藻酸　海藻酸(alginic acid)是一种从褐藻(褐藻科)、海带等中提取的天然多糖,易于获得。海藻酸是由甘露糖醛酸和葡糖醛酸单位组成的线性多糖,分子量从1万到60万不等。海藻酸分离自海藻,海藻酸形成凝胶的条件温和,可避免敏感性药物、蛋白质、细胞和酶等活性物质失活。通过将海藻酸溶液与钠、钙、镁、钡等离子交联可制备海藻酸盐(alginate,ALG)敷料。此类辅料可加工成凝胶状、泡沫或以纤维敷料形式的冻干多孔片材。海藻酸是由α-1,4-L-古洛糖醛酸(G)和β-1,4-D-甘露糖醛酸(M)两种单体组成的嵌段线性多糖,而两种单体的含量影响最后交联所得的海藻酸凝胶的弹性。海藻酸具有良好的成膜性、稳定性、螯合性、絮凝性,可在水溶液中与二价阳离子交联形成凝胶,有一定的增稠作用。海藻酸钠(sodium alginate)可吸水膨胀形成水凝胶,孔径约为5 nm,大多数药物和蛋白质都可从凝胶中扩散释放,粒径较大的DNA分子、抗体等可通过凝胶降解释放;海藻酸钠形成水凝胶后机械性能变差,其机械强度和压缩模量随着G单元比例及G单元长度的增加而增加。M单元含量高的海藻酸钠被认为会引发免疫反应。在生物学方面,海藻酸具有良好的生物相容性,可增强免疫力。海藻酸钠水凝胶敷料可提供湿润的接触环境,具有吸收创面渗出液、防止继发性损伤等优点,达到抗菌、止血、促进创面愈合等目的。采用海藻酸钠和季铵盐壳聚糖制备抗菌敷料时,由于原料带有不同电荷,共混形成的聚电解质无法在溶液中稳定存在,但当季铵盐壳聚糖中季铵基团取代度为116.9%、电荷屏蔽剂用量为3%时,可以得到稳定透明的抗菌敷料。Health care Ltd等将海藻酸和海藻酸盐制成海绵式的创面敷料,该藻酸敷料黏附性好,并且可以有效提高创面处的细胞活性,加快创面愈合进程。海藻酸及海藻酸盐因无毒、生物相容性好、非免疫原性、可承受性和高吸收能力等独特的特性而广泛应用于创面愈合。海藻酸盐创面敷料的疗效受多种因素影响,如其他聚合物与海藻酸钠的比例、所使用的连接剂种类、交联的时间、所用敷料的性质、纳米粒子和抗菌剂的掺入等。通过各种方式可在一定程度提高该敷料的性能和功效。海藻酸钙是一种从海藻中提炼加工而成的物质,与创面接触时通过离子交换生成可溶性的海藻酸钠,海藻酸钠可吸收自身重量20倍的渗液,为纱布的5~7倍。与传统的敷料纱布利用毛细作用原理、以固定速率吸收创面渗液的方式不同,海藻酸钠可吸收水分直至饱和,吸收渗液后发生膨胀,起到凝胶作用,形成有利于创面愈合的湿润环境,并经生物降解而溶解在渗液中,能完整剥离,纤维不残留在创面上。同时,释放到创面的钙离子可诱导血小板活化,产生凝血因子和生长因子等,起止血、加速创面愈合的作用。海藻酸钙还具有吸附细菌、阻挡细菌通过的屏障功能,并通过刺激创面巨噬细胞的活化来增强创面抵抗致病菌的能力。这种海藻还能吸附红细胞和血小板,使其紧贴敷料而不致流失。海藻酸盐比例较多的组合形成的水凝胶表现为液滴形态,而明胶含量较多的组合水凝胶则表现为纤维形态;水凝胶的吸水率随着氯化钙或戊二醛交联剂浓度的增加而降低,机械强度随着交联时间的延长而增强。将海藻酸钠膜与洋甘菊、肉桂、薰衣草、茶树、薄荷、桉树、柠檬草和柠檬油等精油相结合,使该膜具有良好的抗菌活性。而锶负载丝素-海藻酸钠膜敷料,当锶含量在1~30 g/L范围,敷料的吸水率随锶含量的增加而降低。锶的加入增加了敷料的疏水性,从而能避免创面周围的分泌物引起创面感染,并且可以在创面敷料中诱导血管再生。目前,海藻酸钠制备纳米纤维的研究较少。作为创面敷料的潜在材料,纳米纤维可模仿细胞外基质,从而促进上皮细胞的增殖和新组织的生成。添加聚氧化乙烯,可使海藻酸钠与聚环氧乙烷电纺丝(electro-spinning)形成纳米纤维,其平滑度和直径受海藻酸钠和聚环氧乙烷比例的影响。增加纳米纤维中海藻酸钠的比例将导致纺锤状缺陷和直径减小。

现在已有海藻酸盐敷料产品有 Kaltostat™、Maxsorb®、Tegagen™、Comfeel Plus™ 等。20 世纪 80 年代初,英国的 Courtaulds 公司成功地用海藻酸纤维制成一种医用纱布,应用于出血、分泌物较多的创面。当纱布和血或脓性分泌物接触时,海藻酸钙纤维和人体中的钠离子发生离子交换,非水溶性的海藻酸钙逐渐转换成水溶性的海藻酸钠,从而使大量的水分进入纤维内部而形成一种水凝胶体,吸水后体积膨胀最多可达近 50 倍,这赋予该敷料极高的吸水性、容易去除等优良性能。1986 年,Groves 和 Lawrence 研究海藻酸敷料在植皮创面上的应用时,发现其有良好止血效果。在使用敷料后 5 min 内,即可使创面止血。英国的 Advanced Medical Solutions 公司在 20 世纪 90 年代发明了一系列以海藻酸纤维为主体的新型医用敷料,但其止血效果有限,其主要优势在于:①有效清创,创基的细胞碎片、细菌、微生物等被包裹并锁定在凝胶体中;②促进止血,海藻酸钙与创面渗液中的钠离子结合形成凝胶,同时释放钙离子,创面表面钙离子的大量集结可加速创面止血;③促进创面愈合,凝胶体柔软、湿润,为创面提供湿性修复环境,加速肉芽组织的生长和上皮的形成;④安全、耐受性好,长期使用不会引起创面周围皮肤过敏等不良症状。且和其他止血材料相比,海藻酸纱布可在使用后保留在创面上,这样创基表面脆弱的结构就不容易受到破坏。如果能充分发挥海藻酸的这些特性,对于海水浸泡的战创伤创面救治无疑具有非常重要的意义。美国的一家公司利用这种海藻酸钠开发出一种称为"速效止血带"(Rapid Deployment Hemostat, RDH)的战场敷料。该敷料的特点是止血速度很快,作用时间短。澳大利亚、爱尔兰等国家和我国的台湾、香港现正广泛应用于临床,效果肯定(图 5-4)。

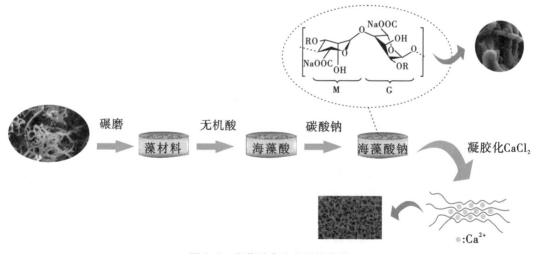

图 5-4　海藻酸类生物活性敷料
(程飚、付小兵供图)

4.透明质酸　透明质酸(hyaluronic acid,HA;又称玻尿酸)是一种可生物降解的大分子黏性多糖,由 D-葡糖醛酸和 D-N-乙酰葡糖胺反复交替连接而成的链状高分子聚合物。它存在于哺乳动物的软骨、结缔组织、关节滑液、皮肤、眼球等组织中。透明质酸已被广泛用于软骨和组织修复。国外研究表明,透明质酸可与大多数生物组织中的组分如蛋白质和生长因子相互作用,从而加快组织修复。透明质酸与纤维蛋白一起参与组织修复和创面愈合的早期阶段,帮助成纤维细胞和内皮细胞组织进入损伤部位。具体而言,透明质酸亲水性使纤维蛋白凝块更软,更易于细胞定植。值得注意的是,已有研究证实,胎儿皮肤的无瘢痕修复与透明质酸的长期存在有相关性,并且一些作者提出,透明质酸富集的环境可抑制瘢痕形成的基质细胞。这种天然聚合物较差的物理性能直接限制其在介质中的使用。为克服天然聚合物的物理性质,如易溶解和快速降解,通过酯化法把天然化合物制备成不溶性分子。

Miller 等报道一种主要成分为透明质酸酯的创面敷料(美罗凝胶,Merogel),其中的透明质酸可保护创面免受细菌感染(图 5-5)。

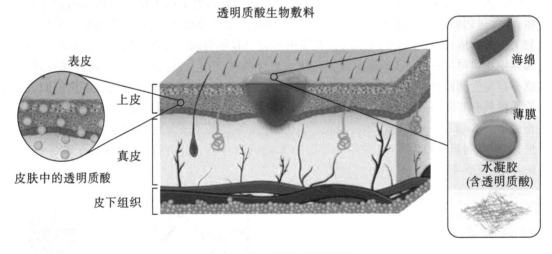

图 5-5　透明质酸生物活性敷料

(程飚、付小兵供图)

5.几丁质　几丁质(chitin)又名甲壳质、甲壳素和壳聚糖,是创面敷料中应用非常广泛的生物活性敷料,仅次于 I 型胶原。甲壳素来源于甲壳类动物(如甲虫、蟹、龙虾等)的壳、昆虫外骨骼和细胞壁。壳多糖和壳聚糖是由 N-乙酰基-D-葡糖胺和氨基葡萄糖单元以嵌段或无规形式分布构成的共聚物多糖,根据二种单元比例的不同,分别称为甲壳素或壳聚糖。壳聚糖是甲壳素脱去55%以上 N-乙酰基后的多糖。壳聚糖有刚性而规整的长链,游离氨基的存在使其成为自然界中唯一的碱性多糖。在酸性条件下,壳聚糖氨基质子化后带正电,可溶于水,具有凝胶性和成膜性。1983 年,Malette 等首次报道证实壳聚糖的止血作用。壳聚糖是从中提取并经脱乙酰化而成的一种多聚糖胺。早在1976 年,Prudden 等就指出创面存在着溶菌酶,能降解甲壳质及其衍生物。壳聚糖在创面上可降解成 N-乙酰胺基葡萄糖,后者能被角质形成细胞所吸收,是角质形成细胞生长繁殖的必需营养物质。在生物应用方面,壳聚糖具有良好的生物相容性、特殊的生物活性,如抗菌、止血、镇痛、促进成纤维细胞的增殖,加速创面愈合、防止组织粘连;甚至在降脂、降胆固醇、降血糖、免疫调节、抗肿瘤等方面发挥作用。故可用于制成膜、涂层、水凝胶、纤维、粉末、纳米颗粒等各种形式的创面敷料。壳聚糖还能增加创面组织的网状结构以及胶原的合成,从而增加创面抗拉强度。同时甲壳质的衍生物还能激活巨噬细胞,这可能是其促进创面愈合的重要因素。它吸水性好、透气性强,有较强的止血作用,且能促进创面愈合,甚至可作为药物的缓释载体。壳聚糖免疫原性很弱且无毒性,生物组织的相容性好,有良好的生物可降解性,同时其来源丰富,价格低廉。单纯壳聚糖敷料在实际应用中存在膜的力学性能差、脆性较大、抗水性较差等缺点。壳聚糖作为止血材料优势明显,但其本身止血效果有限,对于广泛出血创面的止血效果不甚理想,在临床应用中常与其他止血材料联合使用。这些特性使壳聚糖成为战创伤创面的理想敷料。但过多的壳聚糖可抑制成纤维细胞生长,同时会导致材料的弹性降低、黏附性差、质脆。所以进行复合或直接对壳聚糖改性。

2010 年,有学者制备了棉纱-聚乙二醇(polyethylene glycol,PEG)-壳聚糖复合膜,用于军用创面敷料。Madhumathi 等则用甲壳素/纳米银制备复合材料支架,发现其对金黄色葡萄球菌和大肠埃希菌具有良好的抗菌能力,且细胞相容性好,且可有效促进创面愈合(wound healing)。美国海姆康公司还以这种物质为填料制成绷带,并在猪的止血研究中证实,其具有止血快的特点,虽然稳定性能差、易脱落,但在添加一些化学物质后,其接触到血或体液后就会变得有极强的黏着力。能迅速封闭创面表面,且不形成血栓。即使较严重战创伤,它可在 1~5 min 内止血。这种绷带已经成为美军的装备。以壳聚糖为原料,将具有缓释功能的抗生素和(或)抗菌药物加入其中制成的敷料,可有效地控制创面感染、加速创面愈合。这种敷料在国内外都得到极大发展,在临床上也得到广泛的应用。2002 年 11 月,另一种用于控制出血的 HemCon 绷带获美国 FDA 认可,现也已经成为美军的战场急救装备。该敷料包括 2 mm 厚的冻干壳聚糖和另外一块为方便使用的不可吸收垫料。在与血液接触时,通过吸收水分和紧紧地黏附于组织并发挥止血作用。在高流量静脉出血模型中,壳聚糖敷料较标准纱布敷料有更显著的减少出血和死亡的能力。在另外一项猪的腹股沟致命性出血模型中,Alam 等发现壳聚糖敷料与标准敷料相结合较单纯使用标准敷料可明显降低死亡率。一项研究称,美军在伊拉克的军事行动中,44 例战伤使用这种敷料,胸腹伤 19 例,四肢伤 23 例,面颈部伤 2 例。其中 66% 是因标准纱布敷料失败而使用,其中 42 例停止出血或止血效果显著改善。在止血带无法使用的部位,这种敷料极具实用性,且未出现并发症。几丁质及其衍生物具有作为新型战创伤急救敷料的独特的良好性能:明显的抗炎、抑菌、促进创面修复、减少瘢痕增生等生物活性作用,且具有良好的透气性和可塑性。经过一定的化学修饰和工艺改进后,可具有明显的止血作用,特别要说明的是:其止血作用机制是通过几丁质分子的残基直接与人体红细胞凝集,与人体自身的正常凝血能力无直接关系,也就是说即使凝血能力受到影响的伤员,几丁质的止血作用也能极强发挥。这些都赋予其作为新型战创伤急救生物活性敷料独特的性能特点。

在这些多糖中,可得胶、结冷胶、阿拉伯胶、魔芋葡甘露聚糖等来自植物、微生物,这些多糖大分子产量大,无毒害,已经被应用在食品工业中,从而拥有作为生物敷料使用的巨大潜力。随着技术的发展,这些复杂结构的多糖大分子正逐渐被认识和转化应用到创面敷料中,并且体现出优异的特性。比如结冷胶,它是由葡萄糖、鼠李糖和葡糖醛酸单位组成的线性杂多糖,来自微生物多糖,并表现出阴离子的特性。结冷胶的水溶液有很高的黏度,是一种分子聚集体的分散液。在这个结构中,葡糖醛酸单元可以与各种离子结合形成混合盐,体现特性上的多样性。结冷胶的凝胶化状态和结合在结冷胶上面的阳离子类型、浓度相关。这个特性适合于用作凝胶敷料。更进一步地,为改善敷料凝胶的使用方便性,研究者根据结冷胶的凝结特性,利用硫醇对其进行改性,使其凝胶温度得到降低,在人体体温下实现凝胶化。相对于使用双元凝结法的化学凝胶来说,该改进简化商品化凝胶的储存,不仅方便使用,还避免有机溶剂残留对人体的毒害。

而来自魔芋的葡甘露聚糖,由甘露糖和葡萄糖两种单元通过 1,4-糖苷键组成,结构中夹杂有 1,6-糖苷键的支链,分子量为 100 万,被认为是具有乙酰化的中性多糖。魔芋葡甘露聚糖具有特殊的凝胶化特性,在低浓度条件下就体现出高黏度的特性。根据这些特性,魔芋葡甘露聚糖已经被用作保湿的成膜材料,表现出很好的保湿效果,该膜材料即使在高湿度条件下也能具有很好的力学性能。而魔芋葡甘露聚糖作为一种极好的水凝胶基质,可在水溶液中制备成纳米颗粒而无须有机溶剂和化学试剂,并可使用该纳米颗粒固定蛋白质。这些特性体现了魔芋葡甘露聚糖的优势,将其应用到材料上将会给生物活性敷料的性能带来新的发展。

(二)重组类生物活性敷料

1. 含生长因子创伤敷料(growth factors contained wound dressing,GFD) 已经成为医用敷料领域发展的新亮点。它不仅克服了传统敷料性能单一的缺点,而且生长因子的加入还使敷料增加了促进创面愈合、提高创面愈合效果的功效。新型 GFD 以凝胶、海绵、膜、纤维为敷料的主要形态,多以天然生物活性材料、合成材料和半合成高分子为敷料的基质材料。

根据不同的给药系统特性,可将生长因子的缓释机制分为交联法、微球包埋法、肝素吸附法和超临界二氧化碳法等。①交联法:生长因子从聚合物凝胶传输至创面过程中,由拓扑结构受限的聚合物分子构成的交联凝胶网络成为此过程的主要障碍。利用热敏、光敏等实现生长因子的缓释给药目的。②微球包埋法:将生长因子溶解或分散在聚合物基质中,利用双乳液法可形成粒径为 $1 \sim 40~\mu m$ 的微球。由于微球尺寸小、比表面积大和表面、内部的性能差异较大的原因,此方法既能调节生长因子的释放速度,实现长效的目的,同时又能保护生长因子避免遭到破坏。③肝素吸附法:利用肝素能够结合生长因子的特性,可将生长因子稳定的负载于载体的表层或凝胶体系中,也能达到缓释、控释生长因子的目的,并能调节细胞增殖和促进创面愈合。④超临界二氧化碳法:纳米多孔泡沫材料是应用于药物缓释体系载体材料的重要材料之一,它不仅具有高效吸附/解吸附活性药物的特点,还能提高体系的药物缓释性能。超临界二氧化碳技术制备的聚合物泡沫,因保持生长因子高活性、高负载量、无溶剂残留、孔洞大小可控等优点,逐渐成为人们研究的热点。

目前,已有利用冷冻干燥的方法制备的酸性成纤维细胞生长因子（acid fibroblast growth factor,aFGF)-胶原蛋白复合海绵创伤敷料市场化。该产品具有独特的物理性能、组织相容性和血液相容性。aFGF-胶原蛋白复合海绵（创必复）对红细胞的破坏很小,符合生物活性材料的溶血性要求,并且血小板黏附量较少且未被激活,对血小板没有明显的破坏作用,同时 aFGF-胶原蛋白复合海绵具有较好的组织相容性,具备临床应用的可能性。

2. 重组胶原类生物敷料(recombinant collagen dressing) 传统的胶原蛋白来源是通过酸、碱、酶解法从动物组织中获取,所提取的胶原存在病毒隐患、纯度低、免疫反应等缺点。重组人源胶原蛋白的制备是利用基因工程技术,以人胶原原始基因序列为模板,经过优化修饰重组表达得到与人胶原蛋白高度一致具有高生物相容性、高活性的重组人源胶原蛋白富含亲水性氨基酸残基。相比传统的胶原蛋白,重组胶原具有无病毒隐患、生物相容性高、极好的水溶性、可促进细胞黏附、增殖分化等优良的特性。特别是具有在受损部位引导表皮细胞快速迁移的特性,促进皮肤再上皮化速度,缩短创面愈合时间,从而恢复皮肤屏障等功能。

三、合成型生物活性敷料

目前,合成型高分子材料主要为聚丙烯、聚乙烯、聚氯乙烯、聚四氟乙烯（Teflon™）、聚乙烯醇、聚丙烯腈、聚氨酯、聚己内酯、聚甲基丙烯酸甲酯、聚碳酸酯、聚乳酸、聚乙醇酸（Dexon™）、环氧聚合物、硅橡胶等。

（一）聚氨酯

聚氨酯(polyurethane,PU)指主链中含有氨基甲酸酯(carbamate)的高分子,它是由含有异氰酸酯官能团的化合物和含有活性氢原子的化合物聚合而成。其力学性能和化学性质具有很大可调性、可修饰性,且具有良好的加工性、生物相容性和可降解性。

聚氨酯可制成泡沫、纤维、膜状等不同的形态,在医疗卫生领域都有广泛的应用,比如可植入药物释放装置、组织工程支架、医用导管、假肢、血液相关医疗器械、心脏辅助器械以及骨科相关材料等。用作敷料的聚氨酯膜是一种透明而具有弹性的半通透性膜,水蒸气透过率比正常皮肤高,但是低于创面的液体渗出率。利用该方法制作的人工皮肤,不但可保持创面湿润,而且透气性佳,缺点是易产生膜下积液,诱发感染。

（二）聚二甲基硅氧烷

聚二甲基硅氧烷(polydimethylsiloxane)是一种高分子有机硅化合物,具有无抗原性、无毒、透明、有弹性等优点。硅橡胶高聚物的分子极性低,故其表现出疏水性、耐氧化、抗老化及异物反应。硅橡胶薄膜敷料的气体透过率好,水蒸气透过率为正常皮肤的一半或接近正常皮肤。硅橡胶主链中的 Si—O 键及侧链中的 Si—C 键的极性都近似于离子键,且生物相容性好,并可促进结缔组织再生。此类敷料用于创面,修复效果良好。

（三）其他

其他类型的化合物，如聚乳酸（polylactic acid，PLA）、聚碳酸酯（polycarbonate，PC）、聚乙烯（polyethylene，PE）、聚四氟乙烯（polytetrafluoroethylene，PTFE）等，虽然在皮肤敷料的研究中未见报道，但在组织工程中应用广泛。聚乳酸是一种热塑性脂肪族聚酯，由乳酸和丙交酯聚合而成，具有良好的生物相容性、可降解性和可加工性能。其理化性能、降解速度及机械强度与结晶度有关，结晶度大，耐热性越高但降解速率下降。聚乳酸的应用主要集中在可吸收手术缝合线、骨钉及骨板领域，在组织工程支架、医药和药物控制释放等领域也有应用。

聚碳酸酯具有良好的可加工性和耐热性，但用于生物领域的通常为其衍生物。其衍生物聚碳酸亚丙酯具有良好的生物相容性、可降解性和柔韧性，常应用于组织工程和药物控制领域。

聚乙烯是乙烯经聚合制得的热塑性树脂（thermoplastic resin）。聚乙烯具有良好的化学惰性、稳定性、可加工性和力学性能。聚乙烯被广泛应用于不可降解的可植入假肢，如面颊骨、人工关节以及人工耳膜等，同时在组织工程中也有应用。

聚四氟乙烯具有优异的化学和生物稳定性、抗酸碱、不可降解性、摩擦系数低，还具有良好的润滑性、生物及血液相容性以及优异的力学性能，广泛用于手术缝线、人工血管、医用导管、面部整形和骨再生膜等。

（四）生物活性玻璃

从材料的微观结构和分子基因水平对生物活性玻璃（bioactive glass，BAG）新型敷料的研究结果了解到，生物活性玻璃主要成分为二氧化硅、氧化钙、五氧化二磷、氧化钠，生物活性玻璃作为无机生物合成材料具有独特的表面活性，生物活性玻璃特有的化学组成，特别是其钙、磷等离子沉积生成羟基磷灰石层支架，使其具有巨大的比表面积，有益于细胞黏附生长，有助于营养和氧气进入，代谢产物排出，也利于血管和神经长入。生物活性玻璃是目前唯一能促进生长因子生成、促进细胞增殖、活化细胞基因表达的人工合成的无机材料，还能持续性地诱导细胞本身的上皮生长因子合成，为创面局部提供患者自身的具有完全生物功能的天然上皮生长因子，对创面快速愈合起了重要作用。另外，生物活性玻璃在创面被组织渗透液溶解后，能在局部形成碱性环境，从而在早期能发挥一定的抗菌作用，这对创面愈合也是极其有利的。由于生物活性玻璃的化学成分类似于人体内自然存在的无机元素，能较好地调节创面细胞的功能和创面愈合环境，其安全性和稳定性保证了临床使用的可行性，是一种较为理想的促创面愈合的生物活性材料（图5-6）。

随着生物活性玻璃材料的不断改进，目前，"特肤生（derm factor）"广泛用于创面修复，它是中国科学院上海硅酸盐研究所研制开发出的一种新型生物活性玻璃粉体敷料产品，具有良好的组织相容性和促进再生能力，临床试验证实"特肤生"能有效促进创面愈合，有效率达90%，并在使用过程中除偶有一过性的局部刺激症状外，未发现任何与之有关的毒副作用。在将"特肤生"应用于烧伤治疗后期创面愈合的治疗中，观察到治疗组创面平均愈合时间较对照组缩短 2 d 左右,并且用药早期减轻创面渗出的作用较明显。

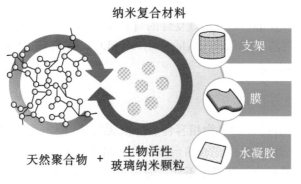

图 5-6　生物活性玻璃类新型敷料

(程飚、付小兵供图)

(五)石墨烯

石墨烯(graphene)是一种由单层碳原子组成的二维纳米材料,具有 SP^2 杂化轨道连接组成的六角形蜂巢晶格。英国曼彻斯特大学的 Andre Geim 和 Konstantin Novoselov 于 2004 年通过微机械力剥离石墨,首次成功分离出单原子层的石墨烯。由于其在水中无法分散,它的衍生物氧化石墨烯(graphene oxide,GO)由于碳原子平面两侧存在氧化的羟基和环氧基,以及平面边缘的羧基等含氧极性基团,其在水溶液中有良好的分散性。另一方面 GO 可以作为疏水分子的表面活性剂或者稳定剂并且含氧基团的引入也带来了新的理化性质。石墨烯具有良好生物相容性和水溶液稳定性,且有利于化学功能化修饰,与其他材料结合可得到性能卓越的复合材料。对比石墨烯,GO 中官能团可大幅度提高和改善复合材料的物理力学性能,同时 GO 具有良好的抗菌性。

四、复合型皮肤敷料

具有模仿人体皮肤多层结构的材料才可能较好地适应复杂的生理要求。近年来研制的人工皮肤多数是复合型的,临床效果也优于单一成分类型的人工皮肤。此类敷料模拟天然皮肤的结构,由两种以上的材料复合而得。上层材料多选用硅橡胶、聚氨酯、聚乙烯醇等薄膜,其表面空隙较小,可防止蛋白质和体液的丢失以及外界细菌的侵入,起到屏障保护的作用。内层材料主要为高分子生物材料,如胶原或经化学修饰的天然高分子生物材料。

复合人工皮肤便于调节透水透气性、吸收性和柔软性,也便于引入生理活性材料或抗菌物质。根据复合材料成分的不同,将这类皮肤敷料归纳如下。

（一）聚乙烯醇复合物

聚乙烯醇（polyvinyl alcohol，PVA）复合的材料主要包括壳聚糖、海藻酸或海藻酸盐、右旋糖酐、蛋白质、聚乙二醇（polyethylene glycol，PEG）、有机硅、透明质酸、细菌纤维素（bacterial cellulose，BC）等。

（二）丝素蛋白复合物

丝素蛋白敷料具有良好的生物相容性、无毒、无污染、降解速度快，丝素蛋白膜作为皮肤创面敷料，其柔韧性好且对皮肤的亲和性高。由于丝素蛋白中的"U"形结构和分子间的氢键含量少，故其稳定性和强度不佳。通过将丝素与一些高分子材料共混制成丝素共混膜，可有效提高丝素膜的吸水性、韧性、力学性能和抗菌性能，已报道的有聚乙烯醇-丝素蛋白膜、纤维素-丝素蛋白共混膜、海藻酸钠-丝素蛋白共混膜、聚丙烯酰胺-丝素蛋白共混膜、壳聚糖-丝素蛋白共混膜等。

（三）有机硅复合物

与有机硅复合的物质主要是多糖类、蛋白类、聚氨酯等。由于硅橡胶（silicon rubber）与胶原蛋白在极性和表面张力方面存在巨大差异，二者不能直接共混生成均匀的混合材料。目前，制备硅橡胶-胶原复合材料的方法主要为先制得硅橡胶薄膜、胶原蛋白膜，再通过物理方法使两者贴合。研究较多的是由胶原蛋白与壳聚糖共混制成膜后再与硅橡胶薄膜制成双层膜（壳聚糖胶原复合膜）。该双层膜具有良好的细胞相容性及细胞活性，且壳聚糖与胶原相容性好，少量的壳聚糖就可以使胶原纤维分散膨胀，改变胶原纤维的有序交织结构。与胶原膜相比，胶原共混膜的膨胀率较低，吸湿性高。在胶原-壳聚糖-硅橡胶双层皮肤再生材料研究的基础上，对羧甲基壳聚糖进行磺酸化改性，制备出胶原-磺化羧甲基壳聚糖多孔支架，并将其与硅橡胶膜复合，得到双层皮肤再生材料。动物实验表明，胶原-磺化羧甲基壳聚糖/硅橡胶皮肤再生材料具有捕获生物活性因子的特性，可有效诱导创面真皮层细胞的再生，且可用作烫伤皮肤替代物。以胶原蛋白与壳聚糖为主要原料，以戊二醛为交联剂，采用冷冻-冻干的方法制备多孔支架，再在其表面覆盖一层硅橡胶层。硅橡胶层的引入在保持原支架的微观结构、酶解稳定性及细胞活性的同时，可提高膜的力学性能。另外一种方法是在硅橡胶表面引入极性基团，再将胶原溶液涂覆在处理过的硅橡胶表面，通过冷冻干燥、交联、二次冷冻干燥，实现硅橡胶表面对胶原的固定，制备出胶原-有机硅复合材料。

1980年，Yannas等研制出的Integra双层基质创面敷料就是一种真皮再生模板（dermal regeneration template，DRT），该产品由交联的牛腱胶原-糖胺聚糖的可生物降解基质组成，覆盖半透性硅酮膜。放置后，基质作为生物支架用于创面床的新血管形成和新真皮的形成。最初被批准用于治疗全层烧伤。在新血管形成和硅胶表面层去除后，进行表皮移植。该结构允许放置在不适合自体皮肤移植的组织上，如缺乏腹膜的肌腱或剥离骨膜的暴露骨。使用这种真皮替代品可以避免组织移植程序。故特别适合战创伤救治，美军在伊拉克和阿富汗战争中，采用DRT治疗。在连续清创和DRT覆盖的创面，

86%在第一次覆盖后完全闭合。

Biobrane 是另一款双层膜状物,外层是薄的硅胶膜,内层整合有大量的胶原颗粒,可以迅速与创面紧密贴附。

Nachman 等开发出一种用于摩擦学测试的人工皮肤。采用亲水的 α-烯烃磺酸盐(α-olefin sulfonate)修饰的硅橡胶模拟表皮,用聚氨酯凝胶模拟真皮和皮下组织。与真人皮肤和商品化人工皮肤(SynDaver skin)对比发现,该人工皮肤在干燥和湿润状态下都可以很好地模拟皮肤的摩擦学行为。

(四)聚(N-乙烯基吡咯烷酮)复合膜

聚(N-乙烯基吡咯烷酮)[poly(N-vinylpyrrolidone),PVP]是一种可溶于水、可生物降解的合成聚合物,由于其具有生物相容性好、毒性低、可透过水蒸气及隔绝细菌的优点,已被用于创面生物活性敷料的研发。近年来,研究者探索了各种 PVP 复合膜。

(五)纳米颗粒复合聚合物

研究发现,将纳米颗粒(nanoparticles)掺入皮肤敷料中,可以增强其力学性能和热稳定性,提高敷料的溶胀能力和水蒸气透过率。因此,无机纳米粒子诸如黏土(clay)(蒙脱石、膨润土)、金属氧化物(ZnO、ZrO_2、TiO_2)、碳基材料(石墨烯、氧化石墨烯)和其他纳米粒子(生物活性玻璃、$AgNO_3$纳米颗粒、羟基磷灰石),已经应用到生物医学材料中,但是因为其难以生物降解,故只能用于浅表创面。黏土可以用于创面敷料中,黏土的加入可以改善敷料的溶胀性能,为创面愈合提供局部微湿润环境,其缺点是难以制备成均匀的敷料。2016 年,Moghades 等以京尼平为交联剂,制备出新型壳聚糖-膨润土复合敷料,该敷料可以控制水蒸气透过速率,并对微生物有屏障作用。

(六)氧化锌复合膜

氧化锌是一种常用的化学添加剂,广泛应用于塑料、硅酸盐制品、合成橡胶、润滑油、油漆涂料、药膏、黏合剂、食品、电池、阻燃剂等产品中。因 ZnO 具有收敛性和一定的杀菌及抗炎能力,在医药上常被调制成软膏使用。Shalumon 等研究发现,纳米氧化锌的加入可以赋予 PVA-壳聚糖-ZnO 复合膜抗菌的能力。低浓度的纳米氧化锌可以使复合皮肤敷料有效地抑制抗大肠埃希菌和金黄色葡萄球菌的生长,但是当纳米 ZnO 的浓度增加到一定水平,该抗菌效应几乎消失。这说明抗菌能力与 ZnO 的含量不呈正相关。除了抗菌活性,纳米 ZnO 的加入也可以增强人工皮肤的力学性能和热稳定性。有研究人员使用戊二醛交联剂将纳米 ZnO 加入胶原-葡聚糖复合水凝胶膜中得到一种创面生物活性敷料。结果表明,葡聚糖和 ZnO 的含量对敷料的表面特征、吸水性、生物活性有显著影响,ZnO 含量为50%时敷料各种指标更适合作为皮肤替代材料。纳米颗粒由于尺寸小,而具有更高的化学活性。但是关于纳米粒子是否能通过皮肤直接进入血液还存在争议。此外,纳米微粒的不足之处在于它会释放出自由基,这会增加氧化压力,从而损伤体内的蛋白、酯类和 DNA。因此,对于纳米 ZnO 的使用还存在着很大的争议。

（七）碳基材料复合膜

有学者使用过硫酸铵作为热引发剂，制备一种由丙烯酸、N′N-亚甲基双丙烯酰胺、石墨烯、Ag 纳米颗粒水凝胶膜组成的新型复合水凝胶创伤敷料。石墨烯复合水凝胶具有可吸收大量水的多孔结构以及优异的生物相容性，有利于细胞的黏附与增殖。由于 Ag 纳米颗粒的存在，所制备的膜显示：对抗革兰氏阴性菌的抗菌活性。另外，石墨烯的存在有效加速了大鼠模型中人工创面的愈合速率。有关研究表明氧化石墨烯（GO）是石墨烯的前体，其 2D 片层上富含羧基、羟基等含氧基团，这些基团使其可以与聚合物分子之间产生强烈的相互作用，从而提高水凝胶的力学性能。2016 年，Usman 等在生物高压釜中通过一锅合成法成功制备了聚合物纳米复合膜（PVA/GO/淀粉/Ag 膜）。结果表明，将 GO 纳米颗粒掺入 PVA/淀粉/Ag 膜中，可显著增强该复合膜对革兰氏阳性菌和革兰氏阴性菌的抗菌活性。

（八）聚偏氟乙烯或聚碳酸酯与卵磷脂及其类似物

卵磷脂能够在小孔孔隙中心部分形成非常稳定的薄膜，Kansy 等利用这种在支撑材料上成膜的性质将卵磷脂的有机溶液涂布在聚偏氟乙烯或聚碳酸酯膜上建立平行人工膜通透性测定（parallel artificial membrane permeability assay，PAM-PA）模型，试图模拟口服给药中药物在胃肠道中的被动扩散吸收状态。此后 PAM-PA 模型因具有高通量、低成本、检测方便等优势，被广泛应用到药物剂型的前期研究中。

Skin-PAMPA 是由 PAM-PA 发展而来的，在 2006 年，Ottaviani 等用二甲基硅油（dimethyl silicone oil）和十四烷酸异丙酯（isopropyl myristate）的混合物作为 PAM-PA 的脂质层来模拟皮肤吸收，得到的有效渗透系数 Pe 与人皮肤的渗透系数 Kp，比较发现：当十四烷酸异丙酯与二甲基硅油质量比为 7∶3 时，相关系数最高（r2 =0.81）。

Tsinmam 等应用 Skin-PAMPA 评价布洛芬透皮制剂的 3 个处方，发现该模型能很好地区分三个处方，并且布洛芬的渗透数据和用人皮肤在 Franz 扩散池的数据一致。

（九）其他复合材料

此类生物活性敷料主要是由猪源性的胶原和其他材料组成，主要用于覆盖Ⅱ度创面。Biobrane™是由网状的尼龙膜和硅膜组成，尼龙膜里含有猪源性的Ⅰ型胶原多肽，因为胶原的存在，Biobrane™可以更好地结合到创面上。当患者皮肤再生后，可轻松地将 Biobrane™从创面上取下。Biobrane™常用于清洁的Ⅱ度烧、烫伤创面以及供皮区的覆盖。

Transcyte™与 Biobrane™类似，也是由涂有猪胶原蛋白的尼龙膜组成，胶原蛋白中还含有新生儿包皮成纤维细胞，这些细胞可以增殖并合成一些基质蛋白（胶原、纤连蛋白、糖胺聚糖和蛋白聚糖）以及生长因子，这些能够促进患者的上皮细胞迁移到创伤处。Transcyte™用于自体皮肤移植前临时性覆盖闭合深Ⅱ度和全层皮肤缺损。Transcyte™需低温保存，成本较高一些。无论是 Biobrane™还是 Transcyte™，其所含有的猪源性胶原均可加速创面愈合，保持创基湿润。

除上述复合材料外，还可以将聚异戊二烯与多糖复合，例如中国科学技术大学的学者用纤维素接枝聚异戊二烯共聚物制备出一种人工皮肤。Dias 等使用超临界溶剂浸渍的方法,合成 N-羧基丁基壳聚糖–琼脂膜作为创面敷料,该敷料具有高的持水能力和良好的蒸汽透过率。

五、其他类型的生物活性敷料

1. 溶菌酶类敷料　也称为胞壁质酶或 N-乙酰基胞壁水解酶,是一种小的单体蛋白,在组成多肽链的 8 个半胱氨酸残基中,含有 4 个二硫键来稳定蛋白。目前已经应用的复合溶菌酶杀菌纱布的主要成分是溶葡萄球菌酶和生物溶菌酶,是一种经过人工基因重组并且来源于微生物蛋白质含锌(Zn)的金属蛋白酶,锌是人体内的一种微量元素,与细胞内氧化酶的成分有关,能促进组织的修复再生。同时,其可能对血管内皮细胞及周围组织有修复作用,且减轻炎症反应。

2. 转基因敷料　通过转基因技术敲除异种抗原,降低敷料的免疫原性或者诱导免疫耐受是一直以来的研究热点问题。美国最早进行 α-Gal 敲除猪的研究,但市场上尚无此类敷料,主要是由于成本昂贵。在国内,转入人诱导免疫耐受基因(CTLA4Ig)的猪皮产品,诱导 T 淋巴细胞的免疫耐受,从而降低免疫排斥反应,应用于烧伤患者的皮肤移植。

第三节　生物活性敷料与创面感染防治

一、战创伤创面感染发生情况

创面感染(infection of wound surface,wound infection)一直是严重影响人们生命健康的全球性卫生保健问题,在创伤、烧伤和手术等创面中发病率较高,是不容忽视的问题。促进创面愈合,降低创面的感染率,已成为医学研究中重点关注的方向。创面感染为创面中存在的微生物持续增殖对宿主造成损害,是创伤手术后发生的主要并发症,严重时不仅导致手术失败,甚至造成患者截肢。在引起创面感染的微生物中,细菌占绝大多数。细菌广泛存在于人体和周围环境中,可以通过吸入带细菌的空气、创面接触带菌的物体等方式引起创面感染,尤以接触感染较为多见。目前,无菌术和清创术是外科治疗创面感染的主要手段,此两种方法主要是通过减少创面部位的细菌数量,清除创面部位微生物分泌的毒素及其他污染物来预防和治疗创面感染。与传统战争比,现代战争中枪弹伤的比例显著减少,而由于各种爆炸武器和致烧伤性武器的使用频率越来越高,炸伤和烧伤的比例显著增加,如阿富汗战争、两伊战争、海湾战争、波黑战争、科索沃战争,以及伊拉克战争中交战双方均使用了各种类型的高速高能爆炸性武器。即使发生在 20 世纪 70 年代的我军对越自卫反击战中,炮弹碎片伤在所有火伤中所占的比例也高达 75.3%。在前南斯拉夫战争中,Stance等报道四肢伤中70%~80%为爆炸伤。同其他常规武器相比,爆炸性和致烧伤性武器不仅使机体造成大块皮肤软组织缺损,而且创面出血多、污染严重,创面容易感染。而出血和感染是战创伤的两大杀手,据统计,以往战争中,出血导致死亡占战创伤早期死亡人数的50%,创面感染率一般为20%~30%,有时甚至达40%~60%,伤员后期死亡病例中,80%左右与感染有关。

第二次世界大战后抗生素开始在创面保护上广泛使用。为了在保护创面的同时防止创面感染,许多敷料在使用时加入了抗生素。但抗生素的长期使用会使细菌产生耐药性。如今,一些耐药菌已很难用抗生素杀灭。美国疾病控制和预防中心报道美国每年200万例医院内感染是由金黄色葡萄球菌引起的,对抗生素有耐药性的细菌是引起感染的主要原因。研究发现,有许多因素可导致创面部位细菌定植发展至感染,包括细菌的数量、种类,机体的免疫作用,病原体的毒性和不同种细菌之间的协同作用。相关研究表明,当每克组织中的细菌数量<10^5菌落形成单位(colony forming unit, CFU)时,由于宿主正常的抵抗力,细菌产生的致病作用在机体正常耐受能力范围之内,一般不会形成组织感染影响创面愈合;而当每克组织中存在的细菌数量≥10^5 CFU时,则容易形成相关的感染。因此,减少创面部位细菌数量,对预防创面感染、促进创面愈合至关重要。所以,在创面局部使用抗菌药物,减少创面部位细菌数量可以促进创面愈合。此外,外用抗菌剂包括银、碘和氯己定等的使用,还可能对创面愈合有特定的作用。研究显示,磺胺嘧啶银已被证实能够加速创面愈合,而金属锌可能是杆菌肽锌中促创面愈合的活性成分(图5-7)。

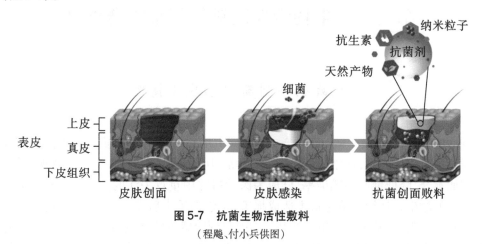

图5-7 抗菌生物活性敷料

(程飚、付小兵供图)

二、抗感染生物活性敷料

近年来,随着生物活性材料和生物医学领域的飞速发展,许多新型的医用抗菌材料已经被研究出来,研究者将抗菌材料添加到生物医用材料上,使其在原有的功能特性基础上增加了抗菌功能,从而起到局部防治感染的作用。在生物医用材料中由于其优良的生物特性被广泛应用,制造出很多丝素蛋白抗菌材料。

迄今为止,已经有多种生物活性材料广泛应用于医疗领域,应用生物活性材料时出现的相关细菌感染是主要的不良影响。研究表明,细菌可以生存在创面的生物膜环境内,从而免受机体免疫系统和抗菌药物的破坏。细菌生物膜(bacterial biofilm,BBF)是一种细菌为适应生存而黏附于生物活性材料表面的微菌落聚集物,主要包括细菌和由其分泌的细胞外基质。生物膜内的细菌对抗菌药物的耐受能力远大于普通的游离细菌。因此,容易并发以生物活性材料为中心的感染。研制出自身具有抗感染功能的生物医学材料,使其发挥长期抗菌作用,从而减少材料自身或其他原因导致的感染,减少全身抗菌药物的使用,促进创面愈合,将对生物活性材料的长远发展和临床应用产生重大的意义。生物抗菌材料的抗菌机制是多方面的综合作用,主要杀菌机制有 4 种:①抗菌材料与细菌接触反应,使细菌壁破坏,引起细胞质的外流,最终导致细菌死亡;②抗菌材料穿透菌膜进入细菌体内,通过与细菌内的蛋白质等反应,阻碍了细菌的正常的新陈代谢,从而达到抑菌和杀菌的效果;③抗菌材料发生某种特定反应,例如光催化,电场诱导水解等产生活性氧,通过活性氧对细菌的破坏达到杀菌效果;④抗菌材料进入细菌体内与脱氧核糖核酸(deoxyribonucleic acid,DNA)分子反应,破坏核酸的结构功能,达到阻碍细菌繁殖的作用。

丝素蛋白本身并不具有明显的抗菌效果,不能控制创面感染,单纯的丝素蛋白生物材料无法满足临床抗菌需要。因此,大量的研究通过利用金属元素及相关物质、抗菌药物类药物、天然抗菌物质、人工合成抗菌聚合物等抗菌材料与丝素蛋白复合形成新型生物活性材料,起到抑制或杀灭微生物的作用。

金属元素复合丝素蛋白抗菌材料主要是由丝素蛋白与金属相关的抗菌剂复合而成,金属相关抗菌剂主要包括金属元素、金属离子或其盐类(Ag、Ti、Zn、Cu 等)、金属氧化物及纳米颗粒(TiO_2、ZnO 等)。金属元素及其相关物质由于具有较广的抗菌谱、抗菌效率高、持续时间长、不易产生耐药性等优势,已受到研究人员的重视。一般认为,金属材料主要通过损伤细菌菌体中的蛋白质、DNA 等生物必需大分子,破坏细菌细胞结构,使其无法正常进行生命活动而达到抗菌的目的。目前,研究最多的是银(Ag)离子抗菌材料及TiO_2粒子材料。早在 19 世纪中期就有在创伤中使用银箔进行抗菌的报道。其抗菌能力得到认可,在金属元素中抗菌性最佳。相关机制研究认为,Ag 进入细菌后与氧代谢酶结合,导致细菌无法正常进行呼吸运动而死亡;此外,Ag 还可通过与细菌的 DNA 结合,导致DNA 的不可逆卷曲,抑制其复制。大量的研究表明,银离子具有广谱抗菌性,甚至在一些耐药菌株中也有良好的表现。银离子可以添加在水凝胶、海藻酸盐、泡沫型等各类敷料中,使用简便,有广泛的应用前景。近年来各种新型纳米颗粒银离子敷料的研究将银离子敷料推向了更广阔的舞台。

季铵盐类抗菌剂是应用最早、使用最广泛的有机抗菌剂,其抗菌机制是与细菌细胞膜表面的阴离子相结合,破坏细菌的细胞膜从而造成细菌的死亡。小分子的季铵盐化学稳定性差、易挥发、不易加工,因此作为抗菌剂使用时通常将季铵盐制成高分子有机聚合物或与其他聚合物接枝反应。

胍类消毒剂因其制备工艺简单、化学稳定性好等优点从20世纪50年代就已经开始作为抗菌剂使用了。氯己定是典型的胍类抗菌药物,外观呈白色晶体,无气味,微溶于水,常温下在水中溶解度为19 g/L,对人体刺激小,杀菌范围广,性能稳定,可用于皮肤、黏膜杀菌。

抗生素丝素蛋白复合抗菌材料:抗生素是目前应用较为广泛的抗菌药物,而丝素蛋白是药物释放载体材料研究的热点。丝素蛋白通过加载抗生素或再复合其他材料制备复合生物活性材料,使药物缓慢并持续地释放,从而达到延长药物作用、提高药物疗效或减轻药物的毒副作用的目的。作为缓释药物系统的丝素蛋白生物活性材料主要有以下几种:丝素水凝胶缓释系统、丝素微球颗粒缓释系统和丝素薄膜缓释系统。

甲壳质材料作为天然高分子聚合物,是自然界广泛存在的有机高分子,对其采用脱乙酰化处理后成为可溶性的甲壳质或者壳聚糖,带有正电荷,其生物学性能具备较高的组织相容性、低组织毒性、生物可降解性、水溶性,可作为理想的创面敷料材料应用于临床。壳聚糖及其衍生物对不同微生物如细菌、真菌和病毒具有很好的抗菌活性。多种研究表明,壳聚糖的抗菌活性可能取决于多种因素,如微生物种类、细胞年龄、壳聚糖浓度、螯合能力、亲水/疏水特性、溶解度、细胞代谢产物的影响和壳聚糖的固态等,但主要取决于它的分子量和浓度。壳聚糖的游离阳性氨基基团可与致病微生物细胞表面主要的阴离子成分发生相互作用,导致局部渗透性变化,使细菌细胞壁和细胞膜溶解,引发细胞内成分的泄漏而导致细胞死亡;壳聚糖还可吸附微生物(如蛋白质和细胞膜)中的负电荷物质,破坏致病微生物的生理活动,进而导致细胞死亡;脱乙酰度高的壳聚糖具有较高的正电荷密度,抗菌活性也较强,可配合抗生素使用或者作为搭载抗生素的载体以增强抗生素的抗菌效果。研究显示,壳聚糖与纤维素复合敷料能有效杀灭革兰氏阳性菌(金黄色葡萄球菌)和革兰氏阴性菌(大肠埃希菌和铜绿假单胞菌),表现出良好的抗菌活性。利用超临界CO_2对壳聚糖凝胶进行干燥制备的负载有万古霉素粉的纳米级壳聚糖气溶胶,被证实在不影响胶原酶活性和正常生物修复过程的情况下,可显著提高慢性创面局部的抗菌活性,且吸水能力和透气性显著增强,可有效促进慢性迁延创面及新近感染创面愈合。

氧化石墨烯(GO)抗菌原理:①物理切割假说,具有超薄二维材料结构石墨烯纳米片,像刀片插入细菌细胞膜,破坏细胞膜,使细胞内容物流失且提取脂膜上的分子从而杀灭细菌。②氧化应激假说,石墨烯材料通过活性氧的产生、优异电荷转移性能直接氧化杀灭细菌。③包裹捕获假说,薄膜结构卷曲包裹细菌,使细菌与周围营养细菌环境分离,从而达到抑菌目的。同时:a.石墨烯材料提高银离子抗菌性能。银离子敷料作为物理抗菌敷料的代表,有一定不足,包括银颗粒容易自身团聚,影响银离子释放的稳定性,且造价昂贵;一些银敷料无吸收渗液。而以GO作为基质材料与纳米银颗粒结合制备的复合敷料表现出优良的性能,GO较大的比表面积使得与其结合的银颗粒充分与细菌接触,阻止银颗粒的自身团聚,节约银颗粒用量的同时两者协同抗菌可获得更佳抗菌性能。b.近红外光照射下产生光热熔融效应来杀灭被包裹细菌,从而强化抗菌效果。③石墨烯量子点具有催化过氧化物的酶活性,可催化分解过氧化氢产生3OH,其比过氧化氢具有更高效的抗菌活性,且细胞毒性降低。石墨烯复合材料可控缓释生长因子、负载干细胞促进创面愈合。

第四节　生物活性敷料发展展望

　　创面敷料正处于一个新变革时期,各种新材料、新形态、新应用的敷料陆续涌现。生物多糖大分子作为天然来源的材料,具有无毒、免疫抗原性小、不含有机溶剂的优点。但是由于生物多糖材料的结构复杂性,在加工制作工艺上难度大。而利用化学法合成的有机材料容易加工成各种形态的敷料,因而有机材料仍是工业界敷料材料的主要力量。但有机合成的材料在吸水性上仍无法和一些新兴的生物多糖分子相比,生物多糖分子卓越的水分容纳和平衡特性是有机合成材料仍无法超越的。

　　因而对各种已有生物多糖大分子,特别是微生物发酵和植物提取得到的多糖大分子材料进行生物法或是化学法改性,以及各种材料的搭配和各种材料不同特性的适配,实现材料性能的互补,将促进这些材料的进一步利用。对生物多糖大分子在敷料新材料的研发不但促进公众健康的改善,促进大健康产业的发展,也促进当地农产品产业链的升级。然而,生物活性材料的开发,需要多学科的协同研究,需要材料学、高分子学、医学、分子生物学等领域的相互合作,才能得到真正有应用前景的新材料。

　　现代战争越来越惨烈,致伤武器威力越来越大。加之,战场上的环境极其恶劣,救治的时机常常延迟。这就要求战创伤敷料不同于普通敷料。未来战争战创伤敷料的发展可能应注意在止血、抗感染、促进修复再生,以及大量伤员救治的时效预警等几方面发展。

　　针对胶原止血海绵本身具有止血快速、生物相容性好、抗原性弱、生物可降解性较好等特点,有人提出应用复合型胶原海绵,即将壳聚糖与胶原海绵联合制成敷料用于止血。这种敷料除了单纯胶原海绵的优点外,由于加入了壳聚糖,还能与胶原蛋白通过静电作用形成稳定的离子键,提高了它的力学性能,使其在进行动脉止血时不被冲破、冲开。壳聚糖还能刺激成纤维细胞的增殖分泌新胶原,促进透明质酸等糖胺多糖的分泌,促进创面愈合,且能被分解为多糖类物质而在体内吸收。故复合型胶原海绵具有很好的止血效果,在创伤止血方面具有广阔的应用前景。

　　美国设计了一种新型绷带,在聚苯乙烯泡沫塑料的网丝表面敷上一层凝血酶和纤维蛋白原。凝血酶可加速凝血因子Ⅶ复合物与凝血酶原酶复合物的形成并加强其作用,又能激活凝血因子,催化纤维蛋白原分解,使其转变为纤维蛋白单体,然后相互连接,特别是形成不溶的纤维蛋白多聚体,然后形成由纤维蛋白与血小板构成的牢固的止血栓,可有效地止血。但该敷料由于采用了人纤维蛋白原,价格非常昂贵,尚未能用于临床。

　　理想的敷料应该在满足细胞毒性小、无致敏和刺激或皮内反应低等指标基础上,还需具备以下几点:①有良好的抗菌性,覆盖和保护创面不受感染;②有良好的组织相容性,不发生排斥反应,对人体无刺激;③维持湿润、低氧的环境,促进创面愈合;④减轻患者疼痛,减少瘢痕形成。而战创伤敷料则应在以上基础上具有:①极强的止血功能,无论动脉还是静脉出血,均能快速、有效、持久地控制出血;②吸收创面渗液能力强,无须频繁更换；③防止感染，缓解疼痛，并能促进创面愈合；④具有较强的生物可降解性，长期存留对创面无刺激；⑤携带轻便，操作简易；⑥保质期长，性能稳定，能适应恶劣的战场环境和气温等情况。如将壳聚糖和海藻酸钠做成具有两层结构的高分子聚合物，同时包裹磺胺嘧啶银，可明显地促进肉芽组织的形成，缩短创面愈合的时间。这提示，未来战创伤敷料可能会是多种能够发挥各自作用的物质或能协同发挥作用的物质合成的高性能的战创伤敷料，即新型多功能战创伤敷料。

今后发展的战场敷料应该具有以下特点：①鉴于止血的重要性，应该具有很强的止血功能；②吸收创面渗液能力强，能够维持创面温度；③缓解疼痛，保护创面，防止感染；④具有较强的生物可降解性，对创面无刺激，并能促进创面愈合；⑤携带轻便，简单易用；⑥保质期长，价格便宜；⑦能适应恶劣的战场环境和气温，特别是海水、低温、高温等情况；⑧无须胶布固定，无异味；⑨具有远程信息传感、智能监控装置。随着现代军事技术的发展和现代武器进一步应用于战场，人们对战场敷料的要求也会越来越高。特别是在国际形势动荡的今天，如何进一步发展我国的战创伤敷料，如何把平时创伤救治的敷料应用于战场，如何使敷料与现代战创伤急救相适应，是我们亟须解决的问题，这需要广大军队医护人员共同努力，以提高我军战创伤急救能力，挽救更多战士的生命，降低伤残率和减少后遗畸形。

对各种已有生物多糖大分子，特别是微生物发酵和植物提取得到的多糖大分子材料进行生物法或是化学法改性，以及各种材料的搭配和各种材料不同特性的适配，实现材料性能的互补，将促进生物活性敷料的进一步利用。

组织工程敷料被誉为"人造皮肤"，是一类具有皮肤功能的敷料。构建细胞和生物活性材料的三维空间复合体，该结构是细胞获取营养、气体交换、废物排泄和生长代谢的场所，是新的具有形态和功能的组织、器官的基础。生物活性材料在组织工程中起着替代细胞外基质或组织、器官的基质的作用。其主要功能包括：为体外构建工程组织或器官提供三维的细胞生长支架，使细胞间形成适宜的空间分布和细胞联系；提供特殊的生长和分化信号，诱导细胞的定向分化和维持细胞分化。

当前敷料发展主要集中在：高分子聚合物型组织工程敷料提供细胞增殖所需的骨架架构；另一种是"3D打印皮肤"，可模拟真皮组织结构（包括皮肤细胞和骨架架构），对患者皮肤破损部位进行原位修复。高分子聚合物型组织工程敷料主要通过模拟细胞增殖所需的骨架结构，引导细胞长入，形成细胞和生物活性材料的杂化体系，最终聚合体系降解，新组织得以重建。利用聚L-丙交酯-己内酯［poly（L-lactide-co-caprolactone），PLCL］；或称聚乳酸-聚己内酯共聚物）纳米纤维结构在损伤早期维持受损皮肤的结构完整性，促进细胞的迁移，体内降解后可被新生细胞替代。而利用醋酸纤维素和胶原模拟皮肤的空间分层结构，设计出一种在形态学上同正常组织十分相似的材料，有望在组织工程皮肤方面发挥重要作用。胎儿时期的皮肤创面可以完成愈合而不留瘢痕，研究表明纤连蛋白在这个过程中起着重要作用。故有学者利用旋转喷气电纺丝技术生产出的高分子纤连蛋白纳米纤维，不仅加快了创面皮肤组织的重建，还重建皮肤的附属器和脂肪组织。该类敷料作为一种临时性的皮肤代替品用来覆盖创面，已在临床应用方面取得了一定的作用效果。但许多天然生物活性材料在水溶液中容易与水形成强氢键，低浓度时黏度大，不利于静电纺丝。要提高天然生物活性材料的可纺性,最可行的方法是降低其表面张力,提高其在电场中的运动能力。为了解决这一问题,必须选择一种挥发快的溶剂,以保持生物聚合物的分子结构和关键功能。

随着组织工程技术的发展,尤其是脱细胞和转基因技术的发展,极大地推动了创面敷料的发展。转基因技术的发展,特别是敲除各种能引起免疫排斥的异种抗原以及诱导免疫耐受的转基因猪的培育,也极大地促进了异种移植的发展。对于皮肤来说,未来的动物源性生物活性敷料,尤其是猪源性生物活性敷料不仅能封闭创面,促进创伤愈合,同时应该具有较低的免疫原性,甚至可以永久替代皮肤,减轻患者伤痛。

由于在体外很难将复杂的皮肤结构完全复制,所以目前的“人造皮肤”仍有很多缺陷。三维(three-dimensional,3D)打印技术的飞速发展和广泛应用已使组织工程皮肤发生飞跃式的进步。运用仿生学原理和纳米表面工程原理及工艺,将生长因子、基因等特定分子识别信号固定在材料表面,可研制具有特定结构和功能的仿生人造皮肤。但是普通3D打印技术需按照预定的程序打印制作皮肤。根据实际情况反馈调节打印程序的3D打印装置,减少人力干预,可模拟各类复杂皮肤的皮肤缺损,为皮肤缺损的治疗提供了新的技术和思路。用细胞外基质细胞打印出的全层皮肤不但减少了皮肤愈合过程中的收缩,且通过在打印过程中载入脂肪干细胞和内皮祖细胞,可明显加速皮肤内血管生长,缩短重建和愈合过程。随着3D打印技术的革新,未来有望实现打印区皮肤内的血管同受体区边缘皮肤血管快速吻合,最终实现永久性皮肤替代。虽然组织工程敷料是较为理想的一种生物创面敷料,前景可期,但目前的成品仍存有缺陷,如缺乏皮肤的附件结构、排汗、代谢能力,且价格昂贵,难以广泛应用。

在战场上特殊条件下,大量伤员的救治有时会因时机耽误造成严重后果。压电材料是一种智能材料,具有电活性特征,被皮埃尔和雅克·居里于1880年首次发现。当力作用于材料,使材料变形,内部离子和电荷转移形成不对称结构,导致各方面电极化强度改变而具有压电性,即受力产生电。压电的发现,生物内源性电场和生物组织的跨膜电位组织指出电场在细胞的功能中发挥重要作用。“压电”这个词是用来描述介电材料由于机械应力的作用,在材料边界产生电荷,叫作直接压电效应(piezoelectric effect)。间接(或相反)压电效应表现为当材料受到电场作用引起材料的机械应变。在压电材料中,单位面积上的感应电荷和外加应力是线性和可逆的关系。该类型材料可以对包扎创面内部肢体肿胀情况进行预判,减少横纹肌溶解等严重并发症的发生。

另外,利用基因工程技术生产的胶原类蛋白,辅以纳米、静电纺丝技术、开发环境响应型给药系统,以及自膨胀泡沫材料将使战创伤止血救治更可信赖,赢取到足够长的时间以获得生存的机会提供了保障,是再生医学中生物活性材料技术在止血救治中的高光体现。一些科学家甚至直接开发出将干细胞植入绷带的止血再生材料,不仅具有止血的能力,且有助后期的创面愈合。虽然,目前这些细胞的存活能力有限,但随着保护剂的研发与改进,这项技术将具备更大的战伤应用前景。

智能敷料作为一种高科技新型敷料,将传感器和控制元件同生物活性敷料有机结合,使其不仅可以覆盖创面,维持有利于创面愈合的环境,同时还可监控创面表面的情况(例如pH值、湿度、温度、微生物情况等),释放具有治疗和促创面愈合作用的各类因子。

另外,该类敷料可以通过无线传输器为临床医生准确地提供创面信息,利用云端数据传送,还可为患者提供远程医疗指导与建议。虽然智能敷料的研究已取得了一定的成效,但是如何实现硬性传感器同柔性敷料的有机结合,最终实现智能敷料的可穿戴仍是目前探索的重点。

参考文献

[1] 陈赛楠.静电纺多糖纳米纤维的制备和作为伤口敷料的应用研究[D].长春:东北师范大学,2017.

[2] 程凤,贺金梅,李纪伟,等.壳聚糖基抗菌型创伤敷料的研究进展[J].高分子通报,2016(7):46-52.

[3] 郭兴锋,侯春林,张伟.几丁糖和海藻酸在战创伤敷料中的应用现状和研究展望[J].生物骨科材料与临床研究,2008,3:35-38.

[4] 姜叡超,贵超.创面生物活性玻璃新型敷料临床应用[J].中国医药科学,2011,1(12):47.

[5] 李建全,陶荣,王欢,等.海藻酸医用敷料的制备与开发[J].非织造布,2013,3:92-94.

[6] 李晓明,刘苹,张波.创面敷料的研究现状[J].重庆医学,2017,46(20):2851-2853.

[7] 刘晗,王月坤,侯虎,等.可吸收性鳕鱼皮明胶复合止血敷料的制备及性能研究[J].中国海洋药物,2018,37(4):45-51.

[8] 倪云志,郭树忠.敷料在现代战争中应用的研究进展[J].解放军医学杂志,2004,29(4):366-368.

[9] 宿建勇,刘毅.石墨烯及其衍生物在创面敷料中的应用研究进展[J].中华烧伤杂志,2019,35(8):637-640.

[10] 王刚,侯志飞,李洪,等.创伤敷料的研究进展[J].中国药房,2011,22(13):1217-1220.

[11] 王康建,陈一宁,刘才容,等.基于天然材料的多孔纤维型创伤敷料[J].纺织科技进展,2018,4:12-15.

[12] 卫裴,罗鹏飞,夏照帆.皮肤替代模式的研究现状及发展前景[J].中华损伤与修复杂志(电子版),2019,14(3):161-165.

[13] 温小强,秦海燕,陈婉莹,等.生物活性敷料的研究进展[J].中国实验诊断学,2018,22(12):2185-2188.

[14] 徐良恒,何黎.生物敷料的原理、种类及应用[J].皮肤病与性病,2013,35(3):148-150.

[15] 杨维,崔占峰.组织工程皮肤发展现状[J].中国科学:生命科学,2015,45(5):460-470.

[16] 周建红,徐刚.烧伤创面外用生物敷料的研究现状[J].中国组织工程研究与临床康

复,2007,11(22):4405-4408.

[17]ADERIBIGBE B,BUYANA B. Alginate in wound dressings[J]. Pharmaceutics,2018,10
(2):42.

[18]PORTELA R,LEAL R,ALMEIDA P,et al. Bacterial cellulose:a versatile biopolymer for
wound dressing applications[J]. Microbial Biotechnology,2019,12(4):586-610.

[19]BANES A J,COMPTON D W,JOHN B,et al. Biologic,biosynthetic,and synthetic dress-
ings as temporary wound covers:a biochemical comparison[J]. J Burn Care Rehabilita-
tion,1986,7 (2):96-104.

[20]BHARDWAJ N,CHOUHAN D,MANDAL B B. Tissue engineered skin and wound heal-
ing:current strategies and future directions[J]. Curr Pharm Des,2017,23(24): 3455-
3482.

[21]CZAJA W,KRYSTYNOWICZ A,BIELECKI S,et al. Microbial cellulose-the natural power
to heal wounds[J]. Biomaterials,2006,27(2):145-151.

[22]PALLASKE F,PALLASKE A,HERKLOTZ K,et al. The significance of collagen dressings
in wound management:a review[J]. Journal of Wound Care,2018,27(10):692-702.

[23]FU L,ZHANG J,YANG G. Present status and applications of bacterial cellulose-based
materials for skin tissue repair[J]. Carbohydr Polym,2013,92(2):1432-1442.

[24]FU LN,ZHANG Y,LI C,et al. Skin tissue repair materials from bacterial cellulose by a
multilayer fermentation method[J]. J Mater Chem,2012,22(24):12349-12357.

[25]GAO C,WAN Y,YANG C,et al. Preparation and characterization of bacterial cellulose
sponge with hierarchical pore structure as tissue engineering scaffold[J]. J Porous Mater,
2011,18(2):139-145.

[26]SCHNEIDER H P,LANDSMAN A. Preclinical and clinical studies of hyaluronic acid in
wound care:a case series and literature review[J]. Wounds,2019,31(2):41-48.

[27]HE P,ZHAO J,ZHANG J,et al. Bioprinting of skin constructs for wound healing[J].
Burns Trauma,2018,6(1):5.

[28]HO J,WALSH C,YUE D,et al. Current advancements and strategies in tissue engineering
for wound healing:a comprehensive review[J]. Advances in Wound Care,2017,6(6):
191-209.

[29]JAYAKUMAR R,PRABAHARAN M,SUDHEESH KUMAR P I,et al. Biomaterials based
on chitin and chitosan in wound dressing applications[J]. Biotechnology Advances,2011,
29(3):322-337.

[30]LI Z,KNETSCH M. Antibacterial strategies for wound dressing:preventing infection and
stimulating healing[J]. Current Pharmaceutical Design,2018,24(8):936-951.

[31]LIU X, JIA G. Modern wound dressing using polymers/biopolymers[J]. J. Mater. Sci.
Eng, 2018, 7(454): 2169-0022. 1000454

[32]MATTHEW D. Phaneuf. Multi-functional bioactive wound dressing[J]. Business History
Review,2007,59(2):340-343.

[33]MEMIC A, ABUDULA T, Mohammed H S, et al. Latest progress in electrospun nanofibers for wound healing applications[J]. ACS Applied Bio Materials, 2019, 2(3): 952-969

[34]REZVANI GHOMI E,KHALILI S,NOURI KHORASANI S,et al. Wound dressings:current advances and future directions[J]. Journal of Applied Polymer Science,2019,136 (27):47738.

[35]SINGHSHERA S,DAS N. Silk fibroin in effective wound dressing:an overview[J]. International Journal of Advanced Research,2019,7(4):68-72.

[36]VALERIO I L, MASTERS Z, SEAVEY J G, et al. Use of a dermal regeneration template wound dressing in the treatment of combat-related upper extremity soft tissue injuries[J]. J Hand Surg Am, 2016, 41(12): e453-e460.

第六章

生物活性材料与可吸收缝线

贺教江

第一节 生物活性材料与可吸收缝线

一、外科缝线的发展和历史沿革

外科手术缝合技术(surgical suture technique)从外科临床诞生起就存在。随着各种新兴缝合技术和方法的出现和改进,外科缝合材料也在不断地进步和更新,大大改进了外科手术的进程和手术效果。由于复杂的外科手术越来越多,缝合断裂、滑移、缝合或结扎导致的过紧、分解过程中不能分解或感染等并发症也有所增加。外科医师植入患者的这些异体像药物一样扮演着重要的角色。在现代外科学中,如果能科学地选择适合每个病种的最佳缝合材料,将大大提高手术效果和减少并发症的发生,从而让患者获益。

(一)外科缝线的起源

外科手术缝合线(surgical suture)的发展历史悠久,早在公元前3500年,古埃及就有使用外科缝线的记载,羊肠线(catgut)最初被用作古琴的琴弦,由于它是可吸收的,19世纪人们开始用它做内脏缝合。古埃及时代以后,陆续出现了亚麻、马鬃、皮革、棉线及其他植物纤维等缝合材料。公元前150年,Galen提出了"肠线"的概念,但真正的经过灭菌处理的以羊或牛的小肠黏膜为原料的肠线是在19世纪末出现的。从那时起,这些缝线被使用而成为常用材料。公元1000年,Kocher和Halsted发现丝线优于肠线,因为它具有易于消毒和更坚固的特性。从此,丝线逐渐成为标准缝合材料。丝线问世并广为使用,成为历史上使用时间最长的外科缝线。

(二)外科缝线的近代发展

Lister首次对缝线进行消毒,并用铬酸对肠线进行处理,以延长吸收时间。1930年,钢丝取代了偶尔柔软易碎的银丝。在第二次世界大战期间,棉线再次被用作丝线的替代。自那时以来,一些合成材料被用于外科手术。发展到20世纪50年代,外科医师使用的缝合材料主要为丝线、肠线。缝合材料至此根据性质被分为可吸收缝线（absorbable suture）和不吸收缝线（nonabsorbable suture），根据制作工艺分为单股缝线和多股缝线。经过几代外科医师的努力和实践，前辈们总结了缝合材料必备要素：①易于操作，即易于缝合和打结；②能维持较好的张力和强度；③组织反应小；④具有较好的安全性，不引起细菌感染且不致癌变。

（三）外科缝线的现代发展

到1980年，外科缝线以追求生物相容性和手术易于操作为出发点，向新型人工合成聚合体材料方向发展，由现代合成纤维和老式纤维制成的缝线用于临床。随着现代医学的快速发展，外科手术技术日益提高，外科医师对缝线的张力、操作性和吸收性等多方面的要求也不断提高，原有的缝线已远远不能满足现代外科发展的需要，外科缝线向着合成新型聚合材料的方向快速发展。自20世纪50年代至今，诸多外科学和化工学等相关专业的学者专家共同协作，根据外科手术的临床需要，创造出许多适应各种不同需要的人工合成缝线。20世纪60年代，美国杜邦公司实验室研制出第一个具有合格物理学和生物学特性的产品，化学成分是聚-L-丙交酯，为一种编织状聚酯缝线（polyester suture）。该缝线具备较好的机械强度和生物学惰性，与当时的可吸收的缝线（主要是肠线、胶原线）相比，其吸收时间可预测，且吸收过程缓慢而一致，由缝线引起的组织反应轻。1971年出现了第一个商品化的合成纤维可吸收缝线，名为Dexon，是一种编织的聚酯缝线，化学成分为聚乙二醇酸（polyethylene glycol acid）；1974年诞生了另一种编织聚酯缝线Vicryl，化学成分为聚乳酸-羟基乙酸［poly（lactic-co-glycolic acid），PLGA］共聚物。其间相继问世了尼龙线（nylon thread，如爱惜良 Ethilon）、聚酯线（polyester，如爱惜邦 Ethibond）、聚丙烯线（polypropylene，如普理灵 Prolene）等人工合成的不吸收缝线，以及以聚乙醇酸（polyglycolic acid，PGA）、PGLA（如薇乔 TMVicryl）、聚二氧六环酮（polydioxanone，如普迪思 PDSⅡ）、聚糖己内酰胺（poliglecaprone，如单乔 Monocryl）为主的多种人工合成的可吸收缝线。2003年美国亦推出了含三氯生抗菌剂的薇乔 TM 缝线（抗菌薇乔缝线，TMVicryl Plus）。目前具有形状记忆功能的缝线在临床中也有应用。

值得注意的是，聚合缝线降解的最终产物都是乳酸、羟基乙酸或两者的共聚体，其在体内最后被降解，生成水和二氧化碳。聚合缝线与肠线和胶原线最大的不同在于降解机制，肠线和胶原线在机体细胞酶的作用而降解，故而其降解阶段会引起缝线周围组织的炎性和变态反应，此外此类缝线的降解有赖于缝线周围组织的细胞活性，即机体的免疫细胞需要识别、吞噬缝线，并产生酶对其进行消化分解。相较之下，化学合成的聚酯缝线有所不同，其通过自身水解过程而降解，而不依赖于缝线周围组织的细胞活性。体外实验中，室温下如果将这种缝线浸泡在缓冲溶液中，它们的水解过程与它们在组织中的降解过程几乎相同，无须细胞酶的作用。加上由于聚酯缝线有更优的生物学惰性，因此其所引起的组织反应则更轻。另外，各种可吸收的人工合成缝线的吸收时间是可预知的。但聚酯缝线也并非完美，相对于肠线或胶原线，虽然聚酯缝线抗张力强度更高，组织反应小，但质地较硬。因此，这些缝线通常需要编织成多股，才具有较好的操纵性。此外，为了提高这些纤维的耐磨性，有研究者在缝线表面加上了可吸收涂层，初步临床测试取得了较好的效果。具备涂层包被的缝线相较于未涂层缝线更有优势,其使缝线的边缘更光滑,因而减小了对组织的割锯拖曳样损伤,且更好控制打结。1981年,出现了另一种合成缝线,即聚对二氧环己酮缝合线(polydioxanone suture,PDS),其较之前的合成缝线弹性更好,并且可以制成各种粗细的单纤丝缝线而不是多股。PDS通过水解而降解,和聚酯缝线相比组织反应性更低,易于打结,且其张力强度维持时间比聚酯缝线更长,适用于需要长期对合的缝合,故而是较为理想的缝合腹壁缝线。在不吸收缝线中,聚丙烯缝线应用最多。在20世纪60年代,随着纤维的加工工艺的不断改进,不吸收缝线的性能也取得了较大的进步。然而,所有的不吸收缝线,无论单股还是金属丝,都比编织物质更难打结。随着聚合物化学的进步,发展出了一些在物理和化学特性方面,与现存的单纤维丝一样好,但在手感和打结性能上更好的材料。另外,人工合成缝线的进展也使得在缝针的硬度、弯度设计方面也有了较大的改进,其中最亮眼的是在20世纪60年代以后出现的"无损伤缝线",其单股的缝针直径与缝线直径一致,显著提升了管道组织的缝合效果。

二、外科缝线的分类

临床中应用的外科缝线种类繁多,分类方法包括根据缝线的编织方法、缝线是否可吸收、缝线的原材料以及缝线的额外附加工艺。根据缝线的编织方法可分为单股纤维缝线和多股纤维缝线。外科缝线的简介如图6-1所示。可吸收和不吸收缝线、单股和多股缝线的对比如表6-1、表6-2所示。单股纤维缝线结构简单,穿过组织的阻力比多股缝线要小,并有利于减少细菌在缝线上附着,从而降低创面感染的可能性。但是由于单股纤维缝线的结构特性,其折叠或卷曲容易形成缺口或薄弱而导致缝线断裂。多股纤维缝线则是由数条或数股纤维纽织或编织而成,因而具有更好的抗张强度、柔韧性和弹性。其表面还可涂覆涂层,从而减少对组织的损伤和增加操作性,尤其适用于肠道手术。根据缝线是否可吸收则分为不吸收缝线和可吸收缝线,下面对二者做简要介绍。

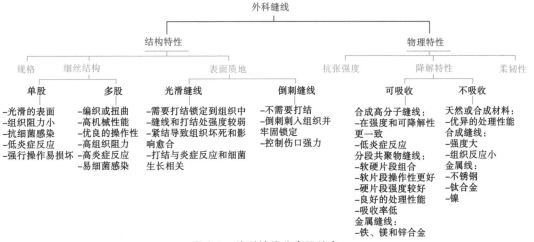

图6-1　外科缝线分类及特点

(贺教江供图)

表6-1　可吸收与不吸收缝线性质比较

缝线类型	支撑时间	异物存留	形成栓塞
可吸收缝线	短（因材料而异）	无	不易导致
不吸收缝线	长久	有	易导致

表6-2　单股与多股缝线性质比较

缝线类型	张力	细菌附着	割锯拖曳	虹吸现象
单股缝线	较弱	难	无	无
多股缝线	较强	易	有	有

（一）不吸收缝线

不吸收缝线（nonabsorbable suture，或称不可吸收缝线）不能被机体的酶类消化或水解，是由金属的、人工合成的或有机纤维通过纽织和编织等方法制成的单股或多股纤维的细丝所组成的缝线。

1. 医用丝线　医用丝线是临床最常用的不吸收缝线，为由蚕丝经涂蜡后编织或纽织的多股缝线。由于其良好的抗张强度及较高的打结安全性和柔顺性，丝线常被外科医师用作比较其他缝线操作特性的评价标准，目前主要用于血管结扎和筋膜的缝合等。但是丝线也有自身的缺点，一旦创面感染，可形成经久不愈的窦道，直至线结完全清除为止。因而丝线不适合用于污染或感染的伤口缝合。另外，丝线的张力不能在组织内长期保留，6个月内的张力强度即降至最初的1/3。

2. 金属缝线　金属缝线则是指由银、不锈钢等制成的粗细不等的单丝或编织缝线，其特点包括强度高、易于消毒、组织反应小和几乎完全惰性等优点。在缝线保持完整情况下，组织内的抗张强度能较好保持。故而金属缝线适用于需要高强度缝合的腹壁伤口，尤其对感染的腹壁切口裂开后再缝合最为理想。

3. 化学合成缝线　随着材料科学的发展以及与医学的交融，逐渐出现了许多化学合成缝线。目前，临床常用的不吸收的化学合成缝线有尼龙线、涤纶线、聚丁酯线、聚丙烯线及聚乙烯线等。其共同特点为抗张强度高，张力强度稳定度较好，组织反应极低，但打结较困难，结的安全性差，打结数目多。临床应用上，尼龙线适用于各种手术的缝合、结扎，且其拉细后仍可保持一定的张力强度，亦适用于眼科及显微外科上缝合；聚酯类缝线比天然纤维更强韧，其张力强度仅次于钢丝，组织反应低，用于心脏血管外科及瓣膜置换。其中爱惜良（Ethilon）是一种化学合成的聚酰胺聚合物的尼龙缝线，具有较好的弹性，特别适用于减张缝合和皮肤缝合。聚丁酯及聚丙烯类缝线为单股缝线，表面光滑且组织阻力小、创伤小和组织反应低，适用于心血管手术。其中聚丁酯的缝线线体更加柔软、弹性更佳和操作性更好，故而亦适用于整形科的皮肤缝合，其中普理灵（Prolene）的抗张强度在体内维持可达2年之久，目前已被广泛应用于普通外科、血管外科和整形外科的手术缝合。

（二）可吸收缝线

1. 可吸收天然缝线　自然类的可吸收缝线以肠线为代表。肠线的历史比较悠久，来源于羊肠黏膜下层或牛肠浆膜。由于其具有一定的免疫原性、较差的柔顺性、组织炎症反应和感染风险大等缺点，现已很少使用。并且肠线受胃液和胆汁影响很大，尤其胃液中在缝合伤口后的第 1～2 天便已全部溶解，尤其不适用于胃肠道手术。

2. 可吸收人工缝线　第一根人工合成的可吸收缝线 Dexon 由 Davis & Geck 公司于 20 世纪 70 年代开发成功。人工合成的可吸收缝线由惰性化学材料制成，多数针线一体，属于无损伤缝线，有单股（泰科公司的 Caprosyn、Biosyn 和 Maxon）和多股（泰科公司的 Polysorb、Dexon）之分，对于疑似感染的切口应尽量选用单股线，避免多股缝线的毛细作用造成感染的扩散。而根据材质的成分和涂层的不同，又可分为快吸收（Caprosyn，张力维持 10 d 左右）、中度吸收（Polysorb、Dexon、Biosyn，张力维持 2～3 周）和慢吸收（Maxon，张力维持 6 周以上）3 类，分别针对不同愈合速度的切口。人工合成的可吸收缝线最终在体内分解成无害物质，通过二氧化碳、尿、粪排出体外，不会因线体残留带来的瘢痕、各种术后并发症甚至器官功能障碍。同时惰性化学材质在体内不会引起羊肠线带来的过敏反应和局部炎症反应，在张力强度、稳定性等方面均优于天然可吸收线。尽管人工合成的可吸收缝线在临床上的应用仅 30 余年，但随着人们对外科手术美观性和术后恢复质量的要求，它的应用日趋广泛。人工合成的可吸收缝线以聚乙醇酸（PGA）为主要代表，具有较强的张力强度和优秀的操作性能，而且材料均一稳定、无毒性、无胶原性和抗原性及无致癌性，具有组织反应小、抗酸和抗感染的特性。人工可吸收缝线最终将被水解、吸收，是外科手术缝合的最佳材料。人工合成的可吸收缝线张力强度较丝线、肠线高，而缝线周径则较细，植入组织后张力强度明显高于同等大小肠线，故而使伤口在愈合期维持有效张力；此类缝线在胃液及胆汁等体液中不受影响；此外 PGA 的分解产物为有效的抗菌剂，有利于减少缝线的组织反应和感染，吸收速率稳定可预测，15 d 张力降低至原张力的 65%，30 d 张力维持原来的 35%，60～90 d 完全吸收，最后分解成水和二氧化碳，经代谢后被人体排出。若加以中心编织技术及涂层技术，能使线体更加光滑柔软，消除毛细现象，增加操作性和减少创伤。临床应用上，基于可吸收缝线的上述特性和其完备的规格型号，该类缝线可广泛应用于各种手术，尤其是妇产科、胃肠外科、泌尿外科、骨科及眼科。目前临床中常用 1 号线缝合腹部、筋膜、肌肉、子宫及韧带等，3-0 线缝合胃肠，4-0 及 5-0 线用于口腔外科及小儿外科的手术缝合，6-0 线用于输卵管再接、输尿管吻合等；在具体应用中，应根据实际情况选择使用，而在心脏及大血管手术时不宜使用。

可吸收化学合成缝线与生物制品缝线的比较如表 6-3 所示。

表 6-3　可吸收化学合成缝线与生物制品缝线相比

缝线类型	张力	组织反应	吸收时间	吸收方式
化学合成缝线	较强	较小，瘢痕小	可预知	水解
生物制品缝线	较弱	较大	个体差异大	酶解

总而言之,外科缝线的历史已有 4 000 年,是用于人体组织缝合的一种特殊用线。根据其生物降解的性能分为两类:不吸收缝线和可吸收缝线。不吸收缝线按材料可分为:天然纤维类(蚕丝、棉、亚麻)、合成纤维类(聚对苯二甲酸乙二酯、聚亚乙烯基二氟化物、聚酯、聚酰胺 6、聚酰胺 6/6 及聚丙烯)和金属类。总体来说,不吸收缝线在体内无法降解,缝合后易留下瘢痕,拆线时会给患者带来二次痛苦;可吸收缝线避免了这些问题,故临床需求量逐渐增大。临床应用中理想的可吸收缝线应具备以下特点:适当的断裂强力、通用性、无菌性、无电解性、无表面张力、无过敏性、无致癌性、良好的可操作性和生物降解性、良好的生物相容性、抗原性低、组织反应小,打结时能确保线结安全而无磨损或切割,能对抗组织内的收缩,缝合目的达到后能被组织吸收而且反应轻微。随着科学技术的不断发展,各种材质的可吸收缝线不断出现,满足了外科手术越来越多的需求。外科缝线的分类比较和不同缝线的降解原理比较如表 6-4、表 6-5 所示。

表 6-4　缝合材料的分类

项目	不吸收类				可吸收类	
	丝线	酰胺类尼龙线	聚酯类涤纶线	聚烯类聚丙烯	自然类肠线	合成类PGA
张力强度	较强	强	强	强	较弱	强
组织反应	较小	极小	小	极小	大	极小
吸收时间	不吸收	不吸收	不吸收	不吸收	吸收	吸收(15 d 开始)
操作特性	较方便	较困难5 个半结	困难5 个半结	一般5 个半结	较困难柔韧性差	方便4 个半结

表 6-5　不同缝线的体内降解原理及特点

缝线种类	体内降解原理	降解特点
羊肠线	通过组织蛋白酶水解消化	降解速率因个体差异变化较大,可控性差
新型胶原纤维类缝线	通过组织蛋白酶水解消化	降解速率较羊肠线改善很多,但依旧存在个体差异
甲壳素缝线	通过溶菌酶和体液进行降解,使甲壳素分子量逐渐降低	降解周期长,在体内弱碱性环境下降解后断裂强力保留率较大;在酸性条件下,降解后断裂强力降低较快
PLA	通过水解作用,先降解成乳酸,最终降解为水和二氧化碳	降解中间和最终产物无害,但乳酸偏酸性,会引起一定的组织炎症
PGA	通过水解作用,降解成羟基乙酸参与人体循环或排出体外	降解产物羟基乙酸的偶然堆积会引起组织炎症

续表 6-5

缝线种类	体内降解原理	降解特点
PDO	通过水解作用降解成单体乙酸,可随尿液排出或进一步降解为甘氨酸	降解产物对人体无害,降解周期长,降解后断裂强力保留率大。降解中间产物偏酸性,故初期会引起暂时性刺激或组织炎症
PTMC	降解原理较复杂,可通过酶解,少部分也可通过水解	体外、体内降解速率差异大。分子量不同的 PTMC 降解速率差异很大,低分子量的降解速率低。降解过程中无酸性物质生成,避免了局部无菌炎症等副作用

三、几种主要的可吸收缝线

可吸收缝线暂时性维系伤口边缘的对合,直到伤口愈合到足以承受正常的张力为止。可吸收缝线还可以用能改善使用性能的化学试剂浸渍或涂层,或用特殊的染料着色以增加其在组织内的可视性。可吸收缝线分为天然来源的可吸收缝线和化学合成的可吸收缝线。天然可吸收缝线是通过机体内的酶类进行消化的,进一步可分为普通肠线和经过铬盐溶液处理的铬化肠线等。天然可吸收缝线的使用常伴有各种问题,如缝线的抗原性高、组织反应大以及吸收速率难以预测等。相比之下,人工合成可吸收缝线更具优越性。如前所述,人工合成缝线在水解作用下消除,即水分逐渐渗透到缝线内,引起缝线聚合物链分解。与天然可吸收缝线的酶解作用相比,植入后的人工合成缝线水解作用仅引起较弱的组织反应,张力维持时间和材质吸收时间稳定,临床使用范围非常广泛。但应当注意的是,缝线抗张强度的丧失和缝线被吸收的速率是两种不同的现象,缝线可能很快失去抗张强度,而吸收可能非常缓慢或可持续保持适当的抗张强度直至伤口愈合,然后再迅速吸收。

国内可吸收缝线按照材料主要分为哺乳动物胶原类和人工合成聚合物材料类。近年还出现了少量以甲壳素、壳聚糖为原材料制成的天然材料缝线。

(一)胶原类缝线

1.肠线 普通肠线是一种天然的缝合材料,肠线的历史比较悠久,来源于羊肠黏膜下层或牛肠浆膜。分有平制和铬制两种。平制羊肠线优势在于吸收时间较短、成本低廉、制作工艺简单;但由于其一定的免疫原性、较差的柔顺性和组织反应大等缺点,现已很少使用。铬制肠线是普通肠线的一种改良形式,用铬盐鞣制而成,强度有所增强且更抗溶解,可延长吸收时间,减少组织炎症反应。肠线由吞噬细胞介导吸收,并伴有明显的组织炎症,可能对愈合有害。反过来,组织炎症可能导致肠线更快分解。肠线的使用可能会导致感染率增加。且肠线属于动物源器械,无论平制还是铬制均存在感染的风险和较差的线体溯源性,所以在某些手术或特定患者中需慎用。

2.其他胶原纤维类缝线　此类缝线是由特种动物肌腱组织经酶消化等多种工艺提取制成。有研究表示海狸鼠尾部肌腱制成的可吸收缝线具有良好的生物学相容性;但也有研究表明,胶原纤维类缝线存在吸收速率易变化的缺点,可用交联剂与胶原蛋白结合或加入天然材料来改善其降解速率不恒定的问题,同时也可提高缝线的断裂强力。但考虑到交联剂的生物毒性,在制作工艺上需格外注意,需要较高要求的生产环境。同时胶原纤维类缝线会出现粗细不均的现象。虽诸多研究表明,此类缝线组织反应小且有促细胞生长能力,但其仍属于动物源器械,线体溯源性较差。

(二)甲壳素等天然材料缝线

以甲壳素、壳聚糖作为原材料制备而成的天然材料缝线近年来颇受关注。其优势在于:原料来源丰富、组织反应小、生物相容性良好、自身具有一定抗菌作用。目前临床上却未大规模使用,是因为其无法满足高强度缝合需求;且在酸性环境中降解后的断裂强力会大幅降低。

(三)人工合成聚合物材料缝线

1.聚乙醇酸　聚乙醇酸(polyglycolic acid,PGA)是由乙醇酸(羟基乙酸)的均聚物衍生的多丝缝合材料,可以使用不镀膜(Dexon S,U. S. Surgical,Norwalk,CT)或镀膜(Dexon Ⅱ,U. S. Surgical,Norwalk,CT),与聚己酸酯(乙交酯和己内酯的共聚物)配合使用。聚乙醇酸通过水解被吸收,与丝线、普通或铬制肠线相比,组织炎症更少。聚乙醇酸的初始抗张强度超过了丝绸和肠线的抗张强度。聚乙醇酸的操纵性好,类似于丝绸,但结安全性较差。有研究显示聚乙醇酸通过其分解产物单体抑制细菌传播。

2.聚糖乳酸缝线　聚糖乳酸缝线的原料是乳酸或乳酸的二聚体,具有良好的生物相容性,降解产物亦对人体无害。由于其较差的亲水性,现通常与其他高分子材料聚合来缩短其降解周期并提高其断裂强力,例如与乙交酯共聚制成聚乳酸-羟基乙酸[poly(lactic-co-glycolic acid),PLGA]共聚物。但PLGA缝线或其共聚类缝线在临床使用时会引起一定的炎症反应,故在加工中需加入抗菌成分。

3.聚糖乳酸910　薇乔(聚糖乳酸910,polyglactin 910)是编织的缝合材料,为乙醇酸和乳酸的共聚物。乳酸具有拒水性,延迟了抗拉强度的损失。聚糖乳酸910缝线满足了对较光滑合成可吸收缝线的要求。在缝合14 d时,缝线的抗张强度约保留75%,40 d以内缝线几乎不被吸收,56~70 d时缝线基本被吸收完毕。Vicryl(Ethicon,Inc.,Somerville,NJ)涂有聚糖乳酸370和硬脂酸钙,以减少组织阻力和细菌黏附。它被水解吸收。聚糖乳酸370及硬脂酸钙涂层处理后的薇乔缝线更具流畅性,打结平稳、定位准确,可以减少对组织的切割程度,而且这种缝线还可用于感染伤口的缝合。聚糖乳酸910的吸收时间长,也使其成为潜在的感染源。

另外,还有专为满足不同临床需要的多种人工合成缝线。快薇乔Vicryl Rapide(Ethicon,Inc.,Somerville,NJ)是经辐照处理的聚糖乳酸910,γ射线改变了聚糖乳酸910分子的结构并提高其体内吸收率,从而加快了吸收的速度,是吸收期最短的可吸收缝线,适用于缝合生长愈合较快的组织，如会阴、皮肤、黏膜等部位。相对于非辐照的聚糖乳酸，Vicryl Rapide 也可能被吞噬作用吸收。Vicryl Rapide 在皮肤中保留时间超过 5 d，不建议用于面部皮肤封闭。尽管 Vicryl Rapide 的吸收率提高了，但比未辐照的聚凝乳胶910 脆度更大，容易在突然拉扯下破裂。

抗菌薇乔缝线（Coated Vicryl Plus，Ethicon，Inc.，Somerville，NJ），是 Vicryl 缝线材料系列的最新成员，即在涂层中加入纯度很高的三氯生化合物，形成三维抗菌区，从而可以有效抑制金黄色葡萄球菌、表皮葡萄球菌、耐药金黄色葡萄球菌、耐药表皮葡萄球菌和大肠埃希菌等细菌的生长。三氯生是一种抗菌剂，是烯丙基酰基载体蛋白（acyl carrier protein，ACP）还原酶的有效抑制剂，这个酶是细菌脂肪酸生物合成中必不可少的酶。三氯生在革兰氏阳性菌中更有效。Vicryl Plus 表现出与带涂层的 Vicryl 相同的物理和处理性能，两种产品之间的唯一区别是前者在涂层中添加了 $100 \sim 500$ ppm（1 ppm = 1×10^{-6}）的三氯生，这既不影响伤口愈合也不影响其吸收方式。带涂层的 Vicryl Plus 在水性环境中对金黄色葡萄球菌和表皮葡萄球菌（与手术切口感染相关的最普遍的细菌）的体外抗菌活性长达 7 d。三氯生在伤口上皮形成过程中显示出持续的抗菌活性。在用生物底物（20% 牛血清白蛋白）包被的情况下，三氯三乙酸涂层缝线材料的抗菌效果不受阻碍，并能模仿被募集到手术切口边缘的组织蛋白。涂有抗菌涂层的缝线具有明显的杀菌作用。与未涂覆的缝合材料相比，缝线还具有显著降低细菌黏附的能力。然而，将三氯生等抗菌剂掺入缝线材料中并非没有争议。已经发现诸如铜绿假单胞菌（Pseudomonas aeruginosa）的细菌对包括三氯生在内的各种防腐剂具有抗性。

4. 聚二噁烷酮 聚二噁烷酮（polydioxanone，PDO）缝线普迪思 PDS Ⅱ（Ethicon，Inc.，Somerville，NJ）为单股纤维缝线，是对映体对二噁烷酮的聚酯。PDS Ⅱ 的水解速度比其他可吸收缝线材料慢得多，并且抗张强度大，张力维持时间长，在 2 周时保留其原始拉伸强度的 74%，在 4 周时保留 58% 的强度，而在 6 周时保留 41% 的强度。PDS Ⅱ 术后 90 d 内缝线几乎不被吸收，应用范围非常广泛，可用于需要较长愈合时间和延长拉伸强度的伤口中。由于胆汁、胰液、肠液为较强的碱性液体，对聚乙醇酸、聚糖乳酸类的缝线有显著降解作用，但对 PDS 缝线几乎没有影响，因此普迪思（PDS Ⅱ）缝线尤其适用于碱性消化液存留的管腔，如胆肠吻合、胰肠吻合等。尽管 PDS 是作为可吸收缝线材料而开发的，但它也已成功地用作不锈钢线骨膜内固定的可吸收替代材料。另外，最近引入了 PDS 的抗菌版本 PDS Plus（Ethicon，Inc.，Somerville，NJ）。PDS Plus 抑制金黄色葡萄球菌、表皮葡萄球菌、大肠埃希菌和肺炎克雷伯菌等细菌在缝线上的定植。聚碳酸三亚甲基酯 Maxon（U. S. Surgical，Norwalk，CT）衍生自乙交酯和碳酸三亚甲基酯的共聚体。Maxon 在抗张强度和长组织保留方面与 PDS 非常相似，但刚性较弱。Maxon 在 2 周时保留其原始抗张强度的 81%，在 28 d 时保留 59%，在 $42 \sim 50$ d 时保留 30%。在 $180 \sim 210$ d，水解会发生吸收。

5. 聚己内酯 25 单乔 Monocryl（Ethicon，Inc.，Somerville，NJ）是人工合成的单股吸收缝线，为由 e-己内酯和乙交酯的分段共聚物衍生而来的一种极易拉伸的单丝缝合材料。Monocryl 的柔韧性使其具备出色的操纵性。2 周后，Monocryl 原始抗张强度损失 20% ~ 30%，并在 90 d 之内被水解完全吸收。与其他通过水解吸收的可吸收缝线相似，Monocryl

具有最小的组织反应,由巨噬细胞、成纤维细胞、淋巴细胞、浆细胞和巨细胞参与。和聚乳糖910相比,Monocryl的抗张强度和组织反应性更佳。Monocryl对组织损伤小、反应小,细菌不易附着,适用于泌尿外科、皮下组织、皮肤缝合,美容效果好。

6. 聚羟基乙酸(PGA)缝线   PGA是一种线性脂肪族聚酯,具有良好的成纤维性,美国FDA批准上市的第一款合成外科可吸收缝线便由PGA制成,现已广泛应用于国内临床。其具备优良的初始抗张强度,在愈合过程中能提供一定的闭合张力。PGA缝线吸收性能稳定、抗原性低、抗酸性强、生物相容性好、组织反应小,但其需要较高纺丝条件且可操作性不高。

7. 聚对二氧环己酮(PDO)   多股缝线在使用中会存在较大摩擦力且易感染,PDO是一种适合制成单股缝线的可吸收材料。PDO中的醚链使其具有良好的柔顺性和抗张强度。PDO缝线疏水性强,在体内降解时间长,降解后断裂强力较其他类缝线大,组织反应较小,故适合用于愈合时间较长的伤口。

8. 聚三亚甲基碳酸酯   聚三亚甲基碳酸酯(polytrimethylene carbonate,PTMC)是一种脂肪族聚碳酸酯,由于其较差的力学强度,常与一些高分子聚合来制备成外科缝线。其中最典型的是由TMC和GA聚合制备而成的Maxon®。通过聚合,该类缝线具有了良好的柔顺性、可操作性和力学强度。

四、可吸收缝线的生物学特性

(一)可吸收缝线基本特性要求

缝线用于结扎(系缚)或对合(缝合)组织的任何线性材料,是外科手术和创伤治疗的有效和关键物质。缝线的主要功能是将组织对合在一起,直到被支撑的组织重新获得足够的强度以承受拉力,促进和加快愈合过程,并尽量减少受伤或外科手术后瘢痕形成。当不再需要其强度时,缝合材料应该被完全吸收,以防止愈合延迟。外科缝线材料可分为可吸收的或不吸收的,以及单丝或多丝。可吸收缝线(absorbable suture)材料被《美国药典》(United States Pharmacopeia,USP)定义为"能够在哺乳动物组织中吸收的胶原蛋白或合成聚合物链"。伤口处理中缝合材料的选择很大程度上取决于伤口闭合涉及的组织层数,伤口上的张力,缝线放置深度,水肿的存在,预期的缝线移除时间,足够的强度以及炎症反应等因素。选择缝合材料时,外科医师应考虑缝合材料的物理特性(毛细结构,大小,拉伸强度,可吸收性表面特征和组织反应性)以及该区域的伤口愈合速度。缝线还必须具有显著的柔韧性,以提高其操纵性。此外,缝线应具有易于打结,较高的结稳定性,无刺激性或传染性物质的特点。

(二)可吸收缝线结构特性

与缝线功能有关的特征主要包括长丝结构,尺寸,降解特性,抗张强度,表面质地,刚度和材料的柔韧性。缝线抵抗组织应力的能力和修复能力直接对应于缝合材料的尺寸和拉伸性能。缝合材料的拉伸强度应平衡组织的拉伸强度，以实现更好的愈合过程。已知缝线材料的抗张强度随其尺寸而变化，并且由切断缝线材料所需的重量（kg）来测量。缝线材料的拉伸强度还取决于是单股还是多股。多股比单股缝线具有更高的机械性能和柔韧性。根据表面设计，缝线分为光滑缝线（标准缝线）和倒刺缝线，后者适用于特定的外科手术需求，例如外部或深创伤口。带刺的缝线在缝线材料的表面上具有尖锐的突起或倒刺，这有助于将缝线线性锚固到组织上。相反，光滑的缝合材料被保持在组织结的周围。众所周知，打结在承受肌腱和骨骼相关的力上格外牢固。但是，结的存在可能会对组织产生不利影响，并且在较深的手术区域，尤其是在微创外科手术过程中，打结可能很困难。带刺的缝线使得打结不再必要，扩大了其在复杂的重建手术过程中的应用范围。此外，交织的多股带刺缝线，具有改善的机械性能，提供了更大的柔韧性，是深伤口闭合的理想选择。倒钩的几何形状和设计需要针对其在各种类型的组织上的使用进行量身定制，以实现组织内缝线的良好机械锚固。曾有研究者发现，软皮组织中的带刺缝线的生物力学锚固可以切割成170°的切割角度和0.18 mm的切割深度，而对肌腱而言，150°的切割角度和0.18 mm的切割深度是必要的。无结带刺缝线在筋膜修复中表现出与平滑缝线相当的抗张强度，而对猪模型没有任何不利影响。为使组织抬高达到适当的平衡，选择整容手术的缝线材料取决于带刺缝线的结构，例如双向或选定的无刺带节。带刺缝线的缝合技术在外科手术过程中显示出更佳的美观性和软组织特性。近年来，带刺缝线的实践已有效地用于各种专业，包括普通和整形外科、妇产科、神经外科、骨科、泌尿科。具有倒刺的缝线会刺穿手套，并给外科医师和患者带来感染的风险。然而，最近的一份报告表明，使用带刺的缝线会减少手套损坏的发生率。尽管如此，应采取预防措施，以避免任何此类事件的发生，以有效、安全地使用带刺缝线。可吸收的缝线会在60 d内在组织中失去50%的拉伸强度而降解，天然来源的可吸收缝线很容易被人体中的酶（蛋白水解酶）分解，并在70 d内在体内被吸收。合成的可吸收缝线因水解而降解，其中水分子渗入聚合物线并破坏缝线的聚合物链。相比之下，不吸收缝线在人体组织中显示出较差的降解，它们既不被体内的酶促作用消化，也不被水解，因此必须被手工移除。

1. 操纵性 缝线材料的操纵性与材料的固有刚度紧密相关。较柔且直径较小的缝线材料相对于大直径的刚性缝线材料具有更佳的操纵性。切割时，坚硬的缝合材料可能会导致组织受到机械刺激。通常，与单股缝线相比，多股缝线以及无涂层的缝线均比有涂层的缝线具有更好的操纵性。影响刚度的主要因素为弹性。大多数缝线材料在承受越来越大的载荷时，其伸展性逐渐受限。没有涂层的编织材料的表面很粗糙，并且穿过组织时会引起相当大的摩擦和创伤。

2. 毛细结构 细菌沿缝线传播的程度取决于缝合材料的流体吸收和毛细作用。单股缝线比多股缝线更耐污染，并且单股缝线材料可将组织反应性降至最低。而多股缝线对细菌黏附的亲和力比单股缝线高5~8倍。

3. 拉伸强度，结的抗张强度和安全性 缝线材料的抗张强度是指在沿其长轴施加力时要撕开缝线未打结部分所需的强度。直径较大的缝线的强度大于直径较小的缝线，但厚度也会增加伤口中异物数量以及相关组织反应的严重性。结是缝线环的最薄弱环节，张力在结处转换为剪切力（shear force），缝线的初始抗张强度降低了至少1/3。结的抗张强度定义为需要打断打结的缝线的力(以磅为单位),而打结安全性是指缝合材料的结保持能力,表示为抗拉强度的百分比。结的抗张强度与缝线的直径、缝合材料的类型和缝合环的大小有关。而结的安全性受缝线直径、摩擦系数和结质量的影响。一般而言,使用较大直径的缝线将增加结的安全性和可靠性。

(三)可吸收缝线生物学反应

可吸收缝线材料可以是天然或由人工合成。合成缝线几乎涵盖了目前使用的所有缝线材料。天然和合成缝线的吸收机制不同。天然缝线由巨噬细胞提供的蛋白水解酶分解和吸收,合成缝线则在组织液中通过水解而降解。

1. 生物膜作用　生物膜(biomembrane)是生存在表面的细胞形成的复杂群落,被包裹在含有开放水通道的聚合物基质中,该通道存在于许多不同的医疗设备上,包括缝合材料。生物膜可作为细菌的储存库。已经证明,在生物膜表面生长的细菌表现出独特的表型,并具有增强的抗药性。在生物膜中,细菌能够在宿主的免疫系统前隐藏,对抗生素的敏感性较低。从缝线上的生物膜中彻底清除细菌是不现实的。

各种表面上的细菌生物膜是近来的研究热点,一项研究比较了金黄色葡萄球菌和粪肠球菌在 5 种外科缝合材料上的生殖,并试图弄清影响其生长的可能因素。研究者将金黄色葡萄球菌和粪球菌的纯培养物与 5 种缝线使用组织培养基或细菌生长培养基一起孵育 4 d,每天对与缝线相关的细菌进行定量测量。在选定的实验中,细菌生长培养基中补充了肝素,其是一种已知的金黄色葡萄球菌生物膜形成物质。结果显示,与单丝缝合相比,编织缝线的金黄色葡萄球菌和粪球菌的回收率更高(典型 $P<0.01$),在细菌生长培养基中孵育的缝线上细菌数量更多(通常为 $P<0.01$)。在与金黄色葡萄球菌孵育 3 d 的真丝或编织的聚乳糖910 缝线中添加肝素 1 000 U/ml,第 1 天细菌数量明显增加。研究者认为,编织或单丝缝线更利于细菌生长,肝素能够使细菌黏附力在第 1 天增强,但随后的时间没有这种效力。金黄色葡萄球菌能够黏附于缝合材料并形成与细菌生物膜一致的结构。

早期文献证明细菌对缝线的附着取决于微生物的种类,缝线的组成和结构,编织的缝线比单丝的编织线更易于定植。越来越认识到,细菌在生物膜内以菌落的形式在生物体表面定居,组成由蛋白质、脂质、多糖和细胞外 DNA 组成的细胞外聚合物封闭的细菌种群。在临床环境中,细菌生物膜会污染留在体内的医疗设备,例如导管、整形外科植入物和人造心脏瓣膜。在临床实践中,这些感染很难根除,而且常常需要移除受感染的组织或设备。通过用抗菌剂涂覆材料来减少手术缝线的细菌污染正逐渐兴起,但这些技术尚未获得广泛的接受。细菌生物膜在临床医学中越来越受到关注。许多疾病状态都与生物膜上的细菌生长相关,如尿路感染、导管相关感染、中耳感染、牙齿感染、心内膜炎,囊性纤维化患者的感染及留置装置(例如关节假体和心脏瓣膜)感染。长期以来,人们一直认为缝线材料的存在会增加感染的风险,并且通常与缝线材料相关的手术部位感染可能与细菌的生长相关联,成为生物膜。

2. 组织反应　所有缝合材料在植入组织时都会引发异物细胞反应,但天然缝线表现出更大的组织反应性,且其伤口愈合的炎症阶段延长。植入伤口的材料越多,组织反应越大。此外缝线环的打结部分的异物密度更高。

3. 伤口感染　　在感染的伤口中放置异物可能会加剧感染或导致长期感染;因此,在可能的情况下,外科医师应避免将缝线置于需要立即闭合的严重污染伤口中。缝线可能会通过局部组织自溶而引起渗出的异物反应,并通过物理屏蔽细菌使其免受宿主免疫反应而使感染加剧。因此,不建议在被污染的伤口中使用多缝线缝合,因为细菌的清除在多股材料的间隙中比单股材料慢。

4. pH 值的影响　　组织和体液中的 pH 值会因位置而异,例如,胃酸 pH 值为 0.9 ~ 1.5,十二指肠的胰液 pH 值为 7.5 ~ 8.2,并受到感染和炎症的影响。如 Proteus,一种分解尿素的细菌,将尿素分解为氨,然后升高尿液的 pH 值。发炎组织的 pH 通常呈酸性。组织的 pH 值会影响缝线的拉伸强度保持率。天然可吸收缝线的降解在酸性和碱性环境下均加速,但研究表明碱性环境对合成的可吸收缝线的影响更大。

(四)可吸收缝线生物降解特性

可吸收缝线(absorbable suture)最大的特点在于其能够被人体吸收,但不同材质的缝线降解原理和周期均不一样。若可吸收物降解不当可能会释放有害有毒物质,不利于组织愈合甚至危害患者,也有可能在愈合前就提前失去强力。不同材质的可吸收缝线降解原理和特点都不同。人体内是一个复杂的生理环境,存在影响缝线降解的各种因素。同种缝线的降解情况跟植入部位息息相关,不同部位的体液的组成、酸碱度并不一样,例如甲壳素缝线,在胃部降解速率会比胆囊部位快得多。不同材质缝线根据其降解特性在临床使用上也不同,例如 PDO 缝线适用于软组织修复,尤其适用于需要长时间伤口支持的部位。人体的个体差异、不同组织的愈合能力、年龄等因素均会影响缝线的降解能力,例如 PGA 缝线在老年患者身上需慎用。当然,缝线的粗细、单多股、涂层都会影响其降解能力,所以在选择合适降解周期的缝线时,需要综合所有因素。可吸收缝线在体内降解首先从它的不均一性开始,缝线的设计或加工工艺不当均会加速降解,从而导致预期降解周期的偏差。所以在生产可吸收缝线时,需注重缝线的均一性、成分的稳定性。

可吸收缝线较不吸收缝线优势明显,越来越受临床青睐。但目前还没有材质能完全满足理想的可吸收缝线要求。并且由于可吸收缝线易与心血管组织相容且降解后断裂强度不足,限制了其在心血管和神经组织缝合领域的发展。

五、不同类型可吸收缝线的适用范围

随着技术和工艺的进步,目前已有十几种适合不同需要的外科缝线。不同的缝线具有不一样的理化特性,这就要求外科医师熟知各类缝线的特点,从而选择合适的缝线材料及型号。根据手术切口的选择、患者的自身因素、手术性质、缝合组织等因素的不同,外科医师应恰当地选择能够保持其强度,能够承受缝合张力,直至缝合组织充分愈合的缝线。此外,外科医师也应该了解术后,尤其是术后第 1 周内缝合材料的物理性质可能引起的人体组织生化反应。

大多数缝合材料仅引起轻微的组织反应,合成材料的组织反应往往比天然纤维更小。通常选用与缝合组织天然强度相匹配的最细缝线,选择应用不吸收缝线或时效较长的可吸收缝线来缝合愈合缓慢的组织,如筋膜、肌腱等。用可吸收缝线缝合生长愈合较快的组织,如胃、结肠、膀胱等。对于具有潜在污染的组织,应避免使用多股纤维缝线,而应选用不容易被细菌附着的单股纤维缝线及可吸收缝线,尤其是抗菌可吸收缝线。由于存在于含有高浓度晶体溶液内的异物可能会引起沉淀和结石形成,因此在进行泌尿系、胆道手术时,应使用可吸收缝线。

单股线穿透组织的阻力小,细菌附着机会小,但是打结过程中折叠或卷曲会给缝线造成缺口或薄弱点,从而容易断裂。同时单股线柔韧性较差且容易滑脱,因此术中需要通过增加打结数量来提高线结的可靠性。编织缝线是由数股纤维编织而成,具有更好的抗张强度、柔韧性和弹性,同时通过在其表面添加涂层,编织线还可以增加各种特性。但当编织线留存在血管中时,表面光滑度会逐渐下降,容易形成血栓,因此临床通常选用单股线进行血管缝合。

可吸收缝线能够在组织中保持适当的抗张强度直至伤口愈合,然后再迅速被吸收。由于天然可吸收缝线在体内的降解主要通过酶解方式,因此会在一定程度上引起机体的炎症反应并且吸收速率难以预测,目前已逐步为人工合成的可吸收线所取代。人工可吸收线在组织中通过水解作用降解,组织反应小,张力维持时间及材质的吸收时间较为稳定,因此在临床上使用广泛。可吸收聚糖乳酸缝线在缝合 14 d 时缝线的抗张强度约保留 75%,28 d 时缝线的抗张强度约保留 25%,56 ~ 70 d 时缝线被完全吸收。快速可吸收缝线快薇乔(Vicryl Rapid)是降解速度最快的可吸收缝线,在术后 5 ~ 6 d 张力即下降 50%,有效伤口支撑时间为 10 ~ 14 d,适用于缝合生长愈合较快的组织,如会阴、皮肤、黏膜等部位。单股可吸收聚卡普隆 25 缝线(如单乔 Monocryl)是人工合成的单股可吸收缝线,反应小、细菌不易附着,同时能平滑穿过组织,对组织的拖曳力极小,适用于皮下组织和皮肤缝合,美容效果好。聚乙醇酸缝线属于多股编织缝线,其主要成分为羟基乙酸的聚合物。PGA 缝线在组织中 15 d 开始吸收,30 d 时吸收约 75%,60 ~ 90 d 可完全吸收,在外科手术中广泛使用。单股可吸收聚对二氧环己酮缝线例如普迪思(PDS Ⅱ)是当前维持抗张强度时间最长的单股可吸收缝线,可维持切口张力 6 周以上,术后 180 d 在体内完全水解成二氧化碳和水。PDS 缝线与 PGA、PGLA 缝线相比,对组织损伤小,可长时间的保持张力,同时不易被胆汁、胰液、肠液等消化液降解,特别适合于愈合较慢的组织及有碱性消化液残留的管腔缝合。聚乙二醇酸和聚糖乳酸 910 很相似,而且两者在强度、打结牢固性、对细菌的耐受性方面均明显优于肠线。合成的可吸收缝线适用于不需要长期保留缝线的部位,例如内脏、肌肉和皮下组织。

随着腔镜技术的发展,外科手术中期待一种可减少操作钳的使用数量和频次,提高缝合的效率,可应用于包括胃肠吻合、浆肌层加固、后腹膜关闭等手术操作的缝线。目前已开发出免打结缝线,又称倒刺线。根据成刺工艺不同,主要可以分为两种:切割成刺的螺旋倒刺线(如 Spiral)和压制成刺的鱼骨倒刺线(如 Symmetric)。螺旋线最先推出,倒刺呈 360°螺旋状排列,全程无须助手牵拉,降低了腹腔镜下打结、缝合的难度,能够有效缩短缝合时间和麻醉时间,尤其适用于腹腔镜下操作。但是螺旋线为切割后的单股缝线,其张力有所降低,不适用于高张力的切口闭合。另一款压制成刺的倒刺线,又称鱼骨倒刺线,其成刺技术不会影响缝线的抗张强度,不仅可以缝合张力较小的组织,还可缝合需要承受高张力的筋膜层等组织。手术缝线有不同的规格,缝针也有不同的特点,缝针与缝线的物理特性必须相匹配以便操作。既往的缝针由于技术限制,其直径往往大于缝线,从而增加了组织在术后出现渗漏的机会。防渗漏缝针技术将针线结合部的线拉细塞入针尾,针线以接近1∶1比例装配,从而最大限度减小缝针损伤带来的渗血、渗液等情况。近年来出现的防刺伤针,通过选用0.012 cm的针尖设计,既能获得较好的穿刺性,又不易刺破手套,适用于特殊感染的手术,能够最大限度地保护手术操作者。

在外科进行各种缝合和结扎手术时,必须科学地选用已知其物理和生物化学特性的有效材料,必须了解其组成内容、粗细、强度、摩擦性、打结牢固性、弹性、吸收性、耐久性、组织反应性以及对细菌污染的耐受性。现对不同部位和组织器官手术缝线的选择原则及依据总结如下。

(一)头部

神经外科的缝线种类与其他外科相近,大体分为可吸收缝线和不吸收缝线两类。神经外科目前常用的缝线材料包括:聚糖乳酸910含抗菌剂可吸收缝线;不吸收聚酯缝线;单股不吸收聚丙烯缝线;含抗菌剂长效单股聚对二氧环己酮缝线;可吸收螺旋倒刺线;抗菌压制型鱼骨倒刺线。

1. 血管缝合　在确保缝合强度足够的前提下,建议选用较细的缝线,以最大限度地减少对血管的损伤;建议选用摩擦系数较小的单股缝线,以避免多股编织缝线存在的每股线丝间隙中易隐匿感染源的隐患。聚丙烯缝线是心脑血管外科公认的首选缝线,尤其是带有钨铼合金缝针的聚丙烯缝线,其锐利度、抗弯性均有较大提升,接近1∶1的针线比可带来更佳的防渗效果。在必须完成缝合而又无合适的血管缝线备用时,尼龙线甚至丝线仍可选用。

2. 神经缝合　推荐采用8-0、9-0、10-0单股不吸收聚丙烯缝线或尼龙(聚酰胺)缝线。

3. 硬膜缝合　原位缝合、采用自体骨膜或筋膜修补缝合时,推荐使用聚糖乳酸910含抗菌剂可吸收缝线或含抗菌剂长效单股聚对二氧环己酮缝线;自体硬膜与人工硬膜的修补缝合或颅底、颅颈交界处的硬膜缝合,推荐使用不吸收聚酯缝线。

4. 骨膜缝合　推荐使用2-0/3-0聚糖乳酸910含抗菌剂可吸收缝线。

5. 肌肉缝合　可根据不同的厚度和术者的习惯选择不同规格的缝线,推荐使用0号聚糖乳酸910含抗菌剂可吸收缝线。皮肤缝合多采用间断缝合的方式,推荐使用3-0聚糖乳酸910含抗菌剂可吸收缝线。为了减少术后拆线的操作,减轻患者的痛苦,推荐使用4-0聚糖乳酸910可吸收缝线行皮内连续缝合。对于复发的二次手术切口,推荐使用4-0不吸收缝线,并相应延长拆线时间。

(二)颈部

目前用于甲状腺手术的缝线主要有合成多股编织可吸收缝线、可吸收倒刺缝线、聚丙烯缝线、钛镍记忆合金缝线和丝线。传统上用3-0或2-0丝线缝合残留的甲状腺,用

2-0 丝线缝合颈白线和舌骨下肌群。近年来,由于各种新型缝合材料的不断发展,甲状腺手术缝合材料的选择也越来越多。目前认为合成可吸收缝线张力强度高,易吸收,无异物残留,可减少局部炎症反应,有利于减少瘢痕增生。3-0 或 4-0 多股编织可吸收缝线可用于缝合残余甲状腺、颈白线及舌骨下肌群;颈阔肌及皮下组织多采用4-0 多股编织可吸收缝线或可吸收带刺缝线。皮内缝合建议使用规格细小、组织反应小、惰性强的单股不吸收聚丙烯缝线或钛镍记忆合金,便于术后取出,减少可吸收缝线生存过程中的局部反应。颈部皮肤也可采用5-0 可吸收缝线或4-0 可吸收带刺缝线缝合,组织反应小,且无须拆线。

(三)腹部

1. 胃肠　根据在体内的可吸收性,缝线可分为可吸收和不吸收缝线。由于胃肠道组织愈合得很快,建议使用抗菌可吸收聚糖乳酸(PGLA910)缝线。可吸收缝线可减少吻合口异物残留时间,减少异物肉芽肿及吻合口水肿、溃疡、出血等并发症的发生。另外,胃肠手术也是一种潜在的感染手术。使用抗菌涂层的可吸收缝线(如 Vicryl Plus)可降低感染风险。螺旋刺线(如 Spiral)可提高腹腔镜连续胃肠缝合的效率,使用时必须遵循全层缝合的原则。缝合时,在离组织 5～10 mm 处剪断缝线,无须打结。胃肠吻合推荐选用3-0 或 4-0 可吸收缝线。

2. 结直肠　结直肠手术是一种有菌手术,存在潜在腹部感染和切口感染风险。常见的可吸收缝线包括不同类型抗菌缝线:3-0 可吸收聚卡普隆 25 螺旋倒刺线(如 Spiral Plus)、3-0 或 4-0 可吸收聚糖乳酸缝线(如 Vicryl Plus),以及 3-0 或 4-0 单股可吸收聚对二氧环己酮缝线(如 PDS Plus)。另外,经肛门直肠全系膜切除术采用圆形吻合器机械吻合后,钉砧插入荷包线缝合时常用的缝线为不吸收聚丙烯缝线(如 Prolene)。腹腔镜手术缝线长度最好为 8～20 cm。腹腔镜下手工缝合多用于共同开口关闭、吻合口加固缝合等。关闭共同开口中,既可使用倒刺线双层连续缝合,也可单层连续缝合。吻合口加固缝合常使用倒刺线以 Lembert 法加固。

3. 胰腺　目前用于胰腺和消化道重建的缝线主要有合成不吸收缝线(如丝线、聚酯线、聚丙烯线等);合成可吸收缝线(如聚乙醇酸、聚糖乳酸、聚对二噁烷、聚卡普隆 25 等)。在胰胃肠道吻合早期,依赖缝合张力维持吻合的完整性和连续性。吻合口处的缝线暴露在含有胰液、胆汁的碱性环境中,碱性环境中富含活化蛋白酶、淀粉酶、脂肪酶,对缝线有水解、腐蚀等生化作用,各种缝线的抗张强度等理化性能会随着时间的推移而不同程度下降,尤其是在吻合口瘘和合并感染的情况下,会加速缝线抗张强度的下降。因此,明确不同缝线在上述消化道环境中的理化性质变化,可为选择缝线提供依据。根据缝线的理化性质,建议使用单股不吸收聚丙烯缝线或单股可吸收聚对二氧环己酮缝线完成胰腺和消化道重建。

不同缝线具有不同的理化性质,与胰腺组织的相容性和炎症反应存在差异。传统的不吸收缝线会造成更多的损伤和异物反应,因此不推荐用于胰腺消化道重建。合成单股不吸收缝线,如 Prolene,保持高拉伸强度超过 2 年,具有一定灵活性和延展性,在胰腺和消化道重建中的应用存在争议。单股不吸收缝线具有"记忆"特性,并恢复其原始形状。

在胰瘘或感染的情况下,线结或连续缝线可能松动,因此结的数量必须大于丝线或编织线。可吸收缝线中的天然物质,如肠道和胶原蛋白,在体内细胞酶的作用下降解,导致缝线周围的炎症和过敏反应,目前已少有应用。合成可吸收多股针织缝线自身水解降解,不需要缝线周围的细胞活性,成结性好,操作方便,且抗拉强度较大,抗菌涂层可吸收缝线兼具单股缝线的优点,应用广泛,但其易在胰液、胆汁和碱性环境溶液下降解;Purdis是一种合成的单股可吸收缝线,具有良好的耐碱性和成结性,已广泛用于胰腺和消化道的重建,但其抗拉强度仍随着时间的推移而降低。缝合6周后,可吸收缝线的物理和化学性质发生显著变化。推荐以单股不吸收聚丙烯缝线或在碱性环境中抗张强度维持较为持久的单股可吸收聚对二氧环已酮缝线作为胰腺消化道重建的缝合材料。

4.肝胆　肝脏的解剖特点决定了手术时缝合不可避免地会接触到胆汁。由于胆汁为强碱性液体,临床上可明显加速部分缝线降解,不推荐作为主流缝线。以往的经验表明,涂层中含有三氯生抗菌剂的薇乔(Vicryl Plus)能有效抑制金黄色葡萄球菌、表皮葡萄球菌等细菌的生长,在胆管与胆肠的吻合方面具有一定的优势。近年开发的Prolene Hemoseal防渗渗漏针,实现了针线比接近1:1,可减少针眼造成的渗漏,对血管和胆管的缝合有一定的优势。推荐采用单股不吸收聚丙烯缝线或单股可吸收聚对二氧环已酮缝线完成血管、胆管的缝合。

理想的缝线应具有光滑、可吸收、张力维持持久、炎症反应轻等特点。一般建议在胆管手术缝合时使用合成长效单股可吸收聚对二氧环已酮缝线(如PDS Ⅱ)。根据胆管直径选择4-0至6-0缝线。单股缝线不易被细菌污染,而且光滑易拉,更适合连续缝合;如果吻合口张力较大或间断缝合,可选择抗菌涂层(如抗菌薇乔Vicryl Plus)的多股可吸收聚糖乳酸(PGLA910)缝线。合成的不吸收缝线,如单股不吸收聚丙烯缝线,容易造成吻合缝线结石。不建议用于胆管损伤、胆管结石等异常胆管壁组织的胆管吻合。可吸收线中的螺旋倒刺线(如Spiral),因其抗菌、可吸收、抗拉强度高、无须打结等特点,适用于胆道手术缝合,特别是腹腔镜下的连续缝合。胆管手术缝合或吻合时,建议使用人工合成的单股可吸收线或具有抗菌涂层的多股可吸收线,在胆管损伤、胆管结石等非正常胆管壁组织的胆肠吻合中不建议使用不吸收缝线。

5.腹壁　正中切口筋膜层次缝合材料使用快速吸收缝线缝合会导致切口疝的发生增多;使用缓慢吸收缝线与不吸收缝线缝合,切口裂开及切口疝的发生率相似;使用不吸收缝线时,缝合窦道、伤口疼痛及打结突出发生率较高。故而推荐使用缓慢吸收材质的缝线缝合。对于腹部正中切口的皮肤闭合,推荐采用单纯间断缝合方式。关于缝合材料的选择,各中心研究差异较大,未能达成一致。

对于腹股沟疝修补,以开放腹股沟疝修补术为例,儿童腹股沟疝建议选择可吸收聚糖乳酸(PGLA910)缝线(如Vicryl、Vicryl Plus、2-0)等。成人腹股沟疝,疝囊的缝合建议选择编织可吸收缝线(如Vicryl、Vicryl Plus、2-0)等。组织缝合修补建议选择抗张强度持久的单股可吸收聚对二氧环已酮缝线(如PDS Ⅱ、2-0)或单股不吸收聚丙烯缝线(如Prolene、2-0)等。腹外斜肌腱膜的缝合建议选择编织可吸收缝线等。

（四）四肢与关节

骨科缝线的选择原则与普通外科类似。推荐用不吸收缝线或时效较长的可吸收缝线来缝合愈合缓慢的组织，如皮肤、筋膜和肌腱等。选用可吸收缝线来缝合愈合较快的组织。在缝合污染伤口时，避免使用多纤维缝线，而改用可吸收缝线。在强调美观的部位，应注意精确而又较长时间地对合组织，避免应用各种刺激物。使用最细、无反应的单纤维缝合材料，如尼龙和聚丙烯。

肌肉筋膜推荐 0 号聚对二氧环己酮+抑菌涂层可吸收或 Polyglactin 910+抑菌涂层可吸收缝线。肌腱与骨附着点推荐 2 号聚酯不吸收缝线。跟腱推荐 2 号聚酯不吸收缝线。关节囊推荐 0 号聚对二氧环己酮+抑菌涂层或 Polyglactin 910+抑菌涂层可吸收缝线。韧带牵引推荐 5 号聚酯不吸收缝线。韧带编织推荐 2 号聚酯不吸收缝线。

第二节　可吸收缝线发展趋势

近年来，具有其他特性的新型缝线迅速发展，出现了具有特殊功能的缝线，如具有抗菌活性的功能缝线等。经过数年的研发，第一个抗菌缝线 Vicryl Plus 于 2002 年获得美国食品药品监督管理局（FDA）的批准。除此之外，其他的功能缝线也相继问世，如药物洗脱缝线、细胞接种缝线和智能缝线等。这些缝线可减少术后伤口并发症，包括手术部位感染，减少生物膜产生，抑制瘢痕、炎症和疼痛等，并有望在再生医学和微创手术中发挥巨大作用。

一、抗菌缝线

如何提高缝线的抗菌能力一直是缝合材料研究的热点。不断有研究者尝试改良缝线表面涂层，以提高缝线的抗菌能力。2016 年世界卫生组织（World Health Organization, WHO）、2017 年美国疾病控制中心（Centers for Disease Control, CDC）、美国外科医师协会（American College of Surgeons, ACS）和外科感染学会（Surgical Infection Society, SIS）均推荐使用含有三氯生（一种抗菌剂）的缝线来降低手术部位感染的风险。细菌附着在器械或植入物表面引起的感染是重建手术和植入式生物医学设备使用过程中的主要问题。局部手术部位感染（surgical site infection, SSI）是最常见的术后并发症，约占所有手术的5%。据估计，美国每年发生近 75 万～100 万例 SSI。总的来说，手术部位感染分为 3 类：浅切开性、深切开性和器官/间隙或腔内感染。金黄色葡萄球菌是一类革兰氏阳性菌，能够在医疗植入物的表面定居，是手术部位感染的主要原因，占 23%。细菌的生长手术部位类似于缝线上的生物膜形成。具有抗菌特性的甲壳质（天然多糖）可以有效地加速伤口愈合并提供保护，免受伤口感染。

　　近来,基于二乙酰甲壳质制造的可吸收缝线在 14 d 内保持了其原始强度的 63%,并且在 42 d 内开始吸收,具有比 Vicryl Plus 更高的伤口断裂强度,并且在大鼠切口处组织迅速再生。这种新型的多丝缝合材料可能可以用于上皮结缔组织的短期和中期伤口愈合。有研究报告称,通过控制刻蚀可对不同缝线材料进行氧化等离子体处理,从而形成独特的纳米形貌,从而防止细菌附着在缝线表面上。该技术可用于开发具有抗菌潜力的缝线。尽管长期使用抗生素可以治疗细菌感染,但是它通常无效并且会引起全身并发症,并增强细菌对抗生素治疗的耐药性。为了克服广泛的微生物和手术部位术后感染相关并发症的耐药性,近期研究着重于鉴定和改变缝线的有机和无机成分以抵抗或预防感染。目前已存在具有抗菌特性的三氯生涂层可吸收缝线材料,可以克服或预防术后感染。三氯生是一种抗菌剂,虽然其抗菌效果低,但毒性较小,因此在多种产品中被商业化使用,例如和除臭剂、沐浴露和牙膏等联用。即使在猪模型中多次穿过筋膜和皮下组织后,三氯生包被的聚糖乳酸 910 缝线的抗菌效果在各种缝线直径和治疗条件下也保持一致。体外定植实验表明,使用三氯生包被缝合材料的打结缝线周围的细菌抑制区域对金黄色葡萄球菌和表皮葡萄球菌有抗菌作用。三氯生包被缝线的体内研究显示,在感染部位附近的表面细菌菌落具有明显的抑制作用。在心脏手术患者中使用三氯生涂层缝线对 SSI 进行的双盲随机研究报道,发生胸骨感染和腿部伤口感染的发生率分别为 2.4%和 3.5%,这比传统方法处理的缝线的感染率要低。此外,在一项纳入 410 例参与者的结直肠手术中的随机对照试验中,206 例使用了三氯生涂层的缝线和 204 例患者使用了常规缝合,在使用三氯生涂层的缝线后,SSI 的发生率降低。类似地,一项纳入 3 720 例参与者的 17 项随机对照试验的荟萃分析显示,使用三氯生涂层缝线后,SSI 发生率降低了约 30%。一项研究探索了细菌对可吸收和不吸收缝线的黏附性,使用了包括 Vicryl、丝线、Monocryl、Vicryl Plus 和 Prolene 等缝线,结果表明使用 Vicryl 缝线具有比其他缝线更大的细菌黏附力。另一项研究报告称,三氯生涂层缝线,带刺和标准缝线的细菌附着力则较低。与标准缝线相比,三氯生涂层缝线可有效减少细菌生长,但对细菌附着力没有影响。但也应注意,亦有报道表明三氯生涂层缺乏明显的抗菌的作用。体外研究证明了三氯生涂层缝线并没有杀菌作用。此外,研究者们受抗微生物肽的启发,还研究了用两亲性聚合物聚[(甲基丙烯酸氨基乙酯)-共-(甲基丙烯酸丁酯)](PAMBM)涂覆的新型抗菌缝线的疗效。涂覆 PAMBM 的缝线显示出显著的杀菌活性和杀死金黄色葡萄球菌的能力。因此他们认为 PAMBM 在抗菌上比三氯生更有效。此外,使用棕榈酸和月桂酸作为载体,涂有氯己定的抗菌缝线在 96 h 内对金黄色葡萄球菌具有显著的抗菌作用。与氯己定相似,对涂有辛烯啶的缝线进行了实验,将结果与氯己定涂覆的缝线进行比较可以看到,辛烯酸棕榈酸酯包被的缝线在 96 h 显示相似的药物释放,但是由于棕榈酸在辛烯胺中的溶解度较低,药物释放动力学的时间跨度较长,而释放较慢。根据其释放动力学,抗菌功效和宿主细胞毒性,该报告认为辛烯吡啶包被的缝线要优于氯己定。另一项研究表明,使用咖啡酸苯乙酯负载的缝线可预防感染。同时,对季铵化合物(K21)包被的缝线和牙线进行的体外研究显示,与感染和菌血症直接相关的细菌种类具有剂量依赖性的抗菌活性。

二、纳米银处理的缝线

银纳米颗粒(silver nanoparticles,AgNPs)被认为是涂覆聚合物医疗器械以增强其抗菌特性的最佳选择。银的抗菌作用的机制涉及活性氧的产生,这直接影响微生物的 DNA 和细胞膜。此外,细菌对 AgNPs 产生抗性非常罕见。直径在 1 nm 至 100 nm 之间的银离子纳米团簇具有较大的表面积与体积比,这使得 AgNPs 能够小剂量使用且毒性较小。目前,银纳米颗粒已经用于如导尿管和伤口涂料等医疗器械。近年来,用 AgNPs 处理外科缝线,以防止细菌黏附在其表面上逐渐成为新的热点,这项技术可以增强切口部位无感染的伤口闭合。一项研究报道,AgNPs 的封端浓度影响颗粒间排斥力,从而影响抗菌活性。此外,将封端浓度分别从 5 mmol/L 降低到 0.1 mmol/L 时,对金黄色葡萄球菌的抗微生物活性从 13% 增加到 76%。

最近出现了长期有效的用于外科手术缝线的抗微生物涂层,如银纳米颗粒和超支化聚赖氨酸。采用浸涂法涂覆基于聚乙醇酸的缝线,涂覆的表面对金黄色葡萄球菌具有很高的抗菌功效,与未涂覆的缝线相比,细菌黏附减少了 99.5% 以上,并且对成纤维细胞没有细胞毒性。在另一项研究中,缝线上的 AgNPs(0.5%)涂层显示出有效的抗菌活性,并降低了金黄色葡萄球菌和大肠埃希菌的黏附力。在另一项研究中,涂有 AgNPs 的缝线既显示了抗菌作用,又显示出抗炎作用。在小鼠的体内研究显示,肠吻合的愈合显示出了胶原蛋白的沉积显著增加,机械性能亦明显改善。展望未来,借助用于治疗烧伤和其他感染疾病的乳膏和伤口护理剂等纳米银基产品,通过涂层或将其装载到纤维中的抗菌缝线的开发可以促进伤口缝合的应用。若继续在抗菌纳米纤维制成缝线的工艺取得进展,并同时保持其机械强度和性能可以减少对抗菌涂层缝线的需求。通过将抗菌剂和(或)纳米结构表面与独特的材料几何形状相结合,以克服细菌黏附和生物膜形成的新方法可以有效降低伤口闭合时的感染率。

三、药物洗脱缝线

药物洗脱缝线与抗感染缝线的原理相似,即将特定的药物通过浸泡、静电纺丝等方法附于缝线上,进入体内的缝线在特定部位通过释放药物而发挥功能。目前,附有丁哌卡因(布比卡因)等药物的缝线的应用在提高局部药物浓度、降低用药剂量等方面具有较大的潜在价值。根据所用治疗剂的类型,药物洗脱缝线可以减轻术后并发症。它还可以减少对补充药物的需求,从而降低全身给药后其在手术部位的效力或浓度。药物在特定部位的缓释可以在局部延长治疗浓度,而不会达到毒性浓度。药物洗脱缝线的开发方法多种多样,包括通过浸涂法,接枝或通过电纺丝工艺涂覆缝线表面。制备药物洗脱缝线的挑战在于不损害缝线重要机械性能的情况下获得所需的药物浓度和效力,这可以通过增加聚合物降解和控制药物释放的技术来实现。结扎的缝线易于细菌黏附和产生倾向,且残留在编织丝中的细菌数量很高。编织的丝线由于对细菌的附着更易感染,因此具有更高的手术风险。涂有四环素的丝线对金黄色葡萄球菌比对大肠埃希菌的抗菌活性更高,且随着药物浓度的增加其抗菌功效也增强。盐酸左氧氟沙星与聚(ε-己内酯)混合物包被的涂层显示出与四环素相似的结果,对大肠埃希菌的敏感性高于金黄色葡萄球菌,对猪内皮细胞的体外细胞毒性可接受。抗菌处理过程中缝线间的静态和动态摩擦以及弯曲刚度均发生了变化。眼科药物洗脱缝线包含左氧氟沙星负载的聚(L-乳酸)和由生物相容性聚合物与亲水性聚合物(微纤维)制成的聚乙二醇,用于眼科手术抑制细菌生长(主要是表皮葡萄球菌)。Casalini 等研究了可生物吸收的理论模型缝线与利多卡因及其在组织中的释放动力学。研究报告指出,增加药物的扩散系数和半衰期可改善从缝合材料中洗脱出来的药物的效力。同时,从缝线释放利多卡因使麻醉后对组织的镇痛作用延长了近 75 h,从而减轻了术后疼痛。最近出现了一种局部麻醉药(布比卡因),基于 PLGA 的缝线材料通过电纺丝工艺制作。

电纺药物洗脱缝线表现出理想的机械性能,并且在大鼠切口部位的药物能够显著扩散到组织中,其药物释放动力学与负载在缝合材料上的药物浓度成正比。据报道,这种洗脱药物的缝线在临床试验中初步有效,它可以提供术后 7 ~ 10 d 的镇痛效果,并具有 3 d 的最大镇痛效果。对人造局部麻醉洗脱缝线的组织反应与市售 FDA 批准的 PLGA 缝线的组织反应相似,没有任何不良反应的证据。基于静电纺丝工艺的芯-鞘结构可以产生机械强度高且柔韧的缝线,从而有利于生物活性分子/染料的掺入,此外这些纱线可以通过编织工艺扩展为多股缝线,以广泛使用。一项体内研究报道,通过将药物直接扩散到血管壁的所有层(内膜、中膜和外膜层)中,控制了药物的释放,从而防止了吻合口缝线处的新内膜增生。这种策略在冠状动脉搭桥手术和外周血管搭桥手术中都可能有效。Lee 等人报道了用布洛芬负载的聚合物片组装而成的手术缝线,术后可缓解疼痛,且不影响缝线的机械性能。在可吸收的缝线表面固定含有地塞米松涂层的聚乙烯亚胺和聚糖乳酸-乙醇酸共聚物颗粒,结果显示药物能够控制释放 4 周,且不会影响缝合材料的机械性能。与双氯芬酸与聚己内酯纤维相比,含水滑石的双氯芬酸纳米熔纺的生物活性缝线显示出有效的释放特性,且具有优异的机械性能。

药物洗脱缝线的潜力可以通过制造多种药物的缝线扩大其组合,这些缝线可以在有效载荷有限的所需部位上发挥协同和(或)累加作用。这可以扩展制造以生产具有高抗拉强度,柔韧性和更好的药物洗脱编织线。然而,对带刺缝合的伤口愈合延迟、严重的瘢痕形成和皮肤刺激等并发症的预防则需要进行更多的临床研究,需要对生物活性物质进行修饰,以扩大其功能性并减少不良反应。具有多种生物活性分子的缝线可沉积在刺内或细长的单股和多股带刺缝线内,以扩大其功能和治疗作用。

四、细胞接种缝线

可生物降解的支架被广泛用于组织工程和再生医学中,它可作为干细胞移植和各种组织的载体。最近的研究表明,涂有生长因子或干细胞的缝线可以用作这些生物制剂的递送载体。具有生物活性表面的缝线可为植入后的组织快速再生提供理想的拉伸性能和降解率。干细胞接种缝线的主要目的是增加受伤部位的再生细胞数量,从而加速组织的再生和修复。尽管基于缝线的细胞递送似乎是将干细胞移植到人体软组织中的可行方法,但要保持此类缝线的所需机械和物理特性仍是一项重大挑战。一项体外研究通过将多能干细胞播种到编织缝线材料上,开发了一种生物活性缝线,这种缝线被证明对肌腱的机械修复是有益的。与涂有纤连蛋白的缝线相比,涂有聚-L-赖氨酸的缝线促进了高水平的细胞黏附,并且对经细胞浸渍的缝线进行的体外分析显示,当细胞通过兔的肌腱时,它们具有代谢活性,可以重新定植于受伤的腱组织中的无细胞区肌腱。另一项关于大鼠跟腱的研究表明,在手术后的前两周,骨髓源间充质干细胞缝合在腱修复早期阶段的肌腱修复过程中具有临床优势。最近,研究者们将一种新型干细胞种子生物缝合材料用于心脏手术,通过载有纳米粒子来追踪心肌内的种子细胞,从而开发出了人类间充质干细胞接种的缝合材料。结果发现,细胞接种的生物缝线能够将干细胞更有效地递送至心脏,且比常规方式(注射)要好,这说明了干细胞在大鼠软组织中的移植效率更高,此外纤维化减少,心脏机械功能增强。在另一项研究中,由脂肪干细胞(adipose derived stem cell,ASC)开发的生物缝线对局部急性气管吻合术中的炎症有抑制作用。据报道,ASC埋入缝线的组织在受损组织的早期就有大量的巨噬细胞,几乎没有嗜中性粒细胞。最近,有研究者报道了使用了充满ASC的可生物降解缝线后,细胞在细丝中分布均匀,具有增强的生存能力,并通过体外伤口愈合试验释放细胞因子而增加了细胞的代谢活性。此外,用间充质干细胞修饰的缝线在伤口愈合上显示出大量的胶原蛋白α-1(Ⅰ)链沉积,并能快速恢复。具有生长因子和(或)干细胞的缝线可在组织工程和再生医学中用作支架的替代品。缝线作为细胞治疗的载体,具有增强心脏的机械功能,修复肌腱,气管吻合和伤口愈合,在短时间内快速恢复和组织再生等方面的临床优势。显著的高修复强度、抗缝隙形成和快速愈合以及增强腱修复的临床效果展示了其用于严重的骨科损伤的可能。形状记忆合金(镍钛诺)纳米涂层的干细胞修饰金属缝线可扩大其在骨科应用中的临床用途。

五、智 能 缝 线

由形状记忆聚合物(SMP)开发的智能缝线可通过减少外科手术的复杂性,特别是在锁孔手术(keyhole sargery)中,通过自紧结来闭合深伤口,从而替代传统的缝线。形状记忆聚合物能够通过热、光、溶液、磁场或电场等能量的外部刺激从变形状态(临时形状)恢复到原始状态(永久性)。缝线在应力受控的情况下松散地连接到伤口上,在高于温度临界点的刺激下,缝线恢复到原始状态和形状,并在周围组织中形成一定的张力。这有利于在体内或在外部使用时,通过温度升高而改变其形状。智能缝线具有出色的柔韧性,并具有显著的机械性能,可形成自紧结,从而有效闭合伤口。倒刺缝线的整体或部分(例如倒刺缝线体)可以由形状记忆聚合物制成,以实现预期的组织粘连和良好的临床效果。这扩大了它们在心血管、骨科、产科手术等领域的应用,降低了打结密闭手术的复杂性。此外,将治疗、预防和诊断药物掺入智能缝线的聚合物组合物中可扩大其在医学应用中的功能。植入非弹性缝线可能会导致组织坏死和缝线松弛,从而导致伤口愈合失败,并且在术后早期尤其是咳嗽期间也可能从组织中撕裂。最新开发的热塑性聚氨酯弹性缝线对于中线剖腹手术伤口闭合是可行且安全的,并具有良好的拉伸特性,以预防腹部手术后并发症。弹性缝线在 10 个疗程后显示出明显的材料强度,平均弹性伸长率为 56%。与聚丙烯缝线相比,在兔子模型中使用 21 d 后,弹性缝线材料具有更少的炎症细胞和更高的 Ⅰ/Ⅲ 胶原比例。形状记忆聚合物衍生的聚氨酯缝线具有更大的弹性和拉伸强度,并且具有自紧结,将扩大其在临床中的应用。

六、电子缝线

　　具有监视、感知和激活体内典型生物反应能力的电子缝线对于改善局部组织健康监测非常有用。有研究者报道了一种智能电子缝线(宽 1 mm,厚 3 mm),该缝线具有集成在聚合物或丝绸上的超薄柔性硅传感器,用于伤口监测。缝线材料呈蛇形图案,包括两个硅和铂纳米膜温度传感器以及由金制成的微型加热器。电子缝线可以精确测量升高的温度,可用于识别感染状态,并有助于维持理想温度以维持愈合过程。电子缝线具有很高的柔韧性,这有利于其穿入外科用针中,具有相当大的拉力。随着微创手术和先进缝合技术的兴起,带有更多传感器的电子缝线能够监测 pH 值、伤口渗出液、细菌、氧气和酶以及温度监测系统可以促进准确监测和改善急慢性伤口的愈合。尽管已经确定了一些伤口愈合潜在指标,目前仅使用很少的指标[例如 pH 值、氧气、尿酸、血红蛋白、感染(包括温度和气味)和蛋白酶活性]来监测和管理伤口部位。此外,反馈集成于缝线中的力传感器可帮助外科医师确定在闭合不同组织的切口部位时施加的拉力期间的张力阈值。这将能够控制和调节切口闭合部位的缝线中的高张力或低张力,从而减少不均匀的张力介导的副作用。带有感应元件的智能带刺缝线可以扩大其在监测和治愈伤口感染中的应用范围,并可以在微创手术中使用。

　　综上所述,手术缝线在伤口管理中作为医疗设备发挥着至关重要的作用。目前市场上可及的常规用途的缝线材料能够满足大多数要求,但并非全部。因此,当前的努力集中在开发具有所有期望特征以及额外特征[例如潜在地递送药物和细胞,以促进和(或)增强伤口愈合]的缝线材料上。新型缝线材料和设计扩大了缝线的生物医学应用范围。缝线技术的最新进展和新兴趋势在外科应用中具有巨大潜力。这方面的重大进展可以归功于材料科学领域的技术进步。聚合物具有很高的柔韧性和巨大的潜力,可产生具有优异物理和机械性能的多种缝合材料。另外,已经证明可生物降解的缝线是有益的,这些材料还具有作为药物、干细胞、蛋白质、肽、抗体、DNA、纳米颗粒等载体的能力,这展示了缝线无限的治疗潜力。缝线的主要功能和功效取决于其物理机械性能,因此,在对这些缝线进行修饰或涂以生物活性剂和传感器后,保留这些特征至关重要。另外,为了更好地处理质量和所需的修饰,它还应该是非致癌的、无毒的、无变应原(allergen,又称过敏原)的,不应在宿主组织中引起任何不良反应。为了满足这些要求,有必要进行详细的临床前研究并评估这些新兴缝线在人体试验中的安全性和有效性。

参考文献

[1] 胡煜雯. 不同可吸收性外科缝线的介绍和降解研究[J]. 中国医疗器械信息, 2019, 25 (5): 53-54, 168.

[2] 刘永莲, 陈兵. 缝合材料及其临床应用[J]. 中国医疗器械杂志, 2001, 25(2): 99-99.

[3] 赵玉沛, 张太平. 普通外科缝合技术的基本原则与缝合材料规范化使用[J]. 中国实用外科杂志, 2019, 39(1): 3-5.

[4] 赵玉沛. 普通外科缝合技术和缝线的发展历史现状和展望[J]. 中国实用外科杂志, 2008, 28(10): 789-792.

[5] 陈慧珍. 人工合成的可吸收缝线在外科手术中的应用体会和发展趋势[C]. 首届国际手术室护理学术交流暨专题讲座会议论文汇编(下). 2005.

[6] CLARK D E, 于哲夫. 外科的缝合材料[J]. 国外医学. 外科学分册, 1981, 8(1): 24-26.

[7] 陈双, 杨斌. 外科缝合材料进展与选择缝线的原则[J]. 中国实用外科杂志, 2005, 25 (8): 511-512.

[8] 中国医师协会神经外科医师分会. 神经外科手术缝合技术及缝线材料选择专家共识[J]. 中华神经外科杂志, 2021, 37(4): 325-330.

[9] 赵玉沛, 田文, 张浩, 等. 甲状腺手术切口入路、缝合技术与缝合材料选择中国专家共识(2018 版)[J]. 中国实用外科杂志, 2019, 39(1): 34-38.

[10] 中华医学会外科学分会. 腹腔镜结直肠外科手术缝合技术与缝合材料选择中国专家共识(2021 版)[J]. 中国实用外科杂志, 2021, 41(5): 504-511.

[11] 唐健雄, 李健文, 李航宇, 等. 疝外科缝合技术与缝合材料选择中国专家共识(2018 版)[J]. 中国实用外科杂志, 2019, 39(1): 44-50.

[12] 赵玉沛, 杨尹默, 楼文晖, 等. 胰腺手术缝合技术与缝合材料选择中国专家共识(2018 版)[J]. 中国实用外科杂志, 2019, 39(1): 21-26.

[14] 赵玉沛, 刘连新, 蔡建强, 等. 肝脏手术缝合技术与缝合材料选择中国专家共识(2018 版)[J]. 中国实用外科杂志, 2019, 39(1): 11-14.

[15] 陈亚进, 张永杰, 王坚, 等. 胆道手术缝合技术与缝合材料选择中国专家共识(2018 版)[J]. 中国实用外科杂志, 2019, 39(1): 15-20.

[16] 张忠涛, 陈凛, 李乐平, 等. 胃肠外科手术缝合技术与缝合材料选择中国专家共识(2018 版)[J]. 中国实用外科杂志, 2019, 39(1): 27-33.

[17] 赵玉沛, 楼文晖, 王勇, 等. 腹壁切口缝合技术与缝合材料选择中国专家共识(2018 版)[J]. 中国实用外科杂志, 2019, 39(1): 6-10.

[18] LOMMER M J, VERSTRAETE F J M. Oral and maxillofacial surgery in dogs and cats[M]. Amsterdam: Elsevier, 2012: 69-78.

[19] HENRY-STANLEY M J, HESS D J, BARNES A M T, et al. Bacterial contamination of surgical suture resembles a biofilm[J]. Surgical Infections,2010,11(5):433-439.

[20] DENNIS C,SETHU S,NAYAK S,et al. Suture materials—Current and emerging trends[J]. Journal of Biomedical Materials Research Part A,2016,104(6):1544-1559.

第七章

生物活性材料与骨损伤修复

江 虹 董世武 李建美 龚小珊 康 菲 张 瑷 丁海滨

随着军事科技的发展及战略战术的变革,以及具有多处杀伤效应的高能爆炸性武器在现代战争中的广泛应用,战伤类型发生了新的变化,骨损伤的发生率也呈现增高趋势。由于战场致骨损伤多为开放性缺损,易发生感染且治疗难度大,若未能得到及时修复或修复情况不佳,会导致骨愈合延迟、骨不连等,造成伤员身心痛苦和功能丧失。因此,战创伤骨缺损的修复和重建已成为国际军事医学的重要研究课题。

针对骨缺损的修复治疗,目前临床上的主要手段是采取自体骨移植。自体骨移植的生物来源与宿主一致,组织相容性好、不产生排斥反应(rejection),一直被认为是骨缺损治疗的"金标准"。但战场创伤的伤势常呈现损伤部位多、创伤面积大、感染风险高的趋势,伤员自体骨取材存在来源受限、二次损伤及手术相关并发症等问题,限制了该方法的应用。虽然同种异体骨或异种骨移植可避免自体骨移植的不足,但存在免疫原性,还可能带来潜在的疾病传播风险。据南方医药经济研究所2020年统计报告,美国骨科临床自体骨的使用比例由2007年的约67%下降到2017年的约46%,而同期我国的使用比例已由约81%下降到约62%,总体趋势与美国一致。由此不难看出,减少自体骨的使用,更多选择其他类型骨修复材料,是国际上骨缺损修复植骨的主流发展趋势。

骨组织是一种天然纳米复合材料,由有机蛋白质(主要是Ⅰ型胶原等)、无机矿物质(主要是磷酸钙等)和多种细胞类型(主要为骨原细胞、成骨细胞、破骨细胞、骨细胞等)组成。骨的细胞外基质(extracellular matrix,ECM)由交联胶原纤维自组装成纤维,然后再组装成纤维片或纤维束。羟基磷灰石由磷酸钙晶体组成,是人体骨骼中最主要的生物矿物成分,位于胶原纤维内部。这种结构模式决定着骨本身的强度和承载能力。骨组织工程支架材料的设计目标就是旨在重新描述骨的蛋白质、矿物质和细胞成分的物理结构和(或)功能,在天然骨组织结构的指导下,设计有利于细胞和血管浸润的多孔结构以及多尺度组织和层次结构的骨基质,并结合适当的植入策略,以促进和支持新骨组织的生长及恢复其功能。

近年来,随着生物活性材料科学的兴起,组织工程学原理及材料制备技术被应用在人工骨材料的设计和构建上,催生了各种类型可用于骨修复再生的生物活性材料,如生物活性陶瓷材料、医用钛金属材料、高分子类材料、复合生物活性材料、生物衍生材料等。这些人工骨修复材料在生物活性、组织相容性、力学性能及降解性能等方面均有各自的优势和特点,它们弥补了天然骨移植的缺陷和限制,已在战创伤骨缺损修复再生治疗中显示出广阔的应用前景。材料科学研究者对人工骨材料的组成结构和制备工艺不断进行改进,从纳观、微观和宏观尺度等层面上设计和调控生物活性材料的各方面性能,努力实现用人工骨修复材料替代自体骨和异体骨移植,为骨缺损的修复和重建拓展新的思路。

第一节 生物活性材料在骨缺损修复中的应用

一、生物活性陶瓷材料

生物活性陶瓷(bioactive ceramics)是指在生物体内能与组织细胞界面形成化学键合的一类材料,包括羟基磷灰石、磷酸三钙、生物活性玻璃等。这类材料中含有能通过人体新陈代谢途径转换的钙、磷等元素,或含有能与骨组织发生键合的羟基等基团,它们可在材料与组织界面上引发特殊生物反应,形成骨性界面的结合;同时,还具有骨引导功能,可促进骨缺损的修复和重建。

(一)羟基磷灰石

羟基磷灰石(hydroxyapatite,HA)是人体骨骼中最主要的生物矿物组分,具有良好的生物活性和生物相容性,被广泛地应用于骨科材料、牙科材料以及金属植入物的涂层材料。人体骨骼是一种天然复合材料,包含无机晶体矿物(例如 HA)和有机成分(主要为Ⅰ型、Ⅲ型和Ⅳ型胶原,糖蛋白,蛋白聚糖等)。骨骼结构类似于建筑行业中使用的钢筋混凝土,而 HA 晶体和胶原蛋白(collagen,Col)分子的功能就像钢筋与水泥黏结形成混凝土:前者提供强度和硬度,后者提供柔韧性。Ⅰ型胶原呈独特的三重螺旋结构,其直径约为 1.5 nm,长度约为 300 nm。HA 晶体一般为纳米级板状结构,尺寸为 50 nm×25 nm,厚度为 1.5~4.0 nm。HA 理论化学组成为 $Ca_{10}(PO_4)_6(OH)_2$,晶体结构为六方晶系,空间群 $P6_3/m$,有两个主要晶面(a 平面和 c 平面)。a 平面富含 Ca^{2+}(带正电荷),c 平面富含 PO_4^{3-} 和 OH^-(带负电荷),因此 HA 表面呈现出各向异性的特性。HA 晶体在纤维呈周期性排列,优选 c 轴平行于胶原纤维。HA 和 Ⅰ型胶原约占骨干重的 95%。

1. 羟基磷灰石的制备 HA 的制备技术有多种,通常利用化学前体(如钙盐和磷酸盐),通过湿法、干法、热分解法或这些方法的组合来合成。不同的制备方法会形成不同的 HA 形态、尺寸及结晶度等,进而影响其生物活性、机械和生物学特性。由于人骨 HA 在纳米范围内,故纳米级 HA 比微米级 HA 具有更出色的临床应用性能。大量研究显示,纳米级 HA 可改善骨生长中细胞增殖和细胞活性,这使其更适合用作骨植入物的生物活性材料。因此,通过不同的人工合成方法制备类似于人类骨骼和牙齿中的 HA 获得了广泛关注。

(1)湿法合成:湿法合成是指在 HA 合成过程中使用水溶液。一些常用的湿法合成包括化学沉淀法、乳液法、水热法和水解法等。湿法合成可控制 HA 的形态和平均尺寸，但该方法反应温度较低会导致合成的 HA 具有较低结晶度。

化学沉淀法是目前应用最广泛的 HA 合成技术，按照化学计量 HA 的钙磷摩尔比混合钙盐和磷盐，在特定范围的 pH 值和温度下制备生成 HA 晶体沉淀，再经过陈化、洗涤、干燥得到产物。Yelten-Yilmaz 等采用化学沉淀法，通过调控 3 种工艺参数（反应温度、酸添加速率、热处理温度）来制备多孔形貌的 HA（表观孔隙率 23% ~ 26%）。研究证实，较低反应温度（30 ℃）和快速的酸添加速率（5.5 ml/min）利于获得均匀球形 HA 颗粒；而 1 250 ℃ 高温热处理使 HA 具有更高的机械性能。

乳液法最初用于制造多孔材料以及克服颗粒团聚的问题。采用该技术合成 HA，效率更高，过程简单，而且可以精确控制 HA 晶粒的形貌和分布，适合于生产纳米级 HA。Chen 等将 $Ca(NO_3) \cdot 4H_2O$ 和 $(NH_4)_2HPO_4$ 按 Ca/P = 1.67 混合，以 $NH_3 \cdot H_2O$ 调节 pH 值，通过改变乙二胺四乙酸二钠（disodium-ethylenediamine tetraacetic acid，Na_2-EDTA）、硬脂酸（stearic acid，SA）表面活性剂用量和反应时间来控制 HA 晶体形貌，形成不同高度的微六方柱、阳桃状结构以及致密/疏松微球结构。Na_2EDTA 被用作 HA 晶体生长修饰剂，在成核阶段从不稳定的乙二胺四乙酸钙（calcium-ethylenediaminete traacetic acid，Ca-EDTA）复合物中不断释放出 Ca^{2+}，晶体自发聚集形成球形结构的 HA。当 Na_2EDTA 和 SA 引入反应体系时，Ca^{2+} 从 Ca-EDTA 和 $Ca(SA)_2$ 的释放速度减慢，抑制了成核作用并减缓结晶；SA 吸附在 HA 表面形成具有长烃链的层，充当限制颗粒聚集的机械屏障，得到六方柱状单晶。

水热法是在高于环境压力和温度的情况下，以水为介质反应制备 HA 的方法。由于水热过程发生在高温高压环境中，提高了反应活性，通常得到相对化学计量和高结晶度的 HA。最近 Nosrati 等报道了一种改进的水热法，将氢气和氩气以 15/85 比例混合，注入水热反应高压釜中制备 HA 纳米棒（pH 值为 11，温度为 180 ℃，反应时间为 5 h、10 h、15 h）。实验结果表明，气体注入导致反应釜中气压升高，使合成 HA 结晶度从 75% 增加至 86%，晶粒尺寸从 35 nm 增至 48 nm。

水解法在 HA 合成研究中应用较少。水解反应中，水电离出氢离子（H^+）和氢氧根离子（OH^-），分别加入被分解的化合物，生成两种或两种以上新化合物。因此，一般认为水解法形成非化学计量 HA，即缺钙 HA[$Ca_{10-x}(HPO_4)_x(PO_4)_{6-x}(OH)_{2-x} \cdot xH_2O$, $0 \leqslant x \leqslant 1$]。但也有研究指出，不稳定的 $CaHPO_4 \cdot 2H_2O$[磷酸氢钙（dicalcium phosphate dihydrate，DCPD），又名二水磷酸氢钙]在高 pH 值环境中会先转变为无定型磷酸钙[$Ca_3(PO_4)_2 \cdot xH_2O$]，再转化成缺钙 HA 作为中间产物，最终转变为稳定的化学计量 HA。Wang 等以 0 ~ 90% 不同浓度的乙醇作为溶剂，研究了 DCPD 水解合成 HA 生物陶瓷纳米粉的晶体尺寸及微观结构。DCPD 与溶剂、NaOH 和十六烷基三甲基溴化铵（cetyltrimethylammonium bromide，CTAB）的混合物在 75 ℃ 温度下水解 1 h 后转化为 HA。结果显示，乙醇浓度显著影响了 HA 的微晶尺寸，随着乙醇浓度从 0 增加到 70%，微晶尺寸减小；而随着乙醇浓度从 70% 增加到 90%，微晶尺寸增加。

（2）干法合成：干法合成包括固相法和机械化学法，通常是将干燥的化学前体（钙盐和磷盐）混合以制备 HA 粉末。该方法不需要精确和复杂的制备工艺，适合于粉末的批量生产。固相法定义为通过加热混合的固体反应物以产生新的固体和气体的分解反应，其机制是离子从化学前体中进行固体扩散，通过高温过程来引发反应，例如将固态的 CaO 和 P_2O_5 进行混合和煅烧合成 HA。由于在固态反应过程中离子的扩散范围很小，结合机械化学技术(碾磨和碾压等)可改善离子扩散的动力学行为，诱导化学反应。Rhee 等以 $Ca_2P_2O_7$ 和 $CaCO_3$ 粉末为化学前体，通过固相法结合机械化学技术制备了 HA。两种粉末分别在丙酮和水中混合研磨，1 100 ℃热处理 1 h，没有额外供应水蒸气，结果表明，单相 HA 仅在水中研磨的粉末中生成。对于此结果该研究解释认为，机械化学反应可以向粉末提供足够量的羟基，以引发粉末形成单相 HA。

2. 功能化羟基磷灰石　为了更好地满足骨科治疗的多种需求，除了设计和制备出类似于人类骨骼成分的生物活性材料外，对合成 HA 进行改性和功能化修饰也是非常有效的途径，目前 HA 的研究热点是向功能化发展。例如用荧光素标记和量子点标记，能够实时监测 HA 在细胞内及体内的定位和迁移过程；通过阳离子和阴离子掺杂，可赋予 HA 抗菌活性、生物磁性、增强骨整合性能和改变生物降解性；将 HA 进行表面接枝改性，能够提高其界面结合能力、降低细菌黏附等。

Fernandes 等采用一步水热法合成了柠檬酸盐和锌掺杂的 HA 棒状纳米颗粒(cit-Zn-HA)，锌的掺入导致纳米颗粒尺寸减小，柠檬酸盐的引入改变了磷酸盐环境并降低了 HA 表面电荷。在没有成骨诱导因子情况下，cit-Zn-HA 通过柠檬酸盐和锌的协同作用可促进骨髓间充质干细胞(bone mesenchymal stem cell, BMSC)的成骨向分化和功能。Son 等将 3R02 核酸适体接枝到 HA 表面，修饰后的 HA 显示出优异的血管内皮生长因子(vascular endothelial growth factor, VEGF；又称血管通透因子, vascular permeability factor, VPF)蛋白捕获能力，可同时促进体内血管生成和骨再生。

新近，江虹、董世武团队设计构建了一种表面修饰双磷酸盐(bisphosphonates, BPs)和磁性纳米粒子(magnetic nanoparticles, MNPs)的具有天然珊瑚形貌的多功能化羟基磷灰石(functionalized hydroxyapatite, Func-HA)纳米晶体。结果发现，Func-HA 持续释放 BPs，兼具抑制破骨细胞活性和促进成骨细胞增殖和分化的功能；MNPs 主要通过微磁场作用力调控细胞生长，骨缺损动物体内修复模型显示促进血管生成、提升材料与骨的整合并加速骨重建进程(图 7-1)。因此，所设计的 Func-HA 具有抗骨吸收、生物磁性、骨传导等功能，有望在骨修复再生方面获得较好的应用前景。

(二)磷酸三钙

磷酸三钙(tricalcium phosphate, TCP)分子式为 $Ca_3(PO_4)_2$，Ca/P 为 1.5。Ca/P 比例在决定溶解速率和吸收趋势上起着重要作用，而羟基磷灰石(HA)Ca/P = 1.67，所以 TCP 比 HA 更容易在体内溶解，TCP 的溶解度是 HA 的 10 ~ 20 倍。TCP 常以高温 α 相(α-TCP)和低温 β 相(β-TCP)存在，二者之间的转变温度为 1 120 ~ 1 180 ℃。因 β-TCP 具有良好的生物相容性、生物活性和生物降解性，植入后与机体骨整合性和骨传导性好，故而在骨修复材料研究领域多被采用。

1. β-TCP 的降解性能　β-TCP 陶瓷材料植入体内后，在体液和周围活细胞的协同作用下，材料的生物降解与新骨生成过程同时进行，这是一个既相互联系又相互制约的复杂而缓慢的生物转化过程。首先是物理解体:体液通过陶瓷微孔进入材料内部,溶解晶粒与晶粒之间连接的"细颈",使其解体为微粒。然后是体液介导的材料溶解:β-TCP 与水反应释放出 Ca^{2+} 和 HPO_4^{2-},如果在局部弱酸环境下会加速 β-TCP 的溶解。最后是细胞介导的生物降解:主要由巨噬细胞、多核巨细胞、破骨细胞等参与生物学分解。有研究发现,直径 8 μm 以内的 β-TCP 颗粒可被巨噬细胞直接吞噬,进行细胞内降解;对于大直径的颗粒,巨噬细胞通过释放溶酶体和 H^+,使其密切接触的材料发生溶解。破骨细胞广泛分布于骨组织中,其表面突起与 β-TCP 接触形成封闭的细胞外吸收区,即密封区(sealing zone);此外,破骨细胞向周围分泌 H^+ 形成局部酸性环境,促进材料的降解。

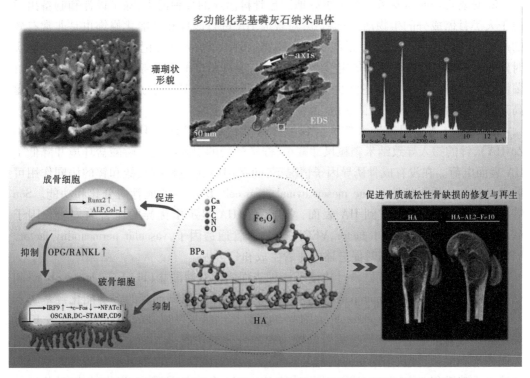

图 7-1　多功能化羟基磷灰石(Func-HA)纳米晶体调控细胞功能可加速骨缺损重建
(江虹、董世武供图)

β-TCP 陶瓷的降解过程除受上述因素影响外,还与材料本身的性质有关,如组成成分、物质结构、大孔与微孔性及微量元素等。比表面积大、孔隙率高的材料,与体液和细胞接触的面积较大,降解速率会较快。材料的降解与植入部位也有关,靠近骨髓区域的材料会首先与宿主骨发生作用,比其他部位的材料更优先降解吸收生成新骨。此外,降解过程与植入时间也有关,一般认为材料降解与新骨生成的程度随着植入时间增长而增加。

2. β-TCP 陶瓷材料在骨科的应用　β-TCP 组织成分与人体骨骼无机成分相似,具有良好的生物相容性,安全无毒、无局部刺激,作为植入材料可引导新骨向缺损区生长,故被广泛应用于各种骨缺损修复。目前,其应用主要集中在 β-TCP 陶瓷人工骨、复合人工骨、药物载体等方面。Zhou 等报道了一种具有分级血管通道的多孔 β-TCP 陶瓷人工骨支架，体内植入 4 周后，其特殊的仿生多孔结构能够明显改善支架内部的血管化和新骨形成。Lin 等利用低温 3D 打印技术构建了聚乳酸-羟基乙酸［poly（lactic-co-glycolic acid），PLGA 共聚物；也称聚（DL-乳酸-乙醇酸）］/β-TCP 复合人工骨支架（负载不同剂量的丹酚酸 B），研究显示，药物可从支架中持续稳定释放，并通过促进成骨和血管生成来增强骨融合。β-TCP 的多功能性可以通过不同金属离子、细胞因子等共掺杂及复合细胞等方式来实现。Gu 等人将镁离子掺入 TCP 中可以增加成骨和成血管标志物的表达水平，促进骨的再生和重建。近期 Li 等发现锰离子掺杂的 β-磷酸三钙（Mn-TCP）通过释放锰离子，激活 Nrf2 抗氧化通路，清除 ROS，从而抑制破骨细胞的融合过程，应用于股骨缺损动物模型可以显著提高新骨的生成。此外，临床研究发现，在全髋关节置换术产生的骨缺损中，植入 β-TCP 与间充质干细胞（mesenchymal stem cell，MSC）的复合支架能促使股骨缺损中更多的小梁重构，提高骨缺损愈合率。Ollivier 等的研究表明，将重组人骨形态发生蛋白-7（recombinant human bone morphogenetic protein-7，rhBMP-7）添加到 TCP 支架中可以有效治疗顽固性胫骨骨折不愈合。

（三）生物活性玻璃

生物活性玻璃（bioactive glass，BAG）是一种由 SiO_2、Na_2O、CaO 和 P_2O_5 等基本成分组成的硅酸盐玻璃。在植入体内后，能引导机体组织和材料之间形成牢固的化学键合。生物活性玻璃通常包含一种以上的结晶相与玻璃相。生物活性玻璃的玻璃网络中非桥氧连接的碱金属和碱土金属离子与机体体液相接触时，易溶解释放出一价或二价金属离子，使其具有溶解性和生物活性。

1. 生物活性玻璃的特性

（1）生物活性高：生物活性玻璃在植入体内后表现出较高的反应活性，溶解释放出 Ca、P、Si、Na 等元素，并在玻璃表面形成类骨无机矿物的低结晶碳酸羟基磷灰石（hydroxy-carbonate-apatite，HCA）结晶，材料的溶解离子产物通过激活信号通路调节基因表达，促进骨细胞的增殖与分化。

（2）组成多元：生物活性玻璃包含多元组分，可通过调整其组成、结构和相成分，来调节材料的性能，如生物活性、可降解性、力学性能、可切削性、自凝固性等，以满足不同的临床需求。

（3）机械强度高：对生物活性玻璃进行微晶化处理或在玻璃中引入氮元素等方法，可将其机械强度提高数倍至几十倍。研究表明，利用氮元素取代玻璃中的氧元素，能够显著提高铝硅酸盐玻璃的机械强度、弹性模量和硬度等性能。

（4）加工性能好：生物活性玻璃的制造工艺成熟，产品性能稳定，可以铸造、压型烧结、涂层复合等，其加工性能优于普通磷酸钙陶瓷，易于批量生产。

2. 生物活性玻璃的分类

（1）硅酸盐生物活性玻璃：由 SiO_4 四面体构成骨架，互相以-Si-O-Si-（桥接氧）形成硅网络；Ca^{2+}、Na^+ 等离子与氧形成离子键（非桥接氧），称为网络修饰剂，在体液中溶出引发生物活性相关的系列反应。根据硅含量的不同，有 42S、45S5、S53P4、58S、77S 等数种。

Lin 等在硅酸盐玻璃 13-93（53 SiO_2，6 Na_2O，12 K_2O，5 MgO，20 CaO，4 P_2O_5；$wt.\%$）支架中装载不同剂量的 CuO，将其植入大鼠颅骨缺损后可调控缺损区的骨再生和血管生成。

（2）硼酸盐生物活性玻璃：以 B_2O_3 为网络形成体。如将硅酸盐生物活性玻璃 13-93 中的 SiO_2 用 B_2O_3 替代后，形成硼酸盐生物活性玻璃 13-93B3，其降解速度和 HCA 转化形成速率加快，并具有一定的软组织修复能力。Al-Rashidy 等采用电泳沉积将硼酸盐生物活性玻璃（60 B_2O_3，10 CaO，20 Na_2O，10 MgO；$wt.\%$）涂覆在 316 L 不锈钢表面，获得了光滑、均匀、致密的玻璃颗粒涂层，可改善不锈钢基材的生物相容性和骨结合能力。

（3）磷酸盐生物活性玻璃：以 P_2O_5 为玻璃网络骨架，P-O-P 键易于水解，使材料具有较快的降解速率；五价 P 原子仅与 3 个 O 原子成键，稳定性不高，熔点较低，适合拉制形成玻璃纤维。Novajra 等使用预制棒复丝拉制技术制造了 85 μm 和 110 μm 的磷酸盐生物活性玻璃纤维，并通过热黏合（bonding）制成了玻璃纤维支架，支架的抗压强度为 2.0～3.5 MPa，与小梁骨相当。

二、医用钛金属材料

钛（titanium）属于轻金属，密度为 4.5 g/cm^3，其熔点较高，弹性模量较低，线膨胀系数较小，耐腐蚀性和抗疲劳性均优于不锈钢。钛是无磁性金属，无毒且与人体组织及血液有好的生物相容性，是一种优良的人工骨、关节等硬组织替代材料。钛植入体表面易与氧反应形成一层致密的、附着力强、惰性的二氧化钛膜，保护了钛基体不被腐蚀，表现出良好的化学稳定性，适合于体内埋植。但纯钛材的力学性能和耐磨性不足，合金元素的掺入可使材料的性能在较大范围内发生变化。因此，钛合金材料逐渐得到开发和应用，相关领域的研究也是生物医学材料研究热点领域之一。自 20 世纪 70 年代后期，以 Ti_6Al_4V 为代表的钛合金作为外科修复材料成功应用于临床。

（一）多孔钛材料

医用钛及钛合金材料由于具有优良的生物相容性、抗蚀性、机械强度高等特点，被广泛用于临床骨科、牙科等硬组织替代和矫正修复。然而，钛的弹性模量在常温时为 106.4 GMPa，与骨组织不匹配，抗压、抗拉和抗弯强度都远高于人体骨骼，载荷不能由植入体很好地传递到相邻骨组织。这种由于植入体与骨骼之间的弹性模量差异所引起的应力屏蔽问题，会导致植入体松动。近年来，有学者提出了在钛及钛合金中引入孔隙的方法，制成多孔钛材料，通过调整孔径和孔隙率，使得材料的比表面积升高，强度及弹性模量降低，使其与自然骨的力学性能相匹配，从而减轻或消除应力屏蔽。再者，多孔钛材料表面及内部具有三维交联贯通的孔隙，可为骨形成细胞的分化和矿化提供空间，引导新骨长入其内，形成生物机械固定，提高移植物与骨的结合强度。同时，孔隙的存在可使组织液、营养物质进入植入体内部，为代谢产物和血管生长提供通道，加速植入体与生物体的整合。

多孔钛的制造方式包括造孔剂法、有机泡沫浸渍法、浆料发泡法、自蔓延高温烧结法、3D 打印技术等。许多学者进行了大量的实验研究,探究多孔钛支架的拓扑结构、孔径及孔隙率等相关参数对材料力学性能与骨愈合效应的影响,为骨的再生修复寻找最理想的多孔参数配比。Ouyang 等研究了不同孔径(400 μm、650 μm、850 μm、1 100 μm)的多孔钛支架的流体力学性能及其细胞响应效应,发现流体渗透率、流速和流入量随孔径增加而线性增加,从而改变细胞渗透、黏附、增殖和分化能力,并最终在孔径为 650 μm 的支架中诱导了最佳的骨向内生长。在多孔钛的动物及细胞实验方面,Wang 等研究了规则、不规则及梯度分布的金刚石晶格和四面体单元孔结构(平均孔径 500 μm,孔隙率 70%),结果显示了良好的骨整合和成骨作用。根据 Ran 等研究证实,与孔径 400 μm(孔隙率 45%)和 800 μm(孔隙率 56%)的多孔支架相比,孔径 600 μm(孔隙率 50%)的 Ti_6Al_4V 多孔材料具有更多的骨向材料内生长,有利于骨植入物固定。Wieding 等研究发现孔径 700 μm、抗压强度 168 MPa、杨氏模量 8 GPa 的多孔钛支架适合于修复绵羊跖骨节段性缺损。这些研究表明,满足细胞渗透、黏附和迁移的最低互连孔隙率约为 40%,孔径 500~800 μm 的多孔钛支架通常可实现良好的骨生长和骨整合。

(二)钛材料的表面改性

钛及钛合金材料植入体内后,其表面的二氧化钛膜具有生物惰性,缺乏诱导骨生成潜能,在一定程度上限制了材料与周围骨组织形成紧密的骨性结合,增加了钛基植入体松动、移位的风险。钛基植入体在骨修复过程中面临复杂的微环境,包括活性氧、细胞外基质组分、血管形成等诸多因素。由于常见生物反应多发生于植入体的表面,因此研究者们更致力于通过表面改性的方法,赋予材料生物活性,调控骨修复的再生微环境,促进钛基植入体的骨形成能力。钛材料的表面改性不仅能保持其优良的机械特性(如良好的抗疲劳强度、较低的弹性模量等),还能显著改善植入体的骨整合性,提高骨形成能力。

Yuan 等在钛植入物表面构建了功能性二硫化钼(MoS₂)/聚多巴胺(polydopamine, PDA)-精氨酸-甘氨酸-天冬氨酸(RGD)涂层,研究证实 MoS_2 纳米片修饰的钛植入物在近红外(near infrared, NIR)辐射时具有高效的抗菌能力,PDA-RGD 接枝的 MoS_2 纳米片通过上调体外成骨相关基因 alkaline phosphatase(ALP)、runt-related transcription factor 2(Runx2)、collagen-1(Col-1)和 osteocalcin(OCN),显著提高了间充质干细胞(MSC)的成骨行为,从而加速了钛植入体周围新骨形成。Shen 等利用溶胶-凝胶法和旋涂技术,在钛基材料表面构建了系列具有不同尺度纳米颗粒的微/纳复合结构,并检测其对 MSC 成骨分化的影响,实验发现相较于小尺寸纳米颗粒(20 nm 和 40 nm),微结构表面 80 nm 尺寸的纳米颗粒可以有效促进 MSC 的黏附、增殖及成骨方向分化。另外一项研究中,Yu 等采用阳极氧化法在钛材表面构建了不同管径的二氧化钛纳米管(titania nanotube, TNT),评估氧化应激条件下细胞在钛材料表面不同形貌上的生物学行为,结果显示,管径为 110 nm 的大尺寸二氧化钛(TiO_2)纳米管(TNT_{110})能改善种植于其表面细胞的抗氧化性能,促进成骨细胞的黏附、存活,并能有效调节 MSC 的早期成骨分化,表明在氧化应激微环境中 TNT_{110} 的应用潜力更大。这些研究显示,通过构建不同的微纳米结构、接枝功能分子或增加生物活性涂层等方式对钛基材料进行表面改性,可有效改善材料与周围骨组织的结合,提高钛基植入体的长期稳定性。

三、高分子类材料

高分子材料是由众多原子或原子团主要以共价键结合而成的分子量特别大的有机化合物,又称高聚物或聚合物。它们主要由非金属元素组成,以 C、H、O、N 最为普遍,S、Cl、P、Si、F 等也存在其中,构成生物高分子的微量元素还包括 Fe、Ca、Mg、Na、K、I 等。理想的骨修复材料应具备生物可降解性能,植入体内后可随着组织再生而逐渐被降解吸收,以最大限度减小材料对人体的长期影响。生物可降解高分子的组成单元或其降解产物是人体中自身存在的小分子,在其完成使命后经体内代谢排出,不会引起机体的不良反应,比非降解类高分子具有更好的生物安全性,在骨修复材料研究领域受到广泛关注。

(一)天然高分子材料

大多数天然高分子材料具有良好的生物相容性和生物可降解性,其降解产物(氨基酸、糖等化合物)是人体内中间代谢产物,能够通过进一步代谢被机体吸收或排出体外,安全无毒,对环境无污染。

1. 胶原与明胶　胶原蛋白(collagen,Col;也称胶原)是人体和脊柱动物中的主要结构蛋白,其构成细胞外基质的骨架,为细胞提供抗张力和弹性,在细胞迁移和发育中起着重要作用。胶原广泛分布于皮肤、骨、软骨、肌腱、血管等组织中,骨骼中胶原蛋白约占其有机质的90%。胶原作为生物活性材料植入体内不易引起免疫反应,其分子构造可为细胞提供结合位点,促进细胞的黏附和增殖。明胶(gelatin,GT)是胶原经部分水解或热变性得到的大分子蛋白质,其化学本质是由三重螺旋肽链水解形成的单螺旋肽链,具有优良的物理化学性能,如侧链基团反应活性高、溶胶与凝胶的可逆转变、两性电解质特性等。但胶原或明胶材料在单独使用时力学性能较差,降解周期短,为了提升机械强度,控制降解速率,可通过化学试剂或物理处理进行交联,或与其他材料共混,以调控其物理性能及生物降解性。如 Wang 等利用冷冻干燥技术制备了一系列的多孔矿化胶原蛋白/聚己内酯(PCL)支架,通过改变 PCL 与有机溶剂的配比,可有效调控多孔支架材料的孔径、孔隙率、抗压强度和杨氏模量等性能,以改善该种复合材料的理化性能及骨修复能力。

2. 甲壳素与壳聚糖　甲壳素(chitin)广泛存在于甲壳类动物外壳、昆虫及真菌类细胞壁中,是由 N-乙酰-D-葡萄糖胺构成的带正电荷线型多糖,经脱乙酰化反应的产物为壳聚糖(chitosan,CS)。壳聚糖是目前研究最多的多聚糖类高分子,与细胞外基质成分糖胺聚糖的分子结构相似,具有良好的生物相容性,植入体内后在多种酶作用下水解成氨基葡萄糖,对人体无毒、无刺激性,无免疫原性。甲壳素与壳聚糖作为生物相容性良好的天然可降解高分子材料正受到人们的普遍关注,由于其侧链含有羟基、氨基等反应性官能团易于化学改性,被广泛应用于骨修复、组织工程和再生医学领域等。Sedghi 等利用 Cu(Ⅰ)催化的叠氮—炔烃环加成反应(Cu-catalyzed azide-alkyne cycloadditio,CuAAC)对壳聚糖进行接枝改性后构建了新型的引导骨再生复合纳米纤维,三唑环的并入使材料具有高效的抗菌活性,并增强了成骨细胞的黏附、增殖和矿化能力。Jindal 等在壳聚糖支架中掺入介孔硅酸锌,通过改变硅酸锌的添加比例可调控支架材料的孔隙率、溶胀率、降解速率及生物矿化能力,以满足骨组织工程的需求。

(二)合成高分子材料

相较于天然高分子材料而言,人工合成高分子材料具有稳定的生物学性能、良好的机械性能、可调控的降解速度、易于进行修饰和加工等优点。在众多可降解高分子材料中,化学合成的生物可降解高分子材料结构明确、重复性好,而且降解时间和速率易于控制,近年来逐渐成为骨修复材料领域的研究热点,受到广泛关注。

1. 聚羟基乙酸与聚乳酸　聚羟基乙酸[poly(glycolic acid),PGA]与聚乳酸(polylactic acid,PLA)因其良好的生物相容性、较高的力学强度和承载能力,被作为常用的生物可降解性骨科材料。PGA 与 PLA 属于线型聚羟基脂肪酸酯,它们的降解产物分别为羟基乙酸和乳酸,均是人体内的中间代谢产物,容易被机体代谢和吸收,是安全可靠的可降解合成高分子生物材料。通过调节共聚物的单体共聚种类、配比关系和分子量,可改变高分子材料的亲疏水性、结晶性和降解吸收速率。例如,将乳酸和羟基乙酸共聚形成聚乳酸-羟基乙酸[poly(lactic-co-glycolic acid),PLGA]共聚物,该种材料具有良好的生物降解性和机械强度,可通过调节 PGA 与 PLA 含量来控制其降解速度,在骨科内固定、填充材料及骨组织工程领域有较为广泛的应用。2019 年 Lai 等通过低温快速成型技术(low temperature-rapid prototyping,LT-RP),利用镁粉、PLGA 和 β-磷酸三钙(β-TCP)制备了 PLGA/β-TCP/Mg(PTM)生物活性复合支架,发现 PTM 支架具有良好的仿生结构和优异的力学性能,可以增加血液灌注,显著增强新骨形成并增强新生骨的力学性能。

2. 聚己内酯及其共聚物　聚己内酯(polycaprolactone,PCL)是由 ε-己内酯(ε-caprolactone,ε-CL)开环聚合得到的一种低熔点聚合物,其熔点为 58~63 ℃,在常温下呈橡胶态,柔韧性较好,适于构建骨组织工程支架。在生理环境中,PCL 可水解成分子量较小的片段,并最终降解为水和二氧化碳,不会在重要器官聚集。由于 PCL 具有较高结晶度和疏水性,在人体内降解速度较为缓慢,更适合作为长期的移植材料。同时,PCL 还具有较好的药物通透性,可制成膜、支架、纤维、微球、微胶囊等作为药物的缓释载体,为骨再生修复和治疗提供适宜的微环境。以 CL 和乳酸(lactic acid,LA)为单体合成共聚物,可调节材料的降解速度,随着共聚物中 LA 组分增加,材料的降解速度加快。将 PCL 与聚四氢呋喃[poly(tetramethylene ether)glycol,PTMEG]或聚乙二醇(polyethylene glycol,PEG)共聚,可改善共混体系界面,赋予材料特殊的理化性能。Deng 等比较了具有相同分子量与 PEG/PCL 比例的 PCL-PEG-PCL(1 000∶1 000∶1 000)和 PEG-PCL-PEG(550∶2 000∶550)聚合物,发现前者的凝胶-溶胶转变温度更高。Yao 等的报道显示,与纯 PCL 纳米纤维支架相比,PCL/PLA 共混支架具有更高的机械性能和体外生物活性,并在小鼠颅骨缺损模型中明显促进了新骨的形成。

四、生物衍生材料

生物衍生材料(bio-derived materials)是经过特殊物理或化学处理的天然生物组织形成的生物医学材料,也称为生物再生材料,是一类将天然生物组织去除细胞、部分或全部有机质或无机质、脱抗原等得到的材料支架。这类材料由于具有类似天然组织的构型和功能,并可能保留部分活性因子,有利于修复细胞的黏附、生长及发挥生理功能,因此在人体组织的修复和替换中具有重要作用。

(一)脱蛋白骨支架

经 H_2O_2 处理得到的异种脱蛋白骨(deproteinized bone,DPB)支架由于其结构与人骨相似,具有良好的骨传导性能;通过脱蛋白处理在一定程度上减少了异种骨抗原,可以避免剧烈的免疫排斥反应问题,使材料具有良好的生物相容性。脱蛋白骨具有骨组织原有的三维多孔结构,可以为种子细胞提供足够的锚定位点和结构框架,以及可提供良好的力学性能,具有诱导新骨形成的能力。然而,脱蛋白骨因破坏了成骨诱导活性,若没有充足的修复微环境,植入体内后不能成骨而很快被吸收或仅能引起纤维组织替代,因此该移植物在临床上仅报道成功用于上颌窦底小区域骨缺损修复。

适当比例的自体骨联合脱蛋白骨移植是一种有效的重建大块骨缺损的方法。在组织工程领域,MSC 可以接种到脱蛋白骨移植物中以构建组织工程骨移植物,这可以避免自体骨的摘取和供体部位的创伤。MSC 可产生与自体骨类似的骨诱导活性因子,以促进骨缺损的修复。有研究发现,骨髓来源的 MSC 植入脱蛋白骨移植物中可以重建大段骨缺损,且细胞密度与骨产量呈对数关系,细胞密度在 $8\times10^4 \sim 8\times10^6$ 个/ cm^3 之间为最佳种植密度。

(二)脱钙骨基质支架

脱钙骨基质(demineralized bone matrix,DBM)是一种经过粉碎和盐酸脱钙处理的同种异体骨。经盐酸处理后矿物质成分丢失,而Ⅰ型胶原、一些非胶原蛋白和骨诱导生长因子的保留于 DBM。骨诱导生长因子包括不同浓度的骨形态发生蛋白(bone morphogenetic protein,BMP)、生长分化因子(growth and differentiation factor,GDF)和转化生长因子(transforming growth factor,TGF)等,这些骨诱导因子被认为是刺激干细胞成骨分化,导致组织转化,从而帮助骨愈合的决定因素。DBM 虽然随着制备处理结构强度下降,力学承载能力几乎丧失,但因其具有良好的骨传导和骨诱导性能,故在填补骨缺损、长骨不连、骨折造成的急性骨缺损和脊柱手术中具有独特的临床优势。

近来,以 DBM 为基材进行表面改性作为高生物活性材料的研究日渐增多。例如 Elisabeth 等将 BMP-2 复合到 DBM 支架上进行骨缺损修复,结果表明该复合支架具有与自体骨相当的强成骨能力。Shi J 等用胶原结合基质细胞衍生因子-1α(collagen-binding stromal cell-derived factor-1α,CBD-SDF-1α)修饰 DBM,通过募集 $CD34^+$ 和 c-kit^+ 内源性干细胞促进大鼠股骨缺损修复。此外,Joana 等用含有成骨生长因子的骨蛋白提取物对 DBM 进行富集,可以提高其成骨效果。杨小超、董世武团队将 2%的壳聚糖溶液涂层至多孔 DBM 中,继而利用氧化铈纳米颗粒(ceria nanoparticles,CNPs)的羧基与壳聚糖的氨基形成酰胺键,制备 CNPs-DBM 复合支架。种植 MSC 后 3 d,通过扫描电子显微镜 (scanning electron microscope,SEM)检测显示,接种在该复合支架上的细胞含有丰富的丝状伪足,且呈拉伸状;激光共聚焦显微镜显示细胞的凋亡率较对照组显著降低。进一步小鼠原位股骨中段骨缺损修复实验表明,该种 CNPs 表面改性 DBM 材料能增强基于软骨内成骨方式的大段骨缺损的再生修复。

（三）冻干骨支架

研究表明,深低温冷冻可部分保留骨组织原材料的特征,其生物力学特性接近新鲜骨,低温冷冻过程可以去除部分抗原,有较好的组织相容性。冻干同种异体骨移植 (freeze-dried bone allografts,FDBA)是将冷冻骨内的水分充分脱水,使骨组织的水分控制在 5%以下。在 20 世纪 70 年代早期首次用于牙周治疗,目前 FDBA 已成功应用于各种骨重建手术。未脱矿的 FDBA 主要通过骨传导发挥作用,冻干改变了矿化骨的特征,植入前必须再水化,随着再水化过程,冻干骨变脆,抗压强度和最大变形均明显减弱。在体内修复过程中,移植物主要起到支架作用,随着时间的推移,移植物吸收并被新骨取代 (即爬行替代过程)。

脱钙冷冻干燥异体骨移植(demineralized freeze dried bone allograft,DFDBA)已被证明是一种有效的骨缺损修复再生材料。因为脱钙过程可以释放 BMP 等成骨诱导因子,增强了成骨潜能,具有良好的骨诱导和骨传导作用,故 DFDBA 比 FDBA 更常用。过去 30 年来,DFDBA 一直单独使用或与其他治疗方式结合使用。组织学研究表明,DFDBA 具有再生牙骨质、骨和牙周韧带的能力。DFDBA 在脱钙过程中丧失部分机械稳定性,因而对需要力学支撑的骨缺损,DFDBA 应该与能够维持空间的材料联合使用。

（四）煅烧骨支架

煅烧骨(calcined bone)是将牛骨经 1 000 ℃以上高温煅烧制备的陶瓷化骨 (ceramicized bone)或人工骨,通过高温煅烧,牛骨中原有的蛋白成分都被变性,去除了异种骨的抗原性,可以避免剧烈的免疫排斥反应。但是经过这种烧结过程,只剩下矿物支架,由羟基磷灰石晶体组成。其结构脆弱且难以被降解吸收,因此只能起单纯支架作用。煅烧骨具有原骨的骨小梁、小梁间隙及骨内管腔系统,具有天然的网状孔隙,组织相容性能良好,有助于引导新骨的生成,可应用于颌骨缺损修复、牙周骨缺损充填等。

第二节 生物活性材料与骨组织工程

一、骨组织工程对生物活性材料的基本要求

组织工程骨(tissue-engineered bone,TEB)主要由4个关键组成部分:①能够产生骨基质的骨种子细胞;②可模拟细胞外基质(ECM)生物活性且具有良好生物相容性的支架材料;③具备提供营养物质和代谢产物转运的血管化;④可引导细胞形态发生的信号分子。其中,支架材料替代了ECM,在生物体内承担着引导细胞生长、促进血管长入和输送营养物质的重要角色,同时也是支撑细胞迁移、增殖、分化、生长,并最终形成三维组织的关键因素。

在2010年12月国际组织工程和再生医学协会北美会议召开之前,举办了为期1 d的研讨会"骨组织工程与再生:从发现到临床"(Bone Tissue Engineering and Regeneration:From Discovery to the Clinic)。在该次会议上,Scott Hollister博士概述了骨组织工程支架设计的4F原则,即形状(form)、功能(function)、可植入/固定(fixation)和形成(formation),这是设计有效支架的关键考虑因素。形状需求是指支架材料需要符合填充缺损区三维形状的能力。功能需求是指支架需要具备相应的机械性能,可起到替代缺损组织的作用,来满足日常活动的正常需要,最佳的机械性能是能够类似于其替换的缺失骨。可植入/固定需求是指支架材料可以通过外科手术植入人体,并具备整合和附着到相邻骨和软组织的能力。形成需求是指骨替代物具备骨传导性,以及多孔性、渗透性、扩散性和生物活性分子或细胞的整合等因素相关的特征,可提供适宜的微环境来促进组织再生。以上4个方面的组合显著增加了支架设计和制备的复杂性,对组织工程骨构建提出了挑战,使其不仅仅是简单的骨空隙填充物,而是为了能朝着向临床转化产品获批及应用积极发展。

Agrawal CM等总结出10条骨组织工程支架材料所具备的条件:①具有良好的生物相容性;②具有良好的生物降解性或生物吸收性;③支架材料的降解速率应与骨形成能力相匹配;④具有良好的多孔性能;⑤具有很强的渗透能力;⑥具有精确的孔隙尺寸,以适合目标细胞的生长;⑦具有良好的力学性,能为细胞提供适宜的微应力环境;⑧具有适宜的表面结构,以促进细胞的黏附;⑨增强细胞的功能,以促进细胞分泌ECM的能力;⑩可充当信号分子(如生长因子)的载体。

Ambalangodage CJ等认为骨组织工程支架作为一种3D网架,可容纳骨类细胞,具有适当的机械性,并可提供生物信号激发和支持骨形成细胞的增殖。除此之外,支架还应具备以下特性,以实现充分的骨组织再生:①应具有骨传导性在内的生物相容性,支架应支持细胞活性,而不会对宿主组织产生毒性影响;支架生物活性材料应允许细胞在其孔内以及表面上黏附和增殖;支架还应能促进血管化。②就支架的机械性能而言,皮质骨

修复材料应具有 15~20 GPa 的杨氏模量范围,松质骨修复材料的杨氏模量范围为 0.1~2.0 GPa,二者的抗压强度应分别在 100~200 MPa 和 2~20 MPa 之间。③孔隙互连性和大小对骨组织工程至关重要,新骨组织生长的最佳孔隙大小为 200~350 μm,以利于营养物和氧气的运输。④生物可吸收性,即支架应能够以可控的吸收率随时间在体内降解,从而为新骨组织的生长提供空间。

2020 年,*Tissue Engineering* 杂志主编,美国工程院、医学院两院院士 Antonios G. Mikos 教授撰文在 *Nature Reviews Materials* 期刊上发表了 *Materials design for bone-tissue engineering* 的综述文章,描述了在骨组织工程中使用生物活性材料的目标和要求,重点介绍了它们在人类治疗和疾病建模中的应用。在骨组织工程的临床考虑方面,认为对于脊柱和长骨等负重解剖部位的缺损,需要考虑具有骨诱导组分的生物活性材料。创伤等原因引起的长骨缺损往往尺寸较大,需要对结构进行彻底的血管化。工程支架材料与周围天然组织的生物力学积累对于确保扭转载荷下的结构稳定性至关重要。鉴于长骨内的不同区域对应着差异性的机械环境,因此,支架材料设计必须考虑缺损是否仅位于骨干(通常在创伤性损伤中承受了最大机械应力),还是包括骨骺或干骺端。此外,干骺端的血管密度和孔隙率高于骨干或骨骺,这需要梯度或分层构建策略。在年龄因素方面,用于老年人的骨组织工程策略还需要考虑自然老化对骨微结构的影响及其再生潜力随年龄下降;对于儿童患者,其组织工程材料需要充分考虑动态的结构特性或有利于骨重塑的特性,以适应这类患者骨骼的持续生长。对于除上下颌和颞下颌关节之外的颅面骨缺损,一般不负重,但该部位骨缺损通常具有复杂的形状,并涉及与多种组织之间的界面,因此需要考虑支架及新生骨应与周围面部骨的轮廓完全匹配,以实现正常的面部外观。所以该部位的材料递送和制造方法,应选择确保材料符合缺损的精确尺寸,如选择可注射材料、3D 打印技术等。在骨生物活性材料设计方面,认为除了骨传导(osteoconductive),一种材料必须具有骨诱导性(osteoinductive),即具有刺激成骨的内在能力。骨诱导能力通常需要骨组织工程材料系统含有溶解离子(如 Ca^{2+})或生长因子。在材料表面和周围天然骨之间形成机械稳定的结合时,骨整合(osteointegration)对承重部位的材料稳定性尤为关键。此外,用于骨组织工程的材料需要特定的机械和降解性能,以促进骨组织的再生。骨组织工程材料通常被要求承受通常经历的压缩载荷,以防止生长组织塌陷。该综述也提出,为了避免应力屏蔽现象,骨组织工程材料的力学性能最好与天然骨相匹配,而不是大大超过天然骨的力学性能。

二、骨组织工程支架材料的构建技术

(一)气体发泡法

气体发泡法(gas foaming method)是通过在非晶态黏度的材料混合物中产生气泡或气体流通而形成多孔结构的过程。该方法首先将基板、发泡剂及黏合剂混合成胶状或无定形状态,然后将混合物模制成所需支架的形状,并允许其部分固化,将材料体系浸入能够与嵌入的发泡剂发生化学反应的溶液中,当化学反应产生气体作为副产品时,由预先成型的主体内逸出的气泡引起的侵蚀产生了所需的多孔内部几何形状;或者可以使用惰性气体,如从外部来源供应的氮气和二氧化碳被通入基板,以形成所需的内部多孔结构。该方法已被广泛用于研究和制备骨支架应用的不同材料。一般情况下,通过控制组成材料和发泡剂的混合比来控制孔径大小、多少。在制备过程中产生的气体越多,孔隙率就越高。根据基质、发泡剂、反向模板和溶剂的类型及混合比,孔径可在 40～800 μm 范围之间。

这个方法的主要缺点在于不能产生完全相互连接的孔隙。为解决这一问题,可以使用二级发泡剂。这些药剂也被称为残余开孔相,通过在后期触发二次发泡反应或通过引发机械变形来形成更多的孔隙、毛孔和通道。比如,通过向基质中添加水溶性残余开孔相(如 NaCl 和热塑性明胶),证明了这一方法是可行的。在达到残余相化的主要目的后,盐和热塑性明胶被溶解,在泡沫结构中留下更多的空隙,从而有效地增加了支架结构内部的孔隙率和相互连接性。此外,还可以通过将增材制造和气体发泡结合、向基质混合物中加入纳米颗粒等方法来提高支架的孔隙率,增强支架的力学和临床应用性能。气体发泡的另一个缺点是它不适合制作形状复杂的支架。这种几何形状的气体发泡需要先制作一个"阴性支架",然后在实际发泡过程中用作模具,这大幅提高了制备过程的时间和经济成本。与增材制造相比,气体发泡具有成本低、加工时间快的主要优点,然而,内部几何形状相对较难控制、残留发泡剂和溶剂毒性带来了风险,并且该工艺在其传统形式下无法实现预定义的内部几何形状。

在一定程度上,骨重建过程的初始阶段已经在泡沫支架上成功复现。根据与材料和工艺参数相关的因素,细胞附着、种植、增殖、分化和矿化的不同结果已经被广泛报道,支架内部几何形状和形态的影响因素也会影响细胞附着和后继的成骨过程。

(二)增材制造

增材制造(additive manufacturing,AM;俗称 3D 打印)是一个广义的概念,用于描述一大类制造方法,其中核心是 3D 对象通过逐层或增量添加和处理材料来构建。制造过程:首先对目标支架进行数字建模,对于简单几何形状的模型可以使用计算机辅助设计(computer aided design,CAD)工具手动构建。但是对于复杂形状,如骨细胞外基质,无法经济快速地获得模型,则需要使用扫描和数字化设备,比如计算机体层成像(computed tomography,CT)和磁共振成像(magnetic resonance imaging,MRI)技术。接下来,三维模型几何图形以兼容的文件格式导出到增材制造预处理软件。立体光刻(stereo lithography,STL)、对象 Object(OBJ)和增材制造文件(additive manufacturing file,AMF)是常见的一些文件格式。支架模型文件被导入到预处理器软件中分割成多个二维横截面轮廓,代表不同高度的物体段。二维外形中包含的信息类型因增材制造方法而异,例如在熔融沉积模型(fused deposition modeling,FDM)中,数据包括喷嘴所遵循的路径以及喷嘴开始和停止挤压材料的坐标;为还原光聚合而生成的数据,主要包含 3D 对象在不同层的可投影横截面图像。

增材制造的特点决定了它可以有独特的能力来生产骨支架的精确预设的内部和外

部结构。增材制造生产的支架除了易于配置以精确匹配其界面环境的宏观形状外,还可以在内部进行定制,以使其具有针对性的细胞附着和诱导能力,也可以实现具有梯度内部结构的骨组织工程支架,从而可以在同一支架内培养不同类型的组织(骨、软骨、血管等)。梯度内部结构在提高支架的机械强度方面也起着重要作用。然而,由于其自身的特点和局限性,增材制造方法最适合于某些特定的材料以及工艺要求,在为特定临床应用选择制造方法时,需要考虑材料兼容性、打印分辨率、成本和加工速度等因素。目前常用的主要有黏合剂喷射成型(也称作粉末 3D 打印)、粉末床熔化成型(包括选择性激光烧结技术、电子束熔化技术、直接金属激光烧结技术、选择性激光熔化技术等)、熔融挤出成型、光聚合固化成型等制备方法。

(三)冷冻干燥法

冷冻干燥法(freeze drying)或冻干法已成为骨组织工程的传统制造技术,已经有 100多年的历史。这种技术通常用于食品、生物活性材料和药物输送系统。它的优点是不用高温或单独的浸出步骤就可以制造出一个支架,并且可以根据需要生产出各种尺寸和形状的支架。它是一种脱水技术,在真空下、在低压下,通过升华从冷冻溶液中除去水/溶剂,从而达到无水或几乎无水的效果,形成无水三维结构。该方法包括通过使聚合物溶液(在有机溶剂中)和水混合物均匀化来制备乳液,快速冷却乳液以锁定液态结构,并通过冷冻干燥除去溶剂和水。该工艺可获得 90% 以上的孔隙率,孔径在 $20 \sim 200~\mu m$ 之间,孔径主要通过控制冷冻速率、溶液 pH 值、聚合物浓度和温度等参数来控制。在这一过程中,需要大功率的真空泵来获得高孔隙率和连通性的支架。一些天然生物分子和合成聚合物如丝蛋白(silk protein)、壳聚糖(chitosan, CS)、胶原蛋白(collagen, Col)、纤维素(cellulose)、凝胶(gel)、聚羟基乙酸[poly(glycolic acid), PGA]、聚左旋乳酸(poly-L-lactic acid, PLLA)、聚乳酸-羟基乙酸[poly(lactic-co-glycolic acid), PLGA]共聚物、聚富马酸丙烯酯[poly(propylene fumarate), PPF]/聚乳酸-聚乙醇酸(PLGA)共混物等被广泛应用于冷冻干燥技术中。但这种技术是一种效率低而成本高的方法,因为循环可能很长,需要相当大的能量消耗。冷冻干燥可与溶剂浇铸、粒子沥滤、气体发泡、成孔剂浸出或乳液冷冻干燥等技术相结合。

(四)冷冻凝胶法

冷冻凝胶法(cryogel method)是通过将悬浮在水中(或其他溶剂)中的聚合物溶液冷冻至亚冷冻温度,使溶剂和前体溶液之间发生相分离来制备微孔结构的过程。在这样的温度下,水结晶,前体溶液通过聚合相,在其分子之间形成永久性交联。当聚合凝胶体内的冷冻水晶体在解冻时析出时,就形成了多孔结构。用低温冷冻凝胶法制备支架时,一般选用生物相容性良好的聚合物,并设置比较温和的工艺参数,还可以在支架中加入生长因子。为了改善支架的力学性能和临床性能,通常在前体溶液中加入羟基磷灰石(HA)纳米颗粒和生物添加剂。在交联胶原/HA 混合物制成的复合支架时,细胞黏附、分化和生物降解特性有了较大的改善。有研究也表明交联时间对支架的形貌有直接影响,一般来说,交联时间越长,孔隙率越高,孔壁越薄。冷冻胶凝法可以通过仔细选择溶剂和前体溶液的比例来控制孔隙率的大小。低温过程可以消除药物和生长因子热降解的风险,通过向溶液混合物中添加复合填料、纤维和其他聚合物,也可以改变支架结构的孔隙率和机械性能,例如在明胶水凝胶溶液中加入电纺 PCL 纤维,可以使其杨氏模量大幅提高。

(五)静电纺丝法

静电纺丝(electrospinning,又称电纺丝)法是指在静电力的作用下,溶液或黏性状态的带电聚合物材料的稳定流被吸入纤维中的过程。该过程是通过连接材料源(通常称为喷丝板)和纤维收集器平台至相反的电位端子来实现的,两端的电位差通常在5~30 kV范围内,主要作用是将材料的原始直径(关于喷丝头内径的函数)降低几个数量级,并将其沉积到收集板上。静电纺丝是骨组织工程生物活性材料最广泛使用的制造方法之一。

液体聚合物通常可用加压的注射泵进行纺丝,在外加压力的作用下,液体物质以液滴形式从针尖挤出,并暴露在喷丝头和收集器之间的静电场中,静电场作用于液滴外层的带电物质粒子,将其拉向靠近收集板的某个点,这种现象通常被称为泰勒锥(Taylor cone)形成。物质堆积会形成一个指向收集器地面的尖峰,这个尖峰的进一步延伸最终导致材料从喷丝板一侧加速转移到收集板而不会断开连接,随着材料向收集板方向加速,直径进一步减小,使得该工艺能够制造纳米/微米级的纤维。这为最终的支架结构制备提供了一个精细的控制参数,但困难在于如何使制备后的支架保持宏观尺度上的结构细节,并创建一个适合临床使用的黏合结构。电纺生物活性材料的纤维形态可以促进纤维方向的细胞排列。目前根据使用材料和所需支架结构形式的不同,主要可以分为溶液静电纺丝、熔融静电纺丝和静电纺丝直接成型。

(六)溶剂浇铸法

溶剂浇铸法(solvent casting)是制作支架最简单、最廉价的技术之一。它完全基于聚合物溶液中存在的溶剂的蒸发产生多孔支架。该支架可通过两种方法制备:①将聚合物溶液倒入模具中,静置以蒸发溶剂,得到多孔的三维支架;②将模具浸入聚合物溶液中并静置以获得聚合物膜。铸造所用的溶剂有二氯甲烷、甲醇、丙酮、二氯甲烷、氯仿等。该技术的主要缺点是使用的溶剂可能有毒,并且可能保留一些毒性,因此,为了获得更好的结果,可以将其与冻干或颗粒浸出技术相结合。

(七)粒子沥滤法

粒子沥滤法(particulate leaching)包括将水溶性盐(如氯化钠、枸橼酸钠)、糖颗粒或成孔剂混合到可生物降解聚合物溶液中,然后将聚合物溶液浇铸到所需形状的模具中,再用冻干法除去溶剂后,盐粒/成孔剂被滤出以获得多孔结构。这种方法比较方便,因为孔隙的大小可以由盐/聚合物的比例和添加的颗粒的大小来控制。然而,孔隙形状仅限于盐的晶体形状,另一个缺点是很难从聚合物基体内部去除可溶盐/颗粒,这使得制造非常厚的支架受限。大多数通过溶剂浇铸和粒子沥滤法制备的多孔材料都受到厚度的限制。

(八)溶胶凝胶法

溶胶凝胶(sol-gel)是非常多孔的、高度有序的类似海绵结构。这种凝胶是由不连续的颗粒或聚合物组成的。最常用的前体是氯化物或金属醇盐。这些前体经过水解和缩聚形成胶体,在溶胶中可以使用少量的掺杂剂,如有机染料和稀土元素,以使最终产品中的含量均匀分布。溶胶凝胶过程的主要步骤是混合、浇铸和凝胶化。在混合阶段,胶体颗粒在水中作为溶剂进行机械混合,形成胶体溶液。金属醇盐前驱体与水反应,发生水解和缩聚反应。极微小颗粒(1~2 nm)形成胶体分散体,最终转化为相应无机氧化物的三维网络。在铸造阶段,溶胶的黏度很低,这使得它更容易铸造成模具或所需的形状,选择合适的模具以避免聚合物凝胶黏在模具上。在凝胶化过程中,胶体颗粒开始形成三维网络,凝胶化导致胶体颗粒的团聚,这是由于电性成分之间的相互作用。下一步是老化和干燥新制备的结构,进一步固化材料。然后进行脱水或化学稳定处理,用于制造超稳定的多孔材料。最后一步是致密化,用高温回火使凝胶凝固。该工艺已广泛应用于陶瓷、玻璃和薄膜涂料领域,用这种方法也可以制备金属氧化物薄膜。溶胶凝胶法是目前使用的磷酸钙陶瓷粉末、生物活性玻璃等的主要制备工艺之一。

(九)热诱导相分离法

热诱导相分离(thermally-induced phase separation,TIPS)技术是基于热能的变化,通过急冷路径将均相聚合物溶液诱导分离到多相体系中。首先在高温下将聚合物溶解在溶剂(苯酚或萘)中,然后将生物活性分子分散在这些溶液中。在温度下降时,通过固液脱混或液–液相分离机制,均相溶液分为富聚合物相和富溶剂相。然后通过萃取、蒸发和升华去除溶剂,得到具有生物活性分子的多孔支架。影响支架孔形态的因素有聚合物种类、溶剂、聚合物溶液浓度和相分离温度。这种方法的优点是可以很容易地与其他制备工艺相结合,同时具有良好的机械性能来设计具有受控孔隙形态的三维结构。

三、骨组织工程支架材料的优化设计

骨组织工程支架从材料和结构上模拟修复宿主组织,是实现骨组织再生重建的关键。骨组织工程支架材料应具有骨传导性、骨诱导性、成骨性、良好的生物相容性、适宜的机械性能以及可吸收性或可降解性。多种骨组织工程支架具有复杂的内部结构,其相互连接的孔隙网络,除了利于骨形成细胞的附着、分化和矿化,也利于新生血和血管周围的神经纤维管的浸润长入。支架材料作为模板和桥接结构,能指导新骨组织的再生。支架材料不仅为生长的骨组织提供机械支持,其快速降解能力也是实现加速组织生长的保证。理想情况下,支架降解速率需与矿化组织沉积速率同步,随着支架的降解,其提供的机械支撑逐渐减少,而通过新生骨组织提供的机械支撑逐渐增加得以补偿。因此,需要平衡这几个因素优化设计,从而构建理想的骨组织工程支架。

（一）支架材料微观空间结构的优化

临界尺寸的骨缺损对有效骨替代物提出了更高的要求,模仿天然骨的分层多孔结构和特定生物信息的多孔支架被认为是促进骨再生的有效策略。支架材料的微观空间结构,即支架材料的孔隙度、连通性、扭曲度和分布均匀性和比表面积等。骨组织工程支架应具有高度的多孔性,并具有三维结构,理想地模拟天然骨的孔隙率、孔径和互联性,利于细胞附着和增殖生长,为新的组织向内生长和血管化提供空间,并确保营养物和气体的运输以及代谢产物的排出。孔隙率（porosity）、孔径（bore diameter）、互联性（interconnectivity）和层厚（thickness）都是设计骨组织工程支架材料时非常重要的参数。盐浸、静电纺丝、气体发泡、冷冻干燥、3D 打印等不同制备方法均可改善支架材料的孔结构,材料组分以及比例的不同也会影响支架的微观空间结构。研究加工和控制支架材料的微观空间结构特征,通过拓扑形貌等性质引导和调控修复细胞在三维空间的黏附、迁移和旁分泌等基本行为,一直是骨组织工程支架领域的研究热点。

1. 孔隙率 致密材料的孔隙率分为 3 种类型:微孔（< 2 nm）、中孔（2 ~ 50 nm）和大孔（> 50 nm）。合成的聚合物支架主要是使用盐浸技术制备的 PLA 或 PGA 及其衍生物,通过改变盐颗粒的浓度和大小可以控制改变支架的孔隙率,也可以通过改变材料的分子量和降压速率控制支架的形态。快速成型技术和 3D 打印技术是通过对孔结构的控制来影响孔隙率。Seidenstuecker 等发现复合生物活性玻璃（BAG）和 β-TCP 粉末可改善基于 3D 打印的骨支架的孔隙率。尽管 50/50 支架的总孔隙率略高于 70/30 支架,但 50/50 支架的细胞增殖更大。最近的一项研究表明,PCL 涂层可以提高 HA 3D 支架的机械强度。但当 PCL 涂层从 5% 增加到 10% 时,尽管使用 10% PCL 涂层可获得最高的机械强度,但孔隙率会大大降低。另一项研究表明,孔隙率 30% 的 3D PLA 支架和孔隙率为 50% 的 3D PLA 支架具有同等增殖和骨传导的结果。这些实验表明,在支架材料制备中,追求高孔隙率与最佳机械强度是相互矛盾的问题。Tang 等开发了一种负载重组人骨形态发生蛋白-2（recombinant human bone morphogenetic protein-2, rhBMP-2）的三模态大孔/微孔/介孔的生物活性玻璃多级微纳支架。以介孔生物活性玻璃（mesoporous bioactive glass, MBG）为基质,通过“黏度控制（viscosity controlling）”和“均匀颗粒增强（homogeneous particle reinforcing）”多模板工艺制备了具有增强抗压强度（4.28 MPa,孔隙率 80%）的三模态 MBG 支架（trimodal MBG scaffold, TMS）,发现负载 rhBMP-2 的 TMS（TMS/rhBMP-2）在体外呈现优异的细胞附着、向内生长和成骨。此外,体内实验表明,与 rhBMP-2 负载的双模态大孔/微孔和大孔/纳米多孔支架相比,TMS/rhBMP-2 具有更为显著的骨再生能力。TMS/rhBMP-2 在兔桡骨临界尺寸缺损中实现了完全再生,髓腔快速愈合和骨质成熟。该种三模态生物活性玻璃多级微纳支架材料孔隙率高达 80%,在不影响其生物相容性的情况下,能够有效提高复合支架的抗压强度,解决了分级 MBG 支架的制备和力学问题,兼顾了良好的孔隙率与力学性能。

2. 孔径大小 骨组织工程支架具有复杂的相互连接的孔隙网络,孔径至少为100 μm,以利于血管和神经纤维的长入,同时也利于在整个支架结构中种植骨类细胞。Lee J · W 等研究了 100 μm、200 μm、350 μm 和 500 μm 不同孔径的聚丙烯制支架对前体成骨细胞系 MC3T3-E1 增殖的影响,发现在孔径为 200 μm 和 350 μm 的支架具有最佳细胞增殖效果,而孔径为 500 μm 的支架由于无法在静态播种条件下使细胞与支架相互作用,7 d 后几乎没有细胞附着。有学者观察孔径从 85 μm 到 325 μm 的胶原蛋白 GAG 支架对细胞的黏附,结果显示在最大的孔径(即 325 μm)显示出最高的成骨细胞黏附力。也有相反的结果,在两种不同孔径(200 μm 和 500 μm)的珊瑚支架种植 MSC 表明,500 μm 孔径支架相较 200 μm 孔径支架获得更高的增殖速率,这可归因于珊瑚支架是基于陶瓷结构,因此平衡珊瑚支架的孔径大小和贯通性比聚合物支架中更为复杂。Cavo 等使用计算机辅助软件设计了孔径分别为 300 μm、600 μm 和 900 μm 的 PLA 多孔支架,并用胶原蛋白涂层对支架进行了功能化修饰,发现 7 d 后孔径为 600 μm 的支架比 300 μm 和 900 μm 的支架表现出相对更高的细胞增殖和黏附力。

3. 贯通性　贯通性是指连接两个不同孔的孔径,该孔径与渗透率直接相关。与盐浸支架相比,具有明确贯通孔的快速成型支架可以使营养物质流入和代谢废物外流的效率更高,被证明是更好的细胞内向生长的支架。Srivastava 等通过壳聚糖海绵评估了贯通孔径对软骨细胞增殖的影响,表明随着孔径贯通性的增加,软骨细胞的增殖和代谢活性随之增加。将 3D 打印的螺旋状孔结构与盐浸支架的随机孔结构进行比较,结果显示螺旋状孔支架的通透性提高 10 倍。

4. 层厚　在组织工程中需要适宜的 3D 打印增量层,厚度为 150 μm 或更小,以最大限度提高层间连接性。3D 打印技术可以优化层厚度,提供支架的可调机械性能和成骨特性。如应用基于粉末的 3D 打印工艺,制备厚度为 88 μm 的磷酸钙支架,表现出良好的表面粗糙度和几何精度;通过墨水法打印生物陶瓷,可制成具有不同层厚和大孔尺寸的支架。改变从单层印刷到双层印刷的层沉积模式构建支架微结构,用于兔颅骨缺损修复,单层打印制备的 3D 打印支架在早期阶段(4 周)显示出比双层打印制备的支架更高的骨传导能力,具有较小层厚度的单层印刷支架能够在支架的侧壁区域中产生更高的细胞密度,进而促进新生骨组织形成和缺损区的重建。

(二)支架材料力学性能的优化

骨骼具有复杂的结构以及多样动态的机械性能,人骨组织的弹性模量在 1～20 GPa 之间变化。为完成骨骼再生与修复,骨组织工程支架材料应具有必要的结构支撑以满足天然骨骼基质的机械强度。常规的力学性能表征是指强度、弹性、塑性、韧性、硬度等,能够通过拉伸、压缩和剪切试验方法测定。近年来开发出许多方法或技术来增强骨组织工程的机械性能,包括控制细胞外基质(extracellular matrix, ECM)组分的量,控制支架内的纤维几何形状以及选择具有适当机械性能的支架材料。

现有的研究多采用透明质酸及其衍生物与其他材料制备复合组织工程支架。Yamane 等制备了基于壳聚糖的透明质酸复合三维支架,该复合支架的细胞黏附、增殖、形态改变及细胞外基质产物均比单独的壳聚糖支架要好。透明质酸不仅是软骨黏多糖的主要成分,而且能与细胞表面受体 CD44 良好结合,基于壳聚糖的透明质酸复合支架能更好地模拟体内环境,促进软骨细胞的正常生长,但是力学性能有限。透明质酸是聚阴离子,而壳聚糖是聚阳离子,两者容易形成离子键,从而增强了复合支架的拉伸应力,使复合支架的力学性能得到很大程度的提高。当然,改变用于支架材料制造的聚合物可以控制具有相同孔隙率的支架机械性能,例如 PLA 的机械性能高于 PCL。

通过改变细胞产生的 ECM 成分即蛋白多糖和胶原的量,可以控制支架的机械性能。例如,可以通过增加胶原蛋白浓度或胶原蛋白原纤维的交联来提高剪切储能和拉伸模量。在另一方面,降低 ECM 内的蛋白多糖浓度可降低拉伸和压缩模量的 9/10(或90%)。使用机械刺激(如静水压和动态剪切或压缩)也可调控蛋白多糖和胶原蛋白的水平,并根据加载方式的类型而有所不同,若加载频率低(0.3 Hz)或高(3 Hz),则 ECM 的产生会受到抑制,1 Hz 是 ECM 的最佳选择条件。通过改变生物反应器内的流动条件,可以改善骨支架材料的机械性能。

机械性能的优化也可以通过设计支架结构来控制。支架孔隙率的增加将增加损耗角和塑性变形,并降低储能模量和聚集模量。将支架内的股线方向更改为从 0-90 到 0-45模式,或使用不同类型的蜂窝结构均可以显著改变其机械性能。

(三)支架材料生物降解速率的优化

支架的降解速率须与再生骨的速率相匹配。在新生骨不能对抗应力时,支架能充当暂时的支撑作用;新生骨发育成熟时,支架材料应当逐渐消失,不发生应力遮挡。新骨生成所代表的"进"与支架材料降解代表的"退",正是体现了骨修复中的爬行替代过程。一般可以利用合成高分子材料不同单体间的共聚、不同高分子材料的共混或天然高分子材料与合成高分子共混、高分子材料与陶瓷材料共混,通过控制材料的组分、分子量及其分布等手段达到调节和控制材料降解速率和力学性能的目的。这些共聚物或共混物性能各异,可综合不同组分的优点。同时,降解过程的产物也必须具有生物相容性,不得干扰骨组织工程系统的功能。例如材料降解不得实质性地改变局部 pH 值,这可能损害支架的矿化,也将引起修复微环境的改变。

1. 控制材料组分　珊瑚呈三维多孔状结构,类似于骨单元抽空骨移植物,主要成分是碳酸钙,类似松质骨,具有较好的生物相容性和可降解性,适于细胞黏附、增殖和成骨,是良好的骨组织工程支架材料。但有研究显示珊瑚的降解速率稍快,在骨组织未能完全修复缺损区前已被完全吸收。采用 Replamineform 技术可复制珊瑚的微观结构,并将其转化为陶瓷、金属或高分子材料。例如,将碳酸盐珊瑚经水热转变成羟基磷灰石,保持孔隙结构不变,制备成珊瑚羟基磷灰石,可延缓其降解,成为骨髓基质干细胞的良好载体。通过调整水热转换反应的条件,还可控制碳酸钙和羟基磷灰石的比例,从而调节终产物珊瑚羟基磷灰石的降解率。

蚕丝是一种天然存在的蛋白质生物聚合物,主要成分是丝素和丝胶。其中,丝素蛋白可以引导骨骼的主要分子成分磷酸钙的形成。丝质支架的缓慢降解有助于修复大段骨缺损,因为支架可以支撑结构,直到天然组织完全发挥功能。通过控制丝素 β-片的数量和二级结构,蚕丝的生物降解时间可控制在几周到 1 年之间。蚕茧纤维加工溶剂会对丝素蛋白二级结构产生影响,有机溶剂处理的材料在体内完全吸收需要 1 年或更长时间,而水溶剂型支架在体内的使用时间不会超过 6 个月。丝素降解率受丝素 I 和 II 相对比例的影响,丝素 I 是水溶性的,而丝素 II 不是水溶性的;丝素 II 比例越大,即 β-片状结构越多,降解时间就越长。通过缓慢干燥浓缩丝素水溶液制备的薄膜产生的 β-片含量最低,使丝膜降解速率加快。

2. **材料不同单体间的共聚** 聚乳酸(PLA)有 3 种异构体:聚左旋乳酸(poly-*L*-lactic acid,PLLA)、聚右旋乳酸(poly-*D*-lactic acid,PDLA)、聚内消旋乳酸(poly-meso-lactic acid,PDLLA)。其中 PDLLA 为无定型结构,力学性质柔韧,降解时间为 6~12 个月;PLLA 与 PDLA 为高结晶度的线型高分子聚合物,体外完全降解长达 12~30 个月。PLLA 经过水解降解形成可溶性乳酸,天然存在于体内,其也可以形成纳米尺度的特征。聚乙醇酸(PGA)与 PLA 相比主链单元少一个甲基,因而较 PLA 亲水性好、水解速度快,在体内易于降解,一般不超过 8 周。容易降解的聚合物可以与其他抗降解聚合物结合。PLA 和 PGA 共聚物(PLGA)由于两种单体的亲水性不同,其降解速率取决于共聚物中乳酸与乙醇酸的比例。PLA/PGA 的比例越高,降解速率越低,降解时间控制在数月至数年之间。通过改变共聚物中 PLA 和 PGA 的配比可调节共聚物的降解速率。

3. **不同材料的共混** 文献表明,一些天然聚合物,如胶原蛋白、壳聚糖、明胶、海藻酸盐和合成聚合物(如脂肪族聚酯和亲水性聚乙烯醇)具有良好的生物降解性能,在组织工程骨支架中应用广泛。其中,胶原蛋白作为骨组织的有机相,被广泛应用在支架材料中。然而,胶原蛋白和其他天然聚合物的机械强度低,热稳定性和加工性较差,降解速率不好控制。因此,将不同材料进行混合在制作骨支架方面具有许多优势,包括可定制的降解速率和更高的机械强度。Zhou 等将胶原与聚乙烯醇(polyvinyl alcohol,PVA)结合,制备出具有稳定降解速率的引导骨再生膜,该材料表现出良好的细胞相容性和机械性能,体外降解持续时间超过 17 d。Marra 等将 PLGA 与羟基磷灰石共混制得多孔复合物,PLGA 与复合物分别浸入磷酸盐缓冲液中,8 周后 PLGA 已基本完全降解,而复合物仅降解了40%,说明将钙磷陶瓷引入 PLA、PGA、PLGA 及其共聚物可改善其降解速度。

(四)支架材料细胞吸附性能的优化

目前用于骨组织工程的生物支架材料主要有两种,分别是人工合成的高分子支架材料和天然高分子支架材料。天然高分子材料具有良好的细胞亲和性,但是其强度不足,降解速率难以控制,难以满足骨组织工程的需求。目前在骨组织工程领域研究较多的还是人工合成的可降解高分子材料,大部分人工合成支架材料几乎是有机高分子化合物,这些高分子化合物机械性能好,拉伸强度强,生物相容性优良,生物降解性能强,但是亲水性能较差,吸附率较低,使其在骨组织工程领域的应用也受到了限制。而细胞与材料的黏附是组织工程研究的重要领域之一,细胞必须与材料黏附才能进行迁移、分化和增殖。从材料来说,材料表面的表面电荷、亲疏水性、生物活性物质和拓扑结构都对种子细胞的黏附性产生重要影响,因此,改善支架材料表面细胞吸附性对其在骨组织工程领域的应用十分关键。

1. **表面电荷吸附性** 在带正电荷的材料表面,细胞的黏附性会增加。壳聚糖是从虾、蟹等甲壳类动物的壳中提取的甲壳素脱乙酰化而得到的天然多糖。脱乙酰化后,壳聚糖 D-氨基葡萄糖残基的质子化作用使其成为聚阳离子,可以与 DNA、蛋白质、脂类或带负电的合成聚合物相互作用。壳聚糖因带正电荷的特性增加了其溶解性、生物降解性和生物相容性,是一种理想的细胞外基质材料,可促进多种组织细胞的黏附与增殖。此外,壳聚糖为带阳离子的高分子碱性化合物,而细胞膜往往带负电荷,这样使得二者之间能够产生静电引力,有利于细胞黏附在壳聚糖表面,促进细胞的黏附性。壳聚糖机械性能较差,不稳固,不能保持既定形状,难以单独成组织工程骨支架,但可复合到其他仿生材料中,如金属材料、生物陶瓷材料,这样二者优势互补,可在骨组织工程中发挥更大的作用。Chen 等将壳聚糖与双相磷酸钙共混制备多孔复合膜,结果表明其能促进成骨细胞的渗透性和黏附性,促进新生骨形成。

2. **材料表面亲水性** 材料的亲水性越好,细胞越容易黏附。亲水性的高分子为生物分子提供了亲水的环境,有利于保持生物分子的活性,从而促进蛋白质或细胞的相互作用。聚乙二醇(PEG)是一种高度亲水性的聚合物,在体内无免疫原性,最终可通过肾排出,适宜用作药物的载体,通常用于水凝胶开发的聚合物。PEG 的性质可以通过广泛的化学修饰或交联来改变,是目前被引入 PLA、PLGA 等高分子材料分子链中最常见的亲水性组分。大量研究已经证明,在支架材料分子链中引入 PEG 能促进细胞的黏附及功能表达。此外,在支架材料中引入一些天然高分子也可以促进材料的亲水性。海藻酸盐是从海藻中分离出来的一种多糖,在钙离子的作用下交联形成网状开放晶格的水凝胶,其酶解产物对人体无毒副作用。该水凝胶具有良好的亲水性,营养物质易于渗透扩散,有良好的生物相容性,其三维网状结构有利于细胞的附着及营养和代谢产物的交换,在医学领域已被用作药物缓释载体和创伤修复材料等。Fang 等制备了一种可注射的热敏感型海藻酸钠/β-磷酸三钙/阿司匹林水凝胶,该水凝胶具有相互连通的多孔结构,能促进细胞黏附,具有良好的骨再生潜力。使用海藻酸钠对磷酸镁复合骨水泥进行改性,与单一骨水泥相比,复合骨水泥能够延长固化时间,增加抗压强度,调节骨水泥的降解速率和pH 值,并能够增强 MC3T3-E1 细胞增殖和黏附。

3. **材料表面固定生物活性物质** 骨生物活性材料表面生物化学改性提高支架骨结合率成为本领域近年来的重要研究方向。通过将能与细胞表面黏附分子特异性结合的生物活性蛋白、小分子多肽等生物活性分子连接到生物活性材料表面,从而可特异性促进细胞的黏附和铺展。这些生物活性物质侧链中含有氨基,从而可以通过共价键标记胶原、蛋白质、多肽以及酶等生物信号分子,使得细胞和材料构成受体和配体的关系,或者可以通过向细胞传递某种信号,促使细胞和材料的结合,以提高材料对细胞的黏附性。如将氨基酸引入磷酸钙生物陶瓷中,含有氨基酸的陶瓷上细胞总数和细胞黏附力均增加。此外,通过材料表面固定生物活性物质,其成骨诱导作用促进骨形成和骨长入,提高骨整合。因此,将氨基端、多肽引入高分子材料表面是提高细胞黏附性的一种有效手段,能有效诱导细胞黏附、增殖并影响细胞形态。

细胞表面具有多种发挥黏附功能的黏附分子蛋白,如整合素(integrin)、免疫球蛋白超家族(immunoglobulin superfamily,IgSF)、选择素(selectin)、钙黏蛋白(cadherin,CDH),将其引入材料表面可有效促进细胞的黏附和铺展。张瑗团队采用"基于基质的仿生修饰"(matrix-based biomimetic modification),构建含粘连蛋白(fibronectin, FN)片段(FNⅢ$_{7-10}$)和钙黏蛋白 11 基因片段(CDH 11EC$_{1-2}$)的融合蛋白(重组融合蛋白 FN/CDH),并将其共价交联至生物陶瓷——双相磷酸钙陶瓷(biphasic calcium phosphate ceramic,BCP)界面,实现了对 FN 和 CDH11 各自功能学的部分叠加,体外具有良好的促黏附和成骨活性,该种生物活性材料界面具备优良的粗糙度、微结构、亲水性、化学组成和可控的配基密度等理化特征(图 7-2)。该种生物活性材料具备良好的骨传导和骨诱导特性,是一种具有良好应用前景的新型组织工程来源的骨替代材料。

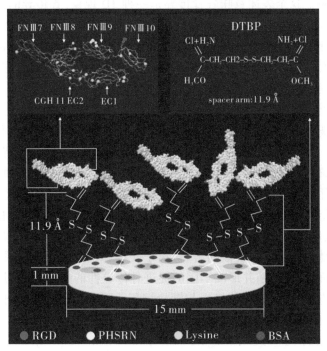

图 7-2　rFN/CDH 仿生界面

(张瑷、董世武供图)

4. 材料表面拓扑结构　材料表面的拓扑形貌(topological morphology)结构同样能对细胞黏附产生重要影响。材料表面的拓扑结构(topology structure)主要指表面的粗糙程度(surface roughness)、孔洞大小及分布、沟槽的尺寸和取向等以及一些特定的几何形状。细胞能够对这些拓扑结构做出反应从而表现出不同的行为,如黏附、迁移、增殖等。研究发现有多种拓扑结构能促进细胞的黏附。一般认为具有一定粗糙度的材料表面或材料表面存在微小的刻痕,细胞与材料接触的表面积增加,更有利于细胞的黏附与增殖。Wu等研究发现,微观光滑和宏观粗糙的表面适合成骨细胞的黏附与分化。Kamri 等在硅表面构建尺寸 400~4 000 nm 的凹凸结构,发现在 400 nm 的凹凸结构表面上黏附的人角膜上皮细胞数量最多且细胞黏附性最强。此外,Schulte 等通过在由星状 PEG 交联形成的水凝胶表面引入微米级拓扑结构,能够使 L929 细胞在原本抗细胞黏附的表面黏附生长。

(五)支架材料骨传导性和骨诱导性的优化

骨传导性(osteoconduction)是指一种材料支持成骨细胞附着和生长的能力,而成骨诱导性(osteoinductive)是指诱导干细胞分化为成骨细胞的能力。理想的骨植入物的表面应具备提供骨传导性和骨诱导性的能力。在生物活性材料中复合类骨材料成分、生物化合物或药物等,可提高支架材料的骨传导性和骨诱导性。2019 年 Franz E. Weber 撰文更新了骨传导性的表述,骨传导被定义为萌芽毛细血管(sprouting capillaries)、血管周围组织和骨祖细胞从骨床向内生长到多孔植入物的 3D 结构中,并作为引导信号以桥接骨组织和缺损区域。这个表述意味着骨传导是一种 3D 现象,骨传导的生物信息代表着骨向 3D 结构内生长的速度或骨缺损、骨不连产生骨桥的速度。这个定义强调了骨传导的方向性。在非生物性结构中,骨传导可发生而不吸收底层结构。在无活性的生物性结构中,骨传导在植入材料吸收或不吸收情况下都可能发生。在自体骨移植中,骨传导由骨诱导过程促进,比非生物性材料移植物的骨传导更快。骨传导不依赖于源自支架的骨诱导因子,是非活性和合成骨替代支架进行骨再生的主要驱动力。骨传导材料能够在其表面沉积矿化组织,从而直接与骨结合。骨诱导能力通常需要骨组织工程材料系统含有溶解离子(如 Ca^{2+})或生长因子。骨诱导性可体现在促进原位骨形成或异位骨形成。

1. 骨传导性提升　骨传导性描述受区新生骨组织长入植入物的三维过程,骨传导材料经由骨传导作用为骨和纤维血管组织的长入提供引导。天然骨骼的主要成分是磷酸钙与胶原,因此基于磷酸钙与胶原成分组成的支架材料表现出良好的骨传导性。羟基磷灰石、生物活性玻璃等类骨材料植入体内后,会在材料表面形成富钙-磷层,使钙、磷离子重新沉积在植入体表面。材料表面的溶解、离子交换和磷酸钙沉积等系列反应,将引导细胞在植入物表面黏附、增殖并形成牢固的促进骨传导性的材料-细胞层。胶原基质富含沉积矿物的位点,增进新生血管侵入与钙盐沉积。因此,在骨生物活性材料中引入羟基磷灰石、胶原等成分,可制备出具有良好骨传导性的骨修复支架材料。Minardi 等制备了镁掺杂羟基磷灰石/Ⅰ型胶原(magnesium-doped hydroxyapatite/type Ⅰ collagen,MHA/Col Ⅰ复合材料),该复合材料具有高纤维结构的碳化 MHA,孔隙率为 70%($\pm2.1\%$),Ca/P 比为 1.5(±0.03)。体外 MSC 的 3D 培养模型中,这些特定的组成和纳米机械材料特性诱导了新生矿物相的沉积,同时调节早期和晚期成骨标记基因的表达。在兔原位模型中,仅在植入后 2 周,通过动态 CT 扫描观察到 MHA/Col Ⅰ支架诱导新的小梁骨产生;6 周时的骨组织形态计量学显示大量新生骨基质形成,显示出良好的骨传导性。海藻酸盐具有生物相容性好、可降解等优点,也广泛用于骨组织工程。Hasani-Sadrabadi 等设计了一种具有可调机械性能的海藻酸钠基黏合剂、光交联和骨传导水凝胶生物活性材料,称之为黏附水凝胶(adhesive hydrogel,AdhHG),并以该工程水凝胶作为可注射间充质干细胞(MSC)递送载体进行颅面骨组织工程应用的探索。小鼠皮下植入证实了水凝胶的生物降解性、生物相容性和骨传导性。在大鼠种植体周围炎模型中,应用包载间充质干细胞的黏附水凝胶可导致种植体周围的骨完全再生。

骨传导性与植入物表面、微细体系结构及增材制造技术有关。骨组织工程领域早期一直认为,骨替代物的孔径应在 0.3～0.5 mm 之间,随着诸多可实现自由设计和实现骨替代物中微结构的增材制造方法开发,最近对多孔结构的研究将最佳孔径增加到 1.2 mm,最佳骨传导晶格点阵结构的晶格杆径大约 0.3 mm。对于宽开口多孔结构,支架中的骨生长主要发生在杆之间,几乎不在杆表面。Luo 等研究者利用 3D 打印和原位矿化,开发了具有均匀纳米磷灰石涂层的浓缩海藻酸盐/明胶支架。纳米磷灰石涂层的厚度是通过调节打印墨水中磷酸盐离子的量来控制。具有均匀纳米磷灰石涂层的藻酸盐/明胶支架的杨氏模量较对照提高 2 倍。该仿生支架材料具有良好的力学性能,其力学性能高于人松质骨,并增加了支架表面的蛋白质吸附能力。此外,纳米磷灰石涂层显著刺激大鼠骨髓干细胞的增殖和成骨分化。

2. 骨诱导性提升　间充质干细胞与细胞因子是骨组织工程中不可或缺的两个重要因素,二者密不可分,但二者之间的作用机制还有待于研究。目前为止,比较明朗的作用机制是细胞因子可通过促进和调节间充质干细胞的增殖、分化和趋化过程来提高间充质干细胞的诱导能力。在骨组织工程支架中引入骨形态发生蛋白、血管内皮生长因子、转化生长因子等,对提高材料的骨诱导性有显著效果。Bhattacharjee 等以聚己内酯、纳米羟基磷灰石和非桑椹丝素为支架材料结合 BMP-2 和 TGF-β,结果表明细胞活力、细胞增殖、成骨基因表达及钙沉积水平均较高,且无细胞毒性作用。重要的是,即使在极低剂量的给药系统中,TGF-β 也能增强 BMP-2 的作用。Khojasteh 等制备了一种表面包裹 VEGF 的高孔 β-TCP 支架,体外实验结果显示细胞增殖和基质生成增加,*Col*-1 和 *Runx*2 基因表达上调。但 BMP-2 和血管内皮生长因子在骨修复与血管再生的不同阶段常发挥不同的作用,并且大量国内外文献报道联合多种因子的同步应用可显著提高二者对骨组织再生与修复的能力,因此可将二者联合在一起共同作用于间充质干细胞,共同促进成骨再生修复与血管化。

近年来,还有一些骨诱导小分子药物[如黄酮类、醌类、双膦酸盐类化合物、糖原合成酶激酶-3(glycogen synthase kinase-3,GSK-3)抑制剂、LIM 矿化蛋白 1 模拟化合物(SVAK-12)、$C_{25}H_{32}N_4O_4S_2$(Necro X-7)等]被发现和设计合成出来,应用到骨组织工程中。相对生长因子而言,骨诱导小分子药物具有安全稳定、成本低廉的优点,但长期的系统给予会造成骨代谢紊乱等副作用,故而在组织工程支架中引入骨诱导小分子药物,需要控制其局部释放速率和时间,以达到良好的诱导骨再生效果。Zhu 等在温敏型水凝胶 PLGA-PEG-PLGA 中加入氧化石墨烯-透明质酸(graphene oxide-hyaluronic acid,GO-HA)来提高药物的局部缓释作用,小分子阿仑膦酸盐(alendronate,ALE)被装载到水凝胶中并不断释放,通过介导 BMP-2 和核因子 κB 受体活化因子配体(receptor activator of nuclear factor-κB ligand,RANKL)信号通路来诱导成骨细胞增殖分化并抑制破骨细胞活性,以修复小鼠临界骨缺损。Wu 等制备了用于大面积颅骨缺损修复的 GO-HA-g-PDLA/PLLA 电纺纤维支架,骨诱导小分子药物辛伐他汀(simvastatin,SIM)含量从支架边缘到核心逐渐递增,与药物分布均匀的纤维支架相比,梯度分布 SIM 的支架材料能够显著促进颅骨缺损中心区域的骨再生。

外泌体(exosome)是由细胞内多泡体与细胞膜融合后,释放到细胞外基质中的膜性囊泡,可以运输丰富的蛋白质、脂质、DNA 和 RNA 等物质。越来越多的研究表明,外泌体在细胞间远距离通信中起着至关重要的作用。外泌体具有亲水性核心、天然的靶向能力以及免疫原性低,因此许多研究者致力于开发合适的方法来修饰外泌体以装载药物或基因。同时大量研究证实了外泌体与生理性骨微环境/骨重塑、肿瘤骨转移等密切相关。有研究发现 MSC 来源的外泌体中富集了 miR-196、miR-27a、miR-206,在体外可促进成骨分化,而体内用 MSC 来源的外泌体可以治疗颅骨缺损,加速骨再生。尽管大多数支架已被证明具有明确的成骨潜力,但补充外泌体可提高其性能。外泌体整合骨工程支架可促进成骨、血管生成和炎症调节,已应用于各种骨缺损模型,例如小鼠、大鼠和绵羊的临界大小的颅骨缺损、下颌骨缺损、股骨髁缺损和胫骨缺损。此外,负载外泌体的骨工程支架可促进骨髓 MSC 的募集和迁移,激活局部电位,以及对损伤部位和新形成骨组织部位的归巢能力。如 Yang S 等人在发现人脐带 MSC 衍生的外泌体可有效地促进体外小鼠颅骨前成骨细胞系的增殖、迁移和成骨分化基础上,将 MSC 来源的外泌体与可注射羟基磷灰石,嵌入交联透明质酸–海藻酸盐(HA-ALG)水凝胶系统,在体内修复大鼠骨缺损可显著促进骨再生,并将外泌体保留在缺损部位。Liang M 等设计构建了负载破骨细胞外泌体的 DBM 支架材料,并对小鼠颅骨缺损进行原位修复,发现负载破骨细胞外泌体 miR-324 的 DBM 支架材料调控 ARHGAP1/RhoA/ROCK 信号通路,促进体内缺损区域骨修复。未来需要在厘清外泌体的内容及其功能的基础上,改进具有更好骨传导性、骨诱导、成骨和机械支撑的支架材料,同时,需要建立和优化基于时空方式的工程化外泌体、界面修饰和控制释放的策略。

实验研究表明,细胞在支架上生长和扩增,产生了大量的生长因子和细胞外基质(extracellular matrix,ECM),增加了支架的柔韧性,仿生模拟了细胞的增殖和分化的环境,从而促进组织修复。ECM 是一个动态复杂的微环境,具有很好的生理物理、生物力学和生化特性,可以直接或间接调节细胞的迁移、分化、增殖和黏附,并在组织和器官的稳态和再生中发挥关键作用。随着再生医学领域中组织工程学的快速发展,ECM 引起了人们极大的关注。组织来源的 ECM 支架之前被认为是一种极富发展前景的修复骨缺损的疗法,且其产品已获得美国 FDA 批准,并已广泛应用于组织工程中。然而,在其应用于动物实验研究和临床试验中发现了如下几个缺点:潜在的病原体转移,炎症和免疫排斥反应,不可控制的降解等。与之对应,细胞来源的 ECM 可在体外的无菌条件下培养自体细胞,从而避免了组织脱细胞 ECM 的缺陷。另外,细胞来源的 ECM 支架可针对患者特异性细胞进行培养塑造。基于细胞的 ECM 支架不仅可以为细胞的扩增和分化提供适当的微环境,还可以充当支架以维持修复所需的生物弹性、几何形状、生物力学特性和孔隙率,从而增强种子细胞的增殖、黏附和分化,加快受损细胞和组织的修复。富含胶原蛋白和蛋白聚糖的细胞源 ECM 支架有利于 MSC 增殖和成骨分化,从而促进骨再生。在 BMP-2 存在的条件下,源于成骨细胞和软骨细胞的脱细胞 ECM 含有的丰富的蛋白分子,有助于 hMSC 的成骨和成软骨分化。由此,基于细胞的 ECM 支架被认为是再生医学界中可行的新的修复策略,也成为目前骨组织工程材料的研究热点之一。

我们团队前期建立了含有脐带 MSC 分泌多种蛋白的骨基质材料及制备方法,在此基础上,提出了"基质依赖型组织工程骨(matrix-based tissue engineering bone,M-TEB)"的概念和构建体系。简单而言,基本构建步骤如下:将 MSC 与支架材料复合培养 14 d 后,将细胞–支架复合物(cell-scaffold constructs)在 −80 ℃冷冻 48 h,最后冻干 24 h,形成 MSC 为种子细胞的 M-TEB。所获得的 M-TEB,虽然去除细胞活性,但细胞分泌并沉积于支架材料上的细胞因子和基质蛋白仍然被有效保留,体内移植后细胞因子可缓慢释放于创区并参与骨重建。进一步,基于破骨细胞前体(preosteoclast,POC)分泌的 PDGF-BB 能促进骨形成和血管化,为了更加真实地模拟体内成骨的微环境,在 MSC 作为种子细胞的同时,引入 POC 作为"复合型"种子细胞是一种创新的尝试。Dong 等将 MSC 和 POC 共同作为种子细胞,按 10∶1 比例,种植于脱钙骨基质(DBM)材料上构建细胞-支架复合物,通过成骨诱导及程序性冻干,获得复合型基质依赖型组织工程骨支架材料,称之为 MSC/POC-M-TEB。体外实验证实,引入 POC 的 M-TEB 支架显著促进 MSC 增殖、迁移、黏附和成骨分化;在体内建立 SD 大鼠圆柱形股骨缺损模型以评估其成骨能力,micro-CT 和 Masson 切片染色结果均显示,MSC/POC-M-TEB 在修复骨缺损方面具有显著优势。通过用同位素标记相对和绝对定量(isobaric tags for relative and absolute quantification,iTRAQ)标记的质谱(mass spectrometry,MS)蛋白质组学分析,324 种显著上调蛋白和 284 种显著下调蛋白,其中以趋化因子(C-X-C 基序)配体 12[chemokine (C-X-C motif) ligand 12,CXCL12]和胰岛素样生长因子结合蛋白 5(insulin-like growth factor binding protein 5,IGFBP5)最为显著。中和抗体实验验证了 IGFBP5 具有促进 MSC 成骨分化的功能,CXCL12 具有促进细胞迁移的作用。M-TEB 构建策略在一定程度上有效解决了负载活细胞的组织工程骨的储存、运输及种子细胞活性的维持问题,提高了支架材料的骨诱导性。

MSC 已经被证实是一种机械敏感性细胞,有研究表明适当的压应力可增强骨折部位 MSC 中碱性磷酸酶(alkaline phosphatase,ALP)活性及 I 型胶原含量,促进 MSC 及成骨细胞 ECM 合成。改变 MSC 所处的力学微环境是调控其成骨分化的一种有效途径。基于此,我们进一步提出在 M-TEB 构建的过程中,通过加载外部应力刺激来促进 MSC 成骨分化并改变其分泌的细胞外基质成分,进而增强 M-TEB 的骨再生能力的策略,并选定幅度 10 kPA,频率 1 Hz 的循环轴向压缩应力(cyclic axial compression stress,CACS)作为 M-TEB 构建过程中的外部应力。结果显示 CACS 促进 MSC 向细胞外基质中分泌 VEGFA,提高动态 M-TEB 中 VEGFA 浓度,最终使动态 M-TEB 在大鼠股骨缺损模型中表现出更强的骨再生能力。基于 CACS 的 M-TEB 构建方法既是增强组织工程骨的骨再生能力的一种可行方式,也为解决组织工程骨血管化难题提供了一种新的思路。

四、骨支架材料在体修复的生物学关注点

随着骨组织工程的不断发展,各种新型的骨支架材料为骨缺损的治疗提供了新的选择,具有巨大的临床再生潜力。关于其植入生物体后的生物学效应方面,主要有如下的关注点(图 7-3)。

(一)成骨分化

种子细胞(seed cell)作为骨组织再生的细胞基础,为骨缺损修复提供细胞来源,其通过增殖并分化为成骨细胞,分泌相关细胞外基质和活性因子,为骨缺损修复提供活性来源和物质基础。种子细胞的成骨分化是形成新骨的关键,不仅受到支架载体、成骨诱导因子等调控,而且会受到体内炎症细胞、破骨细胞等细胞间调节作用影响,其成骨化不足会延迟骨缺损修复进程。近年来,如何诱导种子细胞向成骨细胞分化,促进骨缺损修复是骨组织工程研究的重点之一。目前可以通过优化支架材料的微观结构和宏观孔隙、负

载生长因子及活性药物、外加生物物理性刺激(包括振动刺激、载荷、电场或磁场等)等方式来促进成骨分化。但是大多数分化研究局限于体外细胞培养或单一因素调控研究,缺乏综合因素在体内如何协同调控种子细胞的成骨分化研究。

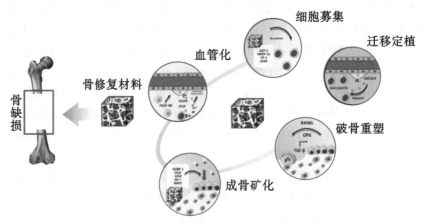

图 7-3　骨支架材料在体修复研究的一些生物学关注点
(董世武、江虹供图)

成骨细胞作为骨形成的最重要功能细胞,通过细胞分化方式参与骨形成。这一过程是一个由严密的时空遗传信息调控的多步骤复杂过程,分化过程中受 CTGF、FGF-2、BMP、Dlx5、Runx2、Osx、Sox9、TGF-β1、ATF4、MACF1 等多种因子的调控,调控过程相互联系,相互影响。此外,最近的一系列研究表明在骨组织形成过程中软骨细胞向成骨细胞转分化(chondrocyte-to-osteoblast transdifferentiation)发挥着新的作用。肥大软骨细胞通过分泌基质蛋白酶类对周围 ECM 进行降解,同时分泌血管生长因子促进血管新生,促进成骨细胞等细胞的迁入以及终末的钙盐沉积,使得软骨组织最终表现为周围基质钙化的表型。探究软骨组织对新骨形成的贡献,并将软骨内成骨方式应用于骨组织工程,具有巨大的潜力。新近已有再现软骨内成骨构建骨痂类器官用于促进骨缺损快速再生的报道。

(二)血管化

在骨组织中,血管长入为细胞提供氧气及营养物质,为机体提供代谢途径,还能为骨矿化提供必不可少的钙和磷酸盐。新生血管不足是制约骨缺损修复的主要原因。在没有血管化(vascularization)的情况下,组织对支架材料降解产物的代谢外排能力有限,降解产物的大量堆积容易形成修复区域的炎症反应,滞缓骨再生。骨支架材料在应用于大段骨缺损修复时,常因材料内部缺乏完善的血管网络,导致骨缺损中心区坏死,影响修复效果。因此,为实现支架材料对于骨缺损部位的有效修复,加速组织血管化进程是促进骨修复的必然选择,也是决定组织工程骨成败的关键因素之一。

血管化策略主要包括:血管内皮细胞与成骨细胞复合、显微外科重建技术、血管生长因子(VEGF、PDGF 等)的掺入和相关外源基因导入等。从材料角度,通过改善材料组分、优化支架材料自身几何学参数、建立促血管类生长因子等活性成分控释系统(大部分为吸附和包埋方式）、负载含血管内皮细胞作为种子细胞进行体内外预血管化等，是目前常见的方法。当然，各种方法都存在其局限性。如生长因子的使用存在体内半衰期短，治疗剂量远超生理浓度而易引起不良反应，如何选择具体促血管化生长因子的类型并确定其安全使用剂量及时间，如何保证其植入后稳定释放、释放靶向性、降低安全风险，如何保证骨修复中后期血管化对生长因子的浓度需求；又如多孔型结构的支架材料虽可确保细胞、神经和血管在支架内的长入和持续停留，但存在着降低了支架的整体力学性能问题等。预防骨修复中后期新生血管的退化和内皮细胞凋亡，促进血管网络的构筑、形成和稳定，也是组织工程骨成功转化于临床治疗的关键环节。近年来的相关研究表明，利用骨形成细胞与血管生成细胞共培养，可改善组织工程构建体的血管化和骨形成。如何选择最优的种子细胞在保证细胞的较高增殖率的前提下，实现更接近体内代谢微环境，通过细胞间的信号传递，有效改善血管化的质量和功能及加速与宿主血管的整合，是需要解决的一个重点问题。目前还没有一种促血管化的标准策略，促进组织工程骨血管化的理想支架材料、血管化 3D 生物打印、生物器官制造等技术也有待深入挖掘和开发。

（三）内源性细胞募集

间充质干细胞（MSC）具有多向分化潜能，已经被证实能够向骨、软骨等多种组织分化，是骨组织工程的理想种子细胞。但是，体外细胞培养和体内输送受到细胞来源有限和复杂临床转化规程的影响，其应用受到限制。机体内源性干细胞在一定条件下可以募集到损伤区域（称为细胞归巢），有望实现原位组织再生，从而减少干细胞治疗的复杂性。原位诱导组织再生是指将材料直接植入组织缺损处，利用体内微环境和材料的理化性能，动员体内自体细胞并引导细胞增殖、分化，进而实现缺损组织的原位再生。原位诱导组织再生有如下几个特点：不引入外源细胞，募集自体细胞；不经过体外培养，诱导自体细胞的增殖和分化；利用体内微环境，实现缺损组织和器官的再生。目前可以利用诱导性支架、控释技术等方式来实现自体细胞的募集和分化，但是如何募集捕获到足够的自体细胞仍是原位诱导组织再生亟须解决的难题和关键。

（四）破骨细胞与骨重塑

骨骼的结构由骨塑建（bone modeling）及骨重塑（bone remodeling）两种过程协同调控。在骨塑建过程中，破骨细胞（osteoclast，OC）和成骨细胞（osteoblast，OB）作用于不同的骨表面，一般可同时发挥功能。相反，骨重塑过程中的 OC 和 OB 作用于同一骨表面，但顺序不同，OC 的活动先于 OB 的活动。骨塑建通常可以改变骨的形状，而骨重塑则是在保持骨形状的前提下更新骨骼结构，主要包括破骨细胞介导的骨吸收以及随后成骨细胞前体（osteoblast precursor，pre-OB）的募集。pre-OB 分化为可生成基质的 OB，OB 形成新骨以替换被吸收的旧骨。骨重塑的主要顺序包括：①OC 形成并发挥骨吸收功能，移除旧骨质；②这些吸收区域被 OB 分泌的骨基质所取代；③骨基质经历初级矿化与较慢的次级矿化后，逐渐形成较为稳定的矿化骨。骨重塑发生的活跃区域被称为基本多细胞单位（basic multicellular unit，BMU），BMU 在整个骨骼系统中不规律地分布。在任何时候，正常骨骼系统中的 BMU 都处于骨重塑循环中的不同阶段，一些是骨吸收期，一些是骨形成期,还有一些是逆转期。而就组织工程骨修复而言,可分为 4 个阶段,即炎症反应期、骨形成期、血管化期以及重塑期。MSC 可以募集宿主细胞进行软骨内成骨,而 OB 可以再现膜内成骨过程。在各个阶段,OC 和 OB 间耦联的信号分子相互影响和替换,共同完成最终的重建塑形。OC 存在于 TEB 修复骨缺损的 4 个阶段,且融合性 OC 与支架材料降解界面和新骨形成界面密切相关,显示 OC 除了后期发挥骨重塑的重要作用,前期对支架材料进行降解也必不可少。

在骨吸收过程中,骨基质中释放大量的生长因子如转化生长因子-β(transforming growth factor β,TGF-β)和胰岛素样生长因子 1(insulin-like growth factor 1,IGF-1),同时活化的 OC 还能产生多种分泌蛋白(PDFG-BB 等)、偶联因子如心肌营养素-1(carditrophin-1, CT-1)、磷酸鞘氨醇(sphingosine-1-phosphate,S1P)、Ⅰ 型胶原三螺旋重复蛋白(collagen triple helix repeat containing Ⅰ,CTHRC Ⅰ)等,并在细胞表面表达多种膜结合因子如 EphB4 膜受体酪氨酸激酶的配体 EphrinB2、信号素 4D(Sema4D)等,对 pre-OB 分化过程起到重要作用。此外,对成熟 OC 来源的细胞外囊泡(extracellular vesicle,EV)表面含有较高水平的 RANK,并可以通过 RANKL 反向信号通路激活 OB 中的 Runx2,从而促进体外成骨分化及体内骨形成。因此,OC 作为骨吸收的主要效应细胞,更是植入体内后支架材料被降解的主体细胞,然而,在组织工程骨修复的重塑期中,BMU 的详细位置,BMU 内 OC 或 OB 与血管内皮细胞、T 细胞和巨噬细胞如何协同,OC 与 OB 偶联过程的精确调控是否与骨折修复相同,OC 对支架材料的降解和对新生骨界面如何调控,材料的降解产物是否对偶联和细胞命运发挥不同的功能,等等,均有待于探索解析。这些精细调控机制的阐明,将有助于组织工程骨的研发和对应的生物活性支架材料的设计革新。

参考文献

[1] AGRAWAL C M,RAY R B. Biodegradable polymeric scaffolds for musculoskeletal tissue engineering[J]. J Biomed Mater Res A,2001,55(2):141-150.

[2] AL-RASHIDY Z M,FARAG M M,GHANY N A A,et al. Aqueous electrophoretic deposition and corrosion protection of borate glass coatings on 316 L stainless steel for hard tissue fixation[J]. Surf Interfaces,2017,7:125-133.

[3] BHARADWAZ A,JAYASURIYA A C. Recent trends in the application of widely used natural and synthetic polymer nanocomposites in bone tissue regeneration[J]. Mater Sci Eng C Mater Biol Appl,2020,110:110698.

[4] BHATTACHARJEE P,KUNDU B,NASKAR D,et al. Silk scaffolds in bone tissue engineering:an overview[J]. Acta Biomater,2017,63:1-17.

[5] BHATTACHARJEE P,NASKAR D,MAITI TK,et al. Non-mulberry silk fibroin grafted poly [(sic)-caprolactone]/nano hydroxyapatite nanofibrous scaffold for dual growth factor delivery to promote bone regeneration[J]. J Colloid Interf Sci,2016,472(15):16-33.

[6] BURG K J, PORTER S, FAU-KELLAM J F, et al. Biomaterial developments for bone tissue engineering[J]. Biomaterials, 2000, 21(23): 2347-2359.

[7] CAVO M, SCAGLIONE S. Scaffold microstructure effects on functional and mechanical performance: Integration of theoretical and experimental approaches for bone tissue engineering applications[J]. Mat Sci Eng C-Mater, 2016, 68: 872-879.

[8] CHEN R G, SHEN J. The synthesis of hydroxyapatite crystals with various morphologies via the solvothermal method using double surfactants[J]. Mater Lett, 2020, 259: 126881.

[9] CHEN Y H, TAI H Y, FU E, et al. Guided bone regeneration activity of different calcium phosphate/chitosan hybrid membranes[J]. Int J Biol Macromol, 2019, 126: 159-169.

[10] DENG H Z, DONG A J, SONG J B, et al. Injectable thermosensitive hydrogel systems based on functional PEG/PCL block polymer for local drug delivery[J]. J Control Release, 2019, 297: 60-70.

[11] DOGAN E, OKUMUS Z. Cuttlebone used as a bone xenograft in bone healing[J]. Vet Med-Czech, 2014, 59(5): 254-260.

[12] DONG R, BAI Y, DAI J J, et al. Engineered scaffolds based on mesenchymal stem cells/preosteoclasts extracellular matrix promote bone regeneration[J]. J Tissue Eng, 2020, 11: 1-11.

[13] DONG S, GUO H, ZHANG Y, et al. rFN/Cad-11-modified collagen type II biomimetic interface promotes the adhesion and chondrogenic differentiation of mesenchymal stem cells[J]. Tissue Eng, 2013, 19(21/22): 2464-2477.

[14] FANG X Q, LEI L, JIANG T, et al. Injectable thermosensitive alginate/-tricalcium phosphate/aspirin hydrogels for bone augmentation[J]. J Biomed Mater Res B, 2018, 106(5): 1739-1751.

[15] FERNANDES M H, ALVES M M, CEBOTARENCO M, et al. Citrate zinc hydroxyapatite nanorods with enhanced cytocompatibility and osteogenesis for bone regeneration[J]. Mat Sci Eng C-Mater, 2020, 115: 111147.

[16] GAUTAM G, KUMAR S, KUMAR, K. Processing of biomaterials for bone tissue engineering: State of the art[J]. Materials Today: Proceedings, 2022, 50: 2206-2217.

[17] GEHRKE SA, MAZON P, PEREZ-DIAZ L, et al. Study of two bovine bone blocks (sintered and non-sintered) used for bone grafts: physico-chemical characterization and in vitro bioactivity and cellular analysis[J]. Materials, 2019, 12(3): 452.

[18] GENTILE P, CHIONO V, CARMAGNOLA I, et al. An overview of poly(lactic-co-glycolic) acid (PLGA)-based biomaterials for bone tissue engineering[J]. Int J Mol Sci, 2014, 15(3): 3640-3659.

[19] GREGOR A, FILOVA E, NOVAK M, et al. Designing of PLA scaffolds for bone tissue replacement fabricated by ordinary commercial 3D printer[J]. Journal of biological engineering, 2017, 11(1): 31.

[20] GU Y F, ZHANG J, ZHANG X Z, et al. Three-dimensional printed mg-doped beta-TCP

bone tissue engineering scaffolds:effects of magnesium ion concentration on osteogenesis and angiogenesis in vitro[J]. Tissue Eng Regen Med,2019,16(4):415-429.

[21]HASANI-SADRABADI M M,Sarrion P,Pouraghaei S,et al. An engineered cell-laden adhesive hydrogel promotes craniofacial bone tissue regeneration in rats[J]. Sci Transl Med,2020,12(534):eaay6853.

[22]HUBER E,POBLOTH A M,BORMANN N,et al. Demineralized bone matrix as a carrier for bone morphogenetic protein-2:burst release combined with long-term binding and osteoinductive activity evaluated in vitro and in vivo[J]. Tissue Eng Pt A,2017,23(23/24):1321-1330.

[23]IWASAKI T,NAKATSUKA R,MURASE K,et al. Simple and rapid synthesis of magnetite/hydroxyapatite composites for hyperthermia treatments via a mechanochemical route[J]. Int J Mol Sci,2013,14(5):9365-9378.

[24]JETHWA J,IRELAND R S,CHAN D. Does a combination of platelet-rich plasma and decalcified freeze-dried bone allograft offer advantages over decalcified freeze-dried bone allograft alone when using pocket depth and clinical attachment level as markers for periodontal healing? a literature review[J]. Journal of Investigative and Clinical Dentistry,2019,10(2):e12397.

[25]JINDAL A,MONDAL T,Bhattacharya J. An in vitro evaluation of zinc silicate fortified chitosan scaffolds for bone tissue engineering[J]. Int J Biol Macromol,2020,164:4252-4262.

[26]KARURI N W,LILIENSIEK S,TEIXEIRA A I,et al. Biological length scale topography enhances cell-substratum adhesion of human corneal epithelial cells[J]. J Cell Sci,2004,117(15):3153-3164.

[27]KHOJASTEH A,FAHIMIPOUR F,ESLAMINEJAD M B,et al. Development of PLGA-coated beta-TCP scaffolds containing VEGF for bone tissue engineering[J]. Mat Sci Eng C-Mater,2016,69:780-788.

[28]KIM B S,YANG S S,PARK H,et al. Improvement of mechanical strength and osteogenic potential of calcium sulfate-based hydroxyapatite 3-dimensional printed scaffolds by epsilon-polycarbonate coating[J]. Journal of Biomaterials Science Polymer Edition,2017,28(13):1256-1270.

[29]KONISHI T,LIM P N,HONDA M,et al. Fabrication of chelate-setting alpha-tricalcium phosphate cement using sodium citrate and sodium alginate as mixing solution and its in vivo osteoconductivity[J]. J Biomed Mater Res B,2018,106(6):2361-2370.

[30]KOONS,G L,DIBA M,MIKOS A G. Materials design for bone-tissue engineering[J]. Nature Reviews Materials. 2020,5:584-603.

[31]LAI Y X,LI Y,CAO H J,et al. Osteogenic magnesium incorporated into PLGA/TCP porous scaffold by 3D printing for repairing challenging bone defect[J]. Biomaterials,2019,197:207-219.

［32］LI J M,KANG F,GONG X S,et al. Ceria nanoparticles enhance endochondral ossifica-tion-based critical-sized bone defect regeneration by promoting the hypertrophic differenti-ation of BMSCs via DHX15 activation［J］. Faseb J,2019,33(5):6378-6389.

［33］LIANG M,YIN X,ZHANG S,et al. Osteoclast-derived small extracellular vesicles induce osteogenic differentiation via inhibiting ARHGAP1［J］. Mol Ther Nucleic Acids,2021, 23:1191-1203.

［34］LIN S E,CUI L,CHEN G H,et al. PLGA/beta-TCP composite scaffold incorporating salvianolic acid B promotes bone fusion by angiogenesis and osteogenesis in a rat spinal［J］. Biomaterials,2019,196:109-121.

［35］LIN Y N,XIAO W,BAL B S,et al. Effect of copper-doped silicate 13-93 bioactive glass scaffolds on the response of MC3T3-E1 cells in vitro and on bone regeneration and angio-genesis in rat calvarial defects in vivo［J］. Mat Sci Eng C-Mater,2016,67:440-452.

［36］LIU C,HUANG Y,SHEN W,et al. Kinetics of hydroxyapatite precipitation at pH 10 to 11［J］. Biomaterials,2001,22(4):301-306.

［37］LUO Y,LI Y,QIN X,et al. 3D printing of concentrated alginate/gelatin scaffolds with homogeneous nano apatite coating for bone tissue engineering［J］. Materials & Design, 2018,146:12-19.

［38］MAHYUDIN F,UTOMO D N,SUROTO H,et al. Comparative effectiveness of bone graft-ing using xenograft freeze-dried cortical bovine,allograft freeze-dried cortical new zealand white rabbit,xenograft hydroxyapatite bovine,and xenograft demineralized bone matrix bo-vine in bone defect of femoral diaphysis of white rabbit:experimental study in vivo［J］. International Journal of Biomaterials,2017,2017:1-9.

［39］MALLICK S P,SINGH B N,RASTOGI A,et al. Design and evaluation of chitosan/poly (L-lactide)/pectin based composite scaffolds for cartilage tissue regeneration［J］. Int J Biol Macromol,2018,112:909-920.

［40］MARRA K G,SZEM JW FAU - KUMTA P N,KUMTA PN FAU - DIMILLA P A,et al. In vitro analysis of biodegradable polymer blend/hydroxyapatite composites for bone tissue engineering［J］. J Biomed Mater Res,1999,47(3):324-335.

［41］MINARDI S,Taraballi F,Cabrera FJ,et al. Biomimetic hydroxyapatite/collagen composite drives bone niche recapitulation in a rabbit orthotopic model［J］. Mater Today Bio,2019, 2:100005.

［42］NOSRATI H,MAMOORY R S,LE D Q S,et al. Gas injection approach for synthesis of hydroxyapatite nanorods via hydrothermal method［J］. Mater Charact,2020,159:110071.

［43］NOVAJRA G,BOETTI N G,LOUSTEAU J,et al. Phosphate glass fibre scaffolds:Tailoring of the properties and enhancement of the bioactivity through mesoporous glass particles［J］. Mat Sci Eng C-Mater,2016,67(10):570-580.

［44］OLLIVIER M,GAY A M,CERLIER A,et al. Can we achieve bone healing using the dia-mond concept without bone grafting for recalcitrant tibial nonunions?［J］. Injury,2015,

46(7):1383-1388.

[45] OUYANG P R,DONG H,HE X J,et al. Hydromechanical mechanism behind the effect of pore size of porous titanium scaffolds on osteoblast response and bone ingrowth[J]. Mater Design,2019,183:108151.

[46] O'KEEFE R J,Mao J. Bone tissue engineering and regeneration:from discovery to the clinic—an overview[J]. Tissue Eng Part B Rev,2011,17(6):389-392.

[47] POUNTOS I, GIANNOUDIS P V. Is there a role of coral bone substitutes in bone repair? [J]. Injury,2016,47(12):2606-2613.

[48] QUAN H Y, HE Y W, SUN J J, et al. Chemical self-assembly of multifunctional hydroxyapatite with a coral-like nanostructure for osteoporotic bone reconstruction[J]. Acs Appl Mater Inter,2018,10(30):25547-25560.

[49] RAMIS J M,CALVO J,MATAS A,et al. Enhanced osteoinductive capacity and decreased variability by enrichment of demineralized bone matrix with a bone protein extract[J]. J Mater Sci-Mater M,2018,29(7):103.

[50] RAN Q C,YANG W H,HU Y,et al. Osteogenesis of 3D printed porous Ti_6Al_4V implants with different pore sizes[J]. J Mech Behav Biomed,2018,84:1-11.

[51] SCHULTE V A,DIEZ M,MOLLER M,et al. Surface topography induces fibroblast adhesion on intrinsically nonadhesive poly(ethylene glycol) substrates[J]. Biomacromolecules,2009,10(10):2795-2801.

[52] SEDGHI R,SHAABANI A,SAYYARI N. Electrospun triazole-based chitosan nanofibers as a novel scaffolds for bone tissue repair and regeneration[J]. Carbohyd Polym,2020, 230:115707.

[53] SEIDENSTUECKER M,KERR L,BERNSTEIN A,et al. 3D powder printed bioglass and beta-tricalcium phosphate bone scaffolds[J]. Materials,2018,11(1):13.

[54] SHAO H F,KE X R,LIU A,et al. Bone regeneration in 3D printing bioactive ceramic scaffolds with improved tissue/material interface pore architecture in thin-wall bone defect[J]. Biofabrication,2017,9(2):025003.

[55] SHEN X K,MA P P,HU Y,et al. Mesenchymal stem cell growth behavior on micro/nano hierarchical surfaces of titanium substrates[J]. Colloid Surface B,2015,127:221-232.

[56] SHI J J,SUN J,ZHANG W,et al. Demineralized bone matrix scaffolds modified by CBD-SDF-1 alpha promote bone regeneration via recruiting endogenous stem cells[J]. Acs Appl Mater Inter,2016,41(8):27511-27522.

[57] SON J,KIM J,LEE K,et al. DNA aptamer immobilized hydroxyapatite for enhancing angiogenesis and bone regeneration[J]. Acta Biomater,2019,99:469-478.

[58] SONG R,MURPHY M,LI C S,et al. Current development of biodegradable polymeric materials for biomedical applications[J]. Drug Des Dev Ther,2018,12(1):3117-3145.

[59] SOUNDARYA S P,MENON A H,CHANDRAN S V,et al. Bone tissue engineering:Scaffold preparation using chitosan and other biomaterials with different design and fabrication

techniques[J]. Int J Biol Macromol,2018,119:1228-1239.

[60] SPONER P,FILIP S,KUCERA T,et al. Utilizing autologous multipotent mesenchymal stromal cells and beta-tricalcium phosphate scaffold in human bone defects:a prospective,controlled feasibility trial[J]. Biomed Res Int,2016,2016:2076061.

[61] TURNBULL G,CLARKE J,PICARD F,et al. 3D bioactive composite scaffolds for bone tissue engineering[J]. Bioactive Materials,2018,3(3):278-314.

[62] WANG H,SU K X,SU L Z,et al. The effect of 3D-printed Ti_6Al_4V scaffolds with various macropore structures on osteointegration and osteogenesis: a biomechanical evaluation[J]. J Mech Behav Biomed,2018,88:488-496.

[63] WANG M C,CHEN H T,SHIH W J,et al. Crystalline size, microstructure and biocompatibility of hydroxyapatite nanopowders by hydrolysis of calcium hydrogen phosphate dehydrate (DCPD)[J]. Ceram Int,2015,41(2):2999-3008.

[64] WANG S,YANG Y D,KOONS G L,et al. Tuning pore features of mineralized collagen/PCL scaffolds for cranial bone regeneration in a rat model[J]. Mat Sci Eng C-Mater,2020,106:110186.

[65] WEBER F E. Reconsidering Osteoconduction in the era of additive manufacturing[J]. Tissue Eng Part B Rev,2019,25(5):375-386.

[66] WHITE R A,WEBER J N,WHITE E W. Replamineform:a new process for preparing porous ceramic,metal,and polymer prosthetic materials[J]. Science,1972,176(4037):922-924.

[67] WIEDING J,LINDNER T,BERGSCHMIDT P,et al. Biomechanical stability of novel mechanically adapted open-porous titanium scaffolds in metatarsal bone defects of sheep[J]. Biomaterials,2015,46:35-47.

[68] WU H Y,ZHU B T,DING J X,et al. Composite scaffold with gradient content of simvastatin for enhanced large cranial defect repair[J]. J Control Release,2017,259:E53.

[69] WU Y,ZITELLI J P,TENHUISEN K S,et al. Differential response of Staphylococci and osteoblasts to varying titanium surface roughness[J]. Biomaterials,2011,32(4):951-960.

[70] WUBNEH A,TSEKOURA EK,AYRANCI C,et al. Current state of fabrication technologies and materials for bone tissue engineering[J]. Acta Biomater,2018,80(10):1-30.

[71] YAMANE S,IWASAKI N,KASAHARA Y,et al. Effect of pore size on in vitro cartilage formation using chitosan-based hyaluronic acid hybrid polymer fibers[J]. Journal of Biomedical Materials Research Part A,2007,81(3):586-593.

[72] YANG S,Zhu B,Yin P,et al. Integration of human umbilical cord mesenchymal stem cells-derived exosomes with hydroxyapatite-embedded hyaluronic acid-alginate hydrogel for bone regeneration[J]. ACS Biomater Sci Eng,2020,6(3),1590-1602.

[73] YAO Q Q,COSME J G L,XU T,et al. Three dimensional electrospun PCL/PLA blend nanofibrous scaffolds with significantly improved stem cells osteogenic differentiation and

cranial bone formation[J]. Biomaterials,2017,115:115-127.

[74]YELTEN-YILMAZ A,YILMAZ S. Wet chemical precipitation synthesis of hydroxyapatite (HA) powders[J]. Ceram Int,2018,44(8):9703-9710.

[75]YU Y L,SHEN X K,LUO Z,et al. Osteogenesis potential of different titania nanotubes in oxidative stress microenvironment[J]. Biomaterials,2018,167(1):44-57.

[76]YUAN Z,TAO BL,HE Y,et al. Biocompatible MoS2/PDA-RGD coating on titanium implant with antibacterial property via intrinsic ROS-independent oxidative stress and NIR irradiation[J]. Biomaterials,2019,217:119290.

[77]ZHANG Y,XIANG Q,DONG S,et al. Fabrication and characterization of a recombinant fibronectin/cadherin bio-inspired ceramic surface and its influence on adhesion and ossification in vitro[J]. Acta Biomater,2010,6(3):776-785.

[78]ZHANG Z Q,MA Z Q,ZHANG Y H,et al. Dehydrothermally crosslinked collagen/hydroxyapatite composite for enhanced in vivo bone repair[J]. Colloid Surface B,2018,163:394-401.

[79]ZHAO M D,ZHOU J A,LI X L,et al. Repair of bone defect with vascularized tissue engineered bone graft seeded with mesenchymal stem cells in rabbits[J]. Microsurg,2011,31(2):130-137.

[80]MIAO Z,YANG X B,LI S Y,et al. Bioinspired channeled,rhBMP-2-coated β-TCP scaffolds with embedded autologous vascular bundles for increased vascularization and osteogenesis of prefabricated tissue-engineered bone[J]. Materials Science & Engineering C,2021,118:111389.

[81]ZHU B T,WU H Y,TU S C,et al. Graphene oxide-reinforced thermo-sensitive hydrogel consistently release alendronate for enhanced cranial defect repair[J]. J Control Release,2017,259:E12-E13.

[82]ZHOU T,CHEN S W,DING X X,et al. Fabrication and characterization of collagen/pva dual-layer membranes for periodontal bone regeneration[J]. Front Bioeng Biotechnol,2021,9:630977.

[83]南方医药经济研究所. 我国骨修复材料行业研究报告[R]. 广州:国家药品监督管理局南方医药经济研究所,2020.

第八章

生物活性材料与急救通气

肖旭东　刘良明

第一节　通气材料

材料技术的进步为急救通气技术(emergency ventilation techniques)及设备带来翻天覆地的变化,从最初使用的硬质金属管,到普通塑料管,再到如今与组织亲和性极好的硅胶材料,其性能得到很大提升。除了仍在广泛使用的不锈钢等金属材质外,回顾现代急救通气材料,主要还有以下3种。

一、橡胶材料

橡胶(rubber)的特点是具有很好的弹性,能轻易改变形状,去除外力后能完全恢复原状,属于人工合成材料,价格便宜,应用范围非常广,在日常生活的各个领域都有应用。橡胶的分子链可以交联,交联后的橡胶受外力作用发生变形时,具有迅速复原的能力,并具有良好的物理力学性能和化学稳定性。橡胶是橡胶工业的基本原料,广泛用于制造轮胎、胶管、胶带、电缆及其他各种橡胶制品。

但橡胶的理化性质稳定性相对较差,非常容易老化,释放对身体有害的物质。橡胶的老化指橡胶及加工成品,在加工、储存和使用过程中,由于受各种因素的影响如温度、日照、溶媒等作用,而引起橡胶理化性质和机械性能的逐步破坏,最后腐烂分解。在通气耗材的使用上目前已基本淘汰使用。

二、聚氯乙烯材料

聚氯乙烯(polyvinyl chloride,PVC)是目前应用最广泛的塑料材料之一,是一种非结晶性材料,在实际使用中经常加入稳定剂、润滑剂、辅助加工剂、色料、抗冲击剂及其他添加剂。与普通橡胶相比,PVC材料具有不易燃性、高强度、耐气候变化性以及优良的几何稳定性。PVC 对氧化剂、还原剂和强酸都有很强的抵抗力。然而它能够被浓氧化酸如浓硫酸、浓硝酸所腐蚀，并且也不适用于芳香烃、氯化烃接触的场合。

PVC 在加工时熔化温度是一个非常重要的工艺参数，如果此参数不当将导致材料分解。PVC 的流动特性相当差，其工艺范围很窄。特别是大分子量的 PVC 材料更难于加工，这种材料通常需要加入润滑剂改善流动特性，因此通常使用的都是小分子量的 PVC 材料。PVC 的收缩率相当低，一般为 0.2%～0.6%。另外在 PVC 的成型过程中会释放出有毒气体，和橡胶相比，价格也较低廉。目前还有很大一部分通气材料如各型气管导管、面罩、充气式喉罩、口咽通气道、鼻咽通气道、麻醉机管道、一次性喉镜等使用 PVC 材料。

三、硅 胶 材 料

硅胶(silica gel)是一种新型的生物活性材料，被应用到诸多与人们的生活也密切相关领域。硅胶以其软触感、弹性好、无毒安全等特点在日用品，在医疗器械、电子行业等领域得到广泛关注。目前在各型通气设备中得到大力推广，但还处于发展阶段，不能完全取代 PVC。

(一)硅胶材料的优点

硅胶作为通气材料具有以下医学优点。

1. 适用温度范围广　适用温度范围在-70～230 ℃，可在微波炉和烤箱内使用，如硅胶做的碗和盘、饭盒可放入微波炉内使用。普通橡胶低温临界点为-30～-20 ℃，然而硅胶则在-70～-60 ℃时仍具有较好的弹性，某些特殊配方的硅橡还可承受更低温度等。

2. 易清洗　硅胶产品用后清水冲洗即可恢复清洁。

3. 稳定性极佳　硅胶料化学性能很稳定，制做出的产品能长期使用而不发生理化性质改变。

4. 柔软舒适　得益于硅胶材料的柔软性，硅胶产品触感舒适，极具柔韧性，不变形。

5. 环保无毒　从原材料进厂到成品出货均不产生任何有毒有害物质。

6. 电绝缘性能　硅橡胶具有很高的电阻率，且在很宽的温度范围和频率范围内其阻值仍可保持稳定。

7. 导电性　当加入导电填料(如炭黑)时，硅橡胶便具有良好的导电性能，如键盘导电接触点、电热元件部件、抗静电部件、高压电缆用屏蔽、医用理疗导电胶片等。

8. 耐候性　普通橡胶在电晕放电产生的臭氧作用下迅速降解，而硅橡胶则不受臭氧影响，且长时间在紫外线和其他气候条件下，其物理性能也仅有微小变化。

9. 导热性　当加入某些导热填料时，硅橡胶便具有良好的导热性能，如散热片、导热密封垫、复印机、传真机导热辊等。

10. 抗辐射性　含有苯基的硅橡胶的耐辐射大大提高，如绝缘电缆、核电厂用连接器等。

所以硅胶基本上符合所有的环保测试要求，特别是在做食品级测试［美国 FDA

21CFR 177.2600 以及德国《食品与日用品法》（Lebensmittel-und Futtermittelgesetzbuches）〕时,硅胶则完全符合检测。

（二）硅胶材料的缺点

硅胶产品价格比塑料类产品贵,成本高。成型时间比其他材料长,硅胶需要交联（或者硫化）,耗时较长。废料无法循环利用,由于硅胶制品都是经过硫化成型,其边角料、废料及废旧硅胶制品无法重新混炼使用,这也无形中增加了材料成本,不利于环境保护以及可持续性发展。但在医疗领域,这一点可能反而是其优势,避免了医疗废物的违法二次利用。这些因素部分限制了硅胶完全替代 PVC,但在一些特殊医疗领域,硅胶有着不可替代的优势。

第二节　通气器材

一、监护与氧供

系统化的流程是良好的气道管理前提,要求急救团队的人员都必须掌握,除临床检查技术外,监护仪器〔如脉搏血氧仪、二氧化碳描记图（capnogram）〕对于紧急气道管理在诊断和固定气道期间及之后对患者的监测中也是非常重要的。

（一）通气监护

脉搏血氧饱和度监测（pulse oxygen saturation monitoring）方法操作简便,已成为监测急救药物中呼吸功能和氧合并改善患者安全的常规工具。受机体氧储备的影响,氧饱和度的下降有一定的延迟,尤其是在有足够氧气供给的患者中,呼吸暂停中部分氧饱和度的降低需要一些时间。因此,脉搏血氧饱和度不是检查气管导管正确放置的准确方法。

二氧化碳描记法的主要指征是验证具有完整循环功能的患者的气管导管的正确位置,但是在心跳骤停的患者中,二氧化碳描记法并不能可靠地标记导管的正确位置深度。由于在某些急症患者中可能存在通气与血流灌注（ventilation perfusion）不匹配,通过二氧化碳监测仪进行通气监测的作用可能有限,但二氧化碳监测仪可以作为重要的预警系统,用于通气系统障碍,二氧化碳回流不存在或下降时可以立即检测到。

（二）充分氧供

对于所有仍保留有自主呼吸的患者,要调节适当的氧浓度来保证充分氧供,以维持机体氧耗量。而对于昏迷患者,如果有分泌物或出血、外源性或反流性固体异物等引起的完全性气道梗阻,则必须进行喉镜检查,并在可视条件下用 Magill 钳夹取或吸引器抽吸异物来清理气道,保证患者气道通畅,利于通气供氧。

二、简易呼吸器面罩通气

简易面罩通气(simple mask ventilation)是紧急气道管理的一项基本技能,应高度重视这项技能的培训。带有面罩的简易呼吸气囊可用于为患者提供辅助和控制通气。通常情况下,高流量氧气源(≈10 L/min)可以很好地弥补面罩泄漏,并产生足够的正压以克服呼吸系统对气流的阻力。推举下颌保持颈部伸展是保证气道通畅的基本操作。面罩的大小应能覆盖鼻梁水平的鼻子和下颌正上方的嘴巴。

尤其是在肥胖患者中,肥厚的口咽软组织,肥大的舌头,厚厚的下颌和颈垫的组合可能会影响通气能力,可以使用以下几种方法来克服这种阻力:①在施加下颌推力的同时提起下颌垫可拉直下咽前壁的软组织并促进通气;②尽早插入口咽通气道、鼻咽通气道;③通气时使头部侧向倾斜可减少舌头向后滑落软腭的风险;④条件许可情况下,尝试双人辅助面罩通气可能会有较好的效果。

很多研究表明,由于面罩通气经验不足,急诊医生和卫生保健专业人员进行的袋阀面罩通气可能部分不足,导致胃膨胀的风险增加,随后出现反流和肺部误吸。同样,在心搏骤停时食管括约肌压力降低和呼吸系统顺应性急剧下降,可能会在心肺复苏(cardiopulmonary resuscitation,CPR)期间对肺与胃之间的气体分布产生不利影响,并将较大量的气体引向胃,而不是使肺通气。

心肺复苏过程中面罩通气的缺点:①胸部按压的效果较差,因为必须与面罩通气协调同步;②不能实现由支气管吸引排出分泌物及支气管内药物治疗;③肺顺应性降低和食管括约肌压力降低会增加胃膨胀和肺误吸的风险。

从理论上讲,将通气囊的尺寸限制在小儿应用的体积范围内,可以减少在 CPR 期间输送过大的潮气量的危险。但如果在紧急情况下没有氧气可用,并且在潮气量较小的情况下,在紧急情况下使用小儿简易呼吸器和面罩通气(21% 氧气),可能会导致氧合下降和(或)通气不足。

在最近的一项研究中,将 40 例患者随机分组给予成人或儿童简易呼吸器进行 5 min 的室内空气通气,同时进行全身麻醉诱导后插管。当使用成人和儿童简易呼吸器时,与成人简易呼吸器相比,明显需要更大的潮气量。使用儿童简易呼吸器在室内空气中进行面罩通气可显著降低动脉血氧分压,但不影响二氧化碳清除,表明使用儿童简易呼吸器时的潮气量较小,约为 6 ml/kg(约 500 ml)。简易呼吸器和室内空气可在面罩通风期间保持足够的二氧化碳清除,但明显供氧不足。这项研究证实了先前的观察结果,即如果将较小的潮气量(6 ml/kg)用于面罩通气,则需要额外的氧气,而当没有额外的氧气可用时,只能使用 10~12 ml/kg 的大潮气量才能保持足够的氧合和二氧化碳清除。

最近也有多个综述评价了用于面罩通气的各种设备性能,对于提供的潮气量,已经评估了在连接到人工模拟肺的高级心脏生命支持训练人体模型上使用的 7 个简易呼吸器模型,该人工模拟肺中的顺应性和阻力设定为正常。

结果提示:尽管男女的手大小不同,单手标准通气在两个性别中,都能达到 450~

600 ml 的潮气量。对该技术进行修改后,张开手掌,将自充气袋完全挤压在患者头部旁边的弯曲救助者的膝盖上,潮气量能达到 900~1 200 ml。这项研究表明,按照 2000 年国际准则的建议,即使没有可靠的氧源,大多数市售简易呼吸器都能够可靠地提供 5~6 ml/kg 和 10~12 ml/kg 的通气量。

三、声门上气道

自现代麻醉开始以来,气道管理(airway management)一直是一个挑战。继首次成功的乙醚麻醉并随后广泛推广应用以后,报道过很多致命的气道管理并发症。这些并发症都是由气道梗阻造成的缺氧引起的。因此,开发了多种气道装置以确保气道通畅。然而,这些装置均未获得普遍认可,并且除 Guedel 气道外,它们如今仅具有历史意义。麻醉师和其他专业人士都认为的现代麻醉实践的革命性进展与气管插管的发展有关。因此,几十年来,人们对替代气道设备几乎没有兴趣,并且气道管理的重点是通过面罩、喉镜和插管提供通气。引入喉罩气道后,这种观点发生了变化,可以说是气道管理领域的一个里程碑。

在过去的 10 年中,已经发展起来很多气道管理的新选择,目前有许多设备和技术可供使用。为了进行正确的表征和分类,就定义了一个新的标准,将喉罩类设备限定为"声门上"。除了相对于声门的位置外,声门上气道(supraglottic airway)装置的标准包括:口腔/咽间隙的适当桥接,对呼吸气流的抵抗力低,保护呼吸道免受胃和鼻分泌物的刺激,适合于正压以及自发通气,最后还要避免与其使用相关的不良事件。更具体地说,对于任何新的呼吸道设备的判断,我们应该首先定义"理想"呼吸道设备的期望值以及新设备如何实现这些期望或标准。

理想的气道装置标准:①有效地绕过上呼吸道进行通气;②初学者易于完成插入,陡峭的学习曲线;③次优选择放置对通气功效的影响不大;④使用稳定(即适用于"解放双手的麻醉");⑤良好的耐受性;⑥最小或者无误吸风险;⑦可实现正压通气的有效的上呼吸道封闭性;⑧密封所需的充气压力和形状不会使咽部变形或者扩张;⑨气道并发症低;⑩良好的品质(即不会因故障而导致设备无法使用)。

(一)喉罩

1. 普通喉罩　普通喉罩(laryngeal mask airway,LMA)是一种巧妙的声门上气道装置(图 8-1),1983 年由 Brain A. I. J 开发并首次报道。LMA 来自一项研究项目,旨在设计一种既有面罩和气管导管的更舒适、侵入性又更小的替代方案。

它由弯曲管组成,该弯曲管连接到带有充气袖口的椭圆形小碗状的内腔,该袖口设计可在喉入口周围提供密封,两个弹性杆位于碗孔的上方,以防止会厌阻塞。该装置可设计成适宜的尺寸,适用于从新生儿到成人不同年龄段。在确保足够的麻醉深度并润滑面罩背侧部分后,建议的标准插入步骤是使面罩孔朝向舌根,将袖口压向咽后壁。优势手的食指用于引导下咽的 LMA,直到感觉到阻力为止,这意味着面罩的尖端已到达食管括约肌上部。也有报道改良的置入技术,特别是用于儿童的置入技术,其方法特点是反向地置入设备,过舌根后旋转放入。然后给套囊充气,直到建立有效的气道,从而实现肺部合适的通气,并且没有相关泄漏。根据使用的 LMA 大小,建议的套囊的充气量有所调整(对于 4 号 LMA,大约 30 ml)。一般情况下,首次插入成功率在 90% ~ 95%,完成并实现有效通气的时间约为 30 s,气道泄漏压力通常在 20 ~ 25 cmH$_2$O。LMA 的错位导致通气不良或者漏气,通常会被当作套囊压力不够而错误地过度充气处理。这不但不能解决问题,反而会因为套囊压力过高而引起口咽黏膜受压缺血坏死。因此,指南建议袖带上压力上限为 60 cmH$_2$O。研究显示,即使在推荐的套囊充气体积下,套囊内压力也可能大大高于推荐值。这可能具有临床意义,因为在日常临床实践中,建议的套囊内压力经常会被忽略,并且常常由于疏忽导致套囊过度充气,尤其是在患者有自发呼吸的短时通气时。合理的方法是用最小的体积给套囊充气,以产生有效的气道,然后控制套囊压力。套囊压力超过建议值时,应通过调整装置位置进行处理(例如通过轻轻地推动或拉动或下颌的推拉动作)或尝试重新插入 LMA。不论日常临床应用或者文献报道的病例中,都推荐 LMA 的优良通气功能。在各种外科手术过程和不同的麻醉操作中,有 1 500 多例报道涉及包括新生儿和儿童在内的各种患者人群中的 LMA 应用。目前,LMA 已用于大约 1.5 亿患者,没有直接的死亡相关并发症,有 30% ~ 60% 的全身麻醉都是使用 LMA 完成的。它可以完全代替面罩,从而实现“解放双手”的麻醉。不过,需要重视的是,任何时候都不能将 LMA 用于误吸风险高的患者。其他禁忌证包括肺和(或)胸腔顺应性降低,气道阻力增加(如慢性阻塞性肺疾病、急性支气管痉挛),声门或声门下气道阻塞,张口受限和口咽病理结构改变。

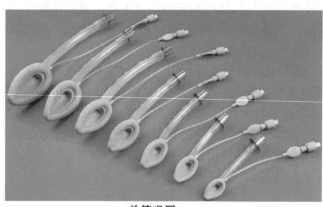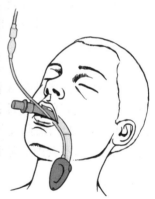

单管喉罩　　　　　　　　　　　　喉罩置入示意

图 8-1　普通喉罩
(肖旭东、刘良明供图)

与传统面罩相比,LMA 具有许多优势,正确放置后,可以进行“解放双手”麻醉。可以进行低流量麻醉,减少麻醉剂浪费以及对手术室造成危害人员的污染。由于与面罩相比,使用 LMA 较容易完成氧合作用,尤其是在患者解剖结构较困难的情况下,以及在住院医师培训开始时,据报道,使用 LMA 可以降低缺氧的发生率。当 LMA 处于正确位置时,喉部入口可以可视化,在喉镜检查困难的情况下可以进行气管插管。

与气管导管相比,LMA的插入不像直接喉镜检查那样痛苦,然后在易激惹的气管腔中充气套囊,因此,交感神经激活不太明显,这在冠心病患者中尤其重要。出现麻醉后气道并发症的发生率降低,并且咳嗽和呕吐的频率降低。无须使用肌肉松弛剂,因此无须进行神经肌肉监测,并且不存在手术结束时的残留阻滞。由于LMA与气管导管相比具有良好的耐受性,因此能够减少镇痛药和麻醉药的消耗。因此,与面罩和气管导管相比,LMA具有成本效益。

2. 第三代喉罩 双管喉罩(proseal laryngeal mask airway,PLMA)是一种众所周知的改进型喉罩,尤其在气道密封和防误吸方面得到改进(图8-2)。

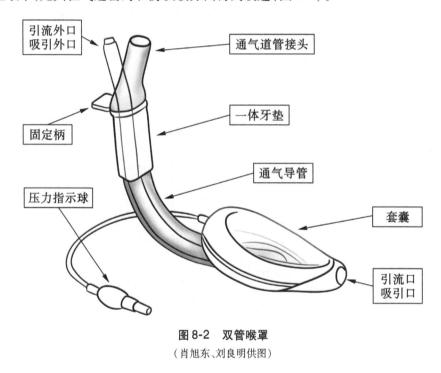

图 8-2 双管喉罩
(肖旭东、刘良明供图)

简而言之,与经典LMA相比,PLMA设计有一个新的背侧套囊,旨在将腹侧套囊推入声门周围组织,形成比经典LMA更好的密封效果。另外,新设计的喉罩增加了引流管,该引流管允许<18号的胃管通过以排空胃,从而防止反流。气道导管已用钢丝加固,以降低双腔结构的刚度。PLMA带有特殊的导向手柄,以方便放置,可以如针对经典LMA所描述的那样或者通过在管中插入旨在引导PLMA通过口咽入口的弹性导条来完成放置。PLMA最初旨在改善气道密封性,从而提供防误吸保护,通过尸体研究比较了食管压力升高期间的LMA和PLMA的压力,解决了这一问题。在这项研究中,正确放置的PLMA可使液体绕过咽,在套囊上下方均未见液体。比较固定引流管后的密封效果,PLMA比LMA对食管和咽之间的减少液体流动的作用更大。但是,应该强调的是,防止误吸取决于喉咙入口的最佳PLMA位置。在一项大型多中心试验中,比较了PLMA和LMA在密封效果和达到有效气道所需时间方面的优势,在PLMA组中的4例患者(占

2%)中,在面罩碗内可以看到食管上括约肌,在另外3例患者中,引流管发生折叠,导致液体无法有效排出。因此,PLMA并不能防止所有患者的误吸发生。与尸体研究相似,PLMA比LMA形成更有效的密封,但是使用LMA可以缩短建立有效气道的时间,并且配合使用光纤棒可以更好地确定解剖位置。由于处理更加复杂且PLMA更为昂贵,因此其未来价值尚待确定。

3. 气管插管喉罩 LMA用于困难气道的管理以来,1997年,开发了改良的LMA,即气管插管喉罩(intubating laryngeal mask airway,ILMA;FastTrach™)。ILMA是专门为允许通过该装置进行气管插管而设计的,显然不适合常规用作通气的呼吸道装置,仅用于困难气管插管的处理。

插管型喉罩的设计模型:箭头所指的就是插管的方向,后来在箭头根部位置设计了提升栅栏或者充气小球囊,用来插管时抬高气管导管尖端,便于进入气管,第二个示意图为成功完成气管内插管(图8-3)。

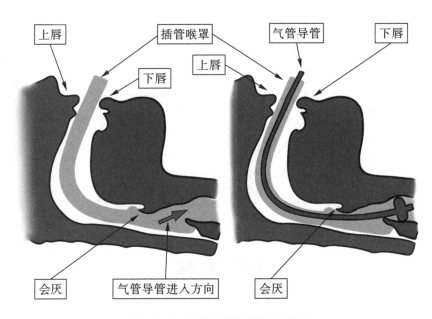

图8-3 气管插管型喉罩的设计模型

(肖旭东、刘良明供图)

4. 一次性喉罩 对一次性气道装置的需求不断增加,因为清洗和重复使用的准备工作非常耗时,更重要的是,研究表明,即使重复高压灭菌也无法从可重复使用的LMA中清除蛋白质沉积物,因此潜在地导致疾病通过残留的生物碎片传播。另一方面,可以想象的到,可重复使用和一次性使用的设备中使用的不同材料可能会影响喉罩塑形的变化及故障发生率增加。在最近的一例病例报告中,发现使用一次性LMA时,气道导管与远端面罩完全分离,这引发了人们对设备质量的担忧。但是,在最近的3项试验中,不同制造商的一次性喉罩气道与经典LMA进行了比较,研究一次性装置在插入方便性、光纤检查摘除时面罩上的出血及术后喉咙痛的发生率。和以往推论的结果不同的是,在使用一氧化二氮麻醉期间,一次性 LMA 的套囊压力并未增加,而传统的 LMA 则有很大的增加。因此,一次性装置显然提供了良好的喉部密封性和更安全的临床性能。

（二）喉管

喉管(laryngeal tube,LT)是可重复使用的单腔硅胶管,带有口咽和食管低压套囊,以及这些套囊之间的通风口(图 8-4),该设备有不同尺寸,可用于新生儿至成人。近端管配有标准的 15 mm 气管导管连接器,用于连接气囊阀或呼吸回路,该连接器的颜色根据 LT 尺寸而有所不同。远端管腔位于食管入口,并配有低压套囊,以防止反流和误吸。第二个咽部套囊向近端密封气道,空气被吹入这些套囊之间,从而进入声门孔。将患者的头部置于中立位置后,将 LT 放入口咽,直到感觉到明显的阻力为止。放置后,两个套囊均通过一个压力表由共同的连接管充气,直至套囊内压力达到 $60 \sim 80$ cmH$_2$O。另外(特别是在紧急情况下),可以使用带有彩色环形标记的特殊注射器给 70 ml 的体积充气。据报道,吹入的套囊体积与体内产生的套囊压力紧密匹配。N$_2$O 可能会增加 LT 套囊压力,因此建议在 N$_2$O 麻醉期间监测和调整袖带内压力,以最大限度地减少对口咽部的缺血性损伤。由于近侧套囊和远侧套囊的连接管的直径不同,因此首先使口咽套囊膨胀以容纳在口咽腔中,然后填充远侧套囊。

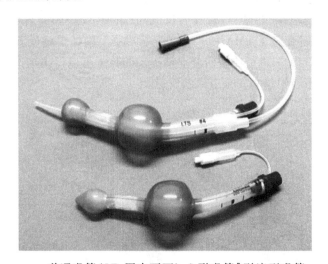

普通喉管(LT,图中下面),S 形喉管[引流型喉管(laryngeal tube suction,LTS),图中上面,带胃管孔,如图示已经插入了一根胃管]。

图 8-4　喉管

(肖旭东、刘良明供图)

LT 尽管主要设计用于紧急情况和在医院外使用,但在常规外科手术过程中也进行了研究。在控制呼吸期间,就插入时间,口咽漏气压力和峰值气道压力而言,在大多数研究中,其表现均与 LMA 相当。一项研究报道了 LT 术后咽部发病率降低,考虑到给予了更高的黏膜压力,这个结果不太现实。相反,在自发通气期间,在目前可用的所有 3 项研究中,LT 均次于 LMA,这主要是由于要维持通畅的气道所必需的反复操作。

与 PLMA 相比,LT 在多个临床方面均较差,因为 PLMA 通气效率更高,并且 PLMA 的气道干预和气道阻塞次数明显减少。LT 也已在儿童中进行了研究,作者发现对于适用的患者,与成人的结果相比,存在 5%~12% 的失败率以及 20%~35% 的患者需要进行后续的调整操作。近来,已经开发了一次性 LT,但是可用数据有限,总之,LT 是用于成人控制通气的合适设备,但是 LMA 和 PLMA 在气道管理的大多数技术方面均更具有优势。

由于在过度呕吐的情况下密封食管可能很危险,因此对 LT 进行了改造并配备了引流管(S 形喉管)。

S 形喉管[引流型喉管(laryngeal tube suction,LTS)]是基于 LT 开发的,两者之间的主要区别在于 LTS 的第二内腔,允许通过食管导管进行自由胃排空和胃内容物排空,但不能进行通气。第二根管子适合插入直径为 14 号的胃管(图 8-5)。插入和处理技术如之前针对 LT 所述,经过 2002 年最初报道以来,多项研究将 LTS 与 PLMA 进行了比较,PLMA 在患者舒适度方面似乎具有一些优势,如喉咙痛和吞咽困难的发生率较低。但也有 3 项研究表明 PLMA 和 LTS 在生理和临床功能(插入成功和时间、口咽漏气压力、峰值和高原气道压力、通过胃管的能力)方面相似。而有一项研究发现,在这些性能方面,LTS 不如 PLMA。而在另一方面,由于安全的气道密封以及可能的胃自由引流功能,LTS 可在有更高的误吸风险的患者(非禁食、胃食管反流病、紧急情况)具有优势。在以前的研究中,使用模型橡胶咽部比较了 LMA 和 LT,LT 显示出明显增加了对反流液体的储存能力,在这方面,LTS 和 PLMA 未进行比较研究。从提供的数据可以得出结论,LTS 可用于在机械通气的麻醉成人患者中建立安全有效的气道。

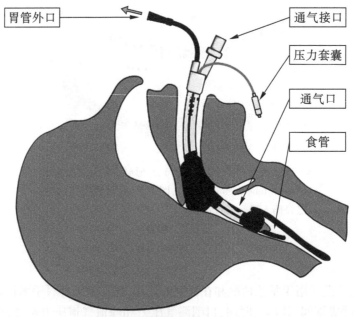

图 8-5 S 形喉管(LTS)插入示意

(肖旭东、刘良明供图)

（三）食管–气管联合导气管

食管–气管联合导气管（esophageal-tracheal combitube，ETC）由 Frass 及其同事于1987 年首次报道，现已作为一种紧急呼吸道装置引入临床实践。ETC 是双腔双套囊，放置位置不论在食管内或者气管内都不影响通气功能（图 8-6）。

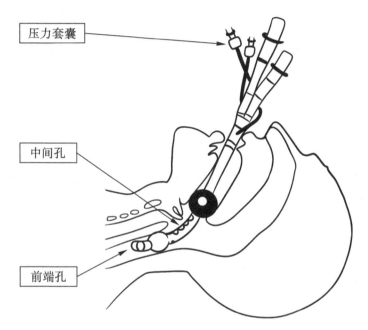

前端插入食管后，利用中间孔通气，如果前端插入气道，则直接利用前端孔通气。

图 8-6　食管–气管联合导气管插入示意

（肖旭东、刘良明供图）

此独特功能是通过将两个独立的导管融合在一起而实现的，二者均配备了标准的15 mm 气管导管接头。它包括一个小体积的气管食管和一个大体积的口咽套囊，两者均配有单独的充气管。在两个套囊之间，有 8 个小型通气口，如果 ETC 的远端放在食管中，则可以通过 8 个通气口通气。ETC 有两种不同的尺寸可供选择：37 Fr 和 41 Fr，建议对身高不超过 180 cm 的患者使用 37 Fr，而较大的 ETC 用于更高的患者。为了便于插入，患者的头部应处于中间位置，随后，使用非惯用手的拇指张开嘴，将舌头向前并与食指一起进行下颌提拉。然后，ETC 沿着舌头前进，直到牙齿位于环形标记之间。向近端袖带充气 85 ml（100 ml），向远端袖带充气 10 ml（15 ml）。在大多数情况下（90%～95%），远端管腔位于食管内（这意味着 ETC 是声门外的），通过近端腔的通气期间的二氧化碳描记、胸部运动和胸部听诊，以确保通过近端腔的肺通气，从而保证远端腔位于食管位置。

ETC 主要用于紧急情况和（或）医院外情况，在这种环境下，它被证明是有用的，因此已经在 ASA 困难气道中推荐使用，而且一些研究人员建议将 ETC 用于常规麻醉，但还存在很大争议。除了严重的并发症（即食管或咽部损伤），据报道，在常规手术期间，ETC 与LMA 和普通气管导管相比，气道并发症和应激反应显著增加，可能是由超过生理性的高套囊内压力引起的。但在目前的应用中,也不建议为此要求修改目前设计的 ETC。

根据日常临床中设备的使用,不同比例的麻醉师熟悉不同的气道设备,LMA、PLMA、LT 和 LTS 均显示可接受的插入完成时间、气道泄漏压力和麻醉后气道并发症发生率。相比之下,ETC 在实际使用的大多数方面均不如此类器械,例如通气成功的时间,尝试失败的次数和处理方式以及患者的满意度和舒适度。如果长时间使用,必要的高套囊压力可能对口咽黏膜有害。麻醉后气道的发病率也引起广泛关注,在健康环境中,成本控制非常重要,也要优先考虑患者的医疗质量满意度。ETC 报道的咽喉痛和吞咽困难发生率很高,因此可能会使麻醉医师不愿使用这种可能会引起患者不满和延长住院时间的设备,这对于紧急情况下的院外医疗也同样具有重要意义。由于需要适当的培训,因此与日常工作时间内可以完成培训的设备相比,不适合日常临床工作的设备将不适于推广应用。

(四)未来的研究趋势

应全面评估密封喉罩在胃液反流过程中的作用;不同材料对气道器械耐受性的影响值得进一步研究;为了更好地比较气道装置,应定义标准化指标,临床研究中必须遵循这些标准;在大规模试验中应评估气管插管与声门上气管使用的成本效益比。

如今,新的呼吸道设备设计引入的频率越来越高,很多公司都在开发新的气道管理设备,每种设备都宣称比已有的或新颖的竞争对手拥有"优势",在技术方面或成本方面,或两者兼而有之。但是,麻醉师不太可能有机会使用所有设备,更重要的是,麻醉师没有时间精通所有这些气道设备,因此,在一种或两种久经考验且普遍适用的技术中选择适用的是最合理的办法。经过适当的培训,设备的类型对于临床可接受的结局并不是那么重要,但是,应该强调的是,就生理特性和气道并发症而言,每个新设备都必须首先证明至少与当前的临床金标准 LMA 等效。

(五)总结

LMA 和 PLMA 都是声门上气道装置,具有大量证据证明安全性和有效性,就密封和防止误吸的功效而言,PLMA 可能更具有优势。一次性 LMA 的性能与可重复使用的设备相当,相对来说,较新的 LT 和 LTS 均适合常规使用,与 LMA 和 PLMA 相比,它们在气道并发症和通气效能方面可能较差,但能提供更好的防误吸保护。专为紧急情况使用的 OTC 因高气道并发症而不应用于常规麻醉。对于所有设备的性能,还要认识到密封效果可能会因患者的喉咽解剖结构而有一点差异。因此,不建议使用固定的套囊容积,这可能会极大地增加气道并发症,并且在使用手册中也应通过注入最低的套囊容积来调整,从而通过细致的套囊压力监测获得可接受的气道泄漏压力。因此,对任何声门外气道装置,套囊内压力监测应成为常规操作。

要点:迄今为止,喉罩气道是评估最好的声门上气道装置;尽管新的呼吸道设备的开发数量越来越多,但只需熟练掌握其中的部分设备就可以;与喉罩气道相比,喉管在气道并发症和通气效能方面相对较差;食管气管联合导管由于其高的气道发病率而不适合常规麻醉。

四、声门下气道

气管插管(tracheal cannula,endotracheal tube,ETT)是保护气道的最常用技术,它提供最佳保护,防止异物吸入,通常用于麻醉、急诊医学和重症监护。通过口或鼻将套囊密封的气管内插管(endotracheal intubation)具有明显优于其他技术的优势,特别是对于危重患者的治疗。

气管内插管的优势:①根据患者情况调整气道压力,确保安全通气;②防止误吸;③没有静脉通路情况下提供一种给药途径(如肾上腺素、利多卡因、阿托品、纳洛酮);④可以进行气管内吸引和支气管冲洗。

实施声门下气道(subglottic airway)通气有多种方法,除经口直视气管内插管外,还有经鼻、气管切开、气管穿刺等多种方法。实施声门下气道通气是一项有创操作,需要严格细致的气道管理(airway management),不然会带来严重后果,甚至导致患者死亡。

(一)气道管理及操作要点

套囊式气管导管有效地将气管密封至大约50 mbar(1 mbar=0.105 Pa)的通气压力,并防止吸入固体或液体异物。麻醉和急诊治疗期间对患者进行插管的一般适应证包括无法自发呼吸以及所有严重损害自发通气以致可能进一步损害患者健康的其他情况。气管插管是一种相对复杂的技术,需要实践和经验,管尖端在气管中的位置需要进行监控并可靠地确认。在气道管理中,最严重的事件是未发现食管插管和疏忽、未注意到的气管拔管,严重缺氧性脑损伤甚至死亡的风险强调了确认准确气管插管的重要性。

即使进行了适当的预充氧,在没有面罩辅助通气时,气管插管的尝试时间也不应超过40 s,经验表明,患者可以通过面罩进行通气和充氧,但由于长时间未成功插管而缺氧能够导致患者死亡。

在紧急情况下,最好在操作气道之前拔出松散的牙齿,以防止它们脱落并可能被吸入或吞咽,在麻醉诱导和气道管理程序之前,应去除非固定的义齿(假牙)。

在成年人中,除外怀疑有颈椎外伤的患者,通常在枕骨下放置一个枕头或垫子,以将患者的头部抬高约10 cm,这种定位将使口腔、咽和喉结构对准所谓的嗅探位置。尽管磁共振成像的结果在解剖学上对常规应用嗅探位置提出了质疑,但现有的证据表明,它对患有颈部活动能力下降和肥胖症患者有益,所以通常抬高患者的颈部和头部是便于插管的常规方法。

儿童的头比较大,因此,没有必要像成年人那样使用枕头,将衬垫放在肩胛骨之间的背部下方支撑头部的位置,可能会有所帮助。

(二)经口气管插管

经口气管内插管是最常用的一种声门下气道管理,患者取仰卧位,头后仰,术者站立于患者头顶侧,弓步下蹲,使视线与喉轴线平行。术者右手分开患者上、下唇,提起下颌并打开口腔。

　　左手持喉镜,依次从右侧口角置入口腔,舌体向左推开,喉镜移至正中暴露悬雍垂,推进喉镜,达舌根上提喉镜、会厌,推进喉镜,上提喉镜挑起会厌、声门,注意操作中不能撬动患者门齿。然后将气管导管放入声门裂进入气管内,拔出导管芯,继续插入导管至合适深度(图 8-7)。

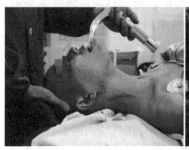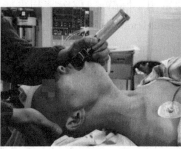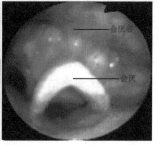

图 8-7　经口气管内插管

(肖旭东、刘良明供图)

　　常用的工具主要为直接喉镜(direct laryngoscopy),传统由金属材料制作,一般为反复性使用,随着社会发展,对无菌条件要求越来越高以及生产成本的降低,后来逐渐发展为一次性 PVC 材质制作,极大降低了交叉感染的概率,也简化并方便医生的操作。直接喉镜的复杂性通过在 Macintosh 型(例如 Doerges 镜片或 McCoy 喉镜)和 Miller 型镜片(例如 Henderson 镜片)上进行的大量修改变得显而易见。大多数麻醉医师的标准做法是使用带 Macintosh 镜片的喉镜(图 8-8),能够插入足够大的导管。下面我们逐一进行介绍,首先介绍传统的金属材质喉镜。

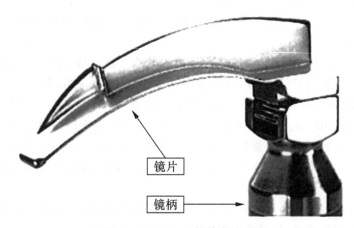

图 8-8　Macintosh 镜片直接喉镜

(肖旭东、刘良明供图)

　　1. 直柄镜片　直柄镜片(Miller 镜片,图 8-9)常首选于婴儿或幼儿和张口受限的情况,与弯曲的刀片不同,它们可用于提起会厌,从而更好地观察喉咙和声门平面。

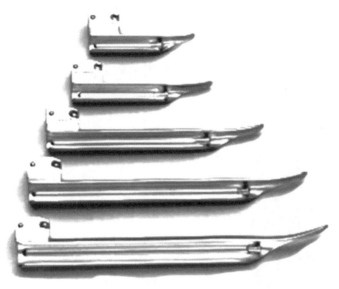

图 8-9　直柄镜片(Miller 镜片)
(肖旭东、刘良明供图)

2. McCoy 杆式喉镜　McCoy 杆式喉镜在国内又称弯头喉镜(图 8-10),具有一个铰接的镜片尖端,可以通过连接到尖端镜片的杠杆进行控制,该镜片可以连接到标准的喉镜手柄,从而可以通过按压手柄而在不过度用力地情况下抬起会厌,它改善了声门的视野,尤其是在出现问题(即颈部活动受限)的患者中。

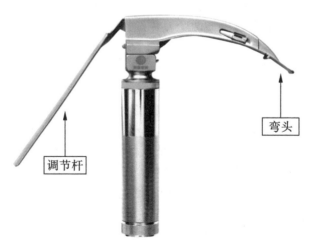

弯头

调节杆

图 8-10　McCoy 杆式喉镜(弯头喉镜)
(肖旭东、刘良明供图)

3. Doerges 喉镜　Doerges 喉镜(图 8-11)综合了 2 到 4 号 Macintosh 镜片的特点,它的可用长度为 120 mm,可以用于大部分患者插管。而镜片宽度只有 11 mm,对应 2 号

Macintosh 刀片,因此,它可用于为 1 岁至成年的急诊患者插管,镜片的顶部和底部有两个体重标记,以防止刀片太深地插入儿童体内。

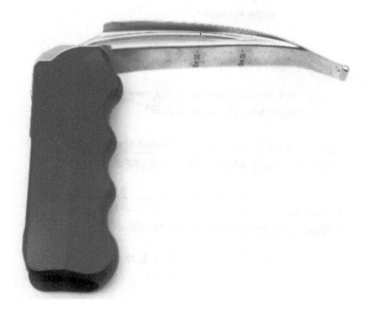

图 8-11　Doerges 喉镜
(肖旭东、刘良明供图)

镜片在前端具有柔和的弯曲度,这对于儿童的直接喉镜检查尤其有用。另一尺寸仅16 mm 的镜片宽度有助于快速插管,特别是在紧急情况下,即使在张口受限或经验不足的人员插入镜片时也很适用,有限的两个刀片选择,便于在急诊插管中更容易挑选正确的镜片尺寸。

4. Doerges 镜片可与 Henderson 镜片组合使用　为适应困难气道管理设备的需求,直而狭窄的 Henderson 镜片即使在张口受限和前喉狭窄的患者中也可以进行直接喉镜检查(图 8-12),这些患者的插管可以通过后磨牙法实现。它的半管状横截面可通过直接通过镜片插入内径不超过 8.0 mm 的管子或在将 Gum 弹性 Bougie 引导管插入气管后进行再引导完成气管插管。然而,像在紧急情况下使用的所有其他技术一样,成功使用Henderson 镜片确实需要熟练的临床使用经验。即使使用改良的喉镜刀片,根据用户体验和特定患者的问题,在多达 3 次尝试中,成功率也只能达到50%~98%。如果首次气管插管尝试未成功,则在使用环压进行面罩通气时应采取进一步措施,以保持充氧和通气并改善状况。进行气管插管的尝试不得超过 3 次,并且每次失败的插管尝试都会造成额外的创伤,统计表明在第 3 次尝试中成功的可能性会降低到 5% 以下,在这些情况下,应选择声门上或光纤设备进行替代。

注意点:①用套囊气管插管具有明显的优势,特别是对于危重患者的治疗;②各种各样的喉镜刀片为不同的患者情况提供了多种选择,但是,所有技术都需要熟练的临床使用经验;③气管插管失败的尝试应限制为 3 次。

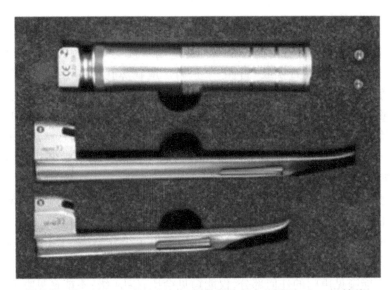

图 8-12　Doerges 与 Henderson 组合镜片组合(窄 Henderson 镜片)
(肖旭东、刘良明供图)

5. PVC 材质喉镜　近些年来,随着工艺的进步和材料学的发展以及避免交叉感染的无菌要求,在原有反复使用金属喉镜的基础上,生产出一次性使用 PVC 材质喉镜。由于直接喉镜使用量最多,目前 PVC 材质的喉镜多为直接喉镜(图 8-13);而其他类型喉镜需求量少,多为在科室备用,遇到特殊患者才使用得到,有充足的时间进行消毒,因此还多为金属材质,也便于长期保存。

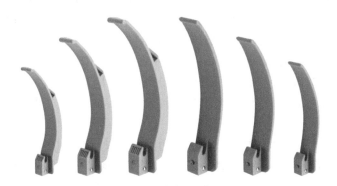

图 8-13　PVC 材质直接喉镜
(肖旭东、刘良明供图)

6. 可视喉镜　可视喉镜是近几年快速发展起来的一种可视化操作插管工具。根据原理不同,有折射显像和光纤加显示屏显像两种。总体来说,后者暴露效果及插管成功率更佳,目前在国内已经广泛普及。其基本原理和前述喉镜相同,只是运用可视化技术代替肉眼观测,这里不作赘述。

（三）经鼻气管插管

全身麻醉手术中经鼻气管内插管是一种普遍用于接受口腔颌面外科手术的患者的技术，经鼻气管插管可以在直视或"盲探"下进行。应在鼻孔处使用局部血管收缩剂，例如去氧肾上腺素或可卡因，以防止出血。有报道鼻腔插管会引起各种并发症，如鼻甲划伤或者咽后壁破裂等，经鼻气管插管最常见的并发症是鼻出血，其发生率为 18%~66%，由鼻气管插管通过鼻腔导致的严重出血引发的意想不到的气道困难严重时可能会危及患者生命，气管中的出血能阻碍视线，引发误吸从而导致形势剧烈恶化，如果考虑进行光纤插管，血液和分泌物可能会使视野模糊。

气道未预料到的患者鼻出血引起的潜在生命危险其实可以轻松避免，麻醉诱导，面罩通气和使用肌肉松弛剂后，应尝试进行直接喉镜检查以评估 Cormack-Lehane 分级。1984 年 Cormack 根据直接喉镜下喉显露的情况，提出 4 级分类法。C-L1 级：可窥见声门的大部；C-L2 级：仅能窥见声门的后联合，看不到声门，至多仅在轻压喉头时窥见勺状软骨；C-L3 级：不能窥见声门的任何部分，仅能窥见会厌；C-L4 级：不能窥见喉的任何部分。仅在具有 1 级或 2 级视图（可见声带）的患者中，然后才将管子穿过鼻子插入。

操作要点：①经鼻气管插管引起严重鼻出血的特有风险，可能会增加气道管理难度；②在气管插管通过鼻子之前，应尝试进行直接喉镜检查以估计 Cormack-Lehane 分级。

（四）困难喉镜检查的措施

如果很难通过直接喉镜进行喉部检查，以下列出的措施即使在困难的解剖条件下也可以帮助成功完成插管。

在困难情况下帮助插管的措施：①将头部放置在修改后的 Jackson 位置（"嗅探位置"）；②慢慢地在正中线退出镜身，经常可以使声带或会厌跃然出现于视野中，用右手处理好喉头，或者让助手对环状软骨施加压力，即给喉头施加一个稳定的向后、向上、向右的压力（backward，upward，and rightward pressure，称为 BURP 动作）操作以将喉部移近视轴以进行插管；③选择内径小（0.5~1.0 mm）的管；④用插管导芯将管弯曲成"曲棍球棒"形状；⑤推进插管导芯，直到其突出超过管尖 1~2 cm；⑥使用其他形状或尺寸的喉镜片。

插管导芯是插入管中以保持其选择形式的刚性导丝，弯曲气管导管像曲棍球棒一样成形有助于插管，探针和 Gum 弹性 Bougies 也可以帮助插入气管导管，在困难的气管插管过程中，可能最好用插管导芯或 Gum 弹性 Bougie 管芯进行气管插管，然后将气管导管通过管芯滑入气管。

（五）刚性插管式纤维镜

刚性插管式纤维镜，如 Bonfils、Bullard、Upsher Scope 或 Wu 氏镜，以及 Shikani Optical Stylet 等半刚性插管式纤维镜等，可改善气道的喉部视野，特别是解剖结构困难的患者气道，与直接喉镜检查通常产生的情况相比，这些设备还更加减少气管插管的头部和颈椎活动度。同样的，这些设备的成功需要大量经验，例如使用柔性纤维镜的插管技术。

Bonfils 插管纤维镜借助间接喉镜检查扩大了气管插管的选择范围（图 8-14）。

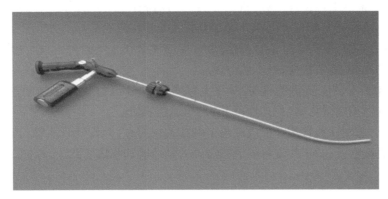

图 8-14　Bonfils 插管纤维镜
（肖旭东、刘良明供图）

这种刚性内窥镜简化了患有各种获得性或先天性问题的患者经口气管插管,这包括张口受限,颈椎固定,大舌头或下颌后突使直接喉镜检查变得困难的患者。

间接喉镜插管技术并不比标准喉镜复杂,但是它需要临床经验和不断的实践,以便可以成功地对困难气道或有紧急气道管理指征的患者进行治疗。对于标准插管程序,使用反磨牙法将装有气管内导管的 Bonfils 从右侧插入口腔。在操作过程中,氧气可以通过 Bonfils 直接注入上呼吸道,当识别出会厌时,Bonfils 的尖端在其下方前进,并可视化喉头。一旦 Bonfils 的尖端达到声带的水平,就可以通过轻轻扭转的动作将气管内导管插入气管。

在移除 Bonfils 之前,可以直接通过插管式纤维镜检查气管导管的位置,该管在直接的可视条件下滑入气管,当通过 Bonfils 可以看到管子上的远端黑色环形标记时,就能够获得正确的插入深度（图 8-15）。

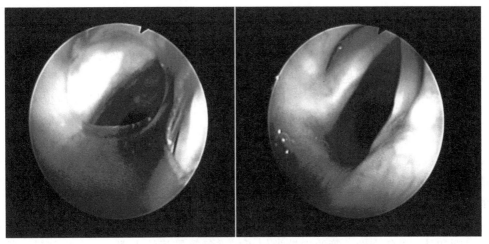

图 8-15　通过 Bonfils 插管纤维镜检查气管导管的位置
（肖旭东、刘良明供图）

对于需要立即插管或上呼吸道有血液和分泌物的患者,Bonfils 也可以与改良技术一起使用。首先,插入喉镜镜片,以使舌头尽可能向前和向左移动,如果有必要,可以随后负压吸引气道或使用 Magill 钳提取异物,然后将 Bonfils 插入镜片下方并插入咽部,直到可以看到会厌。与柔软的光纤插管相比,Bonfils 的优势在于坚固耐用,相对技术简单,使用电池供电的光源,清洁快捷,成本低得多。

所有光纤手术的主要缺点是难以在上呼吸道大量出血或分泌物的患者中使用,Bonfils 尖端的污垢或湿化物(例如血液)会严重遮盖视野。

操作要点:①刚性插管式纤维镜改善了喉部的视野,并允许气管插管,其头部和颈椎的运动少于直接喉镜;②这些设备的成功需要大量经验和临床实践。

（六）逆行气管插管

逆行气管插管(retrograde endotracheal intubation)技术已用于预期和未预期的困难气道中,适应证包括各种困难的气道情况,例如下颌和上颌骨骨折、大舌症、颞下颌关节强直、颈椎损伤、肿瘤或烧伤引起的喉头肿胀、肥胖症以及其他无法通过直接喉镜检查来控制气道通气的失败。由于柔性和刚性插管式纤维镜的广泛接受,近年来减少了这种侵入性气道技术的使用。

在喉镜或光纤插管尝试失败的情况下,尤其是在血液和分泌物阻止了声门可视化的情况下,该技术可能有助于有经验的人通过气管插管获得气道开放。相对禁忌证包括解剖结构异常(例如甲状腺肿)、喉气管疾病、凝血病和局部感染。

该技术相对容易实现,只需要很少的设备,并且在实践中快速有效,尽管有病例报告描述了这种用法,但由于有吸入的危险,不建议在昏迷患者中使用。对于呼吸暂停的患者,应进行环切开胸切开术,而不是逆行插管,以更快地进入气管。

逆行气管插管包括在环状膜水平上气管穿刺,用硬膜外导管或导丝的逆行引入,以及使用该导管进行的气管顺行插管。

也有报道,为了提高经典技术的安全性和成功率,进行了一些修改,例如使用柔性纤维镜。逆行插管技术的潜在并发症主要与出血风险(例如咯血、黏膜下血肿和血液抽吸)以及非生理性经皮进入气管(例如气管瘘、气管炎和食管穿孔)有关。

由于涉及内在的并发症,柔性纤维镜的可用性越来越广泛以及成功率相对较低,这种技术现在在临床实践中越来越少使用。

近年来,由于柔性和刚性插管光纤镜的广泛接受,逆行插管的使用有所减少。

（七）简易管

简易管(easy tube, EzT)被开发用于所有有气道困难或预期有困难的患者的院内和院前使用,它是一种一次性装置,也是一种相对较新的设备,结合了气管导管和声门上气道的基本特征和优势。

它由两个管腔组成,可在气管或食管位置使管尖通气,口咽部一个比较大的套囊可确保口咽和鼻咽的气密性。管的尖端类似于标准气管导管的尖端。一个“高容量-低压套囊”连接到其上,并且该管上有一个环形标记,用于估计气管插入的正确深度(图8-16)。

简易管有成人和儿童两种尺寸,41(28)Fr 的尖端,简易管的内径为 7.5(5.0) mm。即使管尖位于食管中,气管仍可通过第二腔进入(图 8-17)。

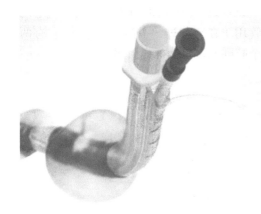

图 8-16　简易管(整体观)
(肖旭东、刘良明供图)

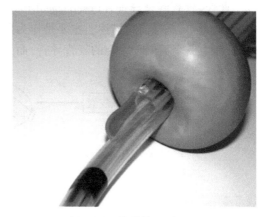

图 8-17　简易管(局部观)
(肖旭东、刘良明供图)

简易管主要设计用于气道管理和具有潜在气道困难的急诊患者的控制通气,例如心肺复苏术,面部骨骼创伤或紧急剖宫产。

它可以为制动或难以插管患者提供充氧和通气,或者由出血或呕吐而导致的可视性差,阻止通气以及直接喉镜检查(例如"无法通气-无法插管"情况)。

简易管也可以在全身麻醉诱导期间使用,其中额外的口咽套囊可以为针对上呼吸道的吸引提供最佳保护。

在紧急情况下,它可用作气管内插管的主要管道,患者将通过该装置的透明管腔通气。如果无法进行直接喉镜检查和气管插管,则可以将简易管的尖端盲目插入食管或在喉镜的帮助下进行目视检查。将其尖端定位在食管后,使患者通过有色内腔通气。

根据全身麻醉期间或急诊患者稳定之后的要求,可以将简易管的套囊压力减小到最小,以密封气道。在口咽近端套囊中,可以按 10 ml 的增量减小体积,直到达到提供密封的最小体积。为了实现这一目标,成人通常需要 40~80 ml。当远端套囊位于气管中时,应监测袖带压力并在 25~30 cmH$_2$O 之间进行调整。

与声门上设备一样,咬合功能或吞咽反射完好的患者存在相对禁忌证,为避免进一步的损害,患有食管疾病并严格控制饮食的患者应在可视操作下进行喉镜定位。如果盲目插入简易管,即不使用喉镜,则尖端可能会有超过 95% 的概率定位在食管中。因此,有色内腔应首先用于前几次通气,以评估盲孔插入后的位置。简易管也可以使用所有已建立的评估气管导管正确位置的程序。

如果简易管的尖端已定位在食管中,则可以使用透明管腔引流胃分泌物或插入胃管。附接到透明管腔近端的矩形连接器可防止食管减压后沿使用者方向无控制地排空胃内容物。

（八）食管–气管联合导气管

食管–气管联合导气管（esophageal-tracheal combitube，ETC），前面作为声门上气道内容，已做介绍，这里简单描述。主要是作为急救管用于在复苏过程中为患者通气，它有两个腔，其中一个类似于常规的气管导管，而另一个腔则通过口咽球囊封闭食管（图8-18）。

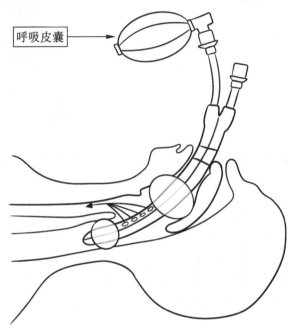

呼吸皮囊

图8-18　食管–气管联合导气管插管示意
（肖旭东、刘良明供图）

该设备设计为根据插入后远端（食管或气管）所处的位置使肺通气，尽管尖端的直径为41 Fr，但可以将其插入气管，并且与标准气管插管（tracheal cannula，endotracheal tube，ETT）不相似。较长的管腔具有开放的远端，而其他管腔在声门上水平具有8个小开口的盲端。有一个小容量的高压远侧套囊和一个大容量的近侧套囊，旨在密封口咽和鼻咽。如果联合管的末端进入食管（一般操作下在大多数情况下是这样），则将通过靠近声门的小孔为患者通气。潮气量指向气管，远端的充气和下咽的套囊使它无法通过其他地方，如果导管进入气管，则通过开放的远端管腔进行通气。

ETC被视作"备用设备"，即使解剖困难，照明不佳，设备有限且空间有限，用于紧急气管中的ETC仍可保障气道安全并迅速为患者充氧。但是，近年来，每当禁行气管插管并且必须保护患者免于误吸时，ETC已越来越多地用于临床麻醉。插管不需要任何准备。建议有经验的使用者使用喉镜插入ETC。也可以通过手动张开嘴来盲目定位，管轴上的两个环形标记指示正确的插入深度。

即使位置在食管位置，ETC也能够密封气道，气道压力可达约30 mmHg，这使得该设备特别适用于高通气压力的患者，如心肺复苏急救中。由于两个套囊的有效密封性能，一般情况下通过套囊误吸的风险非常低。

盲探插入 ETC 时,尖端通常会进入食管,因此,盲探插入后的初始通气是通过蓝色的远端闭塞管腔进行的,空气通过 8 个小孔流入气管。ETC 可以在不操纵颈椎的情况下确保气道的安全,并且胃管中的内容物可以在适当的位置被抽吸,该技术能够被快速掌握,尤其是气管插管经验丰富的人员。

通常,在出现意料之外的插管困难的情况下,使用联合管可确保安全通气,当预计会出现插管困难时,例如在患者被困或难以到达的情况下,也可以使用 ETC。

必须权衡该设备的优点和缺点以及使用限制,例如,ETC 的尺寸为 37 Fr(适用于体型较小的成人)和 41 F,仅适用于身高约为 122 cm 或 122 cm 以上的患者。将 ETC 尖端放置在食管中会导致支气管内吸引困难,并使支气管内用药(例如肾上腺素)的复杂化;在没有喉镜帮助的情况下盲目插入通常也会有软组织受伤的风险;黏膜阻塞侧孔会使通气变得困难甚至无法进行;此外,由于套囊材料的原因,ETC 不适合乳胶过敏的患者。

相对禁忌证是咬合功能和吞咽反射正常的患者,食管病理性改变并且自由饮食的患者,未经喉镜直视确认,不得插入导管。

操作要点:①食管–气管联合导气管是一种行之有效的紧急气道,已广泛用于解决意料之外和难以预料的困难气道;②按国际气道管理指南建议使用。

(九)套管技术

可以进行紧急套管环切开术和喷射通气,完全依靠通过环甲膜插入气管的套管进行喷射通气,虽然是临时的通气供氧方式,但能够为患者的急救提供窗口期。麻醉教科书中介绍了通过三通接头将小套管(直径为 2 ~ 3 mm 的内腔,通常为 14 G 套管)连接到氧气管的技术(图 8-19、图 8-20)。

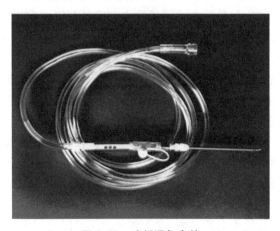

图 8-19 喷射通气套件
(肖旭东、刘良明供图)

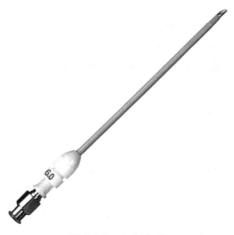

图 8-20 穿刺套管

（肖旭东、刘良明供图）

这种装置需要以 15 L/min 的速度向气管内供氧，以保证肺部膨胀。上呼吸道的呼气是被动的，上呼吸道必须尽可能保持开放，以防止气压伤，并允许 CO_2 排出以改善通气质量，插管还可以连接到高压氧气源，必须强调避免气压伤。

（十）总结

声门下气道管理技术，例如用带套囊的气管插管，为麻醉患者，尤其是危重患者提供了明显的优势。

气管插管的方法很多，最常见和流行的是直接喉镜检查，各种各样的喉镜镜片为解决困难的插管提供了选择，但是所有不同的技术和设备都需要常规临床使用经验。

万一失败，将尝试将不成功的气管插管次数限制为 3 次。可以尝试其他不同的方案，如声门上或纤维可视化技术。

鼻气管插管会引起严重的鼻出血，这可能会严重影响气道管理选择并危及患者生命。在将管子穿过鼻子之前，应进行直接喉镜检查以评估 Cormack-Lehane 分级。1984 年 Cormack 根据直接喉镜下喉显露的情况，提出 4 级分类法。C-L1 级：可窥见声门的大部；C-L2 级：仅能窥见声门的后联合，看不到声门，至多仅在轻压喉头时窥见勺状软骨；C-L3 级：仅能窥见会厌，不能窥见声门的其他部分；C-L4 级：不能窥见喉的任何部分。

刚性插管式纤维镜（灵活的一种）确实能够改善喉部的视野，并允许气管插管，其头部和颈椎的运动少于直接喉镜，这些设备的成功需要大量的经验和临床实践。

近年来，逆行插管的使用有所减少，这主要是由于可以使用柔性和刚性插管光纤镜。

简易管（一种相对较新的设备）结合了气管内导管和声门上气道设备的优点。

食管-气管联合导气管是一种完善的紧急气道，广泛用于解决意料之外的困难气道，国际指南建议在熟练训练和掌握联合管的方法之后，再使用联合管。

五、外 科 气 道

严格地说,外科气道(surgical airway)是不得已的手段,当气管插管或替代技术无法保证气道开放时,则无法进行球囊面罩(bag valve mask,BVM)通气。外科气道可以挽救生命,特别是在因肿瘤、昆虫叮咬、面部骨骼受伤后大量出血或不可摘除的异物阻塞气道而导致口咽部肿胀的患者中。通常,可通过成人气管切开术(锥切术)及10岁以下儿童的"气管通气"建立外科气道。根据可用的设备和人员的技能不同,有2%~15%的病例,需在院前设置外科气道。备用气道设备和训练有素的急救人员可能会大大降低这种侵入性措施的发生率。

如果声门上技术不能为患者提供足够的氧合,根据困难气道管理指南,必须进行环甲膜切开术(cricothyroid laryngotomy),是第一推荐的气道紧急手术方法,环甲膜切开术有开放式和经皮两种方法。在经皮途径中,使用典型的 Seldinger 技术。针头刺入空气穿过环甲膜后,插入一根导丝。导管扩张后,沿着这根导丝置入气管导管或者进行气管切开(图8-21,步骤1→2→3→4→5→6)。

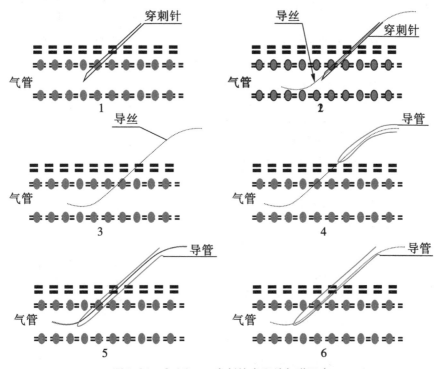

图 8-21　Seldinger 穿刺技术开放气道示意
(肖旭东、刘良明供图)

穿过环甲膜切开开放气道的方法,可以通过上述穿刺技术或通过直接手术切开的方式完成(直接手术切开的方式,请参考外科学相应章节),这些技术是急救通气管理气道广泛认可的方法。最近一些研究提示外科环颈切开术的气道开放成功率高于穿刺技术，但这些操作的成功还要依靠科学的技能培训及熟练的操作者。

六、紧急气道管理不同设备优缺点

综前所述，将急救通气所用的设备和方法进行汇总比较，会有一个比较清楚的认识，如表 8-1 所示。

表 8-1　紧急气道管理不同设备的优缺点

气道工具	优点	缺点
鼻咽通气道	简单易用，有助于维持气道通畅，可以进行适当的气道吸引	疑似颅底骨折者相对禁忌 可能引起鼻出血
口咽通气道	简单易用，有助于维持呼吸道通畅，清醒的患者不易接受	可能加剧软组织创伤 不保护气道
气管内插管	效果确切，保护气道	需要技巧和训练才可完成 可能需要助手来协助
气管切开管	效果确切，保护气道	需要技巧和训练才可完成
喉罩	易于使用，有助于维护专利气道有用的救援设备 随后可能有助于促进正式的气道保护 可以以最小的运动插入颈部 第二代设备的某些性能可能更好 气道与上消化道分离 一些可以帮助通过胃管进行胃部减压	不保护气道
光纤或者光棒管	有益的简单辅助工具，特别适用于前喉 有助于促进气管插管的更换 有定位功能 有些可能允许某种形式的临时通气	不能提供必需的持续通气
双腔喉罩	帮助维持可靠的气道 可能会为呼吸道提供一些保护	可能加重气道创伤 相对禁忌于有感染风险的人 食管穿孔
硬质/半硬质光纤管	可能会改善喉部视野 喉镜检查减少颈部活动 如果张口减少会比较实用 摄像头位于光棒内，因此可以观察到管子的放置，并且不需要辅助装置进行插管 在使用颈托的情况下可能有用	血液和分泌物会损害视线 喉镜检查期间不能为患者供氧

续表 8-1

气道工具	优点	缺点
光纤喉镜	可能会改善喉部视野 喉镜检查减少颈部活动 在使用颈托的情况下可能有用	需要培训和操作训练 血液和分泌物会损害视野
可视喉镜	使用起来相对比较简单 与标准喉镜技术操作相似 在喉镜检查时可能会减少颈部活动 在使用颈托情况下可能有用	需要培训和操作训练 可能需要导芯协助导管置入 血液和分泌物会损害视野 喉镜操作期间不能为患者供氧
棱镜设备(硬质可视喉镜)	使用相对简单的设备 减少少颈椎运动 在使用颈托的情况下可能有用 如果张口减少可能会有用 气管导管直接指向喉入口	血液和分泌物会损害视线 喉镜检查期间不能为患者供氧
纤维软镜	在确保困难气道时,通常被视为"黄金标准"	需要培训和实践 　血液和分泌物可能会妨碍观察视野 　可能会增加气道安全管理的时间,从而增加误吸和潜在缺氧的风险
套管环甲膜切开术	当无法声门上通气时,可以从气管下通气	降低通气效率,通常也不被视为最终方案 需要技能和训练才能进行 需要一定的准备才能执行 　作为急救技术常有延迟启动的风险 解剖变形时会操作困难
外科环甲膜切开术	当无法声门上通行时,允许从气管下通气 提供完全的保护气道方案	需要一定的准备才能执行 　作为急救技术常有延迟启动的风险 需要一定的操作技巧 解剖变形时操作困难
逆行插管	无须直接观察喉咙入口即可进入气道 可用作辅助纤维软镜的插管	需要技巧才能完成 耗时比较长 手术期间不能给患者供氧

七、急救气道管理流程

急救气道管理是一项非常紧急的事件,留给救护人员的时间很短,需要对相关人员进行系统培训。并建立标准工作流程(standard operating procedure,SOP),以提高急救效率和救治成功率。紧急气道管理的流程如图8-22所示。

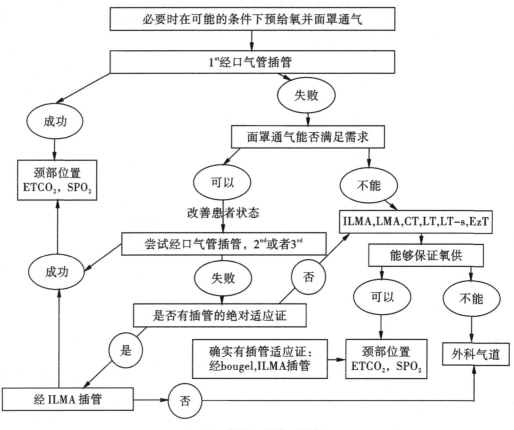

图 8-22　紧急气道管理的流程

(肖旭东、刘良明供图)

八、体外膜氧合

体外膜氧合(extracorporeal membrane oxygenation,ECMO;也称体外膜肺),是应用体外循环系统,进行呼吸和(或)循环支持的辅助治疗方法,是目前材料学发展代表作。基本原理是将静脉血经深静脉(股静脉或者颈内静脉)引流到体外循环系统,经膜式氧合器氧合后,再通过驱动泵将血液回流入体内(静脉或者动脉,如图 8-23)。实用 ECMO 辅助呼吸或者循环,可部分或者完全地替代呼吸和循环功能,也是急救通气的终极手段。该产品需要考虑设备的稳定性、与组织的亲和性、安全性等多个方面,综合应用了各类生物活性材料包括金属材质、PVC 和硅胶等,可以被称为医疗设备的集大成产品。

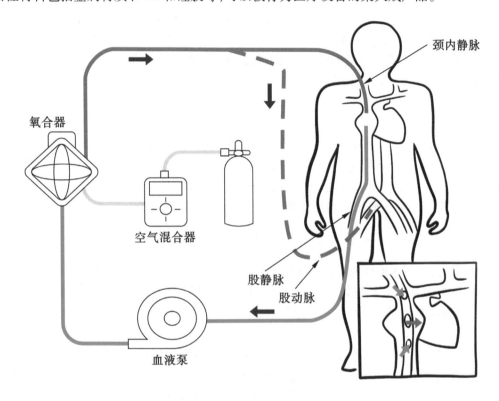

图 8-23　体外膜氧合机制示意

(肖旭东、刘良明供图)

(一)ECMO 原理

ECMO 的工作原理是经中心静脉将血液引流至血液泵,输送至体外氧合器中氧合并排出二氧化碳,最后再将氧合后的动脉血经中心静脉或者股动脉输入体内。有 4 种工作模式:静脉动脉模式(venous arterial mode,VA)、静脉静脉模式(venous venous mode,VV)和动脉静脉模式(arteriovenous mode,AV),以及特殊情况下的混合模式、静脉−动脉−静脉(venous-arterial-venous mode,VAV)模式。

1. VA 模式　部分取代心脏和肺的功能,体外氧合后的动脉血一般是经股动脉机械灌注到体循环,体循环灌注血流量等于机械泵灌注血和左心室射出血流量之和。

2. VV 模式　仅取代肺功能,体外氧合的动脉血经右心入口处进入肺循环,与体循环回流的静脉血混合,相当于在进入肺循环前已大部分进行充分氧合和排出二氧化碳,所以即使在肺功能障碍时,仍能保证氧供。还有一部分血又经引流管进入体外循环管路,叫作再循环,是必要的损耗。体循环中的灌注血流是心脏自身的心排出量,与体外循环没有关系。

3. AV 模式　应用较少,一般在血液透析时,不支持心肺功能,可以增加二氧化碳排出,降低机械通气条件。

4. VAV 模式　部分取代心脏和肺功能,静脉引流出来的血液经体外氧合后,成为富含氧的动脉血,根据患者病情,部分经右心入口处进入肺循环,部分经股动脉机械灌注进入体循环。这种模式主要用于心力衰竭患者合并或者继发肺功能衰竭,以及严重肺部感染患者合并或者继发心力衰竭。

(二)ECMO 装置

ECMO 的工作装置大部分跟体外循环的概念一致,包括替代循环系统的动力部分装置(血液泵),替代呼吸系统的气体交换装置(一般称为氧合器,其实也包括二氧化碳弥散),替代循环系统回路的动静脉导管及管路,气体和氧气混合浓度调节器、加热器,血液参数监测器,各种安全监测器和控制系统以及一些附属装置。

(三)ECMO 的适应证和禁忌证及撤除

ECMO 主要用于循环或者呼吸功能障碍时的替代性治疗,一般要考虑存在功能恢复的可能性,以及其他重要脏器没有严重损害才使用,也用于急救气道的紧急替代治疗,为气道开放争取时间,起一个"生命桥梁"的作用。

1. 适应证

(1)心肌炎:暴发性心肌炎常年轻人多,起病急,病情进展快,病情严重,多为病毒感染所致,度过危险期后能比较好地恢复,因此 ECMO 是理想的治疗方式。此类患者首选 ECMO 支持治疗,为患者提供有效的呼吸循环支持,为病因诊断和有效治疗提供窗口时间,同时也避免其他重要脏器在全身感染的打击下合并灌注不足的双重打击。

(2)器官移植前后心肺功能的替代治疗:心脏移植患者通常由于受体肺动脉高压而使供体心脏右心承受过高的肺动脉压导致衰竭。这种情况通常需要 3 ~ 7 d 的心肺功能辅助,ECMO 以其方便快捷、高性价比而成为供心辅助的首选治疗方式。肺移植患者为了更好地保护对侧肺功能及术后有效地辅助供肺功能,VV 模式-ECMO 也常具有显著的优势。

(3)急性呼吸窘迫综合征:急性呼吸窘迫综合征(acute respiratory distress syndrome,ARDS)是一种婴幼儿、成人都好发的严重呼吸功能障碍综合征。早产儿 ARDS 一般是由于肺发育不成熟和肺表面活性物质缺乏,虽然肺泡表面活性物质替代治疗可以增加肺顺应性,部分缓解呼吸窘迫的症状,但 ECMO 治疗更有利于患儿的肺功能恢复。成人 ARDS 的 ECMO 治疗相对还比较少,仅对急性发病、有潜在恢复可能、威胁到生命安全、对传统呼吸机治疗无效的呼吸功能障碍,可选择 ECMO 支持治疗。

(4)心脏手术后功能支持:心脏手术的复杂程度越来越高,手术难度越来越大,部分手术时间很长,许多重症患者的术中心肺功能遭受的打击很大,术后 ECMO 的支持治疗,能够帮助患者顺利度过术后恢复危险期。

（5）终末期生命支持：用于特殊情况下的生命支持，以达到获得患者隐私，或为脑死亡患者所提供的供体器官进行有效的保护。

（6）气道急救的支持治疗：在无法有效开放气道的情况，有条件的单位可以快速进行ECMO支持治疗。相对于体外循环来说，ECMO操作更简单，步骤简洁，完成时间短，能最大限度地为急救气道提供支持。

2. 禁忌证　ECMO支持的前提条件是心肺功能有恢复的可能，但临床上由于各种因素的影响，这种可恢复性的判断受一定影响，因此有时难以判定ECMO是否适合于某例患者。某些明确不利于ECMO患者恢复的病症被列为禁忌证，但随着医疗技术的不断发展，这些明确的禁忌证也在逐渐被打破。①心肺功能无恢复的可能性且不可能实现心肺移植者；②重症脓毒症患者；③恶性肿瘤；④神经系统功能障碍；⑤呼吸机带管时间过长。

3. ECMO的撤除　ECMO支持治疗的患者，在下列各项指标部分或全部恢复后，可以考虑撤除：①心电图恢复正常；②动脉和混合静脉氧饱和度恢复正常；③血流动力学参数恢复正常；④气道峰压下降、肺顺应性改善；⑤胸部X射线片改善；⑥血气和水电解质恢复正常。

如果满足以上情况，可考虑撤除ECMO，如果ECMO支持1周后出现不可逆的脑或肺部损伤，其他重要器官功能衰竭或者顽固性出血，也应终止ECMO。

（四）并发症

ECMO的并发症分为系统机械性相关和患者本身相关并发症。

1. 系统机械性相关并发症

（1）血栓形成：是ECMO治疗过程中最常见的并发症之一，大量血栓形成一方面导致ECMO系统功能障碍，另一方面引起患者凝血因子大量消耗，导致凝血功能严重异常或者栓子进入患者循环系统，引起体循环或者肺循环栓塞。血栓形成的主要原因可能有以下几条：抗凝不足，ECMO系统的非生物表面，全血活化凝血时间（activated clotting time，ACT）监测不严密，血流速度缓慢。血栓形成重在预防，要注重以下几项措施：严密细致的抗凝治疗措施，定期监测ACT，维持ECMO系统内合适的血流速度，视情况更换ECMO的部分或全部装置，使用带肝素涂层的ECMO系统。

（2）插管的原因：根据ECMO选择方式不同，血管插管置管的难度不同，在插管过程中或者插管后辅助时，由于操作或者患者本身的原因发生意外情况。

（3）氧合器功能异常：ECMO支持时间过长时，氧合器功能异常是常见的并发症之一，要注重预防和监测：密切检查氧合器工作状态，及时更换氧合器，选用安全工作时限长的品牌型号。

（4）空气栓塞：ECMO是密闭的运行系统，系统内一旦进入空气，会影响ECMO的正常工作，还会导致体循环或者肺循环的空气栓塞。空气栓塞的主要原因有操作或者控制不当、密闭系统破损、氧合器交换膜破损。空气栓塞后果严重，重在预防和及早发现，控制动脉血氧分压水平，注意静脉引流管负压不能太高，及时排出可能进入循环系统的气体，密切观察氧合器气道内压力。

（5）其他：血泵故障，热交换器故障，血液浓缩器功能障碍，泵管破裂，连接松动脱开，插管打折等,需要密切监护观察。

2.患者本身相关并发症

(1)出血:是 ECMO 治疗过程中最常见的并发症之一,对患者危害最大,也最难处理。出血的主要原因包括:局部操作部位止血困难,全身肝素化,患者凝血功能障碍。

(2)肾功能障碍:肾功能障碍是 ECMO 治疗过程中常见并发症之一,主要表现为血浆肌酐水平上升、尿量减少及电解质和酸碱平衡紊乱等。主要病因是血供减少,氧供下降及毒性代谢产物堆积以及原发病的影响。因此在 ECMO 治疗过程中,尽量改善上述诱因,密切监测,必要时积极采用连续性肾脏替代治疗(continuous renal replacement therapy,CRRT),以保证内环境的稳定,降低肾脏负荷,帮助肾功能恢复。

(3)感染:ECMO 治疗过程中常规使用抗生素,但仍常常并发感染,严重感染和患者的预后密切相关,因此要积极预防并早期治疗,避免严重感染的发生。主要策略包括严格地无菌操作;专业细致地肺部护理,科学合理地吸痰;预防性地应用全身抗生素;积极改善患者营养状况;有条件的话尽量缩短 ECMO 治疗时间。

(4)中枢神经系统并发症:中枢神经系统损伤是 ECMO 治疗失败的重要原因之一,常见病症包括颅内水肿、脑缺血缺氧、脑梗及颅内出血等。预防和处理措施有血管插管要确实稳妥;稳定的血液循环和气体交换;适宜的凝血功能;密切监测,早期发现中枢神经系统病变并积极治疗;及时终止 ECMO 治疗。

(5)溶血:由于机械破坏等原因,ECMO 治疗过程中,不可避免地会导致不同程度的红细胞完整性破坏溶解,血红蛋白溢出。要避免严重的溶血并积极进行治疗,适当控制流量及红细胞比容;尽量降低静脉引流的负压;如果出现严重溶血,要进行尿液碱化并维持一定的尿量,适时更换 ECMO 装置,尽量缩短 ECMO 支持时间。

(6)高胆红素血症:ECMO 治疗过程中,由于溶血现象及肝功能障碍,会发生高胆红素血症,导致或并发多器官功能障碍,所以除了上述办法减少血红蛋白的破坏以外,还要加强肝功能保护。

(7)循环系统并发症:ECMO 治疗的患者往往术前就并发有心功能障碍,在治疗过程中,由于动脉血压波动、心排量降低、心肌顿抑、心腔内血栓形成、心律失常和心搏骤停等原因,还会导致循环系统的并发症。因此,ECMO 治疗期间,要尽早采取措施,预防或减轻严重并发症的发生:控制 ECMO 的辅助治疗流量;控制适宜的正性肌力药物的应用;及时发现并处理心脏压塞和气胸及张力性气胸;维持内环境稳定;适时采用主动脉内球囊反搏(intra-aortic balloon pump,IABP)或人工心脏。

(8)肺部并发症:常见肺部并发症有胸腔出血、气胸、肺水肿、肺出血、肺不张及肺部感染等。要做好预防措施并积极治疗,控制适宜血容量、较少失血、早期发现并治疗气胸和张力性气胸、细致的机械通气及呼吸道管理、减轻炎症反应,必要时进行开胸探查术。

(9)末端肢体缺血:插管引起的血栓形成会引起远端肢体缺血,严重的话会发生肢体缺血性坏死,因此要采取适宜的预防和治疗措施:适宜抗凝、熟练的插管技术、选择合适的外周血管插管、加强远端肢体的观察和护理、发现远端肢体缺血或坏死时应及时进行治疗。

九、病 例 分 析

【病例 1】

患者男性,25 岁,因单纯性单侧下颌骨骨折,需要手术固定。患者于前一天晚上喝酒时遭到殴打,GCS 评分 15 分,但在骨折部位有较大的血肿,伴随着剧烈的疼痛,张口仅 1 cm。两侧鼻孔通畅。气道管理策略:可以考虑采用直接 Macintosh 喉镜辅助鼻腔插管进行吸入诱导,如果诱导后口腔不能完全张开,则可以进行纤维支气管镜插管。然而,由于事发后患者因受伤后胃蠕动不良,有误吸的危险,因此选择清醒的鼻腔光纤插管气道管理是最安全的选择。

【病例 2】

患者女性,28 岁,因不慎从马背上摔下后被送到急诊室。右锁骨骨折并有颅底骨折的临床体征,硬性颈托固定。在急诊时,GCS 评分从 12 分降到 8 分,决定为患者插管以进行紧急 CT 扫描,然后转移到神经外科中心。

气道管理策略:需要确切的气道管理以防止误吸和继发性缺氧性脑损伤,患者适合经口插管,禁忌经鼻气管插管。快速序列诱导后,使用直接的 Macintosh 喉镜技术,手动控制稳定的通气,有喉镜下视野不清的风险,如果发生这种情况,因患者张口度良好,可以尝试使用 Airtraq 喉镜进行第二次插管。

【病例 3】

患者男性,51 岁,因被汽车撞倒后送入急诊室,患者多发伤,包括严重的中段颌骨骨折。GCS 评分 12 分,固定在坚硬的颈托中,张口度小于 1.5 cm。充足的液体复苏后,患者仍低血压状态,因此决定进行剖腹探查术寻找病因。

气道管理策略:可以进行经口气管插管,如果怀疑基底颅骨骨折,则禁忌使用经鼻气管内插管。患者有误吸风险,由于张口度减少,Macintosh 镜片显示不佳。开口小于 1.5 cm 创面时,Airtraq 也不易通过。考虑使用快速序列诱导。此处的风险是咽部的血液或进一步破坏的气道解剖结构可能会使喉镜模糊不清。如果发生这种情况,将使用手术行外科气道开放。

参考文献

[1]陈灏珠. 实用内科学[M]. 15 版. 北京:人民卫生出版社,2018.

[2]POURMAND A, ROBINSON C, DORWART K, et al. Pre-oxygenation:Implications in

emergency airway management[J]. American Journal of Emergency Medicine,2017,35 (8):1177-1183.

[3]OVERBECK M C. Airway management of respiratory failure[J]. Emerg Med Clin North Am,2016,34(1):97-127.

[4]ANA M LÓPEZ,RICARD VALERO. Use of supraglottic airway devices in patients positioned other than supine[J]. Trends in Anaesthesia and Critical Care,2012,2 (2):65-70.

[5]VERGHESE C,BRIMACOMBE J R. Survey of laryngeal mask airway usage in 11,910 patients:safety and efficacy for conventional and nonconventional usage[J]. Anesth Analg, 1996,82(1):129-133.

[6]WOODALL N M,COOK T M. National census of airway management techniques used for anaesthesia in the UK:first phase of the fourth national audit project at the royal college of anaesthetists[J]. Br J Anaesth,2011,106(2):266-271.

[7]LOPEZ A M,VALERO R,BRIMACOMBE J. Insertion and use of the LMA Supreme in the prone position[J]. Anaesthesia,2010,65(2):154-157.

[8]THIERBACH A R,WERNER C. Infraglottic airway devices and techniques[J]. Best Practice & Research Clinical Anaesthesiology,2005,19(4):595-609.

[9]SCHLECHTRIEMEN T,REEB R,ALTEMEYER K H. Checking correct tube placement in emergency medicine[J]. Notfall Rettungsmed,2004,7:231-236.

[10]ADNET F,BAILLARD C,BORRON S W,et al. Randomized study comparing the 'sniffing position' with simple head extension for laryngoscopic view in elective surgery patients[J]. Anesthesiology,2001,95(4):836-841.

[11]BEILIN B,YARDENI I Z,SMOLYARENKO V,et al. Comparison of the flexiblade levering laryngoscope with the English Macintosh laryngoscope in patients with a poor laryngoscopic view[J]. Anaesthesia,2005,60(4):400-405.

[12]NOGUCHI T,KOGA K,SHIGA Y,et al. The gum elastic bougie eases tracheal intubation while applying cricoid pressure compared to a stylet [J]. Canadian Journal of Anaesthesia,2003,50(7):712-717.

[13]PHELAN M P. Use of the endotracheal bougie introducer for difficult intubations[J]. American Journal of Emergency Medicine,2004,22(6):479-482.

[14]WEKSLER N,KLEIN M,WEKSLER D,et al. Retrograde tracheal intubation:beyond fibreoptic endotracheal intubation[J]. Acta Anaesthesiologica Scandinavica,2004,48(4): 412-416.

[15]DILLON J K,CHRISTENSEN B T,FAIRBANKS G,et al. The emergent surgical airway: cricothyrotomy vs tracheotomy[J]. Int J Oral Maxillofac Surg,2013,42(2):204-208.

[16]NOKES B T,VASZAR L,JAHANYAR J,et al. VV-ECMO-assisted high-risk endobronchial stenting as rescue for asphyxiating mediastinal mass[J]. J Bronchology Interv Pulmonol,2018,25 (2):144-147.

[17]KAITLYN L-S,KEVIN H,ELAINE C,et al. Effectiveness of surgical airway training labo-

ratory and assessment of skill and knowledge fade in surgical airway establishment among prehospital providers[J]. Air Medical Journal,2020,39（5）:369-373.

[18]CHRIMES N,COOK T. Critical airways,critical language[J]. Br J Anaesth,2017,118（5）:649-654.

[19]JOSHI R,HYPES C,GREENBERG J,et al. Difficult airway characteristics associated with first-attempt failure at intubation using video laryngoscopy in the intensive care unit[J]. Ann Am Thorac Soc,2017,14（3）:368-375.

[20]BENJAMIN R V,ALEKSANDRA W,NATHAN W,et al. The emergency surgical airway: bridging the gap from quality outcome to performance improvement through a novel simulation based curriculum[J]. The American Journal of Surgery,2019,217（3）:562-565.

[21]VOGEL D J,MURRAY J,CZAPRAN A Z,et al. Veno-arterio-venous ECMO for septic cardiomyopathy:a single-centre experience[J]. Perfusion,2018,33（1-suppl）:57-64.

第九章

生物活性材料与血浆容量扩充剂

胡 弋

血浆容量扩充剂(plasma expander)又称血浆代用品(plasma substitute)、代血浆,能够代替血浆中的某些成分或一定程度上代替血浆的功能,输注后在一定时间内能够维持或扩充血容量,发挥运载血细胞为机体供氧功能的作用。血浆容量扩充剂主要用于大量失血、失血浆及大面积烧伤等所致的血容量降低、休克等应急情况,用以扩充血容量、改善微循环。通常失血量在体重的20%以内,以及当血红蛋白含量大于或等于100 g/L时,不必输血,可输入等量血浆容量扩充剂,因此其在临床的应用日益广泛。

理想的血浆容量扩充剂应具有以下特点:①无毒性、无抗原性、无热源质;②能在血管内适度存留,起到有效的血容量替代作用;③易排出体外或被代谢,无体内蓄积;④对血液有形成分和凝血系统无干扰,对脏器无损坏,对内环境无影响;⑤性质稳定,在不同温度下可长期保存。尽管血浆容量扩充剂经过几十年的发展,但仍难以达到以上理想的血浆容量扩充剂的要求。

临床上可作为血浆容量扩充剂的包括晶体液、血液制品及人工合成胶体溶液三大类。晶体液如葡萄糖、氯化钠等,虽能补充血容量,但维持时间短暂,且易引起组织水肿。血液制品如全血、血浆等扩容时间虽然持久,但来源有限,价格昂贵,不易久储,可引起输血反应,还可能传播肝炎、获得性免疫缺陷综合征(acquired immunodeficiency syndrome, AIDS;又称艾滋病)等。人工合成胶体溶液则无上述缺点,且可改善微循环,但除全氟碳化合物外无携氧能力,也无营养、免疫等功能,因此尚不能完全代替血液。

近百年来,人工合成胶体溶液不断推陈出新,从第一次和第二次世界大战,到越南战争、伊拉克战争、阿富汗战争,从动物源性明胶、右旋糖酐到植物源性羟乙基淀粉,它们在急危重症患者急救中发挥了重要作用。但在医学和科学技术突飞猛进的今天,我们对血浆代用品的有效性和安全性提出了更高的要求,希望通过各种改良以达到最佳的扩容效力和最小的副作用。目前临床上应用较多的人工合成胶体溶液主要有明胶制剂、右旋糖酐、羟乙基淀粉。

第一节　明胶制剂

一、明胶制剂的来源与分类

明胶制剂(gelatin)是以动物(牛、猪)的皮、骨、肌腱等为原料,其胶原经水解后提取的多肽产物(图9-1)。1915年由Hagan应用于临床,初期的明胶制剂因凝点高、黏度高等副作用且扩容作用弱未能在临床普及。随着科技的发展,明胶制剂日益成熟,合成了尿素交联明胶(urea cross-linked gelatin)和琥珀酰明胶(succinylated gelatin;又称变性液体明胶,modified fluid gelatin),目前广泛应用于临床。

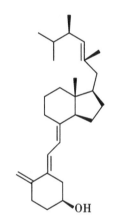

图9-1　明胶的分子结构
(胡弋供图)

1. **尿素交联明胶**　也称为聚明胶肽(polygeline)、多聚明胶、尿联明胶,是由牛骨猪骨明胶蛋白经过热降解后生成明胶水解蛋白,然后再通过尿素桥联而成的一种多肽,其主要成分为3.5%尿素交联的多肽。代表产品有血代(又名海脉素,haemaccel)和国产的菲克雪浓。菲克雪浓平均分子量为27 500~39 500,渗透压与血浆相近。半衰期为4~6 h,其代谢产物85%在48 h内经肾排除,10%~12%经粪便排出,1%以CO_2形式从呼出气中排出,无体内蓄积。

2. **琥珀酰明胶**　在临床上应用较多,是用琥珀酸酐作反应剂,由牛胶原经水解和琥珀酰化形成的琥珀酰化明胶聚合物,其主要成分为4%琥珀酰明胶。代表产品为佳乐施(又名血定安,gelofusine)。其重均分子量Mw为20 000~37 000,电解质含量、pH值、渗透压等几乎与人体血液相似,对人体内环境的影响较轻。半衰期约4 h,其代谢产物95%以原形从肾排出,5%经粪便排出,基本无体内蓄积。

二、明胶制剂的功能与特点

(一)药理作用

1. 扩充血容量　明胶制剂输入后可提高血浆胶体渗透压,扩充血容量,维持血流动力学稳定,改善组织灌注。明胶溶液输入后30%的小分子成分会迅速离开血液循环,渗透到血管外的组织间隙,其峰值血浆扩容效力仅为70%,且2 h后仅为35%,维持血容量的有效时间为3~4 h。明胶制剂血管内停滞时间短于羟乙基淀粉和中分子右旋糖酐,血容量的增加量也少于明胶制剂的输液量,因此用明胶制剂作血浆容量扩充时往往需多次输注才能维持血容量达到满意的效果。琥珀酰明胶因含大量负电荷,与毛细血管内皮细胞的负电荷相互排斥,可增加其空间结构和扩容效果,并延长其在血管内停留时间。由于其基本无体内蓄积,可多次大量输注,有报道称,其24 h最大用量可达10~15 L。

2. 改善微循环,改善组织氧供　输入后可引起血液稀释,降低血液黏稠度,降低血液循环阻力,从而改善微循环,增加因休克而处于低流量和淤滞的毛细血管的灌流,从而增加血液的运氧能力,有利于组织对氧的利用。

3. 渗透性利尿　聚明胶肽和琥珀酰明胶都具有渗透性利尿作用,有利于维持休克患者的肾功能。

(二)不良反应

1. 过敏反应　随着明胶制剂在临床的广泛应用,发现输注明胶制剂后可出现程度不等的变态反应,发生率在0.05%~1.00%,一般认为与动物源明胶制剂的纯度、改性剂毒性和个体敏感性相关。明胶制剂引起的过敏反应是明胶类物质直接作用于肥大细胞和嗜碱性粒细胞引起化学介质释放等所致,快速输注更易导致组胺释放。有些患者,特别是风湿性疾病患者体内已存在抗胶原抗体,而这些抗体与明胶过敏样反应之间可能存在某些关系,对此类患者应用明胶制剂更需谨慎,可预先给予组胺(H)受体阻断药以减少过敏反应的发生。也有研究表明对肉类过敏的患者在输注明胶制剂时较容易发生过敏反应,因此输注明胶制剂前应仔细询问患者病史、食物过敏史,输注过程中应密切观察患者皮肤是否出现荨麻疹、是否出现心率加快或血压急速降低的情况,并准备好抢救所需的药物及设备。

2. 对凝血功能的影响　研究显示明胶制剂可减少凝血因子Ⅷ、Ⅰ及血管性血友病因子,并影响血小板活化和凝血酶及纤维蛋白网的形成,从而导致剂量相关的凝血功能障碍。Maria 等在离体血中分别加入海脉素和琥珀酰明胶,通过血栓弹力图(thromboelastography)及扫描电子显微观察发现,明胶减弱了中心血凝块的重量和弹力收缩性,血纤维之间正常的网状交联也因明胶的加入而减弱。Kam 等用琥珀酰明胶溶液和生理盐水将20例健康志愿者的全血分别稀释10%、20%和40%,观察纤维蛋白原浓度,并采用旋转血栓弹性测定法（rotational thromboelastometry，ROTEM）测定凝血时间（clotting time，CT）、血栓形成时间（thrombus formation time，TFT）、α角和最大血凝块硬度（maximum clot firmness，MCF），结果显示与生理盐水相比较，应用琥珀酰明胶溶液行40%血液稀释时，CT和TFT明显延长，MCF明显下降，这提示大量输注琥珀酰明胶溶液可以延缓血栓的形成，影响凝血功能。这一方面与血液稀释有关，另一方面还可能与胶原蛋白/明胶中存在与血液和组织中各种组分发生相互作用并影响机体功能的活性肽有关。

3. 对电解质平衡的影响　由于尿素交联明胶和琥珀酰明胶两种制剂电解质成分不同，因此对体内电解质平衡的影响也不同。有研究报道在大中型手术前分别快速给予4%琥珀酰明胶（佳乐施）和3.5%聚明胶肽（海脉素）1 000 ml，测定体内电解质浓度，结果琥珀酰明胶输入后血清K^+较输入前降低，聚明胶肽输入后血清Cl^-和Ca^{2+}均较输入前增高。由于聚明胶肽含钙较多，可能在中等及大剂量输入后引起高钙血症，因此输注聚明胶肽的管道不应用于输血，不能与加有抗凝剂的全血或血浆混合；且由于钙剂与强心苷类药物有协同作用，可能增加强心苷的毒性，因此使用强心苷类药物的患者禁用聚明胶肽。

4. 对肾功能的影响　明胶类血浆代用品具有渗透性利尿作用，且其分子量小，不会造成肾堵塞和蓄积，因而认为对肾功能无明显影响。但近年来关于明胶制剂对肾功能的影响也有一些不同报道。Simon等采用合并失血性休克和感染性休克的德国猪模型，观察了6%羟乙基淀粉（hydroxyethyl starch 或 hetastarch，HES）（130/0.42）、4%明胶、10% HES（200/0.5）及醋酸林格液进行液体复苏的效果及风险，结果发现各组平均动脉压、心输出量均有改善，且组间无明显差异；但肾组织学显示与醋酸林格液组、6% HES（130/0.42）组和假手术组相比，4%明胶组的渗透性肾病样病变显著增加，10% HES（200/0.5）和4%明胶组的尿量最低，提示明胶制剂对肾功能有一定影响。

三、明胶制剂在战创伤早期救治中的应用

明胶制剂的发现与运用和战争密不可分，第一次世界大战期间，发现了明胶制剂可用于补充血容量，开始将其用于抗休克治疗，但黏度大和凝固点高等缺点限制了其作为血浆代用品的应用。明胶制剂的研制和改良在第二次世界大战后才重新开始，并应用于战创伤患者的液体复苏。目前临床应用的明胶衍生物，既保持了大分子胶体的特性，又具有较低的凝固点，储存方便（室温下可储存2~3年），且价格便宜，对输入量无限制、不影响交叉配血及无体内蓄积，因此在临床上广泛用于外科手术、低血容量休克及危重患者的液体复苏。但明胶制剂可能传染动物源性疾病，过敏反应相对发生率较高，扩容效果有限且对凝血功能会有一定影响，美国FDA于1978年因明胶制剂增加血液黏稠度和对凝血功能的影响停止使用明胶类血浆代用品。尽管如此，欧洲等一些国家仍在继续使用。根据全球流行病学研究，截至2010年，全球25%的患者在接受液体复苏治疗中输注了明胶制剂。2013年由于羟乙基淀粉受到欧洲药品管理局的限制，在缺乏有效的试验数据的情况下，临床医生还是开始转而使用明胶制剂。据统计，2013年欧洲明胶制剂的销

售额是羟乙基淀粉的 2 倍,在印度、中国、韩国和日本等地,明胶制剂的销量也有所增加。

作为一种血浆代用品,明胶制剂使用的安全性一直备受关注。既往认为除了可引起过敏反应等,明胶溶液无剂量相关的不良反应,尤其是对凝血功能影响相对较小,且因其分子量小,不会造成肾堵塞和蓄积,因而认为对肾的危害比其他非蛋白质胶体小。但近年来关于明胶制剂在使用过程中可能产生的不良反应有一些不同报道。Bayer 等观察了重症监护病房(intensive care unit,ICU)中严重脓毒症(severe sepsis)或脓毒症休克(septic shock;又称感染性休克,infectious shock)患者 346 例,其中 118 例输注 6% HES,87 例输注4% 明胶,141 例输注晶体液进行液体复苏,结果发现三组患者休克逆转(血清乳酸 <2.2 mmol/L,并停止使用血管升压药)时间无明显差异,但羟乙基淀粉组和明胶组急性肾损伤和肾脏替代治疗的患者多于晶体组,接受同种异体血液制品及呼吸机使用时间也明显多于晶体组,但 ICU 内或医院死亡率无明显差别,提示明胶制剂和羟乙基淀粉均可能引起脓毒症(sepsis)患者肾功能损伤。Thomas 等对明胶制剂用于容量复苏的安全性进行了系统评价和荟萃分析,纳入了 1976—2010 年发表的 40 项涉及 3 275 名患者关于接受明胶制剂复苏与接受白蛋白或晶体液复苏的效果及安全性的随机对照试验(randomized controlled trial,RCT),明胶组的中位样本量为 15(范围 10~249),输注明胶制剂中位数剂量为 17 ml/kg(范围 6~57 ml/kg),结果发现使用明胶制剂复苏与使用白蛋白或晶体液复苏相比,死亡率和需要输血的比例无明显差异,且其中有 3 项研究报道了明胶制剂可引起急性肾功能不全(acute renal insufficiency,ARI),但没有一项研究能够充分反映患者重要转归的发生频率。由于纳入的研究和患者人数较少,无法进行亚组分析,包括使用剂量高低、研究周期长短、患者病情危重情况等,因此作者认为尽管经过多年的临床实践,仍然无法可靠地评估明胶制剂的安全性和有效性。Claudia 等也对明胶制剂的安全性进行了系统回顾,涉及 60 项研究,其中包括 30 项随机对照试验、8 项非随机研究和 22 项动物研究,30 项随机对照试验中包括了 20 项外科手术患者(1 项创伤手术,9 项心脏手术,10 项其他择期手术),3 项危重患者和 7 项儿童患者,作者进行了综合分析后认为明胶溶液增加了过敏反应的风险,且可能由于血管外摄取和对凝血级联的干扰而增加患者死亡率、肾衰竭和出血的风险,因而建议在没有设计良好的随机对照试验表明明胶制剂是安全的之前,不宜选择明胶制剂,因为有更便宜、更安全的液体可以替代明胶制剂。

总之,目前尚缺乏明胶制剂作为血浆代用品的高质量的试验数据,临床应用明胶制剂的证据尚显不足,对明胶制剂在战创伤早期救治中的有效性和安全性尚需进一步研究。同时,有不少学者致力于分离明胶活性肽、开发新型明胶修饰/交联剂及优化明胶原料等,以期开发出疗效更佳、安全性更高的明胶制剂。

第二节　右 旋 糖 酐

右旋糖酐(dextran,又称葡聚糖)于 20 世纪 40 年代应用于临床。因具有扩容时间长、改善微循环、防止静脉血栓形成等优点,曾用为休克早期治疗的首选胶体溶液。但由于右旋糖酐对凝血功能有明显影响及可能介导严重的过敏反应,且随着变性明胶和羟乙基淀粉的出现,右旋糖酐的临床应用逐渐减少。

一、右旋糖酐的来源与分类

右旋糖酐是以蔗糖为原料,经肠膜状明串珠菌发酵后生成的一种高分子葡萄糖聚合物(图9-2)。右旋糖酐溶于水中能形成具有一定黏度的胶体液,在生理盐水中,6%的右旋糖酐液体与血浆的渗透压及黏度均相同。临床上使用其生理盐水或葡萄糖的灭菌溶液,为无色或微草黄色略带黏稠性的液体,pH值为4~7。

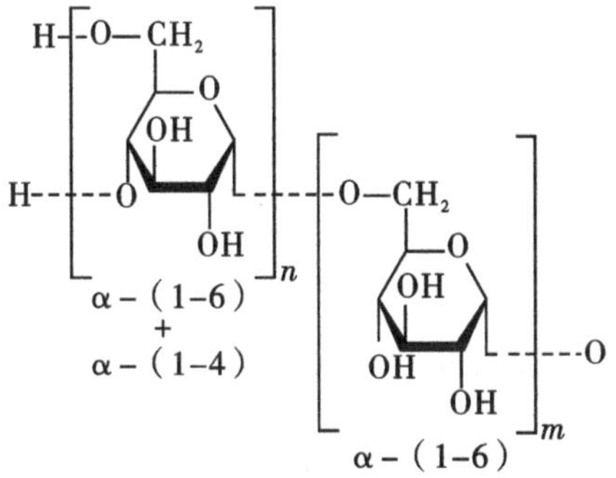

图9-2　右旋糖酐的分子结构
(胡弋供图)

目前临床上常用的右旋糖酐根据平均分子量大小可分为:中分子右旋糖酐(平均分子量约为70 000,称为 dextran70)、低分子右旋糖酐(平均分子量约为40 000,称为dextran40)和小分子右旋糖酐(平均分子量约为20 000,称为 dextran20)。

右旋糖酐主要经肾排出。右旋糖酐的肾阈值分子量为55 000,因此,其体内过程主要取决于分子量的大小。中分子右旋糖酐在人体内的排出较慢,有效半衰期较长,可达12 h,而低分子和小分子右旋糖酐较中分子右旋糖酐更多地被肾小球滤过,在体内有效半衰期较短。输入右旋糖酐1 h后,中、低、小分子右旋糖酐分别有30%、50%和70%左右随尿排出;24 h后分别排出60%、70%和80%左右。其余部分经肝代谢,降解为 CO_2 和 H_2O,由肺排出体外。部分大分子量的右旋糖酐可被单核细胞摄取,在单核巨噬系统内蓄积。

二、右旋糖酐的功能与特点

(一)药理作用

1. 扩充血容量　右旋糖酐可提高血浆胶体渗透压,吸收血管外水分以增加血浆容量,进而维持血压。其扩容强度和维持时间主要取决于分子量大小。随着分子量的增大,右旋糖酐结合水的能力下降,胶体渗透压下降,但在肾的清除率减慢,在血管内的停留时间越长,扩容效果越好。6%的中分子右旋糖酐产生的胶体渗透压高于白蛋白溶液和血浆,扩容效果好,在体内不易分解,作用时间可持续4 h;低分子右旋糖酐在血管内停留时间短,扩容时间仅持续1.5 h。临床上将中分子右旋糖酐和低分子右旋糖酐用于扩容,其中中分子右旋糖酐扩容效果优于低分子右旋糖酐。

2.改善微循环,预防血栓形成 右旋糖酐能覆盖于红细胞、血小板及血管内膜表面,增加细胞膜外的负电荷,使红细胞不易聚集,降低血液黏稠度,加快血液流动,改善低灌注状态下的微循环;同时阻止了血小板在血管内壁的附着和聚集,稀释凝血因子,防止血栓形成。右旋糖酐改善微循环的作用随着分子量的降低而逐渐增大。用于改善微循环的主要是低分子右旋糖酐和小分子右旋糖酐,中分子右旋糖酐则几乎无改善微循环的作用。

3.渗透性利尿 低分子右旋糖酐和小分子右旋糖酐由于结合水的能力较强,可产生较高的胶体渗透压,在肾小管内形成高渗,产生渗透性利尿作用。

(二)不良反应

1.类过敏或过敏反应 类过敏或过敏反应是右旋糖酐的主要且危害性最大的不良反应,发生率为0.070%~0.273%,严重变态反应发生率约为0.008%。类过敏或过敏反应与右旋糖酐反应抗体(dextran-reacting antibodies,DRA)有关,该抗体为免疫球蛋白G(immunoglobulin G,IgG),通过对右旋糖酐多糖类的反应而产生。临床上应用的右旋糖酐无免疫原性(immunogenicity),不会导致抗体的产生,但糖和其他一些食物中含有的右旋糖酐,在不同个体的血浆中可以产生不同浓度的DRA,当输注右旋糖酐时即可发生右旋糖酐介导的过敏反应(dextran-induced anaphylactic reactions,DIAR),其发生率及其严重程度和DRA滴度高低密切相关。过敏反应一般在最初输注20~30 ml时发生,所以在开始输注右旋糖酐最初的5~15 min内必须缓慢滴入,并严密观察是否发生过敏反应。如果在给予右旋糖酐前封闭DRA上的潜在反应位点,则能够防止DIAR的发生,因此可通过预先给予半抗原,即一种能与免疫球蛋白结合但不产生反应的物质,占据抗体的反应位点,从而对抗原不产生反应。研究显示右旋糖酐I(平均分子量1 000)可作为半抗原,预先输注右旋糖酐I可降低严重过敏反应的发生率,但不能完全消除这种反应。休克状态下输入右旋糖酐时过敏反应发生率下降,可能与内源性儿茶酚胺浓度升高及休克状态的免疫抑制有关。新生儿可能因为体内无DRA,因此几乎不会发生过敏反应。

2.对肾功能的影响 右旋糖酐本身没有化学毒性,在肾功能正常、非大剂量输注右旋糖酐时通常不会导致肾功能损害。但当肾灌注减少时则容易发生,可能是右旋糖酐胶体的高渗性使肾小管上皮细胞肿胀和空泡化导致肾小管堵塞所致,因此在肾功能受损时应避免大量使用右旋糖酐。Bentzer等对ICU的严重脓毒症或脓毒症休克778例患者进行了研究,结果发现中分子右旋糖酐组(输注中位数为1 483 ml,约17 ml/kg)进入ICU前10 d的最高急性肾损伤网络(acute kidney injury network,AKIN)评分高于白蛋白组($P=0.06$),但肾脏替代治疗的使用和无肾脏替代治疗的存活时间两组之间无差异;进入ICU

后 28 d 的存活天数和无器官支持天数、死亡率两组之间无明显差异,但右旋糖酐组 180 d 死亡率低于白蛋白组。因此,右旋糖酐对肾功能的影响还需进一步研究。

3. 对凝血功能的影响　24 h 内输注右旋糖酐超过 20 ml/kg 可能影响正常凝血,并可能导致出血,这除了与使用右旋糖酐扩容后引起凝血因子的稀释有关外,还可能是因右旋糖酐可被覆于血小板膜和血管内皮壁上,降低血管性血友病因子(von Willebrand factor,vWF)和因子Ⅷ活性,抑制血小板黏附和聚集功能,影响纤维蛋白聚合和稳定性,并与体内肝素产生协同作用所致。但关于右旋糖酐对凝血功能的影响尚存在争议。Schott 等应用血栓弹力图比较了中分子右旋糖酐和白蛋白在豚鼠失血性休克模型中对凝血功能的影响,结果发现 15 ml/kg 的中分子右旋糖酐复苏的扩容效果与 25 ml/kg 的 5% 白蛋白相似,在与扩张血浆容量的等位剂量下,中分子右旋糖酐组凝块扩增时间虽然较白蛋白组短暂延长,但纤维蛋白原水平和 vWF GP1b 活性与白蛋白组相比无统计学差异,且血浆 vWF 浓度降低水平较白蛋白组低,因此作者推测中分子右旋糖酐可能是比白蛋白更安全的扩容剂。

4. 加快红细胞沉降率,影响血型鉴定　中分子右旋糖酐可促进体内红细胞聚集,使红细胞沉降率增加,引起假阳性血凝集反应而影响血型鉴定。

三、右旋糖酐在战创伤早期救治中的应用

作为血容量扩充剂,右旋糖酐的研究始于第二次世界大战末期。1944 年右旋糖酐首先在瑞典上市,之后在欧美等国家相继生产应用。1952 年美国通过 FDA 认可,1952—1956 年我国对其进行研究并投产,日本和苏联也于 1956 年前后开始投产,随之确定了其作为血浆代用品的应用地位。由于大量输注右旋糖酐可引起凝血功能障碍和严重的过敏反应,因此在一些国家,如德国已退市。但随着右旋糖酐生产的不断完善,质量不断提高,在多个国家和地区,如俄罗斯、中国和东欧、斯堪的纳维亚半岛(特别是瑞典)等仍在使用右旋糖酐。

近年来,随着对急性创伤失血性休克病理生理过程的深入研究,人们发现早期限制性液体复苏可使机体代偿机制和液体复苏作用都得到较充分的发挥,因而应用高渗晶胶复合液成为液体治疗的发展方向之一。其代表之一为高渗氯化钠右旋糖酐(hypertonic saline dextran,HSD)溶液,主要成分为 7.5% 氯化钠(高渗盐水,hypertonic saline,HS)和 4% 或 6% 右旋糖酐,具有体积小、用量少、重量轻、起效快、运输保障需求低、不引起体内代谢紊乱等特点,目前临床上常将 HSD 用于失血性休克早期液体复苏。

HSD 一方面可通过高渗盐提高血浆渗透压,促使血管外水分进入血液循环,迅速扩充血容量,扩充容量为 2 ~ 3 倍输入量;另一方面可通过中分子右旋糖酐增加胶体渗透压的作用,维持并延长扩容作用时间。HSD 还可以通过增加细胞外液 Ca^{2+} 浓度,降低心肌抑制因子水平进而增加心肌收缩力,同时通过兴奋交感神经加快心率,使心输出量增加,因此在战创伤早期救治中应用 HSD 可以迅速有效恢复血容量,维持血压,保证重要脏器的灌注。HSD 还可直接作用于血管平滑肌,扩张小血管和毛细血管前括约肌,使外周血

管阻力降低,增加微循环灌注,同时 HSD 能产生高渗–肺–迷走神经反射,这一反射产生的神经冲动可传导至血管运动中枢,引起静脉血管收缩,使血液再分布,以保证重要脏器血流。HSD 能明显减轻脑水肿,降低颅内压,改善脑灌注和脑部氧输送,适用于合并颅脑损伤(traumatic brain injury,TBI)的创伤患者。此外,HSD 可通过高渗液体发挥抗炎作用,其机制主要是降低中性粒细胞的反应性,抑制中性粒细胞 CD11b 的表达,使损伤的单核细胞尽快恢复;抑制炎症介质的释放,保护 T 细胞功能等。但近年来对 HSD 是否具有比晶体液更好的复苏效果及其是否具有抗炎作用存在一些争议。有学者进行了一项随机双盲试验,观察了 1 282 名年龄≥15 岁,格拉斯哥昏迷评分(Glasgow coma score,GCS)≤8 分,不伴有失血性休克的严重 TBI 患者,在院前分别给予 250 ml 的 0.9% 氯化钠(normal saline,NS)、7.5% 氯化钠(HS)、7.5% 氯化钠+6% 中分子右旋糖酐(HSD)进行初始复苏,结果发现与 NS 比较,HS 或 HSD 并未改善不伴有休克的严重颅脑外伤患者 6 个月后的神经结局,28 d 存活率、器官衰竭发生率、ICU 和住院时间也均无统计学意义,但高渗液组的医院感染率似乎更高,主要与血液和尿路感染率增加有关。

同时,由于 HSD 存在的一些潜在不良反应,包括出血事件增加、细胞或组织脱水、神经损伤、高钠血症、低钾血症、高氯血症性酸中毒、颅内压反弹增加、过敏反应等,因而应用 HSD 的安全性备受关注。Wu 等对 7.5% 氯化钠(HS)和 7.5% 氯化钠+6% 中分子右旋糖酐(HSD)在失血性休克中的临床应用进行了系统回顾和荟萃分析,在筛选 570 项研究后,最终有 12 项研究符合分析条件,这 12 项研究中包括了 6 项比较 HS 与生理盐水或乳酸林格液(Ringer lactate solution)的随机对照试验,以及 11 项比较 HSD 与生理盐水或乳酸林格液的随机对照试验,其中有 8 项研究为创伤患者的院前急救。根据现有研究数据进行分析,结果发现与使用生理盐水或乳酸林格液进行液体复苏相比较,对创伤失血性休克患者使用 HS 或 HSD 进行液体复苏,不会增加患者死亡率及术后并发症。因此在战创伤早期救治,使用 HSD 进行液体复苏仍是一种可行的选择,但对其疗效和安全性还需要进行进一步的研究。

此外,近年来研发的复方右旋糖酐 40 也可用于休克患者早期救治,其含有钙、钾和乳酸,输注后除了具有扩容和改善微循环等作用外,还可以补充电解质,维持水、电解质平衡,稳定内环境;同时改善心肌供血,降低心肌损害等。但同样的,应注意其可能引起的一些不良反应,包括严重过敏反应等。

第三节 羟乙基淀粉

一、羟乙基淀粉的来源与分类

羟乙基淀粉(hydroxyethyl starch 或 hetastarch,HES)出现于 20 世纪 70 年代,属于第三代人工合成胶体溶液,也是目前临床上广泛使用的一种人工合成胶体溶液。

（一）来源

其原料来自玉米或土豆,是玉米淀粉中的高分子支链淀粉经轻度酸水解和糊化,并在碱性条件下,以环乙氧烷进行羟乙基化而形成的高分子量复合物(图9-3)。在人和动物体内,天然支链淀粉性质不稳定,且容易被内源性 α-淀粉酶快速水解并通过肾排泄,但一旦支链淀粉的脱水基被羟乙基化或羟乙基取代后,可以使葡萄糖亚单位与羟乙基基团连接,这种连接不仅增加了淀粉在水中的溶解度,也减慢了内源性 α-淀粉酶对淀粉的水解,从而明显延长其在血管内的停留时间。

HES 分子呈多分散性,溶液分子大小呈正态分布,其分子量从几千到几百万不等。HES 输入体内后,由血清 α 淀粉酶不断降解,平均分子量不断下降,溶液中的高分子量颗粒不断降解,补充中分子量颗粒,而中分子量颗粒可发挥胶体渗透活性,维持血浆胶体渗透压,发挥扩容效应。当中分子量颗粒水解为低分子量颗粒(分子量小于70 000,即肾阈值)时,则很快经肾小球滤过膜排出,可改善肾灌注,少量从粪便中排出,只有极少量参与代谢,产生 CO_2 后由肺呼出。因此体内的羟乙基淀粉是处在不断水解、补充、排出的动态平衡过程中的。羟乙基淀粉从循环中消失可分为三个时相:其中18% 快速排出,半衰期2 h;17% 中速排出,半衰期8.5 h,30% 慢速排出,半衰期67 h。

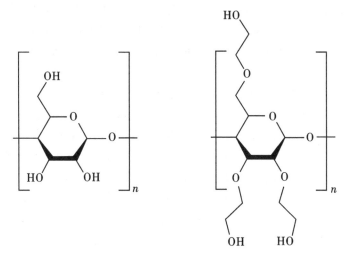

图9-3 羟乙基淀粉的分子结构

(胡弋供图)

（二）分类

1. 按代分类 ①第一代:羟乙基淀粉 40/羟乙基淀粉 20(706 代血浆/低分子量706 代血浆);②第二代:羟乙基淀粉 200/0.5;③第三代:羟乙基淀粉 130/0.42。

2. 按分子量分类 ①低分子量羟乙基淀粉(分子量小于 40 000 ~ 70 000);②中分子量羟乙基淀粉(分子量介于 130 000 ~ 260 000);③高分子量羟乙基淀粉(分子量大于450 000)。

3. 按取代程度分类　①低取代级羟乙基淀粉（MS 0.4/0.42）；②中取代级羟乙基淀粉（MS 0.5）；③高取代级羟乙基淀粉（MS 0.62~0.75）。

二、羟乙基淀粉的功能与特点

（一）药理作用

1. 扩充血容量，提高胶体渗透压　HES 具有扩充血容量的作用，能够快速、持续增加血容量，显著改善血流动力学参数，维持器官氧供及其功能。健康志愿者输注 HES 1 000 ml 后 10 min，血容量较输注前平均增加 900 ml，6 h 后减至 415 ml，24 h 后还保持 285 ml。

2. 改善血液流变学，降低血液黏度，改善微循环　低血容量时，微循环由于血液黏稠度增加，血流速度减慢，组织器官灌注受到影响。研究显示，HES 具有稳定渗透压、优化组织灌注、改善氧供、预防内皮细胞缺氧后损伤等有利作用，可通过稀释血液，降低血液黏稠度，改善血流动力学，从而改善组织灌注和氧合。

3. 防止和堵塞毛细血管渗漏　休克、败血症等疾病常伴有毛细血管通透性增加，其可通过扩散发展到全身炎症反应，甚至发展成多器官功能障碍综合征。临床研究发现围手术期应用 HES 进行液体复苏，不仅具有扩容作用，且 HES 具有合适大小及形状的分子塞可机械性镶嵌于血管内皮孔隙，从而减少毛细血管渗漏，减轻组织水肿，起到维持血管内渗透压的作用。

4. 抗炎作用　研究显示，HES 除了具有稳定血流动力学的作用外，还具有减轻炎症反应的作用。HES 可通过减少促炎症因子的生成，降低血浆中肿瘤坏死因子-α（tumor necrosis factor-α，TNF-α）、白细胞介素-1（interleukin-1，IL-1）、白细胞介素-8（interleukin-8，IL-8）、粒细胞集落刺激因子（granulocyte colony-stimulating factor，G-CSF）等细胞因子的浓度，减少内皮细胞黏附分子的表达，使中性粒细胞与内皮细胞的黏附减弱；增强吞噬细胞的功能，降低中性粒细胞的趋化性，衰减中性粒细胞的呼吸爆发等，从而逆转创伤后免疫功能失调，减轻创伤所致的过度炎症反应。有研究比较了 HES 130/0.4、HES 200/0.5 和琥珀酰明胶对失血性休克大鼠氧化应激和炎症反应的影响，结果显示与 HES 200/0.5 或琥珀酰化明胶相比，HES 130/0.4 可显著降低肝、肠、肺和脑中的丙二醛水平和髓过氧化物酶活性，并抑制复苏后 2 h 肠中 TNF-α 的产生，而 HES 200/0.5 或琥珀酰化明胶则无显著差异，提示 HES 130/0.4 可改善失血性休克大鼠的氧化应激和炎症反应。

（二）不良反应

1. 对凝血功能的影响　目前普遍认为 HES 可损害凝血功能，延长出血时间。一项使用健康志愿者血液的体外研究表明，所有 HES 和明胶溶液都会损害凝血功能，但是明胶引起的凝血障碍给予纤维蛋白原可逆转，而 HES 导致的凝血功能障碍则不可逆。HES 影响凝血功能的主要作用机制为：①HES 可以与血管性血友病因子/凝血因子Ⅷ（von Willebrand factor/coagulation factor Ⅷ，vWF/F Ⅷ）复合体结合，使其失活或加快消除，从而影响凝血功能;②HES可能减少血小板膜糖蛋白Ⅱb/Ⅲa（glycoprotein Ⅱb/ Ⅲa,GPⅡb/ Ⅲa)受体的表达和活化,从而导致血小板功能下降;③HES可能通过与血小板非特异性的结合,阻断配体与血小板表面受体的结合,或非特异性地改变GPⅡb/Ⅲa受体的构象,从而抑制血小板的功能;④HES的溶媒中缺少钙离子,大剂量使用后可使依赖钙离子的血小板活化和聚集功能下降,从而影响凝血功能。目前有关HES对纤溶作用的影响仍有争议,有研究认为HES可参与血凝块的形成,可能促进纤维蛋白原转化为纤维素,从而形成易碎的血凝块。HES对凝血功能的影响主要与其取代级和体内分子量以及输注剂量有关,分子量越大、取代级越高、剂量越大,对凝血功能的影响可能越大,其机制尚不明确,有研究显示高分子量HES比低分子量HES降低血浆ⅧR:Ag和ⅧR:Rco水平更明显,对血小板黏附聚集功能影响更明显。

2.对肾功能的影响　HES经淀粉酶水解后主要经肾排泄。连续大剂量使用高浓度或高分子量HES溶液,可产生高黏度尿,肾小管上皮细胞因重吸收小分子而肿胀,导致肾小管阻塞,管腔内压升高。一方面抵消了肾小球的滤过压,致使肾小球滤过率降低;另一方面可以反射性引起肾小动脉痉挛,导致肾缺血及肾小管坏死;还可能导致肾小管管壁破裂,管腔内原尿外渗入肾间质,引起肾间质水肿,肾内压力增加,最终导致急性肾功能不全。

3.过敏反应　HES可引起过敏反应,但发生率极低。有研究显示6% HES 130/0.4的类过敏反应发生率极低,仅0.058%,是明胶溶液的1/6,右旋糖酐溶液的1/4.7。但长期大量输入高取代级的HES溶液,可因HES聚积于真皮下网状内皮细胞中,引起顽固性的皮肤瘙痒。

不同种类人工合成胶体溶液的来源及理化性质等决定了其药效和不良反应不同（表9-1）。

表9-1　常用血浆代用品的药理功能与特点

项目	聚明胶肽	琥珀酰明胶	中分子右旋糖酐	低分子右旋糖酐	HES 200/0.5	HES 130/0.4
商品名	Gelofusine 佳乐施	Hacmaccel 海脉素	Macrodex	Rheomacrodex	Haes-steril （贺斯）	Voluven （万汶）
浓度/%	3.5	4	6	10	6	6
胶体渗透压/ mmHg	25~29	42	56~68	168~191	30~37	36
扩容效能/%	70~80	90	120	200	100	100
肾功能	对肾功能影响较小		轻度损伤肾功能		对严重脓毒症患者等可能损伤肾功能	
凝血功能	对凝血功能影响较小		超过20 ml/(kg·24 h)时,对凝血功能影响较大		对凝血功能影响较小（与取代级和体内分子量以及输注剂量有关）	
过敏反应	发生率高（0.05%~ 1.0%）		发生率低（0.07%~0.1%）		发生率低（<0.06%）	

4. 影响 HES 生物效应的因素　HES 的生物学效应与 HES 的摩尔取代级(molar substitution, MS)、平均分子量(mean weight, MW)、取代方式(C2/C6 比例)、浓度及溶剂有关;理化性质不同, HES 的扩容效能和扩容时间也不同(表9-2)。

表9-2　不同 HES 的理化性质及扩容作用

项目	HES 450/0.7	HES 200/0.62	HES 200/0.5	HES 200/0.5	HES 130/0.4
浓度/%	6	6	10	6	6
平均分子量/($\times 10^3$D)	450	200	200	200	130
摩尔取代级	0.7	0.62	0.5	0.5	0.4
C2/C6 比率	4.6 : 1	9 : 1	6 : 1	6 : 1	9 : 1
扩容效能/%	100	100	145	100	100
扩容时间/h	5 ~ 6	5 ~ 6	3 ~ 4	3 ~ 4	2 ~ 3

(1)摩尔取代级(MS):即葡萄糖分子的羟乙基取代程度,是指羟乙基取代的葡萄糖分子占总葡萄糖分子的比例,支链淀粉上羟乙基与糖基结合的比值,如支链淀粉中 10 个葡萄糖取代单位有 4 个被羟乙基化,则取代级为 0.4。天然的支链淀粉在人和动物体内,可被内源性的 α-淀粉酶快速水解并经肾代谢排出,羟乙基取代后可明显延长此过程,因此 MS 决定了 HES 的半衰期,取代级越高半衰期越长,取代级越低半衰期越短。羟乙基取代后水溶性和稳定性等也会明显改善和提高,但过多的取代,会影响其在体内的清除速率,易引起血浆及组织蓄积,出现皮肤瘙痒等变态反应症状,影响肾功能及凝血功能等。HES 按取代级可分为两类,即高取代级(MS>0.6)和低取代级(MS<0.5)。

(2)平均分子量(MW):MW 决定了羟乙基淀粉的扩充血容量的效力。HES 按照平均分子量可分为 3 类:低分子量(MW 40 000 ~ 70 000)、中分子量(MW 130 000 ~ 260 000)和高分子量(MW >450 000)。分子量越大,扩充血容量的效力越大。

(3)C2/C6 比率:即葡萄糖 C2 位与 C6 位上羟乙基基团的个数比。取代反应主要发生于葡萄糖残基的 2 位 C 和 6 位 C 上,其中 C2 位的空间位阻相对小,最易被取代,但2 位取代后也最难被 α-淀粉酶降解,所以 C2/C6 比率越大,HES 在体内越难被降解,相应的代谢时间就越长,易带来组织蓄积的危害。羟乙基基团在 C2 位的取代使 HES 对淀粉酶的抵抗能力最强,因此 C2/C6 比率决定了羟乙基淀粉代谢的快慢,C2/C6 比率越高,其被降解越慢,停留时间越长,扩容时间越长。

羟乙基淀粉的取代级和分子量决定了 HES 在体内的消除半衰期,C2/C6 比率决定了 HES 在体内代谢的速度。羟乙基淀粉的分子量越大,取代级越高,C2/C6 比率越大,其扩容强度越大,在血管内的停留时间越长,但同时也就越容易在体内蓄积,对凝血功能和肾功能的影响也就越显著;而低分子量、低取代级及低 C2/C6 比率的羟乙基淀粉其扩容持续时间不如高分子量高取代级者,但其对红细胞聚集和血浆黏稠度等血液流变学指标的改善作用却强于后者。

(4)浓度:HES 溶液的浓度可影响 HES 的初始容量效应。6% HES 溶液为等渗溶液,具有 1∶1 的扩容效应,而 10% HES 为高渗溶液,相当于 1∶1.145 的容量效应。

(5)溶剂:除了 HES 本身外,改变溶剂同样能影响 HES 溶液的特性。HES 溶液常用的溶剂为生理盐水和复方电解质溶液。由于乳酸代谢需依赖良好的肝功能,而醋酸在其他器官也能代谢,因此逐渐以醋酸平衡液取代乳酸复方电解质溶液为溶剂,避免了过多的乳酸在体内聚集造成的乳酸酸中毒,使用醋酸复方电解质为溶剂的 HES 用于液体复苏时具有明显优势。

HES 研制虽然较晚(20 世纪 70 年代面世),但发展较快。最早用于临床试验的第一代 HES,为高分子量高取代级的 HES(480/0.7),其平均作用时间约为 24 h,和 5% 白蛋白的容量扩张效应相当,但对凝血功能的影响和在体内的蓄积限制了它在临床的使用。我国于 20 世纪 70 年代初,在亚洲首先研发成功 706 代血浆,为含 0.9% 氯化钠的 6% HES 注射液,其 MW 为 25 000～45 000,MS 为 0.77～0.90,属于低分子量高取代级的 HES。但由于其在降解法制作后未经提取,直接将过滤液分装灭菌而成,存在着高变应原(过敏原)问题。同时 706 代血浆分子量小,扩容效率低,取代度高,不易在体内清除,对肾功能影响较大,且其在体内用量稍大后,可能在单核吞噬细胞系统蓄积并造成凝血功能下降,因此在临床上应用已逐渐减少。以贺斯为代表的是第二代 HES(HES 200/0.5),与第一代相比,其平均分子量和取代级都有所下降,在有效性、安全性和耐受性等方面有了显著的改善和提高。1999 年,中分子量低取代度的第三代 HES 产品问世,代表产品为万汶(HES130/0.4),是在 HES 200/0.5 基础上的进一步改进,包括降低分子量,优化分子量分布(更窄)、降低取代级,增加 C2/C6 比率(5∶1 增至 9∶1),使其在保证扩容效果的基础上,对肾功能和凝血功能的影响减少。

三、羟乙基淀粉在战创伤早期救治中的应用

羟乙基淀粉(HES)类药品主要用于预防和治疗各种原因造成的低血容量,包括失血性、烧伤性及手术中休克及血栓闭塞性疾患等。其临床应用的利弊一直是学术界争论的焦点。2010 年证实 Boldt 教授多篇关于 HES 的研究论文为学术造假,更引发了一场关于 HES 的全球研讨会。其中,对 HES 的使用影响较大的是 2012 年发表于 *N Eng Med* 的 6S 研究和 CHEST 研究。6S 研究为北欧 6 个国家 26 家医学中心的重症监护病房(ICU)共同完成的随机对照研究,目的是评估 6% HES(130/0.42)与醋酸林格液复苏对严重脓毒症患者病死率和肾功能的影响。研究共纳入 798 例 ICU 重症患者。结果显示,HES 组比醋酸林格液组的 90 d 病死率高,且 HES 组 90 d 肾脏替代治疗率也高于醋酸林格液组。CHEST 研究则是由大洋洲的 32 家医学中心共同完成的,研究比较了 6% HES(130/0.42)

和生理盐水用于重症患者液体复苏的临床疗效。研究共纳入了 7 000 例重症患者。结果显示,HES 组 90 d 病死率与生理盐水组之间差异无统计学意义,但肾脏替代治疗率高于生理盐水组。2016 年一项发表在 The Lancet Respiratory Medicine 的文章显示,在对重症患者进行液体复苏时,HES 并不比生理盐水更合适,其治疗组效果甚至低于生理盐水组。因此普遍认为在某些特定健康条件的患者中应用 HES 类药品可能会造成死亡率升高、肾损害以及出血增加等风险,给患者造成安全隐患。2013 年 6 月 24 日,美国 FDA 安全通知及不良反应报告系统通过其 MedWatch 系统发出 HES"关于增加死亡率、严重肾损伤和出血风险的警告框",建议 ICU 中的脓毒症患者不应使用 HES,肾功能障碍患者和体外循环下心脏手术患者应避免使用 HES。由于 HES 使用后 90 d 仍存在需要肾脏替代治疗的可能性,因此建议对所有使用 HES 的患者应持续监测肾功能至少 90 d。同时还建议,输注 HES 时,一旦出现凝血功能障碍和(或)肾损伤,应立即停用。我国国家食品药品监督管理总局也于 2014 年发出黑框警告,警示其药物使用中可能存在重大不良反应可能。2013 年,欧洲药物管理局(European Medicines Agency,EMA)的药物警戒风险评估委员会(Pharmacovigilance Risk Assessment Committee,PRAC)建议限制使用 HES,但由于限制措施实施效果不佳,PRAC 于 2018 年 1 月 12 日建议将该药品退市。2018 年 1 月 26 日,EMA 下属的临床人用药品相互认可和分散评审程序协调组(coordination group for mutual recognition and decentralised procedures-human,CMDh)支持 PRAC 的暂停建议。但上述暂停建议迅速引发了异议。2018 年 4 月 9 日,欧盟委员会(European Commission)召开人用药品常务委员会议,认为 CMDh 的决定和 PRAC 的建议未充分考虑一些科学性或技术性方面的问题,特别是满足医疗需求及风险最小化措施的可行性和有效性,因此决定暂停在欧盟暂停使用 HES 溶液的决策程序,并要求 PRAC 和 CMDh 修改建议。

同时,近年来有学者对 HES 的使用影响较大的 6S 研究和 CHEST 研究也提出了质疑。以 6S 研究为例,6S 研究中完全由研究者自行判断复苏起点和终点,无统一的客观指标指导,难以保证病例选择和实施复苏治疗的准确性;从 6S 研究提供的资料看,患者入选后 24 h 内血流动力学和氧代谢指标均在正常范围内,不存在低血容量和缺氧,缺乏需要复苏的证据;病例入选时急性肾损伤(acute kidney injury,AKI)患者已达 35% 左右,意味着这些病例对容量的自我调节能力已有损害。这样,如果对实际上并不需要复苏,且已发生 AKI 的病例使用胶体进行所谓的复苏治疗,势必会增加这部分病例液体超负荷的风险,进而导致对肾脏替代治疗(renal replacement therapy,RRT)需求增加,却未必与肾损害增加有关,因此得出的结论并不可靠。Guidet 等进行了一项前瞻性多中心随机对照双盲试验,比较了 6% HES(130/0.4)和 0.9% 氯化钠溶液(NS)对严重脓毒症患者的血流动力学、预后及不良反应的影响,结果发现在严重脓毒症患者液体复苏的初始阶段,达到血流动力学稳定时,所需 HES 溶液的容量明显少于 NS,且 HES 组与 NS 组之间根据急性肾损伤网络(acute kidney injury network,AKIN)和 RIFLE 标准[急性疾病质量倡议(Acute Disease Quality Initiative,ADQI)建议将急性肾损伤(AKI)由轻到重依次分为危险(risk,R)、损伤(injury,I)、衰竭(failure,F)3 个级别,同时将 AKI 患者肾功能的转归分为丧失(loss,L)和肾衰竭终末期(end-stage kidney disease,E)2 个预后级别]诊断的急性肾功能不全发生率无显著性差异,死亡率、凝血功能障碍及皮肤瘙痒的发生率也无明显差异,提示与 NS 相比,HES 并不增加严重脓毒症患者肾损伤。

暂且不论 HES 是否增加严重脓毒症患者的肾损伤,我们还应注意到的是不同条件下进行 HES 相关研究,可能出现不同结果。多项研究表明,在接受 HES 治疗的外科患者中,病死率或急性肾衰竭的发生率并没有差别。且对于战创伤早期救治来说,我们更应关注的是早期救治的有效性,包括血流动力学指标是否稳定,是否能保证患者接受下一阶段治疗等。

美国陆军外科研究所等对阿富汗低血压性创伤患者院前复苏策略进行了回顾性研究,结果发现在 2013 年 1 月至 2014 年 9 月院前创伤登记并纳入低血压诊断(收缩压 ≤ 90 mmHg 或院前医疗机构记录显示桡动脉搏动微弱或缺失)的 134 名伤员中,最常用的复苏液体是生理盐水(52.4%),其次为 HES(33.3%)。在伊拉克战场上,美军也始终坚持将 HES 作为一线复苏液体,说明在战创伤早期液体复苏中,HES 占据了非常重要的地位。

尽管在战创伤早期救治中,我们关注的重点是复苏液体的有效性,但其安全性仍然需要给予高度关注。有研究将创伤患者分成锐器伤和钝挫伤两组,两组分别随机输注 HES(450/0.7)或晶体液 500 ~ 1 000 ml 用于初始复苏,结果发现在钝挫伤患者中 HES 组急性肾损伤(acute kidney injury, AKI)发生率和病死率较晶体液组高;而锐器伤患者中 HES 组和晶体液组 AKI 发生率和病死率无明显差异。研究者认为造成这种差异的原因可能是由于钝挫伤时机体会释放大量的肾毒性代谢产物(如肌红蛋白和肌酸激酶),引起 IL-6 和 IL-8 的释放,同时钝挫伤的患者大多会接受静脉注射造影剂的 CT 检查,因此钝挫伤时 HES 的肾毒性会更容易表现出来,AKI 发生率和病死率都会增加。而锐器伤时 HES 在早期复苏中的扩容作用较强,早期获益大于远期影响,并不增加 AKI 的发生率和病死率。因此研究者认为钝挫伤患者应该避免输注 HES,而锐器伤患者可以使用 HES 复苏,但其安全性仍需要进一步的研究。但是此项研究中使用的 HES 分子量为 450 000,取代级为 0.7,为高分子量高取代级 HES,如果使用的是中/低分子量中/低取代级 HES,对钝挫伤患者是否会产生不同的影响,尚需进一步研究。第 5 版《欧洲严重创伤大出血指南》建议对低血压创伤患者使用等渗晶体溶液进行早期液体复苏,但当出血量过多或晶体液联合血管升压药均不能维持基础组织灌注时,应考虑使用胶体液。2014 年美军《战术战伤救治指南》(Tactical Combat Casualty Care, TCCC)中,建议对于出血未得到控制的失血性休克患者,不给予静脉输液,而对于出血得到有效控制的失血性休克,可以给予 HES 溶液 1 000 ~ 1 500 ml 进行初始复苏。

高渗氯化钠羟乙基淀粉 40 注射液(商品名霍姆)也是目前在临床上较常用的高渗晶胶复合液,它是由我国自主研发的,由 4.2% 氯化钠和 7.6% HES 组成,其中晶体为 4.2% 氯化钠,可通过渗透压梯度将肿胀细胞的细胞内液和组织间液转移至血管内,以自体输液的形式快速主动扩充血容量;胶体为平均分子量为 4 万的 HES,可通过提高胶体渗透压,维持血管内水分,增强扩容效果,较长时间稳定有效循环血容量。且高渗盐有利于减轻组织水肿,尤其是脑水肿,在合并颅脑损伤的患者中具有良好的作用。霍姆复合液的渗透压是 1 440 mOsm/L,相当于等渗晶体液的 4.5 倍,有较高的扩容比(1 ml 霍姆复合溶液可以扩容 3 ~ 4 ml)。由于其体积小,用量少,扩容能力强,且可降低炎症因子和细胞因子的释放,延缓凝血功能恶化,阻止休克后多器官功能障碍的发生,提高休克患者的存活率,因此适用于急性创伤性休克(traumatic shock)液体复苏治疗,尤其是急性创伤性休克患者院前紧急液体复苏,且非常适合灾害、军事斗争等出现大批伤员情况下的院前救治。

研究显示,给予小剂量霍姆复合溶液就可迅速增加机体的有效循环血量,减少组织细胞水肿,解决传统的液体复苏不能解决的细胞外液减少和细胞内液增加的问题,因而对急性创伤性休克患者早期复苏效果明显,能迅速改善患者的休克状态,且无明显的不良反应,易储存、运输,价格便宜,能显著降低创伤性休克患者的死亡率,并且能在短时间内最大限度地恢复患者的生理功能。此外,霍姆复合液能抑制核因子 κB(nuclear factor-κB,NF-κB)活性,减少炎症因子的释放,下调细胞间黏附分子 1(intercelluar adhesion molecule-1,ICAM-1)的表达,减少中性粒细胞浸润,从而抑制失血性休克复苏后全身炎症反应,降低全身炎症反应综合征(systemic inflammatory response syndrome,SIRS)发生率。2019 年,创伤性休克急救复苏新技术临床应用中国专家共识中提出"利用霍姆复合溶液的临床特点对急诊急救中常见的急性创伤性休克患者进行院前紧急液体复苏,为急性创伤性休克液体复苏治疗提供了新方法"。

参考文献

[1]杨成民,刘进,赵桐茂.中华输血学[M].北京:人民卫生出版社,2017:904-920.

[2]邓小明,姚尚龙,于布为,等.现代麻醉学[M].4 版.北京:人民卫生出版社,2014:363-366.

[3]THOMAS RUEDDEL D O,VLASAKOV V,REINHART K,et al. Safety of gelatin for volume resuscitation:a systematic review and meta analysis[J]. Intensive Care Medicine,2012,38(7):1134-1142.

[4]MOELLER C,FLEISCHMANN C,THOMAS-RUEDDEL D,et al. How safe is gelatin? A systematic review and meta-analysis of gelatin-containing plasma expanders vs crystalloids and albumin[J]. Journal of Critical Care,2016,35:75-83.

[5]SUZUKI T,KOYAMA K. Open randomized trial of the effects of 6% hydroxyethyl starch 130/0.4/9 and 5% albumin on safety profile,volume efficacy,and glycocalyx degradation in hepatic and pancreatic surgery[J]. J Anesth,2020,34(6):912-923.

[6]BAYER O,REINHART K,SAKR Y,et al. Renal effects of synthetic colloids and crystalloids in patients with severe sepsis:a prospective sequential comparison[J]. Crit Care Med,2011,39(6):1335-1342.

[7]CORRIN J B,MELISSA A C,ANTHEA L R,et al. Evaluation of biomarkers of kidney injury following 4% succinylated gelatin and 6% hydroxyethyl starch 130/0.4 administration in a canine hemorrhagic shock model[J]. J Vet Emerg Crit Care,2019,29(2):132-142.

[8] BULGER E M,JURKOVICH G J,NATHENS A B,et al. Hypertonic resuscitation of hypovolemic shock after blunt trauma：a randomized controlled trial［J］. Arch Surg,2008,143（2）:139-148.

[9] WU M C,LIAO T Y,LEE E M,et al. Administration of hypertonic solutions for hemorrhagic shock：a systematic review and meta-analysis of clinical trials［J］. Anesth Analg,2017,125（5）:1549-1557.

[10] DE CRESCENZO C,GOROUHI F,SALCEDO E S,et al. Prehospital hypertonic fluid resuscitation for trauma patients：a systematic review and meta-analysis［J］. J Trauma Acute Care Surg,2017,82（5）:956-962.

[11] SCHOTT U,KANDER T,BENTZER P. Effects of dextran-70 and albumin on coagulation in experimental hemorrhage in the guinea pig［J］. Shock,2018,50（3）:366-372.

[12] SIMON T P,SCHUERHOLZ T,HUTER L,et al. Impairment of renal function using hyperoncotic colloids in a two hit model of shock：a prospective randomized study［J］. Crit Care,2012,16（1）:R16.

[13] BENTZER P,BROMAN M,KANDER T. Effect of dextran-70 on outcome in severe sepsis；a propensity-score matching study［J］. Scand J Trauma Resusc Emerg Med,2017,25（1）:65.

[14] PERNER A,HAASE N,GUTTORMSEN A B,et a1. Hydroxyethyl starch 130/0. 42 versus Ringers acetate in severe sepsis［J］. N Engl J Med,2012,367（2）:124-134.

[15] MYBURGH J A,FINFER S,BELLOMO R,et a1. Hydroxyethyl starch or saline for fluid resuscitation in intensive care［J］. N Engl J Med,2012,367（20）:1901-19ll.

[16] GUIDET B,MARTINET O,BOULAIN T,et al. Assessment of hemodynamic efficacy and safety of 6% hydroxyethylstarch 130/0. 4 vs. 0. 9% NaCl fluid replacement in patients with severe sepsis：The CRYSTMAS study［J］. Critical Care,2012,16（3）:R94.

[17] SCHAUER S G,NAYLOR J F,APRIL M D,et al. Prehospital resuscitation performed on hypotensive trauma patients in afghanistan：the prehospital trauma registry experience［J］. Military Medicine,2019,184（5）:154-157.

[18] BUTLER F K,HOLCOMB J B,SCHREIBER M A,et al. Fluid resuscitation for hemorrhagic shock in tactical combat casualty care TCCC Guidelines Change 14-01-2 June 2014［J］. Journal of Special Operations Medicine,2014,14（3）:13-38.

[19] 中国研究型医院学会卫生应急学专业委员会,中国研究型医院学会心肺复苏学专业委员会,河南省医院协会心肺复苏专业委员会. 创伤性休克急救复苏创新技术临床应用中国专家共识［J］. 实用休克杂志,2019,3（4）:240-245.

第十章

生物活性材料与血液代用品

李　涛　臧家涛

血液(blood)由多种血浆组分和细胞组成,是运输氧、营养物质和清除废物的载体,其中的白细胞、抗体等是免疫系统的重要组成部分,血小板、凝血因子和纤溶因子是凝血-纤溶系统的主要成员,血液还具有激素转运、维持酸碱平衡等重要功能。血液代用品(blood substitute)是能替代部分或全部血液功能的产品,受理论、技术限制,目前所说的血液代用品主要指红细胞代用品(red blood cell substitutes),可替代红细胞发挥携氧功能,也称为氧疗药物(oxygen therapeutic agent,OTA)。

血液代用品的研究最早可追溯到 17 世纪,Sir Christopher Wren 用麦芽酒、白酒和阿片作为血液代用品,之后尝试过利用尿、树脂、绵羊血、牛奶、盐溶液等。在 20 世纪 80 年代之前关注这一领域的研究者很少,当时的输血技术已经比较成熟,血液供应也比较充足,而血液代用品被认为技术难度低、需求少,科研工作者多转向其他领域研究。人类免疫缺陷病毒(human immunodeficiency virus,HIV)的出现改变了这种局面,对血液传播疾病的恐慌催生了对血液代用品的迫切需求。由于缺乏理论、技术积累,人们将最急需、"最简单"的血液代用品——红细胞代用品作为研发目标。巨大的市场前景使红细胞代用品研究一下子炙手可热起来,出现了众多专业的研发机构和企业,研制出了全氟碳乳剂(perfluorocarbon emulsion)、基于血红蛋白的携氧载体(hemoglobin-based oxygen carriers,HBOCs;也称血红蛋白氧载体)、血红蛋白胶囊等产品,有的产品还曾经短暂上市,但由于临床应用中出现了严重不良反应,众多项目终止、企业倒闭,目前已无产品销售。尽管如此,红细胞代用品的有效性已经得到验证,多数毒副作用已经暴露,研发过程中存在的问题也被发现,下一步研发重点得以明确,从这些角度考虑,之前的工作取得了阶段性成果,为后续研发奠定了基础。

目前科研机构、企业的研究人员正在研究新一代红细胞代用品,之所以锲而不舍地继续研发,主要有以下几点原因。

其一,红细胞代用品可防止血液疾病传播。输血是病原体传播的主要途径之一,当前的血液检测技术与 20 世纪 80 年代比较已经有了长足进步,但仍然存在疾病传播风险。受流行病学、医疗水平等因素的影响,不同国家的输血感染风险存在不同,目前美国的输血感染性疾病发生率分别为人类免疫缺陷病毒(HIV)1/100 万～1/50 万,乙型肝炎病毒(hepatitis B virus,HBV)约 1/30 万,丙型肝炎病毒(hepatitis C virus,HCV)约 1/150 万,西尼罗河病毒(west Nile virus)约 1/35 万;中国的 HIV、HBV、HCV 输血感染发生率分别约为 1/20 万、1/1 000 和 1/10 万;有的非洲国家的输血感染发生率很高,如 HIV、HBV、HCV

分别约 1/1 000、1/500、1/200。对于新出现的病原体,如寨卡病毒(Zika virus)、新型冠状病毒(novel coronavirus)等,在建立有效的筛查手段前,输血感染发生率接近100%。除了病毒以外,疟原虫(plasmodium)、嗜吞噬细胞无形体(anaplasma phagocytophilum)、朊病毒蛋白(prion protein)等一些目前在血源中无法检测的病原体,极易通过输血传播。红细胞代用品或者是完全化学合成的(如全氟碳),或者经过红细胞分离、血红蛋白纯化、过滤、灭菌等工艺处理(如 HBOCs),不含有或已杀灭病原体,可避免病原体通过输血传播。

其二,红细胞代用品可降低输血反应的发生率。输血反应包括过敏、发热、溶血等,发生率分别约 1/1 500、1/2 000、1/10 000,输血次数增加会提高输血反应的发生率。过敏反应多由供血者的血浆导致,发热多由细菌污染、白细胞等引起,而溶血多由于采集的红细胞存放时间过长、血型不符等。红细胞代用品是化学合成的或者通过一系列工艺纯化的,不含或只有极少量血浆组分,可降低输血反应的发生率。

其三,红细胞代用品可缓解"血荒"问题。由于献血量不足、红细胞储存期短,目前多数国家都面临"血荒"问题。红细胞代用品或通过化学合成,或以猪血、牛血、过期人红细胞为原料,或利用工程菌、工具细胞生产,解决了血液来源不足的问题。红细胞在冷藏条件下最长可保存 6~7 周,过期的红细胞只能丢弃,而红细胞代用品的保存期一般为 1~2 年,可有效提高红细胞利用效率。

其四,红细胞代用品可满足特殊用血需求。首先红细胞代用品无血型,是真正意义上的"万能血",可满足 AB 型、Rh 阴性型患者等特殊人群的用血需求,也为宗教人士、地中海贫血患者等人群提供了一种新的选择;再者红细胞代用品常温下保质期可长达 2 年,能耐受运输过程中的震动,符合民间急救、战场救治等紧急条件下的用血需求,可在现场急救时立即输注以恢复血容量、提高血氧饱和度,为挽救伤员生命、改善预后提供了更大的可能性。最后,血液代用品还应用在离体器官保存、肿瘤放/化疗增敏、血栓下游组织供氧等方面,血液却在这些方面无能为力。

本章节将重点阐述红细胞代用品的研发历史,介绍最新发展动态,探讨后续研究中需要重点关注的问题。

第一节　全氟碳血液代用品

全氟碳乳剂(perfluorocarbon emulsion)是由全氟碳(fluorocarbon, perfluoro-carbons, PFCs;又称氟碳化合物)、表面活性剂、无机盐组成的乳浊液(有的还含有白蛋白、羟乙基淀粉等胶体物质),是一种化学合成的红细胞代用品,通过全氟碳溶解/释放 O_2 发挥携氧功能。全氟碳是以直链或环状碳氢化合物(hydrocarbon)为原料合成,然后氢原子被氟原子取代而得到的一种惰性化合物,弱极性的氟原子分布在全氟碳分子外围,使分子内的作用力强而分子间的作用力弱,因此全氟碳具有类气体流体的性质,能溶解大量气体。O_2 在全氟碳中的溶解度比大多数液体都要高,其溶解/释放遵循 Henry 定律,溶解量与氧分压成正比,溶解曲线呈线性。全氟碳不溶于水,加入表面活性剂、生理盐水等制成乳剂后可作为携氧溶液,也可作为超声、磁共振等医学检查的造影剂,本章节仅介绍其在血液代用品方面的应用。

全氟碳乳滴的直径中位数<0.2 μm,可为红细胞(直径6~8 μm)无法进入的血管下游组织供氧。较大的全氟碳乳滴主要经网状内皮系统(脾、肝)清除,其他全氟碳乳滴主要与血液中的脂运输载体结合并经过肺泡排出体外。

一、第一代全氟碳乳剂

全氟碳的研究可追溯到19世纪初期,前期主要用于分离病毒。1966年,Clark等人首次发现浸没在O_2饱和的全氟丁基四羟基呋喃(perfluorobutyl tetrahydrofuran)中的小鼠可以进行液体呼吸而不会窒息,此后将全氟碳作为静脉输注、吸入携氧载体的研究大量开展,研制出了第一代全氟碳乳剂产品(表10-1)。此时的研发尚处于早期经验积累阶段,多数第一代全氟碳乳剂产品止步实验室研究阶段,仅有4种产品进入临床试验阶段,最终上市销售的是Fluosol®-DA 20%。

Fluosol®-DA 20%是日本Green Cross Corp.生产的全氟碳红细胞代用品,全氟碳含量为20%(体积比),以聚醚(pluronic)-68、磷脂作为乳化剂。Fluosol® -DA 20%含有全氟萘烷(perfluorodecalin)、全氟三丙胺(perfluorotrypropylamine)两种全氟碳(图10-1,体积比7:3),全氟萘烷运输O_2,全氟三丙胺作为稳定剂。Fluosol-DA 20%可携带7.2%体积的O_2(37 ℃),相当于全血携氧量的34%(37 ℃,血红蛋白浓度14 g/dl)。Fluosol®-DA 20%需要冷冻保存,用前取出复温、混合,费时费力且乳化效果不稳定。1989年,Fluosol®-DA 20%被美国食品药品监督管理局(U. S. Food and Drug Administration,FDA)批准上市,用于经皮冠状动脉成形术期间为缺血组织提供氧气。由于供氧效果不明显而毒副作用严重,Fluosol®-DA 20%于1994年退出市场,后来被美国Alpha Therapeutic Corp.收购。

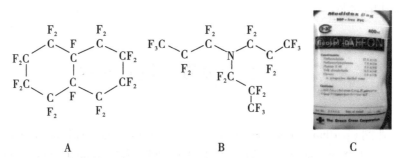

A.全氟萘烷;B.全氟三丙胺;C.Fluosol®-DA 20%产品。

图10-1 Fluosol®-DA 20%全氟碳化学结构式及产品

(李涛、臧家涛供图)

表10-1 第一代全氟碳乳剂产品汇总表

名称	全氟碳	乳化剂	时间/年	制造商	研发阶段	当前状态
PFOS-PFBTG	全氟丁基四羟基呋喃（perfluorobutyltetrahydrofuran）	无	1966	—	实验室	终止
FX-80 emulsion	全氟丁基四羟基呋喃	聚醚（pluronic）F-68	1967	—	实验室	终止
FC-47 emulsion	全氟三丁胺（perfluorotributylamine）	聚醚 F-68	1968	3M Corp,美国	实验室	终止
FC-75 emulsion	$C_{18}F_{16}O$	聚醚 F-68	1969	—	实验室	终止
Fluosol®-DC	全氟萘烷（perfluorodecalin）	聚醚 F-68	1975	—	实验室	终止
Fluosol®-FC-43	全氟三丁胺	聚醚 F-68	1975	—	临床试验	未通过
Fluosol®-DA 20%	全氟萘烷,全氟三丙胺（perfluorotripropylamine）	聚醚 F-68,磷脂	1978	Green Cross Corp.,日本	美国上市（1989）	美国退市（1994）
Fluosol®-DA 35%	全氟萘烷,全氟三丙胺	聚醚 F-68,磷脂	1978	—	实验室	终止
Oxyferol（Oxypherol/FC-43）	全氟三丁胺	聚醚 F-68	1981	Alpha Therapeutic Corp.,美国	临床试验	未通过
Perfucol	全氟萘烷,全氟碳	丙醇-268,卵磷脂（lecithin）	1984	Russian Academy of sciences,俄罗斯	临床试验	未通过
Ftorosan	全氟萘烷,全氟甲基环己基哌啶（perfluoromethylcyclohexylpiperidine）	丙醇-168	1983	Russian Academy of sciences,俄罗斯	临床试验	未通过,改名 Perfloran
Emulsion No. II	全氟萘烷,全氟三丙胺	聚醚 F-68	1988—1997	第三军医大学,中国	临床试验	未通过

二、第二代全氟碳乳剂

第一代全氟碳乳剂存在携氧量低、毒副作用多、储存期短、液滴体积过大等问题,为了解决这些问题,研发人员在分析第一代全氟碳产品实验室、临床试验数据的基础上,研制了第二代全氟碳乳剂产品(表 10-2)。

第二代全氟碳乳剂采取的改良措施有:①使用丙醇-268、磷脂等作为乳化剂;②减小全氟碳乳滴的体积,提高乳滴均一性;③提高全氟碳含量以增加携氧量。改良后的全氟碳乳剂保存条件降低、保存期延长,可冷藏保存长达 2 年时间;携氧效率显著提高,作为红细胞代用品的效能增强。代表性产品包括 Oxygent™、Perftoran®、Oxycyte®、Oxyfluor® 等,其全氟碳化学结构式见图 10-2。

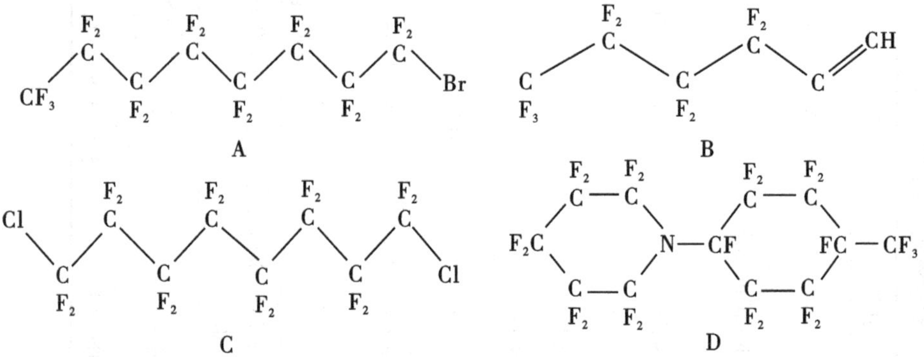

A.全氟溴己烷;B.全氟丁基乙烯;C.全氟二氯辛烷;D.全氟甲基环己基哌烷

图 10-2　第二代全氟碳乳剂代表性产品化学结构式

(李涛、臧家涛供图)

Perftoran® 是俄罗斯研制的第二代全氟碳乳剂的代表性产品,由 Ftorosan 改良而成,两者都是俄罗斯科学院理论与实验生物物理研究所研发的,由全氟萘烷、全氟甲基环己基哌啶组成(体积比 2∶1);全氟碳含量从 12% 降低至 10%(体积比),改用丙醇-268 作为乳化剂,全氟碳乳滴体积更均一(约有 86.5% 的乳滴直径小于 0.1 μm),不再添加白蛋白、氯化钙。1996 年,Perftoran® 在俄罗斯上市,之后在哈萨克斯坦、乌克兰、吉尔吉斯斯坦、墨西哥等国上市,临床应用超过 35 000 例,是目前应用例数最多的全氟碳乳剂产品,不良反应的总体发生率为 6.9%。2017 年,Perftoran® 被 FluorO2 Therapeutics Inc. 收购,在美国重新注册了 Vidaphor™ 商标并提交了临床试验申请,并计划进一步在国际范围内开展临床试验(图 10-3)。

表 10-2　第二代全氟碳乳剂产品汇总表

名称	全氟碳	乳化剂	时间/年	制造商	研发阶段	当前状态
FMIQ emulsion	全氟甲基十氢异喹啉（perfluoromethyl-decahydroisoquinoline）	磷脂	1983	Green Cross Corp.，日本	实验室	终止
Addox	全氟金刚烷（perfluoroadamantane）	卵磷脂	1988	Adamantech Corp.，美国	临床试验	未通过
Oxygent™ AF0104			1991		临床试验	终止
Oxygent™ AF0143	全氟辛烷（perfluorooctylbromide），全		1991			
Oxygent™ AF0144	氟溴癸烷（perfluorodecylbromide）	磷脂	1991	Alliance Corp.，美国	实验室	终止
Oxygent™ AF014x			1995			
Imagent			1991			
Ligui Vento			1991			
Hemogen	全氟萘烷	卵磷脂	—	美国	实验室	终止
PFOC emulsion	全氟甲基十氢喹啉诺甲西啶（perfluorom-ethyloctahydroquinolidizine）	聚醚 F-68，磷脂	—	日本	实验室	终止
PFOC emulsion	全氟己基乙烯（perfluorohexylethene），全氟丁基乙烯（perfluorobutylethene）	聚醚 F-68，食品乳化剂	—	法国	实验室	终止
PFOC emulsion	全氟萘烷，全氟氢荧蒽（perfluoro-hydrofluoroanthene）	聚醚 F-68，豆油	—	英国	实验室	终止
PFOC emulsion 40	全氟碳	食品乳化剂	—	Saunders Corp.，美国	实验室	终止
Ftoran-RK	全氟溴辛烷，全氟甲基环己基哌啶	丙醇-268	1993	俄罗斯	实验室	终止
Oxyfluor®	全氟二氯辛烷（perfluorodichlorooctane）	磷脂，豆油	1995	Hemagen Corp.，美国	临床试验	未通过
Ftorémul'siya Ⅲ	全氟萘烷，全氟甲基环己基哌啶	丙醇-268	1999	俄罗斯	临床试验	未通过

续表 10-2

名称	全氟碳	乳化剂	时间/年	制造商	研发阶段	当前状态
Ftorans 1,5,10,30%	全氟萘烷,全氟溴辛烷,全氟甲基环己基哌啶	丙醇-268	1997—2006	俄罗斯	实验室	未通过
Perftoran®	全氟萘烷,全氟甲基环己基哌啶	丙醇-268	1989	Russian Academy of Sciences,俄罗斯	上市	改名 Vidaphor,申请美国临床试验
Oxycyte®	全氟三叔丁基环己烷 (perfluoroterbutyl-cyclohexan)	卵磷脂	2009	Synthetic Blood International,美国	临床试验	未通过

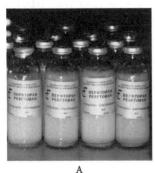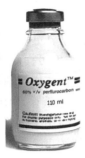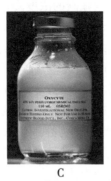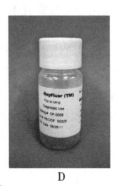

A.Perftoran®; B.Oxygent™; C.Oxycyte®; D.Oxyfluor®。

图 10-3　部分全氟碳产品

(李涛、臧家涛供图)

Oxygent™系列全氟碳乳剂(Alliance Pharmaceuticals Inc.，美国)含有不同比例的全氟溴辛烷、全氟溴癸烷，全氟碳含量为 60%~90%，大部分全氟碳乳滴直径为0.17~0.37 μm，可在室温下稳定保存 1 年以上。全氟碳含量的增加提高了 Oxygent™的供氧效率，欧洲开展的Ⅲ期临床试验显示，输注 Oxygent™的 492 名非心脏手术患者中，26%的患者减少了红细胞(RBC)输注量，高于对照组(16%)。临床前研究显示 Oxygent™的安全性较好，Oxygent™参与的 250 多项临床前研究显示，多种模型动物在常用临床剂量下(1.0~6.0 ml/kg)均未发生严重不良反应。但在美国开展的冠状动脉搭桥术Ⅲ期临床试验中，Oxygent™增加了脑梗死等严重不良反应的发生率，欧洲、美国的临床试验都已终止。

Oxyfluor®含有 40%的全氟二氯辛烷(perfluorodichlorooctane，PFDCO)，以卵磷脂、豆油作为稳定剂。37 ℃条件下，纯 O_2平衡后，Oxyfluor®可携带 17.2%的 O_2，常温下保质期为 1 年。临床前动物实验显示 Oxyfluor®能有效运输 O_2，实验犬的混合静脉血氧分压降低至 25 mmHg 以下并维持 10 min，用全氟碳 4 ml/kg 或 15 ml/kg 悬浊液输注后静脉血气恢复正常并全部存活，乳酸林格液+吸氧治疗对照组静脉血气值为正常值的 80%，存活率为 62.5%。以乳酸林格液稀释实验犬血液至红细胞比容 20%，输注 Oxyfluor®并吸氧后动、静脉血氧分压和氧饱和度显著升高，效果维持 90 min。Oxyfluor®在临床试验中同样导致多种不良反应，在 1 ml 全氟碳/kg 剂量下的体内半衰期仅有 2 h。

由于第二代全氟碳乳剂产品仍然普遍存在严重不良反应如流感样症状、寒战、恶心、补体活化、肝大、血小板下降、过敏、血栓、白细胞增多、中性粒细胞比例改变、心率加快、舒张压下降等，有的不良反应持续时间很长，患者非常痛苦，而且需要在高压氧条件下使用，对医疗条件要求较高，目前美国已经没有商业化全氟碳乳剂出售，但研究仍在继续。

三、全氟碳乳剂的携氧表现

第一代全氟碳乳剂在动物实验和临床试验中都表现不佳，携氧效率低且不良反应严重。乳化后全氟碳乳剂中全氟碳的浓度降低,携氧效率与纯全氟碳比较出现不同程度的下降。例如,正常氧分压条件下 Fluosol®-DA 20% 的携氧量约 0.4 ml/100 ml,血红蛋白的携氧量约 1.34 ml/g 蛋白,Fluosol®-DA 20% 的携氧量约为等体积全血的 1/47(全血血红蛋白浓度按 140 g/L 计算)。增大全氟碳乳剂浓度可提高携氧效率,但高浓度的第一代全氟碳乳剂输注体内后容易去乳化,产生严重毒副作用且血液半衰期大幅缩短,因此只能通过大量输注低浓度全氟碳乳剂的方式来保证血液循环中的全氟碳总量达标。Fluosol®-DA 20% 在最初的临床试验中作为红细胞代用品用于治疗大量失血患者,以血红蛋白浓度<100 g/L 为纳入条件,血液中全氟碳的目标浓度为 5%(体积比),临床试验结果显示其未能增加组织氧供。有理论认为,尽管 Fluosol®-DA 20% 贡献了患者 O_2 消耗量的 28%,但为了达到目标剂量需要输注高达 2 800 ml 的 Fluosol®-DA 20%,导致本已不足的红细胞被大幅稀释,供氧效果被红细胞的稀释作用抵消。Fluosol®-DA 20% 作为红细胞代用品的临床试验中止后,将试验对象调整为冠状脉成形术患者后重新开展临床试验,作为手术期间增加心肌组织氧供的氧疗药物。在这一阶段的临床试验以及上市后的临床应用过程中,Fluosol®-DA 20% 增加患者心肌组织氧供的效果不明显而不良反应严重,新的导管技术出现后 Fluosol®-DA 20% 的市场受到很大影响,上市 5 年后退市。

经过全氟碳分子类型、乳化剂、工艺技术等系列改良后,多数第二代全氟碳乳剂产品的全氟碳含量较高,可高达 90%。高浓度全氟碳乳剂输注量较小,对红细胞的稀释作用明显减弱,因此携氧效率较第一代全氟碳乳剂有所提高。在动物实验中,50% 失血实验犬接受低至 4 ml/kg 剂量的 Oxyfluor® 输注+吸氧治疗,动静脉血氧分压、组织氧耗和存活率均显著提高,其效果优于乳酸林格液+吸氧治疗;在冠状动脉栓塞实验犬模型中,Oxyfluor® 与乳酸林格液比较显著增加栓塞下游区域氧供,减轻再灌注损伤,心肌坏死/风险区域面积比值降低 60%。全氟碳输注肿瘤模型动物体内后,其中的一部分全氟碳被巨噬细胞吞噬,这些巨噬细胞在肿瘤部位富集后提高了肿瘤组织的氧分压,增强了肿瘤组织对放/化疗的敏感性。在临床试验中,第二代全氟碳乳剂未能充分提高呼吸空气的患者的血氧饱和度,研究发现这些产品仍然存在携氧效率不高的问题,其 O_2 运输量不足同体积血液的 1/3,Oxycyte® 在脑创伤模型大鼠实验中还被发现没有增加脑组织氧供的作用。当吸入气氧浓度(fraction concentration of inspired oxygen,FiO_2)= 1.0 时,全氟碳的携氧量可接近全血,因此临床通过高压氧治疗提高全氟碳的疗效,但发生氧中毒的风险也增加了。有观点认为全氟碳浓度加大后携氧量提高,但同时也增大了全氟碳乳剂的黏度,降低了 O_2 弥散效率。第二代全氟碳在战场急救中也有应用,全氟二氯辛烷、全氟溴辛烷、全氟萘烷是战场急救最常用的 3 种类型,同样因氧疗效果欠佳且不良反应严重而终止使用。

四、全氟碳乳剂的毒副作用

全氟碳在动物实验和临床应用中表现出较多的毒副作用,包括:①活化补体,吞噬细胞毒性;②影响免疫系统,表现为炎症因子释放、发热、流感样症状、白细胞增多、肺部炎症肿大等;③氧中毒;④血小板减少;⑤器官组织代谢周期长,可达 18~24 个月;⑥网状内皮系统过载、功能障碍;⑦较高的神经系统症状发生率;⑧呼吸频率加快。第一代全氟碳乳剂的毒副作用较第二代产品更严重一些,尽管在临床常用剂量下一般不会致命,但患者生存质量下降且持续时间较长。全氟碳乳剂的毒副作用是全氟碳、乳化剂、乳化技术等三者中的一项或几项叠加作用的结果,但具体机制尚未阐明。

理想的全氟碳乳剂应具有较高的氧亲和力且携氧量与氧分压成正比,能溶解 CO_2 并将其排出体外;在体内能长时间维持乳化状态,在血液循环中的半衰期较长而组织内的半衰期较短;没有毒副作用,或有轻微不良反应;储存期长,便于储存运输;成本低,符合普通人群的消费能力。

第二代全氟碳乳剂在储存期长、便于运输、控制成本等方面已经达标,后续研发过程中还需重点解决携氧效率不高、毒副作用严重的问题。这两个问题主要从以下角度解决:①研发新型全氟碳。全氟碳的化学结构是影响全氟碳乳剂携氧效率、安全性、半衰期等性质的首要因素,理想的全氟碳分子应同时具有 O_2 溶解度大、生物相容性高、体内清除速度快等特征,但目前还不清楚全氟碳的化学结构是如何影响携氧能力、生物安全性、代谢活性的,需要首先在理论研究方面取得突破。②研发新型乳化剂。乳化剂是影响全氟碳乳剂携氧效率、安全性、半衰期等性质的重要因素,理想的乳化剂具有成膜稳定、膜厚度小、生物相容性高、血液半衰期长、组织细胞内清除速度快等特点,之前使用的乳化剂还无法达到要求,需要筛选出适合作为全氟碳乳化剂的现有化合物或者研发新型乳化剂。③改进乳化工艺。乳滴薄膜的厚度影响全氟碳乳剂浓度、O_2 通过薄膜的速率、乳剂稳定性,乳滴直径影响全氟碳乳剂的血浆半衰期、代谢方式、毒副作用。现有乳化工艺存在乳滴薄膜厚度大、直径分布范围不集中等问题,还有很大的改良空间。

全氟碳乳剂作为一种主要由化学合成的生物活性材料组成的红细胞代用品,具有原材料来源广泛、避免疾病传播、易于被宗教人士接受等优势,在进一步提高携氧效率、减轻毒副作用后有望得到广泛的临床应用,值得继续研究开发。

第二节　基于血红蛋白的携氧载体

基于血红蛋白的携氧载体(hemoglobin-based oxygen carriers,HBOCs;也称血红蛋白氧载体)是以无基质血红蛋白为主要成分,辅以缓冲盐溶液、还原剂等制成的红细胞代用品,其中的血红蛋白经过分子内交联、分子间聚合、聚乙二醇(polyethylene glycol,PEG)表面修饰、与生物大分子交联,或为重组表达,或为天然巨大血红蛋白分子。HBOCs 的携氧量较高,具有与红细胞相似的 O_2 结合、解离曲线,从理论上分析是目前最有前景的红细胞代用品。

一、研究历史

将纯化的人血红蛋白替代红细胞进行输注的尝试早在 19 世纪末就出现了,但真正意义上的 HBOCs 研究始于 1933 年,Amberson 等人将纯化的牛血红蛋白输注动物体内并将研究结果发表在 Science 杂志上,他们又于 1949 年将纯化的人血红蛋白输注产后大出血患者。在此后的十几年中,血红蛋白都是经纯化后制成生理溶液直接输注,Rabiner 等给 20 名失血性休克患者输注了 180 ~ 300 mg/kg 剂量的无基质血红蛋白生理盐溶液,取得了显著疗效。但后来人们发现输入体内的无基质血红蛋白快速从肾小球滤出,导致包括急性肾损伤在内的严重毒副作用。有研究者将无基质血红蛋白平衡盐溶液称为第一代 HBOCs,关于这一划分还存在争议,但它使人们认识到必须采取措施防止 HBOCs 中的血红蛋白从肾小球滤出,在 HBOCs 研究历史中具有重要意义。

成年人的红细胞血红蛋白主要由 α、β 亚基组成,在红细胞内以四聚体(α$_2$β$_2$,分子量约 64 000)形式存在,在红细胞外解聚为二聚体(αβ,分子量约 32 000)。肾小球的截留分子量约为 65 000,血红蛋白二聚体输入体内后快速从肾小球滤出,产生血红蛋白尿并可导致急性肾功能不全,研制 HBOCs 过程中必须首先解决此问题。1964 年,Chang 等人在 Science 杂志上发表了两篇论文,在其中一篇论文中他们用二酸(diacid)进行血红蛋白分子间聚合,在另一篇论文中他们利用聚酰胺(polyamide)对血红蛋白进行表面修饰,两种方法都增大了血红蛋白的分子体积,显著降低了血红蛋白的肾小球滤出率,避免了急性肾损伤,延长了血液半衰期。之后人们又开发出多种血红蛋白化学修饰、重组表达技术(图 10-4),突破了无基质血红蛋白在体内解聚成二聚体的技术瓶颈,巨大的市场价值吸引了大量资本的参与,HBOCs 研发工作快速发展起来。

聚合血红蛋白
二酸—1964,Chang等
戊二醛—1971,Chang等

表面修饰血红蛋白
聚酰胺—1964,Chang等
葡聚糖(dextran)—1968,Chang等
聚乙二醇化(PEGylation)—1970,
Abuchowski、Davis等
PEG—1980,Iwashita等

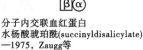

分子内交联血红蛋白
水杨酸琥珀酰(succinyldisalicylate)
—1975,Zaugg等
双阿司匹林(diaspirin)—1979,
Walder等

重组表达血红蛋白
1990,Hoffman等

图 10-4　化学修饰与重组表达血红蛋白示意
(李涛、臧家涛供图)

(一)双阿司匹林分子内交联血红蛋白

1973 年,Klotz 等发现阿司匹林(aspirin,又名乙酰基水杨酸)的乙酰基能转移到血红蛋白分子上,可通过乙酰基进行血红蛋白亚基交联。1979 年,Walder J. A. 等人建立了双

阿司匹林分子内交联血红蛋白技术,他们利用双3,5-二溴水杨酰延胡索酸酯[bis(3,5-di-bromosalicyl) fumarate]、双3,5-二溴水杨酰琥珀酸盐[bis(3,5-dibromosalicyl) succinate]制备成双3,5-二溴水杨酰二酯[bis(3,5-dibromosalicyl) diester],将血红蛋白β亚基交联成四聚体,交联位点是β亚基血红素腔内结合2,3-二磷酸甘油酸[2,3-bisphosphoglycerate(2,3-BPG),也称2,3-diphosphoglycerate(2,3-DPG)]的氨基酸,反应能在血红蛋白四聚体内、四聚体间同时发生,交联后血红蛋白氧亲和力增加。美国陆军利用双3,5-二溴水杨酰延胡索酸酯进行人血红蛋白分子内交联,两个α亚基的99 Lys被阿司匹林连接在一起,得到α-α亚基交联的无基质人血红蛋白四聚体,分子量为64 000,P50值(血红蛋白氧饱和度为50%)30~35 mmHg。反应过程中血红蛋白处于脱氧状态,并向反应体系中加入六磷酸肌醇酯(inositol hexaphosphate),如此可升高α-α亚基交联血红蛋白的P50值,并防止发生分子间交联。以此α-α亚基交联人血红蛋白制成的HBOCs被命名为DCLHb,失血性休克模型动物输注DCLHb后血压快速恢复,心率恢复正常,组织氧供显著增加,且未产生明显毒副作用。随后Baxter公司将DCLHb进行商业化生产,注册HemeAssist®商标并开展了临床试验,用于心脏手术、低血红蛋白血症、创伤、脑卒中等。在Ⅲ期临床试验中,因细胞灌注下降、不良反应众多、死亡率升高,Baxter公司终止了临床试验。HemeAssist®是首个注册商标并开展临床试验的HBOCs产品,为后续研发提供了宝贵的数据资料和经验,在HBOCs研究历史中占有重要地位。

(二)戊二醛聚合血红蛋白

戊二醛(glutaraldehyde)交联工艺于1971年建立,是应用范围最广的蛋白质交联方法。戊二醛的两个醛基能与氨基通过缩合反应生成希夫碱(Schiff base),反应完成后两个氨基之间就形成了由戊二醛的5个碳原子组成的铰链,将两个氨基所在的蛋白分子聚合在一起。反应完成后加入硼氢化钠(sodium cyanoborohydride)即可去除副产物,无毒性残留。蛋白质多肽链上含有数量众多的氨基,戊二醛与这些氨基随机反应,可能使多个蛋白分子聚合在一起,得到不同程度聚合分子的混合物;聚合还可能发生在同一蛋白的不同结构域之间,影响蛋白变构能力和活性。在制备戊二醛聚合血红蛋白时,控制产物分子量和保持血红蛋白变构能力是必须考虑的两个关键问题。Polyheme®(Northfield,Evanston,IL,USA)、Hemopure®(又名HBOC-201/glutamer-250,Biopure,Cambridge,MA,USA)是戊二醛聚合型HBOCs的典型代表,两者都曾进入临床试验阶段,但两者的生产工艺不同。Polyheme®由Northfield实验室研发,以过期的人红细胞为原料,其中的无基质血红蛋白通过戊二醛聚合,当反应体系的胶体渗透压下降到接近血浆胶体渗透压的时候停止反应,经过分子层析纯化后大部分戊二醛聚合血红蛋白的分子量介于120 000~600 000之间,但仍有少量血红蛋白二聚体、四聚体以及分子量巨大的聚合血红蛋白残留。Northfield实验室在戊二醛聚合反应前,通过5′-磷酸吡哆醛(2,3-二磷酸甘油酸的类似物)对血红蛋白进行吡哆羟乙酯化(pyridoxylated),该步骤使Polyheme®中血红蛋白的P50值提高至26~32 mmHg,同时也降低了戊二醛聚合对血红蛋白变构能力的影响。Hemopure®曾在南非、俄罗斯上市,是截至目前唯一上市过的HBOCs产品,几年后退市,现仅在美国进行有限人道主义应用。Hemopure®以牛血红蛋白为原料,通过戊二醛进行分子内交联、分子间聚合，聚合血红蛋白分子量介于 64 000～500 000 之间，平均分子量为 250 000。牛血红蛋白的 O_2 亲和力由 Cl^- 调节，通过向反应体系中加入 Cl^-，Hemopure® 将 P50 值控制在 36～38 mmHg 之间。Biopure 公司的另一种 HBOCs 产品 Oxyglobin®（又名 HBOC-301/ glutamer-200），平均分子量为 200 000，是 Hemopure® 的兽用版本，已在美国、欧洲上市。

除了人、牛血红蛋白外，猪、鳄鱼、海蚯蚓（Arenicola marina）、重组表达血红蛋白以及分子内交联血红蛋白也曾被用于制备戊二醛聚合型 HBOCs，这些 HBOCs 在临床前研究中作为红细胞代用品表现较好，但也与大多数 HBOCs 一样存在心血管毒性等问题，未能开展临床试验。

（三）重组表达血红蛋白

聚合、交联等化学修饰不可避免的影响血红蛋白的结构和功能，基因工程在 20 世纪 70 年代起逐渐发展起来后，有研究者尝试将血红蛋白 α、β 亚基或 2 个 α 亚基或 2 个 β 亚基的基因融合在同一个表达框内进行重组表达，融合亚基可使无基质血红蛋白无须化学修饰即可保持四聚体构象，最大限度地保护血红蛋白的结构和功能。重组表达血红蛋白还具有其他优势，比如可以很方便地修改血红蛋白的氨基酸序列，得到具有不同 O_2 亲和力、稳定性、NO 消耗能力的血红蛋白突变体；杜绝感染 HIV、HBV 等输血传播病原体的可能性等。

1984 年 Nagai 等利用大肠埃希菌（E. coli）表达了血红蛋白-噬菌体抵抗蛋白，经消化酶剪切掉噬菌体抵抗蛋白后，组装血红素得到结构功能完整的血红蛋白分子。但细菌的蛋白表达体系与真核细胞不同，原核表达的蛋白末端会多出一个蛋氨酸，该问题通过在表达质粒内插入一个甲硫氨酸氨基肽酶（methionine aminopeptidase）编码序列得到解决，甲硫氨酸氨基肽酶将蛋氨酸切掉后得到不含外源氨基酸的纯净血红蛋白分子。Somatogen 公司（Boulder，CA，USA）是专门从事重组血红蛋白型 HBOCs 生产的公司，他们将一个 α 亚基的 C 末端与另一个 α 亚基的 N 末端通过一个外源添加的谷氨酸融合在一起，同时向 β 亚基中引入一个定点突变 β108Asp→Lys，利用 E. coli 重组表达得到 α-α 亚基融合表达的人血红蛋白四聚体，制备成 HBOCs 产品 rHb1.1。β108Asp→Lys 定点突变降低了重组血红蛋白的氧亲和力，P50 值升高至 30～33 mmHg，接近红细胞。rHb1.1 在动物实验中表现良好，α-α 融合重组人血红蛋白在体内能稳定保持四聚体构象，血浆半衰期较天然无基质血红蛋白有数倍延长；能快速恢复失血性休克模型犬、大鼠的血压和心输出量，纠正代谢性酸中毒。24 名健康成年志愿者输注 rHb1.1 后，未观察到血红蛋白经肾脏排出、主动脉血压明显改变等。Somatogen 公司将 rHb1.1 申请了 Optro™ 商标并开展了 Ⅱ 期临床试验，但于 1999 年终止了 Ⅱ 期临床试验，同年 HemeAssist® 也终止了 Ⅲ 期临床试验。HemeAssist®、Optro™ 在临床试验中都出现了严重的心血管毒副作用，当时的主流理论将其原因归结为血红蛋白的 NO 反应性。Somatogen 公司被 Baxter 公司收购后，在 α-α 亚基融合人血红蛋白的基础上，向血红素腔内引入 αE11Phe、βE11Phe、βG8Ile 等定点突变，使血红蛋白重组突变体的 NO 反应速率降低为野生型的 1/30，生产出 rHb2.0。rHb2.0 与 rHb1.1 比较显著降低了主动脉血管反应性，能更好地保持 NO 供体对离体肺动脉的舒张作用,但在失血性休克猪模型中同样引起肺动脉高压,Baxter 公司于 2003 年终止了重组血红蛋白型 HBOCs 研发。

原核表达体系的产量高、成本低,但缺乏翻译后修饰(如糖基化),表达的蛋白结构、活性可能受到影响。真核表达体系的产量比原核表达体系低,但真核表达体系的优势在于真核蛋白可被正确地修饰、折叠。酵母菌种(S. cerevisiae)可直接表达目的基因,不用与其他蛋白融合表达。将血红蛋白 α、β 亚基 cDNA 序列插入同一个真核表达质粒中,表达等量 α、β 亚基,再利用酵母内部的血红素,表达可溶性的血红蛋白四聚体。还有研究者利用杆状病毒(baculovirus)感染昆虫细胞表达人血红蛋白,或者利用转基因小鼠、转基因猪表达人血红蛋白,可以看作一种有益的尝试,在血红蛋白的毒副作用发生机制完全阐明之前,这些原核、真核表达的血红蛋白四聚体,不太可能直接用作 HBOCs。

(四)聚乙二醇修饰血红蛋白

聚乙二醇(PEG)属非离子型聚合物,可溶于水和多种有机溶剂,生物相容性好、毒副作用低,具有优良的稳定性、润滑性、成膜性、增塑性、分散性等,是蛋白质、多肽药物最常用的修饰剂,可有效延长药物体内半衰期。PEG 经过酰化、烷基化、氧化还原、芳香环取代等反应后,可与蛋白质的氨基、巯基和羧基等发生共价反应,与蛋白质连接在一起,PEG 的分子量增大、交联 PEG 数量增多可使蛋白分子表面遮蔽效率提升、体内半衰期延长,但同时 PEG 修饰蛋白的黏度、渗透压会变大。对于血红蛋白,PEG 修饰除了一般效应外,还可能影响血红蛋白的分子稳定性、协同作用、NO 反应性、携氧效率等,但其中的具体机制还不清楚。

利用 PEG 分子内交联、表面修饰无基质血红蛋白制备 HBOCs 的研究很多,其中进入临床试验阶段的有 PEG-Hb™(Enzon, Piscataway, NJ, USA)、Hemospan®(又名 MP4,Sangart,San Diego,CA,USA)。PEG-Hb™ 以 PEG 表面修饰的牛血红蛋白为主要成分,开展了用于肿瘤化疗增敏的 I b 期临床试验,但于 1996 年终止,其临床试验数据未公开。Hemospan® 的主要成分是表面以活化的马来酸酐(maleimide)-PEG5000 修饰的牛血红蛋白(MalPEG-Hb),修饰位点是血红蛋白表面的巯基。牛血红蛋白四聚体分子只能提供2 个巯基(β93Cys),利用 2-亚氨基噻吩(2-iminothiolane)为每个血红蛋白平均添加 5 个巯基,再与马来酸酐-PEG5000 反应,最终每个血红蛋白分子表面平均交联 5 个 PEG5000 分子,使 MalPEG-Hb 平均分子量增大至约 95 000。Hemospan® 的血红蛋白浓度为 40 g/L,低于之前的 HBOCs 产品,具有更高的 P50 值(约 6 mmHg)、黏度(2.5 cP)和胶体渗透压(55 mmHg),而自氧化速率低。在动物实验中,Hemospan® 使失血性休克模型动物微循环血流有效恢复、组织氧供增加,无主动脉压升高现象。在美国、欧洲、澳大利亚、巴西开展的整形手术Ⅲ期临床试验中,Hemospan® 迅速纠正了患者的低血压状态,改善了血气指标,未出现死亡或其他严重毒副作用,但也引起心率异常、轻度血压升高、消化道症状、肝功能异常等轻度不良反应。由于各国药品监管机构对 HBOCs 安全性的担忧,Hemospan® 未能上市。

二、新型基于血红蛋白的携氧载体

2011 年 PHP-Hb 临床试验终止，代表 HBOCs 研发工作暂时告一段落。美国食品药品监督管理局组织企业、研究机构、消费者、军方召开多次会议讨论后认为，现有 HBOCs 产品毒副作用过大、收益－风险比过低，暂时不适合上市销售。之后研究者们为了减轻或消除 HBOCs 不良反应，针对无基质血红蛋白消耗 NO、造成氧化损伤的问题，采取不同拮抗措施研制出了几种新型 HBOCs 产品，这些产品除 Sanguinate® (Prolong Pharmaceuticals，South Plainfield，NJ，USA)、HemO₂Life® (Hemarina，Morlaix，Brittany，France) 外大多处于实验室研究阶段。主要产品见表 10-3。

（一）聚亚硝基化血红蛋白

硝基氧 (nitroxide) 具有类超氧化物歧化酶 (superoxide dismutase，SOD)、过氧化氢酶 (catalase，CAT) 活性，可防止脂质、脂蛋白被氧化破坏，抑制过氧硝酸盐 (peroxynitrite) 介导的硝化反应 (nitration)，还具有降低血压、舒张血管的作用。但硝基氧的分子量小，体内呈各向同性分布，药代动力学表现欠佳，几分钟内就被快速降解为还原型盐酸羟胺，通过聚亚硝基化 (polynitroxylation) 将多个硝基氧共价连接到生物大分子上，可显著延长体内半衰期。血红蛋白聚亚硝基化可减少超氧化物和 H_2O_2 生成，降低 NO 消耗速率，且不影响携氧功能。聚硝基化血红蛋白在创伤脑损伤+失血性休克模型动物实验中有效减轻了脑组织的氧化损伤，减少了海马神经元的死亡数量，在脑卒中模型动物实验中有效维持了脑缺血区域血流和氧供，降低了脑损伤。

（二）ATP-腺苷－还原型谷胱甘肽交联血红蛋白

德克萨斯技术大学健康科学中心 (Texas Tech University Health Science Center) 研究团队将血红蛋白通过氧化三磷酸腺苷 (oxidized adenosine-triphosphate，O-ATP) 和氧化腺苷 (oxidized adenosine) 分别进行分子内、分子间交联，再共价偶联还原型谷胱甘肽，得到 ATP-腺苷－还原型谷胱甘肽交联血红蛋白，分子量<500 000，P50 值约 20 mmHg。ATP 能通过刺激 P2Y 受体舒张血管，腺苷能通过活化腺苷 A2A&B 受体抵消血红蛋白的平滑肌收缩和促炎效应，还原型谷胱甘肽的负电荷能增加血红蛋白穿透肾小球和血管内皮细胞的阻力并消耗血红蛋白产生的自由基。ATP-腺苷－还原型谷胱甘肽交联血红蛋白在细胞实验中可防止 H_2O_2 造成氧化损伤，对大鼠、狗、豚鼠等实验动物安全性较好，镰刀红细胞贫血儿童输注 1/4 全血体积剂量后不仅未出现不良反应，还促进了骨髓红细胞生成。目前 HemoBioTech (Dallas，TX) 公司正在进行 ATP-腺苷－还原型谷胱甘肽交联血红蛋白的商业开发。

表10-3　主要 HBOCs 产品汇总表

产品名/别名	研发单位	种属	修饰技术	P50/mmHg	分子量	研发阶段	最新状态
HemAssist®/DCLHb	美国海军/Baxter	人	双阿司匹林分子内交联(α-α)	30~35	64 000	Ⅲ期临床试验（心脏手术，等容性贫血，创伤，血栓）	1999年终止
Optro®/rHb1.1	Somatogen	重组	β亚基融合表达(108Lys突变)	30~33	64 000	Ⅱ期临床试验	1999年终止
PEG-Hb	Enzon	牛	PEG修饰	16	90 000	Ⅰb期临床试验（肿瘤放疗增敏）	1996年终止
PHP/Hemoximer	Curacyte/Apex Bioscience	人	聚氧乙烯热氧化聚合物表面修饰	19.5±1.2	90 000	Ⅲ期临床试验（分布性休克）	1999年终止
Hemolink®	Hemosol	人	O-棉子糖分子内，分子间交联	39±12	128 000~600 000	Ⅱ/Ⅲ期临床试验（手术，急性等血容量贫血，心脏手术）	2004年终止
PolyHeme®	Northfield	人	戊二醛聚合	26~32	150 000 (120 000~600 000)	Ⅲ期临床试验（创伤，手术）	2009年终止
Hemopure®/HBOC-201/HBOC glutamer-250	Biopure	牛	戊二醛聚合	36~38	250 000 (64 000~500 000)	Ⅲ期临床试验（围手术期输血，急性等血容量贫血，心脏手术）	曾被南非、俄罗斯批准上市，现已终止，在美国进行人道主义应用
Hemospan®/MP4	Sangart	人	m-PEG修饰	6	90 000	Ⅲ期临床试验	Ⅱ期临床试验报告发表，Ⅲ期临床试验报告已完成，未发表。2015年终止
Sanguinate®	Prolong Pharmaceuticals	牛	PEG修饰，羧基化	7~16	120 000	Ⅱ期临床试验	进行中
HemO₂Life®	Hermarina	海蚯蚓	无	7	3 600 000	Ⅰ期临床试验	进行中

（三）含有抗氧化酶的血红蛋白

针对血红蛋白产生 H_2O_2、自由基造成氧化破坏的问题，多项研究通过引入抗氧化酶降低血红蛋白的氧化损伤，其中一种策略将超氧化物歧化酶与人血红蛋白进行融合重组表达。超氧化物歧化酶能将氧自由基催化生成 H_2O_2，H_2O_2 又经催化酶催化分解为 H_2O、O_2，是人体内抗氧化系统的重要组成部分。超氧化物歧化酶有多种存在形式：二聚体超氧化物歧化酶以 Cu/Zn 为辅基，存在于细胞质；四聚体超氧化物歧化酶以 Mg 为辅基，存在于线粒体，糖基化四聚体超氧化物歧化酶存在于细胞外。四聚体超氧化物歧化酶的血浆半衰期较长且更耐受 H_2O_2，将其与人血红蛋白 α 亚基融合表达后，血红蛋白被 H_2O_2 氧化为 Fe^{4+}-Hb 的速率降低为野生型血红蛋白的 1/6。

另一种策略是将抗氧化酶与血红蛋白交联，包括戊二醛聚合血红蛋白-超氧化物歧化酶-催化酶-碳酸酶交联物，可模拟 O_2 运输和 ROS、CO_2 清除等红细胞功能；或者将不含血红素的赤鲜素蛋白（rubrerythrin）与血红素交联，赤鲜素蛋白将 H_2O_2 还原成 H_2O 的过程中不产生自由基或高价 Fe。

（四）无基质巨大血红蛋白分子

法国 Hemarina 公司（Morlaix，Brittany，France）研制了一种名为 HemO$_2$Life® 的 HBOCs 产品，其功能成分是海蚯蚓（*Arenicola marina*）血红蛋白。海蚯蚓血红蛋白直接存在于血液中，而不是像脊椎动物血红蛋白那样被封闭在红细胞内，是由 156 个球蛋白亚基和 44 个连接蛋白组成的无基质巨大分子，分子量为 3 600 000。海蚯蚓血红蛋白的携氧能力很强，每个分子最多可携带 156 个 O_2 分子。HemO$_2$Life® 在临床前研究中未引发小鼠过敏反应或肾毒性，也未见血管收缩、高血压或心率异常等不良反应；其作为离体器官保存液的 I 期临床试验正在进行中，初步实验结果显示 60 多名器官移植患者 3 个月时间内未见 HemO$_2$Life® 相关不良反应。

（五）交联白蛋白的血红蛋白

利用 α-琥珀酰亚胺-ε-马来酸酐（α-succinimidyl-ε-maleimide）将 2～3 个人血浆白蛋白分子通过 Cys34 与 1 个人血红蛋白分子表面的 Lys 交联，制成以血红蛋白为核心、以人血浆白蛋白为外壳的交联分子 Hb-HSAm（m=2 或 3），人血浆白蛋白的分布呈三角形。人血浆白蛋白在体内的半衰期可长达 20 d，该血红蛋白-白蛋白交联物有望获得更长的体内半衰期；Hb-HSAm 分子量达 180 000～240 000，从血管漏出的概率大大降低；P50 值稍低于野生型血红蛋白，属于类肌红蛋白型 HBOC，有望避免血管自动收缩调节，符合现阶段的 HBOCs 研发思路。后来还出现了以双琥珀酰亚胺辛二酸酯（disuccinimidyl suberate，DSS）和戊二醛为交联剂制备的血红蛋白-白蛋白交联分子，以及将氧化三磷酸腺苷、白蛋白、血红蛋白共交联的分子，这些产品都还处于实验室研究阶段。

（六）交联葡聚糖的血红蛋白

近期有多项研究将葡聚糖与血红蛋白交联，葡聚糖除了能增加血红蛋白的分子体积外还能通过自身的不饱和基团保护血红蛋白免受氧化破坏。其中一项研究中,分子量为20 000、40 000 的葡聚糖经醛基活化后与血红蛋白的氨基交联,反应时利用4,4′-二硫联吡啶(4,4′-dithiodi-pyridine)防止 Cys-93β 被修饰,制备的葡聚糖–血红蛋白交联物P50 值约 10 mmHg,分子直径约 13 nm,血红蛋白四聚体稳定性增强、自氧化速率降低。另有研究者以葡聚糖(glucan;dextran, Dex)为基础,利用琥珀酸苷(succinic anhydride, SA) 和多巴胺(dopamine, DA)构建了两亲共聚物支架 Dex-SA-DA,再将其与血红蛋白交联。Dex-SA-DA 在 pH 值2.0 的条件下能自组装成纳米凝胶,利用高碘酸钠(sodium periodate)使多巴胺原位氧化交联,再利用醛基活化凝胶中的葡聚糖后,即可通过希夫碱反应与血红蛋白交联。血红蛋白–葡聚糖纳米凝胶直径约 260 nm,P50 值约 14 mmHg。通过实验犬开展的换血模型实验中,葡聚糖–血红蛋白交联分子的体内半衰期延长至 2.4 d。

（七）羧基化血红蛋白

近年来人们对 CO 的生理功能和在疾病治疗中的作用有了更深入的认识,尝试利用 CO 抑制血红蛋白的血管收缩、炎性、凋亡等效应的研究逐步开展起来,Sanguinate® 正是在这种背景下开发的新型 HBOCs 产品。Sanguinate® 中的牛血红蛋白除了经过聚合、PEG表面修饰外,还通过羧化反应(carboixylation)使每个血红素结合一个 CO 分子,CO 分子能在 Sanguinate® 输注后快速释放,拮抗血红蛋白的血管平滑肌收缩作用。Sanguinate®P50 值约 12 mmHg,属于类肌红蛋白型 HBOCs,正在美国开展用于镰刀型贫血症治疗的Ⅰ、Ⅱ期和用于严重贫血症治疗的Ⅰ期临床试验,是目前唯一处于临床试验阶段的HBOCs 产品。

三、基于血红蛋白的携氧载体的携氧性能

多数脊椎动物通过红细胞血红蛋白进行体内 O_2 运输,无基质血红蛋白脱离红细胞内环境后构象和携氧性质可能发生变化,但携氧能力并无显著降低。在HBOCs 研究早期,人们将纯化的无基质血红蛋白生理盐溶液直接输注实验动物和人体,尽管发生了急性肾损伤等严重不良反应,但无基质血红蛋白增加氧供、消除或缓解缺血缺氧状态的作用已经初步体现。后来研发的HBOCs 产品,受修饰策略、血红蛋白种类等因素影响,不同类型产品的携氧表现有所差异,但总的来说这些产品按照血红蛋白 P50 值的不同可以分为类红细胞型和类肌红蛋白型。类红细胞型 HBOCs 的 P50 值接近红细胞,介于 16 ~40 mmHg 之间,多数 HBOCs 产品属于类红细胞型,包括 HemAssist®、Polyheme®、PEG-Hb、rHb1.1、rHb2.0、Hemopure®、PHP、Hemolink® 等。类红细胞型 HBOCs 研制的主要理论依据在于,红细胞是经过几亿年漫长进化产生的 O_2 运输载体,其 O_2 结合/释放过程经过优化,能满足机体在多种生理条件下对 O_2 的需求,因此携氧性质与红细胞相同的HBOCs 能发挥最佳性能。类肌红蛋白型 HBOCs 的氧亲和力很高,P50 值为 4 ~12 mmHg,包括 MP4 等少数产品。

在动物实验中,多数 HBOCs 产品能有效治疗失血性休克。在测定了主动脉压的

17个动物实验中,15个实验报道HBOCs的复苏效果至少与对照组相当;19个测定了心输出量的动物实验中,16个等于或优于对照组。在等体积换血模型动物中,HemAssist®使红细胞压积低至1.2%的实验动物存活并有效保护了器官功能,另外HemAssist®还能为脑血栓血管下游组织供氧,减轻脑缺血损伤。失血性休克模型猪输注10 ml/kg剂量HemAssist®后主动脉压快速恢复至基线水平,心率降低、碱剩余快速恢复,但死亡率与羟乙基淀粉组比较无差异且外周血管阻力增加。另外的研究中HemAssist®以0.5、4、10、30 ml/kg剂量输注清醒的失血量30 ml/kg的模型猪,主动脉压、心输出量呈剂量依赖性升高,碱缺乏、乳酸水平得到显著改善。在冠状动脉狭窄模型动物实验中,HemAssist®组的存活率(100% vs 50%)、冠状动脉灌注、心内膜下缺血缺氧治疗效果都优于对照组。Hemopure®应美国食品药品监督管理局要求,在临床前研究中设置了3种不同严重程度的控制性失血休克猪模型,包括40%或55%失血量维持4 h及55%失血量维持24 h,治疗后观察72 h。在全部3个实验模型中,Hemopure®与羟乙基淀粉、乳酸林格液比较均显著改善了血流动力学、经皮氧分压并较低了输液需求,但未能提高存活率。在更重的非控失血猪模型中,Hemopure®与羟乙基淀粉、乳酸林格液比较显著提高了72 h存活率和经皮氧分压,降低了输液需求。总体上来说,Hemopure®临床前研究结果显示其在严重失血和院前阶段时间延长的情况下具有显著的生存率优势。肌红蛋白型HBOCs的氧亲和力很高,据推测可避免发生自主调节性血管收缩,并能更有效地增加血氧分压较低的毛细血管周围组织的O_2供给。在动物实验中,MP4有效恢复了失血性休克豚鼠、大鼠动脉压,保护功能毛细血管密度的效果优于聚合牛血红蛋白,但与葡聚糖比较无差异。在另外的失血性休克豚鼠模型实验中,MP4保护功能毛细血管密度、恢复组织氧供的效果优于羟乙基淀粉,但弱于全血;在失血性休克模型猪实验中,MP4无主动脉高压不良反应,但引起显著的肺动脉压及肺血管阻力升高,恢复功能毛细血管密度的效果与羟乙基淀粉无统计学差异。动物实验结果的差异可能与各研究团队的实验条件不同有关,失血量、动物种类、模型建立方法、测定方式等都可能产生影响。此外HBOCs在临床前研究中还能有效治疗创伤性脑损伤、心肌梗死、重要脏器(心脏、大脑、脊髓、骨骼肌等)缺血,缓解气囊血管成形术引发的心功能异常,保护离体心脏、肝脏等器官。冠状动脉堵塞后,麻醉猪的心脏功能在3 min内即开始下降,用Hemopure®灌注能充分保护心脏功能、降低静脉腺苷浓度。麻醉狗输注6 ml/kg剂量Hemopure®或生理盐水,堵塞左前下降支冠状动脉后各组间缺血区域间心肌灌注的下降情况相似,但Hemopure®组心肌收缩功能恢复得更好,减轻白细胞浸润、梗死面积的效果更强。HBOCs还能增加肿瘤组织氧供,从而增强肿瘤对放化疗的敏感性,提高放、化疗疗效。

在临床试验中,HBOCs能显著降低输血需求,但类红细胞型和类肌红蛋白型HBOCs的携氧表现有所不同。HemAssist®是第一个进行临床试验的HBOCs产品,其治疗失血性休克的临床试验以28~30 d死亡率、衰竭器官数量为主要终点指标,在美国的临床试验有17个急救中心的52名创伤失血性休克失代偿期患者输注了HemAssist®,晶体溶液对照组有46名,HemAssist®组死亡率显著高于生理盐水组(56% vs 17%,P=0.003);在欧洲开展的创伤失血性休克院前急救临床试验中,HemAssist®组有58名患者,对照组有63名,两组间无显著差异。在治疗心肌梗死、心脏手术、一般手术的临床试验中,HemAssist®

也导致死亡率增加或严重不良反应,最终临床试验提前终止。Polyheme® 和 Hemopure® 是针对前期 HBOCs 产品存在的问题进行改良后的产品,都由戊二醛聚合血红蛋白制成。Polyheme® 的 171 名创伤患者的临床研究结果表明,聚合 Hb 能有效纠正大量失血引起的休克状态,手术期间维持血液 Hb 浓度在 8 ~ 10 g/L 之间,未发现不良反应。后来 Polyheme® 又开展了首个创伤失血低血压和急诊手术的 III 期临床试验,美国 29 个创伤中心的 720 名中心血压<90 mmHg 的创伤患者(钝器伤占 48%,穿刺伤占 52%)随机分组,Polyheme® 组 350 名,对照组 364 名。Polyheme® 组在治疗起始阶段输注 6 单位Polyheme® 并在 12 h 内根据病情决定是否继续输注,然后根据情况输注浓缩红细胞(packed red blood cells,又称压积红细胞);对照组输注生理盐水并在入院后输注浓缩红细胞。结果显示 Polyheme® 可使患者在入院最长 12 h 内无须输血治疗,而对照组必须在到达医院后立即接受输血治疗;但 Polyheme® 组 30 d 死亡率高于对照组(13.4% vs 9.6%),心肌梗死发生率也显著升高(11/350 vs 3/364)。Hemopure® 开展了用于整形手术输血的多中心、多国家、随机单盲 III 期临床试验,688 名患者随机分为两组,以红细胞为对照。在围手术期输注 Hemopure® 的患者中,整个随访期中都不再需要输血治疗的占 59.4%,术后第 1 天避免输注红细胞的占 96.3%,术后 7 d 内不再需要输注红细胞的占 70.3%。Hemopure® 使 43% 的心脏手术患者避免了输血治疗,患者 6 d 内输注 HBOCs 最多的达 7 个单位。Hemolink 开展了用于心脏手术输血治疗的 III 期临床试验,分为 250、500、750 ml 剂量组,在 750 ml 剂量组中,Hemolink 使 44%(8/18)的患者免除输血,高于羟乙基淀粉对照组(比例为 24%,4/22)。在加拿大开展的 II 期临床试验中,60 名患者随机分配到 Hemolink 组、羟乙基淀粉组,Hemolink 组患者的手术期间都未输血,而羟乙基淀粉组 17%(5/30)的患者需要输血治疗;Hemolink 组术后 24 h、5 d 内需要输血的患者比例分别为 7% 和 10%,显著优于对照组(37%、47%)。在 299 名患者参与的 III 期临床试验中,Hemolink、羟乙基淀粉和乳酸林格液对照组免输血治疗的比例分别为 44%、24% 和 5%。肌红蛋白型 HBOCs 中,进入临床试验阶段的产品包括 MP4 和 Sanguinate,其中 MP4 的临床试验已经结束,Sanguinate 的临床试验正在进行中。MP4 在美国开展了用于防止整形术围手术期低血压的 II 期临床试验,与羟乙基淀粉比较显著降低了低血压发生率(66% vs 90%),且不引起主动脉高压等严重不良反应,但消化道反应、肝功能检查异常等不良反应发生率高于羟乙基淀粉组。MP4 在美国和欧洲开展的 III 期临床试验结果未公布,其作为红细胞代用品的效果尚不清楚。

四、基于血红蛋白的携氧载体的毒副作用

HBOCs 的研发历程自 20 世纪 30 年代至今已近一个世纪,尽管其间有几种产品进入过 III 期临床试验阶段,Hemopure® 还曾在俄罗斯、南非短暂上市,但目前已无 HBOCs 产品销售,其原因在于这些产品在临床试验中表现出严重的毒副作用(表 10-4)。

表10-4 HBOCs产品在临床试验中报告中的毒副作用汇总表

副作用	HemAssist® 治疗	HemAssist® 对照	Hemopure® 治疗	Hemopure® 对照	Hemolink® 治疗	Hemolink® 对照	Polyheme® 治疗	Polyheme® 对照	MP4® 治疗	MP4® 对照	Optro® 治疗	Optro® 对照
例数	504	505	708	618	209	192	623	457	85	45	64	26
死亡	78	61	25	14	1	4	73	39	2	0	—	—
高血压	76	38	166	59	113	75	—	—	7	1	8	0
肺动脉高压	1	0	3	0	—	—	—	—	—	—	—	—
胸痛/胸闷	—	—	21	16	—	—	17	20	—	—	—	—
充血性心力衰竭	0	1	54	22	0	2	14	9	—	—	—	—
心搏骤停	—	—	17	6	1	1	29	4	—	—	—	—
心肌梗死	6	1	14	4	14	7	—	—	2	0	—	—
心律失常	23	17	153	100	1	1	3	1	15	5	1	1
脑血管疾病	—	—	16	3	2	1	27	21	—	—	—	—
肺炎	—	—	35	22	—	—	21	17	—	—	—	—
呼吸衰竭	—	—	22	12	—	—	—	—	—	—	—	—
急性肾功能不全	1	3	10	4	2	2	—	—	—	—	—	—
缺氧症状	—	—	76	35	1	1	—	—	—	—	—	—
缺灌	—	—	19	4	*	*	—	—	—	—	3	1
消化道症状	51	31	645	195	23	1	—	—	*	*	36	6
肝（功能）异常	27	8	20	5	8	0	—	—	57	20	6	3
胰腺炎	11	0	5	3	1	0	—	—	—	—	—	—
凝血功能异常	—	—	45	17	1	0	13	4	—	—	—	—

续表 10-4

副作用	HemAssist®		Hemopure®		Hemolink®		Polyheme®		MP4®		Optro®	
	治疗	对照	治疗	对照	治疗	对照	治疗	对照	治疗	对照	治疗	对照
出血/贫血	33	22	108	55	1	1	20	17	—	—	—	—
败血症/脓毒性休克/多器官衰竭	2	2	15	6	0	1	26	20	—	—	—	—
胰酶异常	13	4	3	0	—	—	—	—	—	—	—	—
脂质酶升高	29	9	48	12	19	2	—	—	8	4	7	1
淀粉酶升高	48	45	—	—	35	20	—	—	7	2	4	1

注："—"表示缺乏相关信息，"*"表示无此指标。

HBOCs 的毒副作用并不是从一开始就全部呈现出来,不同时期的产品以及同一时期不同产品的毒副作用也可能不同,可以说 HBOCs 的研发历史同时也是不断发现并消除副作用的历史。在 HBOCs 研制的不同阶段,人们重点关注的毒副作用及采取的措施如下。

(一)急性肾损伤

在 HBOCs 研究初期,无基质血红蛋白生理盐水溶液最受关注的毒副作用是急性肾损伤。经研究发现 HBOCs 的肾毒性是由无基质血红蛋白二聚体从肾小管滤出所致,通过交联、化学修饰等工艺增大无基质血红蛋白的分子量后基本消除了该不良反应。

(二)死亡率增高

死亡率增高的毒副作用在 HemeAssist® 的Ⅲ期临床试验中被发现,其后开展临床试验的多种 HBOCs 产品也被报道存在此问题。目前尚不清楚 HBOCs 导致死亡率升高的机制,有观点认为死亡率增高与血红蛋白、血红素、铁(Fe)等引起的氧化应激或器官灌注下降、继发感染/败血症、心搏骤停等有关,但上述推论都未获得充分验证。

也有观点认为关于 HBOCs 导致死亡率增高的结论并不准确,以 HemeAssist® 的Ⅲ期临床试验为例,其在美国开展的临床试验报告显示 HemeAssist® 组的死亡率更高,但在欧洲开展的临床试验报告显示其死亡率与对照组并无差异。该观点认为美国的临床试验中 HemeAssist® 组死亡率之所以高于对照组,原因可能在于:①美国的临床试验中 HemeAssist® 组患者的基础伤情更重,如治疗前 HemeAssist® 组心肌梗死发生率显著高于对照组(19% vs 4%),而欧洲的临床试验在分析数据时将存在心肌梗死的患者排除了。将美国的临床试验中因基础伤情过重引起的死亡事件排除后,HemeAssist® 组与对照组死亡率同样无差异。②治疗方案设计不合理,一是美国的临床试验方案将开始输注治疗的时间设定为抵达医院急救部以后,而欧洲的临床试验从受伤地点就开始输注治疗;二是救治过程中的液体和容量管理不当,美国的临床试验中 HemeAssist® 组患者在院前阶段已经输注大量其他复苏液体,入院输注 HemeAssist® 后进一步扩充了血容量,增加了心力衰竭的风险,且 HBOCs 被大量稀释后携氧效率大大降低,而欧洲开展的临床试验中输注 >1 L 其他复苏液体的患者不再输注 HemeAssist® 。Polyheme® 的临床试验报告存在相似的情况,该组患者治疗前血压更低、中枢神经损伤、凝血功能障碍、创伤评分等更严重,可能使死亡率高于对照组。有研究者深入分析 Hemopure® 临床试验报告后指出,只有70 岁以上患者才存在不良反应显著升高的风险,Hemopure® 对于年轻急性创伤患者是比较安全的。

(三)心血管毒性

开展临床试验的 HBOCs 产品都存在心血管毒性,可引起主动脉、肺动脉高压,增加心肌梗死、心搏骤停、心律失常等严重毒副作用的发生率,其他 HBOCs 产品也引起实验动物和健康志愿者血压升高、心率改变等心血管系统异常反应。MP4 在临床前及临床试验早期未观测到主动脉压升高效应,但后期研究证实 MP4 引起实验动物肺动脉高压。最新研制的 Sanguinate® 中的血红蛋白经过羧化,拟利用羧基生成的 CO 拮抗血红蛋白的心血管毒性,其临床试验正在进行中,效果如何还有待验证。也有观点认为,尽管 HBOCs 能引起动脉收缩反应,但心肌梗死、心律失常、心搏骤停等严重心血管毒性可能与患者本身存在心血管系统基础疾病有关;另外心肌梗死的主要检测指标——肌钙蛋白的测定受无基质血红蛋白及其代谢产物胆红素的干扰,使心肌梗死诊断发生误判。

关于 HBOCs 心血管毒性的发生机制,至今提出过的主要理论有 3 种:

1. NO 消耗　早期观点认为是由血红蛋白消耗血浆、内皮细胞中的 NO 引发。NO 是一种参与多种生理通路的信号分子,具有舒张平滑肌细胞的作用,而脱氧血红蛋白能高亲和力结合 NO 并将其在有氧条件下氧化生成硝酸盐,NO 含量下降引起平滑肌细胞收缩。但 Baxter 公司通过基因定点突变制备的 rHb2.0 将降低 NO 消耗速率降为野生型的 1/30,未能有效降低血管反应性;另外 MP4 无主动脉升压效应,但其 NO 消耗速率与野生型血红蛋白相同,NO 消耗理论无法对此给出合理解释。

2. 血管自动调节　前期研究表明红细胞结合 O_2 的速度是无基质血红蛋白的 1/40,其机制在于红细胞周围的水溶液中 O_2 的溶解度低,O_2 扩散受阻后传输速率下降。微循环中的红细胞之间、红细胞与毛细血管壁之间的血浆层厚度为 0.5~1.0 μm,形成了一层 O_2 扩散屏障,降低了 O_2 扩散速率;而如果将富含 O_2 的溶液滴加在暴露的微血管床,可观察到动脉血管自动收缩、红细胞流动速率下降的现象,以减少血管组织内的 O_2 供应量。早期研发的 HBOCs 产品皆属于类红细胞型,其血管反应性较重,后期研发的类肌红蛋白型 HBOCs(如 MP4、Sanguinate®)血管反应性较轻。有研究者提出 HBOCs 的心血管反应由自动调节引起的观点,认为均匀分布在血浆中的 HBOCs 消除了 O_2 扩散屏障,使 O_2 向血管组织的运输速率大幅增加,类红细胞型氧亲和力较低,易于释放 O_2,从而引发平滑肌自动收缩,类肌红蛋白型氧亲和力较强,释放 O_2 的速率低而心血管反应性较轻。HBOCs 血管反应性是否由血管自动调节引发以及 HBOCs 氧亲和力与血管反应性之间是否相关,还需进一步研究验证。

3. 氧化损伤　细胞实验、临床前动物实验结果表明,HBOCs 导致心肌梗死可能与其促进血栓形成有关,有研究者注意到 HBOCs 的毒性通常在原有氧化损伤加重或内皮细胞功能障碍时才表现出来,而正常动物实验中 HBOCs 反倒能减少心肌梗死体积。HBOCs 可引起血小板活化、促凝因子激活和内皮细胞功能障碍,其中氧化损伤可能是重要原因。血红蛋白在携氧过程中发生自氧化,从 Fe^{2+}-Hb 氧化为 Fe^{3+}-Hb 并生成超氧化物,其反应方程式为:

$$P-Fe^{2+}-O_2 \Longleftrightarrow P-Fe^{3+}+O_2^-(O_2^-+2H^+ \rightarrow H_2O_2)$$

方程式中 P 代表血红蛋白多肽链。氧分压越高,Fe^{2+}-Hb 氧化为 Fe^{3+}-Hb 的速率就越快,比例就越高;同时该反应具有酸度(pH)依赖性,氧化速率与 pH 的函数曲线呈负抛物线形。血红蛋白具有过氧化物酶(peroxidase)、烷基氢过氧化物酶(alhylhydroperoxidase)、单加氧酶(monooxygenase,又称混合功能氧化酶)活性,可催化分解血红蛋白自氧化产生的 H_2O_2,H_2O_2 接受两个电子将 Fe^{2+}、Fe^{3+} 氧化为 Fe^{4+} 并产生自由基,反应方程式为:

$$P-Fe^{2+} + H_2O_2 \rightarrow P-Fe^{4+} = O_2^- + H_2O$$

$$P-Fe^{3+} + H_2O_2 \rightarrow P^{\cdot+}-Fe^{4+} = O_2^- + H_2O$$

方程式中·代表自由基,可氧化血红蛋白多肽链的不饱和氨基酸和 DNA、蛋白质、脂质等生物分子。由于归中反应(comproportionation reaction)的存在,Fe^{4+} 迅速与 Fe^{2+} 反应生成两个 Fe^{3+},反应方程式为:

$$P-Fe^{2+} + P-Fe^{4+}-OH^- \rightarrow 2P-Fe^{3+} + OH^-$$

红细胞对于防止血红蛋白产生的 H_2O_2、自由基造成氧化损伤具有重要作用,其中的还原型谷胱甘肽、维生素 C、尿酸等多种还原剂可将 Fe^{3+}-Hb 还原为 Fe^{2+}-Hb 并防止自由基对其他细胞、分子造成氧化破坏。血红蛋白分子本身缺乏控制氧化还原过程中产生的自由基的能力,无基质血红蛋白产生的自由基扩散后将导致血红素–珠蛋白交联、含硫氨基酸破坏、游离脂肪酸及膜脂质氧化,引起血管收缩及细胞凋亡。已知膜脂质氧化产物异前列烷(isoprostanes)与血栓素(thromboxane)A2 受体结合,上调内皮素-1(endothelin-1)的表达水平,引起丝裂原激活的蛋白激酶(mitogen-activated protein kinase,MAPK)的磷酸化,引起平滑肌细胞收缩。拮抗 HBOCs 的氧化损伤是当前的研究热点,已经报道的措施包括共价交联氧化还原酶(超氧化物歧化酶、触酶、结合珠蛋白、白蛋白等)、引入抗氧化基团(如聚硝酰基、CO)等,在细胞或动物实验中具有拮抗氧化损伤、减轻心血管毒性的作用,Sanguinate® 的临床试验正在进行中,其效果有待进一步观察。

(四)干扰实验室检查

多项实验室检查对溶血敏感,血红蛋白及其代谢产物(胆红素等)可对一些通过比色法或氧化还原法检测的项目产生干扰。在临床试验中,HBOCs 中的血红蛋白对血氧饱和度、电解质、肝功能、胆红素、肌酐、总蛋白、乳酸、心肌损伤标志物(肌钙蛋白等)、凝血功能等实验室检查项目产生不同程度的干扰,而且现阶段有的检测项目无法排除干扰,这可能是临床试验中 HBOCs 组存在多项实验室检查异常的重要原因,并因此导致误诊、误判。现阶段还不清楚血红蛋白及其代谢产物对实验室检查的干扰程度,有的实验室检查还找不到避免干扰或替代检查的方法,这些问题都有待进一步研究解决。

五、基于血红蛋白的携氧载体的发展趋势

HBOCs 是目前最有前景的红细胞代用品,其有效性已经在临床试验中得到充分验证,但严重毒副作用制约了其临床应用,消除/减轻不良反应是当前的首要任务。该任务的完成有赖于以下各方面工作的协同推进。

1. 体内 O_2 运输基础理论的完善　血管自收缩现象表明血管张力受血液氧分压的调节，但其机制尚不清楚。从理论上推测血浆在红细胞周围形成 O_2 扩散屏障，该屏障对红细胞血红蛋白释放的 O_2 进入组织细胞的量和速率具有何种影响，以及组织细胞在不同 O_2 供应方式下的行为模式，HBOC 输注后对体内 O_2 运输产生什么影响，这些问题都尚待明确。

2. 血红蛋白结构与功能研究　近年来研究发现多种非红系细胞表达血红蛋白，但这些血红蛋白的功能尚未阐明；此外血红蛋白除了紧张态（T 态）和舒张态（R 态）外还存在中等氧亲和力态（TR 态）、完全舒张态（R2 态），这些发现表明人们对血红蛋白的结构和功能的了解还很浅薄，这些知识影响着血红蛋白的修饰方式、修饰位点、氧亲和力、变构效应等修饰技术方案的设计。

3. HBOCs 专用动物模型　HBOCs 在临床试验中出现的多种毒副作用未能通过动物实验提前发现，包括发病率升高、心源性死亡、胰腺炎等，提示我们有必要建立 HBOCs 临床前研究专用动物模型。例如有一部分毒副作用与患者的基础疾病有关，其中肺和全身血管收缩反应、凝血功能、炎症、冠状动脉堵塞等不良反应需要建立模拟内皮功能障碍的动物模型；评估 HBOCs 氧化破坏脂质、蛋白质、核酸、还原型小分子化合物等毒副作用时，可用非人灵长类、豚鼠（不能合成维生素 C）、基因敲除小鼠（维生素 C 合成缺陷型）等模型动物。

4. HBOCs 制备新技术　现有 HBOCs 产品还存在 NO 消耗速率高、氧化还原活性不可控、血红蛋白稳定性低、体内半衰期过短、产品一致性低、携氧效果不稳定等问题，解决这些问题除了基础理论研究的推进外，还依赖于血红蛋白修饰、交联、重组表达等新技术的开发。

5. 优化 HBOCs 治疗方案　之前的 HBOCs 治疗方案存在众多不合理之处，如临床应用适应证范围过大、使用剂量缺乏规范等，且输注后未根据 HBOCs 药物的特点采取后续针对治疗措施。在 HBOCs 不良反应发生机制未充分阐明前，应先采用最小适应证范围治疗方案，将其作为短时间内的氧疗药物，并且在输注后应根据现有血红蛋白毒副作用机制及时采取去铁、抗氧化、预防心力衰竭、纠正凝血功能等后续治疗，以获得最佳治疗效果。

第三节　血红蛋白胶囊

血红蛋白胶囊（hemoglobin capsules，又称人造红细胞，artificial red blood cells）是将无基质血红蛋白装入封闭的人造膜状物内制成，从分类上来说也属于 HBOCs 的范畴。

一、研究历史

HBOCs 研究早期，在解决无基质血红蛋白直接输注后快速从肾小球滤出并导致毒性损伤的问题时,人们首先想到的就是用一种类似红细胞膜的人造膜将无基质血红蛋白封闭起来的策略,血红蛋白胶囊研究就此开始。

(一)血红蛋白聚合物薄膜胶囊

Chang 等最先开展人造红细胞研究,他们于 1957 年利用尼龙制成聚合物薄膜,将几种红细胞酶与血红蛋白、2,3-DPG 等包裹起来。此聚合物膜刚性低,在低渗溶液中吸水变成球状,在高渗溶液中失水皱瘪;由于含有 2,3-DPG,其氧解离曲线与红细胞相似。Kimoto 等从 1961 年开始研究血红蛋白胶囊,他们尝试利用聚苯乙烯(polystyrene)、明胶、橡胶等作为膜材料,但制备出的胶囊直径达几十微米,比毛细血管直径还大。后来尝试了多肽、聚己内酯(polycaprolactone,PCL)、聚丙交酯(polylactide,又称聚乳酸)等可生物降解材料,这些膜允许离子型小分子通过,有助于还原型物质进入胶囊内还原高铁血红蛋白,且制备的胶囊直径要小得多,但是也存在膜降解后释放大量无基质血红蛋白二聚体的风险。

(二)血红蛋白脂质体胶囊

在 Bangham 等发现磷脂在水相溶液中自动折叠成中空球体后,研究者们开始利用脂质体制作人造膜。1977 年,Djorjevich 等首先制作出脂质体包裹的血红蛋白(liposome encapsulated Hb,LEH)胶囊,由于膜、血红蛋白都是天然生物活性材料,也称为人工红细胞(synthetic erythrocytes)。脂质体具有两亲性质,在高介电常数溶剂(比如水)中,疏水链自动折叠在球体内表面而亲水链位于球体外表面,逆转这种构造需要很高的能量,因此在生理条件下脂质体胶囊能稳定维持亲水链在外、疏水链在内的结构。制作脂质体胶囊时通常组合使用双链磷脂和固醇,因为单纯使用磷脂时容易产生热致性磷脂相变(thermotropic phospholipid phase transition),导致磷脂双层破裂、胶囊内容物漏出,而固醇可减弱热致性磷脂相变。常用的磷脂有卵磷脂、大豆磷脂、胆固醇、14-18 链合成卵磷脂[(lecithin,又称磷脂酰胆碱,phosphatidylcholine,PC),如二巯基磷脂酰胆碱(dimyristoylphosphatidylcholine,DMPC)、二棕榈酰磷脂酰胆碱(dipalmitoylphosphatidylcholine,DPPC)等]、负电荷磷脂(negatively charged lipid)等,其中二棕榈酰磷脂酰胆碱、二硬脂酰磷脂酰胆碱等长链磷脂最常用。磷脂是影响脂质体生理效应的主要因素,血浆蛋白质对脂质体表面的调理(opsonization)作用启动吞噬细胞对脂质体的识别、吞噬;磷脂链的长度影响脂质体的半衰期,但其机制尚不清楚。对脂质体的亲水外表面进行修饰能进一步延长脂质体胶囊的半衰期,修饰剂包括神经节苷脂 GM1(ganglioside GM1)、磷脂酰乙醇胺(phosphatidylethanolamine)的聚乙二醇衍生物、羧甲基甲壳素(carboxymethyl chitin)等(图 10-5)。

脂质体制备方法包括流体动力剪切(hydrodynamic shear)、去垢剂透析、超声、机械搅拌、旋转蒸发等,包裹效率通常在 20%～30%。使磷脂带电荷能增强粒子间的互斥力,使脂质更容易扩散,提高脂质体包裹效率,大部分脂质体包裹的血红蛋白都含有少量带负电荷的磷脂,如二肉豆蔻酰磷脂酰甘油(dimyristoyl phosphatidylglycerol);另外提高反应温度至相变温度以上可提高包裹效率。为了提高血红蛋白含量,一般使用高浓度血红蛋白

(150~350 g/L)溶液进行包裹,最终血红蛋白胶囊的血红蛋白含量在30~100 g/L之间。高浓度血红蛋白不稳定,反应时需要将其转化为脱氧或碳氧血红蛋白。血液中的还原剂无法进入脂质体内,为防止血红蛋白快速氧化,可将α-维生素E、谷胱甘肽(glutathione)等抗氧化剂一起包裹。将血红蛋白脂质体胶囊制成冻干粉也可防止血红蛋白氧化,双糖(disaccharide)能使脂质体包裹血红蛋白在冻干-复溶过程中保持结构、功能完整,防止脂质体融合和血红蛋白漏出。美国海军研究实验室(U. S. Naval Research Laboratory)从20世纪80年代开始积极研究血红蛋白脂质体胶囊冻干制剂,但在20世纪90年代终止;同期研发血红蛋白脂质体胶囊的日本Terumo公司对脂质体胶囊膜表面进行PEG修饰,但未能增加生物相容性、延长半衰期,于2012年终止"Neo Red Cells"项目;其他产品有"neohemocytes""TRM-645"等,都止步于实验室研究阶段。

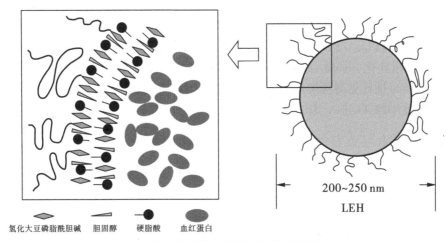

氢化大豆磷脂酰胆碱　胆固醇　硬脂酸　血红蛋白

图 10-5　血红蛋白脂质体胶囊结构示意

(李涛、臧家涛供图)

减轻血红蛋白脂质体胶囊不良反应可以从减少用量、减少脂质体胶囊的吞噬两方面着手,提高血红蛋白包裹率能减少用量,减小胶囊体积、增加表面修饰率可减少被吞噬的脂质体胶囊量。利用酰基链上含有二烯酰的磷脂制成的聚合磷脂膜强度较高,胶囊表面能修饰更多PEG分子,但此脂质体在肝脏、脾脏等器官内聚集,难以从体内清除。用大豆卵磷脂、胆固醇、硬脂酸(stearic acid,SA)等作为原料,利用甲单氧基聚乙二醇氨基甲酰-二-硬脂酰磷脂酰乙醇胺[N-(mono-methoxypolyethyleneglycol carbamyl) distearoyl phosphatidyl-ethanolamine,PEG-DSPE]进行表面修饰,胶囊平均直径为200~250 nm,平均含有30 000个血红蛋白分子/胶囊,P50值在10~50 mmHg之间。此血红蛋白脂质体胶囊以20 ml/kg剂量输注大鼠、猴子,体内半衰期分别为10、70 h,说明吞噬速度明显降低,但动物实验中不良反应未减轻。

(三)血红蛋白聚合物纳米胶囊

表面修饰是减轻脂质体不良反应的主要途径,但脂质体膜的稳定性随着修饰度增加而急剧下降,内容物漏出的风险大增。为了进一步提高胶囊表面修饰率、减少不良反应,人们又研制了血红蛋白聚合物胶囊(polymersome-encapsulated hemoglobin,PEH),经PEG修饰的血红蛋白聚合物胶囊具有优越的化学和机械稳定性、可完全降解、低免疫原性、体内半衰期长等优点。Chang等首先以聚乳酸(polylactic acid,PLA)、聚乳酸-羟基乙酸[poly(lactic-co-glycolic acid),PLGA]、PLA-PEG、聚氰基丙烯酸异丁酯[poly(isobutyl cyanoacrylate)]为原料,采用双乳化溶媒蒸发法(double emulsion solvent evaporation technique)制备了可降解血红蛋白聚乳酸膜胶囊。这种聚合物胶囊直径在70～200 nm,携氧能力达到$10\%～15\%(v/v)O_2$,聚乳酸膜在体内分解成乳酸,最终降解成H_2O、CO_2;胶囊中含有还原酶、碳酸酶等,葡萄糖、血浆还原剂等小分子物质能通过膜进入胶囊中,能防止高铁血红蛋白被氧化破坏,而胶囊中的大分子量蛋白质则不会通过膜漏出。目前常用的聚合物膜有聚己内酯/聚乳酸共聚物膜[polycaprolactone/poly(L-lactic acid)copolymers,PCL/PLA copolymers],聚L-赖氨酸[poly(L-lysine),PLL],聚乳酸-羟基乙酸/聚乙二醇共聚物(PLGA/PEG copolymers)等,通过超大分子自动组装(supramolecular self-assembly)、双相乳化(double emulsion)等技术制备血红蛋白聚合物胶囊,便于大规模生产。聚合物膜可进行更高程度的PEG修饰,体内半衰期为18～48 h。但聚合物膜硬度提高的同时厚度增加,O_2进入、释放可能受影响。

(四)新型血红蛋白纳米胶囊

为了解决免疫吞噬系统过载等不良反应问题,研究者们利用纳米新技术研发了一些新型血红蛋白胶囊,根据外形可分为球状微粒和双凹面圆盘状胶囊两类。叠层(layer-by-layer)组装技术是一种纳米胶囊制备新技术,将相互作用的不同共聚物逐层沉积到特定形状的模板上,去掉模板后即得到具有模板形状的中空的聚合物纳米胶囊。2009年,Doshi N等人以人血红蛋白、白蛋白为原料,利用层叠组装技术制备了形似红细胞的双凹面圆盘状纳米胶囊(图10-6)。他们将人血红蛋白静电吸附至中空的聚苯乙烯球表面,将4层聚丙烯胺盐酸盐[poly(allylamine hydrochloride)]、人白蛋白混合物逐层沉积到血红蛋白外层,通过2.5%戊二醛溶液进行蛋白交联后在四氢呋喃中浸泡12 h以去除聚苯乙烯球核心,最终得到由4层聚合物膜构成的Hb-HSA₄胶囊,他们通过该方法也制备了全部由人血红蛋白组成的双凹面圆盘状胶囊;同时他们用异丙醇将丙交酯-乙交酯共聚纳米球处理成直径约7 μm、厚度400 nm的双凹面圆盘,以圆盘为模板通过层叠组装技术制备了Hb-HSA₄胶囊,胶囊直径约8 μm,厚度约2 μm,两种Hb-HSA₄都具有接近红细胞的变形能力。

2018年,Yu Chenmei等报道了一种通过氢氧化钙[Ca(OH)₂]沉淀法制备的双凹面盘状血红蛋白胶囊(图10-7),他们将血红蛋白溶液加入硫酸葡聚糖-CaCl₂溶液中,再加入氢氧化钠(NaOH)溶液剧烈搅拌,室温静置过程中血红蛋白与Ca(OH)₂共沉淀生成双凹面圆盘状胶囊,血红蛋白分布于圆盘表面;接着他们利用戊二醛将Hb-Ca(OH)₂胶囊中的血红蛋白分子聚合,以防止Ca(OH)₂在体内被吸收后释放血红蛋白二聚体。这种血红蛋白双凹面圆盘胶囊直径约6.5 μm,血红蛋白含量约为红细胞的60%。

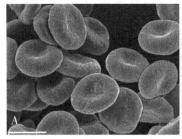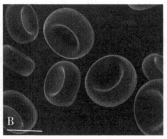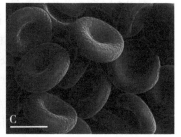

A.双凹面圆盘模板；B.双凹面圆盘Hb-HSA₄胶囊；C.小鼠红细胞。标尺5μm，小插图标尺2μm。

图10-6 血红蛋白双凹面圆盘胶囊扫描电镜图

（李涛、臧家涛供图）

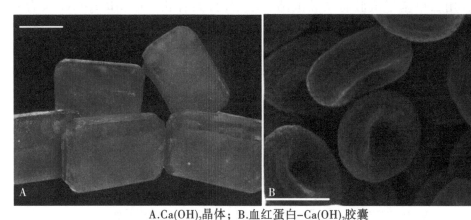

A.Ca(OH)₂晶体；B.血红蛋白-Ca(OH)₂胶囊

图10-7 Ca(OH)₂法制备的血红蛋白胶囊扫描电镜图

（李涛、臧家涛，供图）

血红蛋白球状微粒研究方面，2012年Jia Yi等首先报道了Hb-DHP聚合血红蛋白微粒，他们将通过硫酸锰（$MnSO_4$）和碳酸氢铵（NH_4HCO_3）制备的碳酸锰（$MnCO_3$）作为模板，加入牛血红蛋白溶液（pH值5.0）中，血红蛋白被吸附到$MnCO_3$表面，再利用二醛肝素（dialdehyde heparin，DHP）将吸附的血红蛋白进行聚合；重复沉淀6次后，利用乙二胺四乙酸（ethylenediamine tetraacetic acid，EDTA）去除$MnCO_3$，即得到（Hb-DHP）₆胶囊，直径约3μm。他们还以$CaCO_3$为核心制备了（Hb-DHP）₆胶囊，直径约500nm。同年，Duan Li等也通过层叠组装技术，以$CaCO_3$为模板制备了PEG表面修饰血红蛋白微粒。他们将$CaCl_2$、血红蛋白溶液混合并剧烈搅拌，待血红蛋白沉淀到$CaCO_3$核心后，利用戊二醛聚合血红蛋白，重复添加共5层血红蛋白后去除$CaCO_3$模板，经PEG表面修饰后得到直径约3μm的胶囊。2013年，Xiong Yu等将Na_2CO_3和$MnCl_2$、人血红蛋白-白蛋白混合物（摩尔比10∶1）快速混合后剧烈搅拌，$MnCO_3$、人血红蛋白、白蛋白共沉淀形成微球，白蛋白散在分布于微球内部构成骨架；继续加入1/2血红蛋白摩尔量的白蛋白并剧烈搅拌，在微球表面覆盖一层人白蛋白分子；利用戊二醛进行蛋白聚合后，加入EDTA去除$MnCO_3$，得到直径约 700 nm 的 Hb-HSA 聚合血红蛋白微球,其血红蛋白含量相当于红细胞的80%。2017 年,Wei Xing 等制备了葡聚糖–血红蛋白纳米凝胶,他们首先以葡聚糖、琥珀酸苷(succinic anhydride,SA)和多巴胺(dopamine,DA)为原料制备了 Dex-SA-DA 纳米凝胶,再利用高碘酸钠(sodium periodate)使多巴胺原位氧化交联,最后利用醛基活化凝胶中葡聚糖基团,通过希夫碱反应与血红蛋白的氨基交联,得到的葡聚糖–血红蛋白凝胶直径约 260 nm,P50 值约 14 mmHg。

近期研究发现长条形、盘状纳米胶囊的循环时间大于球状纳米胶囊,或者说具有变形性的纳米胶囊的循环时间更长,因此有研究者通过层叠组装技术制备了管状血红蛋白纳米聚合物。Chen Bo 等于 2013 年报道了他们制备的(Hb-DHP)₅–催化酶(catalase,CAT)纳米管,他们将牛血红蛋白固定到聚碳酸酯(polycarbonate,PC)过滤膜的 0.45 μm管状孔内,以二醛肝素交联血红蛋白后,重复固定 Hb-DHP 共 5 层;将最内层的 DHP 与催化酶交联,用二甲基甲酰胺将聚碳酸酯膜溶解,得到管状(Hb-DHP)₅-CAT 聚合物(图 10-8)。

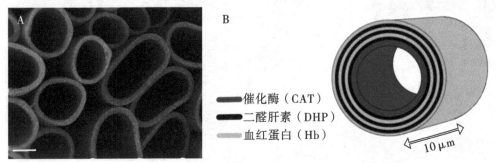

A.(Hb–DHP)₅-CAT扫描电镜图;B.(Hb–DHP)₅-CAT结构示意

图 10-8　(Hb-DHP)₅-CAT 扫描电镜图与结构示意

(李涛、臧家涛供图)

血红蛋白胶囊汇总见表 10-5。

表 10-5　血红蛋白胶囊汇总表

类型	材料	直径	血红蛋白含量	P50/mmHg	半衰期/h
LEH	DPPC,胆固醇,DHSG,DSPE-PEG	250~280 nm	10 g/dl	20.2	47~72(猴子)
	DPPC,胆固醇,维生素 E,HDAS,HDAS-PEG	215 nm	7.2 g/dl	31.9	

续表 10-5

类型	材料	直径	血红蛋白含量	P50/mmHg	半衰期/h
PEH	PLA-PEG	100～00 nm	71～88%	—	18～48（小鼠）
	PLA-PLGA/PEG	200 nm	48%	14.2	
	PEG-PCL-PLC-PEG	800 nm	>60%	21.6	
	PEG-PAGE（官能团为MPA）-PCL	200～300 nm	—	20.4	
	PDA	6～8 nm	—	13.9	
	Hb-催化酶（catalase）微管	300～420 nm 10 μm	—	—	
双凹面圆盘	（Hb/BSA）$_4$/Hb 胶囊	7±2 μm	—	—	—
	Ca（OH）$_2$-Hb 微粒	6.5 μm	27%（重量比）		
球状微粒	（Hb/DHP）$_5$胶囊	3.4 μm	—	—	—
	CaCO$_3$/（Hb/PEG）$_5$微粒	>5 μm	—	—	
	Hb-白蛋白微粒	4～5 μm	30%～70%（重量比）	5～12	

注：DHSG，1,5-O-dihexadecyl-N-succinyl-l-glutamate，1,5-O-二十六烷基-N-琥珀酰-L-谷氨酸；HDAS，hexadecylcarbamoylmethylhexadecanoate，十六烷基氨甲酰十六烷酸甲酯；PCL，poly-ε-caprolactone，聚 ε 己内酯；PAGE，poly（allyl glycidyl ether），聚烯丙基缩水甘油醚；MPA，mercaptopropionic acid，巯基丙酸；PDA，polydopamine，聚多巴胺；DHP，dialdehyde heparin，双醛肝素。

二、胶囊血红蛋白携氧性能

血红蛋白胶囊具有与红细胞相似的携氧性质，其 O$_2$ 结合、扩散过程经过膜结构以及血浆屏障层的缓冲，与 HBOCs 比较更加缓和，不易引发血管自动调节。在动物实验中，不同类型、不同氧亲和力的血红蛋白胶囊都未引起主动脉压升高，但早期的血红蛋白聚合物胶囊直径达几微米，易堵塞毛细血管引起下游组织缺血缺氧。在等量换血模型大鼠动物实验中，血红蛋白脂质体胶囊显著改善了主动脉压和血氧分压，提高了存活率；与高渗盐水联用，显著提高了 50%、70% 失血量模型大鼠和犬的组织氧供、主动脉压和存活率，降低了血乳酸水平。在大脑中动脉栓塞模型大鼠实验中，血红蛋白脂质体胶囊显著减轻了脑水肿、梗死，延长了生存时间。但脂质体胶囊血红蛋白含量较低，大体积输注引起血红蛋白浓度下降，削弱了恢复氧供的效果。血红蛋白脂质体胶囊还被发现具有促进创面愈合的作用,消化道缝合手术模型大鼠的创面在输注血红蛋白脂质体胶囊的 2 d 内愈合速度显著高于浓缩红细胞和空胶囊对照组,且创面中性粒细胞浸润减少、巨噬细胞数量增加,缺氧诱导因子-1α(hypoxia inducible factor -1 alpha,HIF-1α)表达量减少,提示血红蛋白脂质体胶囊增强了创面周围细胞的有氧呼吸水平。血红蛋白可降解聚合物纳米胶囊的直径远小于红细胞,可为红细胞无法进入的血栓下游组织细胞供氧。利用聚乙二醇-聚乳酸膜包裹聚合血红蛋白-催化酶-碳酸酐酶制备的可降解纳米微胶囊,成功复苏了 2/3 失血量维持 1 h 模型大鼠并降低了组织 PCO_2 水平。血红蛋白胶囊在临床前研究中出现严重不良反应,未能进入临床试验阶段。

三、胶囊化血红蛋白毒副作用

不同类型血红蛋白胶囊都存在活化补体、吞噬细胞过载的毒副作用,早期的血红蛋白聚合物胶囊因为粒径过大,还存在引起微血管血栓的问题。血红蛋白脂质体胶囊包裹效率普遍较低,需要输注大量血红蛋白胶囊才能达到设定血红蛋白浓度,可造成吞噬免疫系统过载等严重不良反应;此外由于粒径分布范围过大、体内稳定性差,大量输注血红蛋白胶囊后引起补体活化、呼吸急促(tachypenia/tachypnea)、心动过速(tachycardia)、血压异常、胸痛、背痛、补体活化相关假性过敏等不良反应,还能通过激活凝血因子Ⅻ激发内源性凝血和 Kallikrein-Kinin 级联通路,这些问题制约了血红蛋白脂质体胶囊的进一步发展。血红蛋白聚合物纳米胶囊体积减小、均一性提高,不良反应有所改善,但仍然存在免疫吞噬系统过载、单核-巨噬系统抑制、长期免疫毒性等严重不良反应。

血红蛋白胶囊作为携氧性质最接近红细胞的血液代用品,还可将还原酶、六磷酸肌醇等一起包裹到胶囊内以防止血红蛋白氧化破坏,体内半衰期长达数天,上述优点都是其他血液代用品所不具备的,但毒副作用阻碍了血红蛋白胶囊的临床应用。在后续研发工作中,一方面要从理论上阐明其毒副作用的发生机制,特别是不同类型血红蛋白胶囊共有的毒副作用的发生机制,另一方面是开发新技术、新材料,进一步减轻毒副作用并提高携氧效率。

第四节 血液代用品在战创伤早期救治中的应用

现代战争中,爆炸伤、枪伤、烧伤、冲击伤等是主要的战创伤类型,具有伤情重、发生率高、伤情复杂等特点,伤员大失血并发生失血性休克的概率大大增高。在伊拉克、阿富汗、俄乌冲突等战场,伤后 30 min 内死亡的伤员数量占战伤死亡总数的 80%,而死于急性失血性休克的伤员数量占战伤死亡总数的 30%~40%,因此防止发生失血性休克是战创伤早期救治的首要目标之一。失血性休克引起血液灌注不足、细胞脱水、缺氧等,在缺氧条件下大多数组织细胞的能量供给方式转变为无氧糖酵解并产生与总氧负荷成比例的乳酸。乳酸大量堆积将导致酸中毒，一旦出现致死三联征（即低温、酸中毒和凝血病），死亡率接近 50%。战创伤大出血伤员救治的关键在于尽早恢复血容量、防止组织细胞产生大量氧债等，现有晶体、胶体溶液可以有效恢复血容量，但不具有携氧功能，输注晶体、胶体溶液的失血性休克伤员到达后方卫生机构时往往已经形成大量氧债，后续救治难度很大。弥补晶体、胶体溶液在携氧能力方面的缺陷是血液代用品研发的主要动机之一，血液代用品在战创伤早期救治研究中被证实是更有效的大出血伤员救治药物。

在公开资料中，曾被用于战创伤伤员救治的血液代用品包括 Perftoran® 和中国人民解放军陆军军医大学研制的全氟碳乳剂。Perftoran® 在俄罗斯军队中应用，适应证包括脑创伤、脊柱损伤等，结果表明 Perftoran® 在消除脑水肿、摆脱昏迷状态、恢复脊柱功能等方面取得显著疗效。第三军医大学野战外科研究所的杨志焕等用该所研制的全氟碳乳剂救治了 13 名老山前线战创伤伤员，其中有 9 名轻度、2 名中度和 1 名重度失血性休克伤员。伤员输注全氟碳后血压显著回升，脉搏逐渐恢复正常，休克症状和体征显著改善，手术 1～2 h 后顺利后送到下一级阶梯救治医院。有 5 位失血量过大的伤员，输注全氟碳后血压、脉搏等指标仍然过低，再输注全血 200～800 ml，其余 8 位伤员输注全氟碳后未再补充全血。其他一些全氟碳产品在交通事故、生产事故等创伤伤员救治中也有应用，发挥了补充血容量、恢复微循环、增加氧供的功效。尽管平、战时创伤发生机制、伤情有所不同，但都导致失血性休克，平时创伤伤员救治的效果可类推至战创伤伤员的救治。

在公开资料中，未见到 HBOCs 用于战创伤伤员救治的报道。原因可能有：①鉴于全氟碳乳液在临床前、临床应用中出现的问题，以及 HBOCs 的试验、应用数据，出于安全因素的考量，军方在不成熟产品的战场应用问题上更加慎重；②HBOCs 研制期间，多数国家处于和平时期，发生的几场局部战争的强度也不高，缺少使用 HBOCs 的现实环境；③HBOCs 由美国等发达国家的实体研制，相关国家在几场局部战争中占据绝对优势，通常伤员占比较高的陆军充当了扫尾的角色，因此这些国家的战创伤伤员数量很少，使用 HBOCs 的必要性低。Hemasist®、Hemopure®、PolyHeme®、MP4 等 HBOCs 在失血性休克动物模型和救治创伤伤员的临床试验中都表现出良好的疗效，提示 HBOCs 在战创伤伤员救治时将同样有效。

血红蛋白胶囊一直面临工艺技术、副作用等问题的困扰，未见公开的战创伤伤员救治报道。

对于战创伤伤员救治，失血性休克动物模型实验和临床应用的数据都表明全氟碳乳液、HBOCs 等血液代用品的疗效是确切的，但现阶段血液代用品的安全性不够高，限制了其在战创伤伤员救治领域的使用。

参考文献

[1]WINSLOW R M, VANDEGRIFF K D, INTAGLIETTA M. Blood substitutes: physiological basis of efficacy[M]. Bosel: Birkhauser, 1995: 1-196.

[2]WINSLOW R M,VANDEGRIFF K D,INTAGLIETTA M. Blood substitutes:new challenges[M]. Bosel:Birkhauser,1996:1-202.

[3]KIM H,GREENBURG A. Hemoglobin-based oxygen carriers as red cell substitutes and oxygen therapeutics[M]. New York:Springer,2013:1-746.

[4]PETER S. Advances in blood substitutes:industrial opportunities and medical challenges[J]. Pathology,1997,31(2):175.

[5]REMY B,DEBY-DUPONT G,LAMY M. Red blood cell substitutes:fluorocarbon emulsions and haemoglobin solutions[J]. British Medical Bulletin,1999,55(1):277.

[6]STANDL T. Haemoglobin-based erythrocyte transfusion substitutes[J]. Expert Opin Biol Ther,2001,1(5):831-843.

[7]CRETEUR J,VINCENT J L. Hemoglobin solutions[J]. Crit Care Med,2003,31(12):S698-707.

[8]SPAHN D R,KOCIAN R. Artificial O_2 carriers:status in 2005[J]. Current Pharmaceutical Design,2005,11(31):4099-4114.

[9]JAHR J S,WALKER V,MANOOCHEHRI K. Blood substitutes as pharmacotherapies in clinical practice[J]. Current Opinion in Anaesthesiology,2007,20(4):325-330.

[10]BUNN H F,JANDL J H. Exchange of heme among hemoglobins and between hemoglobin and albumin[J]. J Biol Chem,1968,243(3):465-475.

[11]KLOTZ I M,TAM J W. Acetylation of sickle cell hemoglobin by aspirin[J]. Proc Natl Acad Sci U S A,1973,70(5):1313-1315.

[12]GRAZIANO J H,DEFURIA F G,CERAMI A,et al. The use of ^{14}C-cyanate as a method for determining erythrocyte survival[J]. Proc Soc Exp Biol Med,1973,144(1):326-328.

[13]ZAUGG R H,KING L C,KLOTZ I M. Acylation of hemoglobin by succinyldisalicylate,a potential crosslinking reagent[J]. Biochem Biophys Res Commun,1975,64(4):1192-1198.

[14]WALDER J A,ZAUGG R H,WALDER R Y,et al. Diaspirins that cross-link beta chains of hemoglobin: bis (3, 5-dibromosalicyl) succinate and bis (3, 5-dibromosalicyl) fumarate[J]. Biochemistry,1979,18(20):4265-4270.

[15]ZAUGG R H,WALDER J A,WALDER R Y,et al. Modification of hemoglobin with analogs of aspirin[J]. J Biol Chem,1980,255(7):2816-2821.

[16]CHATTERJEE R,WELTY E V,WALDER R Y,et al. Isolation and characterization of a new hemoglobin derivative cross-linked between the alpha chains (lysine 99 alpha 1—lysine 99 alpha 2)[J]. J Biol Chem,1986,261(21):9929-9937.

[17]SNYDER S R,WELTY E V,WALDER R Y,et al. HbXL99 alpha:a hemoglobin derivative that is cross-linked between the alpha subunits is useful as a blood substitute[J]. Proc Natl Acad Sci USA,1987,84(20):7280-7284.

[18]VANDEGRIFF K D,MEDINA F,MARINI M A,et al. Equilibrium oxygen binding to human hemoglobin cross-linked between the alpha chains by bis(3,5-dibromosalicyl) fuma-

rate[J]. J Biol Chem,1989,264(30):17824-17833.

[19]GOW A J,PAYSON A P,BONAVENTURA J. Invertebrate hemoglobins and nitric oxide: how heme pocket structure controls reactivity[J]. J Inorg Biochem,2005,99(4):903-911.

[20]DOHERTY D H,DOYLE M P,CURRY S R,et al. Rate of reaction with nitric oxide determines the hypertensive effect of cell-free hemoglobin[J]. Nat Biotechnol,1998,16(7):672-676.

[21]NUGENT W H,CESTERO R F,WARD K,et al. Effects of sanguinate on systemic and microcirculatory variables in a model of prolonged hemorrhagic shock[J]. Shock,2019,52(Suppl 1):108-115.

[22]BUEHLER P W,BOYKINS R A,JIA Y,et al. Structural and functional characterization of glutaraldehyde-polymerized bovine hemoglobin and its isolated fractions[J]. Anal Chem,2005,77(11):3466-3478.

[23]JAHR J S,AKHA A S,HOLTBY R J. Crosslinked,polymerized,and PEG-conjugated hemoglobin-based oxygen carriers:clinical safety and efficacy of recent and current products[J]. Curr Drug Discov Technol,2012,9(3):158-165.

[24]ROAMCHARERN N, PAYOUNGKIATTIKUN W, ANWISED P, et al. Physicochemical properties and oxygen affinity of glutaraldehyde polymerized crocodile hemoglobin:the new alternative hemoglobin source for hemoglobin-based oxygen carriers[J]. Artif Cells Nanomed Biotechnol,2019,47(1):852-861.

[25]JAHR J S,MOALLEMPOUR M,LIM J C. HBOC-201,hemoglobin glutamer-250(bovine),hemopure(biopure corporation)[J]. Expert Opin Biol Ther,2008,8(9):1425-1433.

[26]SEHGAL L R,ROSEN A L,GOULD S A,et al. Preparation and in vitro characteristics of polymerized pyridoxylated hemoglobin[J]. Transfusion,1983,23(2):158-162.

[27]HARRIS D R,PALMER A F. Modern cross-linking strategies for synthesizing acellular hemoglobin-based oxygen carriers[J]. Biotechnol Prog,2008,24(6):1215-1225.

[28]LI S,NICKELS J,PALMER A F. Liposome-encapsulated actin-hemoglobin(LEAcHb) artificial blood substitutes[J]. Biomaterials,2005,26(17):3759-3769.

[29]DOSHI N,ZAHR A S,BHASKAR S,et al. Red blood cell-mimicking synthetic biomaterial particles[J]. Proc Natl Acad Sci USA,2009,106(51):21495-21499.

[30]HAGHGOOIE R,TONER M,DOYLE P S. Squishy non-spherical hydrogel microparticles[J]. Macromol Rapid Commun,2010,31(2):128-134.

[31]JIA Y,CUI Y,FEI J,et al. Construction and evaluation of hemoglobin-based capsules as blood substitutes[J]. Adv Funct Mater,2012,22(7):1446-1453.

[32]DUAN L,YAN X,WANG A,et al. Highly loaded hemoglobin spheres as promising artificial oxygen carriers[J]. ACS Nano,2012,6(8):6897-6904.

[33]CHEN B,JIA Y,ZHAO J,et al. Assembled hemoglobin and catalase nanotubes for the

treatment of oxidative stress[J]. Journal of Physical Chemistry C,2013,117(38):19751-19758.

[34]XIONG Y,LIU Z Z,GEORGIEVA R,et al. Nonvasoconstrictive hemoglobin particles as oxygen carriers[J]. ACS Nano,2013,7(9):7454-7461.

[35]WEI X,XIONG H,HE S,et al. A facile way to prepare functionalized dextran nanogels for conjugation of hemoglobin[J]. Colloids Surf B Biointerfaces,2017,155:440-448.

[36]YU C,QIAN D,HUANG X,et al. Construction of biconcave hemoglobin-based microcapsules and electrochemical evaluation for its ability of oxygen carry[J]. Sensors & Actuators B Chemical,2017,256:217-225.

[37]LAI Y T,SATO M,OHTA S,et al. Preparation of uniform-sized hemoglobin-albumin microspheres as oxygen carriers by shirasu porous glass membrane emulsification technique[J]. Colloids Surf B Biointerfaces,2015,127(3):1-7.

[38]SMANI Y,FAIVRE B,FRIES I,et al. Potential mechanism of dextran-conjugated hemoglobin penetration inside arterial wall[J]. Arch Mal Coeur Vaiss,2006,99(7/8):722-726.

[39]ZHANG J,WANG Y,YOU G X,et al. Conjugation with 20 kDa dextran decreases the autoxidation rate of bovine hemoglobin[J]. Artif Cells Nanomed Biotechnol,2018,46(7):1436-1443.

[40]WEI X,XIONG H,HE S,et al. A facile way to prepare functionalized dextran nanogels for conjugation of hemoglobin[J]. Colloids Surf B Biointerfaces,2017,155:440-448.

[41]TAM S C,BLUMENSTEIN J,WONG J T. Blood replacement in dogs by dextran-hemoglobin[J]. Can J Biochem,1978,56(10):981-984.

[42]LIU Z,WENG W,BOOKCHIN R M,et al. Free energy of sickle hemoglobin polymerization:a scaled-particle treatment for use with dextran as a crowding agent[J]. Biophys J,2008,94(9):3629-3634.

[43]BONNEAUX F,DELLACHERIE E,LABRUDE P,et al. Hemoglobin-dialdehyde dextran conjugates:improvement of their oxygen-binding properties with anionic groups[J]. J Protein Chem,1996,15(5):461-465.

[44]KLOYPAN C,SUWANNASOM N,CHAIWAREE S,et al. In-vitro haemocompatibility of dextran-protein submicron particles[J]. Artif Cells Nanomed Biotechnol,2019,47(1):241-249.

[45]XUE H,WU X F,WONG J T. Properties of hemoglobin and dextran-hemoglobin rightshifted by oxidized inositol tetrakisphosphate[J]. Artif Organs,1992,16(4):427-431.

[46]TOMITA D,KIMURA T,HOSAKA H,et al. Covalent core-shell architecture of hemoglobin and human serum albumin as an artificial O_2 carrier[J]. Biomacromolecules,2013,14(6):1816-1825.

[47]SCURTU F,ZOLOG O,IACOB B,et al. Hemoglobin-albumin cross-linking with disuccinimidyl suberate (DSS) and/or glutaraldehyde for blood substitutes[J]. Artif Cells

Nanomed Biotechnol,2014,42(1):13-17.

[48]IACOB B,DEAC F,CIOLOBOC D,et al. Hemoglobin-albumin crosslinked copolymers:reduced prooxidant reactivity[J]. Artif Cells Blood Substit Immobil Biotechnol,2011,39(5):293-297.

[49]MORITA Y,YAMADA T,KUREISHI M,et al. Quaternary Structure Analysis of a Hemoglobin Core in Hemoglobin-Albumin Cluster[J]. J Phys Chem B,2018,122(50):12031-12039.

[50]STOWELL C P. What happened to blood substitutes[J]. Transfus Clin Biol,2005,12(5):374-379.

[51]TAO Z,GHOROGHCHIAN P P. Microparticle,nanoparticle,and stem cell-based oxygen carriers as advanced blood substitutes[J]. Trends Biotechnol,2014,32(9):466-473.

[52]ABUCHOWSKI A. SANGUINATE(PEGylated carboxyhemoglobin bovine):mechanism of action and clinical update[J]. Artif Organs,2017,41(4):346-350.

[53]STOTESBURY T,ILLES M,WILSON P,et al. The application of silicon sol-gel technology to forensic blood substitute development:investigation of the spreading dynamics onto a paper surface[J]. Forensic Sci Int,2017,275:308-313.

[54]MILNE L M. Crystalloids,colloids,blood,blood products and blood substitutes[J]. Anaesthesia & Intensive Care Medicine,2007,8(2):56-59.

[55]KHAN F,SINGH K,FRIEDMAN M T. Artificial blood:the history and current perspectives of blood substitutes[J]. Discoveries (Craiova),2020,8(1):e104.

[56]ALAYASH A I. Setbacks in blood substitutes research and development:a biochemical perspective[J]. Clin Lab Med,2010,30(2):381-389.

[57]CASTRO C I,BRICENO J C. Perfluorocarbon-based oxygen carriers:review of products and trials[J]. Artif Organs,2010,34(8):622-634.

[58]AMBERSON W R,JENNINGS J J,RHODE C M. Clinical experience with hemoglobin-saline solutions[J]. J Appl Physiol,1949,1(7):469-489.

[59]CUIGNET O Y,WOOD B L,CHANDLER W L,et al. A second-generation blood substitute (perfluorodichlorooctane emulsion) generates spurious elevations in platelet counts from automated hematology analyzers[J]. Anesth Analg,2000,90(3):517-522.

[60]EASTMAN A L,MINEI J P. Comparison of Hemoglobin-based oxygen carriers to stored human red blood cells[J]. Crit Care Clin,2009,25(2):303-310.

[61]PIRAS A M,DESSY A,CHIELLINI F,et al. Polymeric nanoparticles for hemoglobin-based oxygen carriers[J]. Biochim Biophys Acta,2008,1784(10):1454-1461.

[62]NAPOLITANO L M. Hemoglobin-based oxygen carriers:first,second or third generation? Human or bovine? Where are we now? [J]. Crit Care Clin,2009,25(2):279-301.

[63]CAMERON S J,GERHARDT G,ENGELSTAD M,et al. Interference in clinical chemistry assays by the hemoglobin-based oxygen carrier,hemospan[J]. Clin Biochem,2009,42(3):221-224.

［64］MOORE E E,JOHNSON J L,MOORE F A,et al. The USA multicenter prehospital hemo-globin-based oxygen carrier resuscitation trial:scientific rationale,study design,and re-sults［J］. Crit Care Clin,2009,25(2):325-356.

［65］DONATI F,BOTRÉ F. A fast screening method for the detection of the abuse of hemoglo-bin-based oxygen carriers (HBOCs) in doping control［J］. Talanta,2010,81(1/2):252-254.

［66］HARRINGTON J P,WOLLOCKO H. Pre-clinical studies using OxyVita hemoglobin,a ze-ro-linked polymeric hemoglobin:a review［J］. J Artif Organs,2010,13(4):183-188.

［67］ELMER J,ALAM H B,WILCOX S R. Hemoglobin-based oxygen carriers for hemorrhagic shock［J］. Resuscitation,2012,83(3):285-292.

［68］HOLSON J F,STUMP D G,PEARCE L B,et al. Absence of developmental toxicity in a canine model after infusion of a hemoglobin-based oxygen carrier:Implications for risk as-sessment［J］. Reprod Toxicol,2015,52:101-107.

［69］WANG Y,ZHANG S,ZHANG J,et al. Structural,functional and physiochemical proper-ties of dextran-bovine hemoglobin conjugate as a hemoglobin-based oxygen carrier［J］. Process biochemistry,2017,60:67-73.

［70］KORTE E A,POZZI N,WARDRIP N,et al. Analytical interference of HBOC-201 (hemo-pure,a synthetic hemoglobin-based oxygen carrier) on four common clinical chemistry platforms［J］. Clin Chim Acta,2018,482:33-39.

［71］ALOMARI E,RONDA L,BRUNO S,et al. High- and low-affinity PEGylated hemoglobin-based oxygen carriers:differential oxidative stress in a guinea pig transfusion model［J］. Free Radic Biol Med,2018,124:299-310.

［72］TOMA V A,FARCAS A D,ROMAN I,et al. In vivo evaluation of hemerythrin-based oxy-gen carriers:Similarities with hemoglobin-based counterparts［J］. Int J Biol Macromol,2018,107(Pt B):1422-1427.

［73］JANSMAN M M T,HOSTA-RIGAU L. Recent and prominent examples of nano- and mi-croarchitectures as hemoglobin-based oxygen carriers［J］. Adv Colloid Interface Sci,2018,260:65-84.

［74］HENDERSON R,CHOW J H,TANAKA K A. A bridge to bloodless surgery:use of hemo-globin-based oxygen carrier for anemia treatment and autologous blood preservation during redo pulmonic valve replacement［J］. J Cardiothorac Vasc Anesth,2019,33(7):1973-1976.

［75］GUPTA A S. hemoglobin-based oxygen carriers:current state-of-the-art and novel mole-cules［J］. Shock,2019,52(1S Suppl 1):70-83.

［76］ESTEP T N. Issues in the development of hemoglobin based oxygen carriers［J］. Semin Hematol,2019,56(4):257-261.

［77］GREENWALD R B. PEG drugs:an overview［J］. J Control Release,2001,74(1/3):159-171.

［78］KIM H W,GREENBURG A G. Artificial oxygen carriers as red blood cell substitutes:a selected review and current status[J]. Artif Organs,2004,28(9):813-828.

［79］HABLER O,PAPE A,MEIER J,et al. Artificial oxygen carriers as an alternative to red blood cell transfusion[J]. Anaesthesist,2005,54(8):741-754.

［80］BIALAS C,MOSER C,SIMS C A. Artificial oxygen carriers and red blood cell substitutes:a historic overview and recent developments toward military and clinical relevance[J]. J Trauma Acute Care Surg,2019,87(1S Suppl 1):S48-S58.

［81］MALCHESKY P S,TAKAHASHI T,IWASAKI K,et al. Conjugated human hemoglobin as a physiological oxygen carrier--pyridoxalated hemoglobin polyoxyethylene conjugate (PHP)[J]. Int J Artif Organs,1990,13(7):442-450.

［82］CECKLER T L,GIBSON S L,HILF R,et al. In situ assessment of tumor vascularity using fluorine NMR imaging[J]. Magn Reson Med,1990,13(3):416-433.

［83］CLARK LC J R,GOLLAN F. Survival of mammals breathing organic liquids equilibrated with oxygen at atmospheric pressure[J]. Science,1966,152(3730):1755-1766.

［84］GURTNER G H,TRAYSTMAN R J,BURNS B. Interactions between placental O_2 and CO transfer[J]. J Appl Physiol Respir Environ Exerc Physiol,1982,52(2):479-487.

［85］SANDERS K,SCHICK E. Fluorocarbon FC 75:a new bathing medium for in vivo recordings in neurophysiology[J]. Neurosci Lett,1978,8(3):269-272.

［86］SLOVITER H A,KAMIMOTO T. Erythrocyte substitute for perfusion of brain[J]. Nature,1967,216(5114):458-460.

［87］FAITHFULL N S,CAIN S M. Cardiorespiratory consequences of fluorocarbon reactions in dogs[J]. Biomater Artif Cells Artif Organs,1988,16(1/2/3):463-472.

［88］SPIESS B D,MCCARTHY R,PIOTROWSKI D,et al. Protection from venous air embolism with fluorocarbon emulsion FC-43[J]. J Surg Res,1986,41(4):439-444.

［89］TORRES L N,SPIESS B D,TORRES FILHO I P. Effects of perfluorocarbon emulsions on microvascular blood flow and oxygen transport in a model of severe arterial gas embolism[J]. J Surg Res,2014,187(1):324-333.

［90］FAITHFULL N S,WEERS J G. Perfluorocarbon compounds[J]. Vox Sang,1998,74(Suppl 2):243-248.

［91］KAISERS U,KELLY K P,BUSCH T. Liquid ventilation[J]. Br J Anaesth,2003,91(1):143-151.

［92］VOROB'EV S I. First- and second-generation perfluorocarbon emulsions[J]. Pharmaceutical Chemistry Journal,2009,43(4):209-218.

［93］TORRES FILHO I P. Mini-review:perfluorocarbons,oxygen transport,and microcirculation in low flow states:in vivo and in vitro studies[J]. Shock,2019,52(Suppl 1):19-27.

［94］LATSON G W. Perftoran (vidaphor)—introduction to western medicine[J]. Shock,2019,52:65-69.

［95］BONANNO A M,GRAHAM T L,WILSON L N,et al. Efficacy of the perfluorocarbon dodecafluoropentane as an adjunct to pre-hospital resuscitation[J]. PLoS One,2018,13 (11):e0207197.

[96]BACHERT S E,DOGRA P,BORAL L I. A case report and brief history of artificial oxygen carriers[J]. Am J Clin Pathol,2020,153(3):287-293.

[97]HALDAR R,GUPTA D,CHITRANSHI S,et al. Artificial blood:a futuristic dimension of modern day transfusion sciences[J]. Cardiovasc Hematol Agents Med Chem,2019,17 (1):11-16.

[98]JAHR J S,GUINN N R,LOWERY D R,et al. Blood substitutes and oxygen therapeutics: a review[J]. Anesth Analg,2021,132(1):119-129.

[99]MAYER D,FERENZ K B. Perfluorocarbons for the treatment of decompression illness: how to bridge the gap between theory and practice[J]. Eur J Appl Physiol,2019,119 (11/12):2421-2433.

[100]KRAFFT M P. Alleviating tumor hypoxia with perfluorocarbon-based oxygen carriers[J]. Curr Opin Pharmacol,2020,53:117-125.

[101]SPIESS B D. Oxygen therapeutic agents to target hypoxia in cancer treatment[J]. Curr Opin Pharmacol,2020,53:146-151.

[102]AUDRAN M,KRAFFT M P,DE CEAURRIZ J,et al. Determination of perfluorodecalin and perfluoro-N-methylcyclohexylpiperidine in rat blood by gas chromatography-mass spectrometry[J]. J Chromatogr B Biomed Sci Appl,2000,745(2):333-343.

[103]杨志焕,陈惠孙,孟海杰,等. 氟碳人造血用于战伤救治(附13例报告)[J]. 创伤杂志,1988,2(3):184.

[104]LATSON G W. Perftoran (vidaphor)-introduction to western medicine[J]. Shock,2019, 52(Suppl 1):65-69.

第十一章

生物医用保暖材料及其应用

杨 健

第一节 失温与冷伤

低温环境(cryogenic circumstance)会显著增加战创伤的救治难度和救治效果。低温能够引发失温和冷伤(cold injury)。失温是人体产热能力的下降直至消失的病症。当人体热量流失大于补给,核心区温度降低,会产生寒战、心肺功能衰竭等症状,甚至最终导致死亡。冷伤,也称冻伤,包括冻结性冷伤和非冻结性冷伤。冻结性冷伤,是因短时间暴露于极低温,或长时间暴露于冰点以下温度,组织发生冻结;非冻结性冷伤是由 10 ℃ 以下至冰点以上的低温和潮湿共同作用引起手、足和耳垂部冻疮。

一、失 温

人的核心体温维持在 35 ~ 37 ℃ 的恒定水平,体热源于食物中的营养物质,热量产生按部位来分,骨骼肌占总量的 2/3,其次为肝约 1/5,其他为肾、心脏和呼吸。日本研究计算了成年男性和女性的热量代谢,男性一天约为 10 450 kJ,女性约为 8 778 kJ。身体各组织产生的热量由血液输送,通过辐射、传导或对流以及蒸发的方式发散到体外,其中通过皮肤传导和辐射的热量约 7 490 kJ,皮肤蒸发热量约 1 522 kJ,肺表面蒸发 761 kJ、呼气释放热量 351 kJ,尿及粪便排泄释放热量 200 kJ。皮肤散热占总散热量的 87.5%。身体热量的补充与热量消耗匹配时,在低湿度环境中,裸体感到冷的极限是 25 ℃,60% 湿度时,28 ℃ 以上不感觉冷,裸体皮肤可以维持在 34.1 ℃。但是当身体暴露在寒冷环境中,身体热量的补充又赶不上热量的消耗时,核心体温就会降到正常新陈代谢和生理功能所需温度以下,引发寒战、意识迷茫、感觉神经麻痹、心肺功能衰竭等失温症(hypothermia,亦称低温症、低体温症)。失温症与冷伤不同,冷伤是对软组织与表皮结构性的损伤,而失温症针对的是人体核心体温降低所引起的各种症状(图 11-1)。

常规情况下临床定义核心体温 35 ℃ 为低温,发生失温后,普通人的生命受到威胁,伤员的生命维持时间将更短。当中心体温降到 30 ~ 33 ℃ 时,肌肉将僵直,逐渐失去产热的作用,有可能发生死亡。表 11-1 是正常人在冷水发生失温和死亡的时间情况。

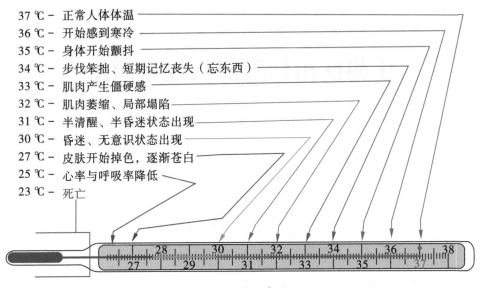

37℃ - 正常人体体温
36℃ - 开始感到寒冷
35℃ - 身体开始颤抖
34℃ - 步伐笨拙、短期记忆丧失（忘东西）
33℃ - 肌肉产生僵硬感
32℃ - 肌肉萎缩、局部塌陷
31℃ - 半清醒、半昏迷状态出现
30℃ - 昏迷、无意识状态出现
27℃ - 皮肤开始掉色,逐渐苍白
25℃ - 心率与呼吸率降低
23℃ - 死亡

图 11-1　失温表现

（杨健供图）

表 11-1　失温生存时间

周围温度(水中)/℃	失去意识或行动能力时间	死亡时间
0	15 min	15～45 min
5	15～30 min	30～90 min
10	1～2 h	1～3 h
15	2～7 h	1～6 h
20	3～12 h	2～40 h

失温症的症状取决于温度,临床根据核心温度区间,将失温症的发病程度分为 3 个层级。核心体温 32～35 ℃为轻度失温,肌肉通过自行拉伸收缩运动或者自发颤抖补充产热,皮肤变冷,皮下血管收缩,血液流量减少,思维正常但是有一定迟缓,呼吸急促,饥饿,恶心,心率加快;核心体温 28～32 ℃为中度失温,肌肉由颤抖变为僵硬,发生意识不清、脉搏减弱、呼吸浅而缓;核心体温低于 28 ℃,为严重失温,逐渐失去意识,心率急速降低(1～4 次/min)或心律失常,难以监测,瞳孔散大,随时可能死亡。

二、冷　伤

低气温是造成冷伤的首要原因。人体组织在危险情况下会主动"壁虎断尾",即收缩-缺血-冻结。当体感温度在较长时间内低于 0 ℃,动静脉间平滑肌群会发生收缩,削减远心端血液流量,以保持核心体温。血管收缩的区域,产生缺血。缺血区内血小板大量聚集,加速血液凝固,其他组织细胞热量和氧分不足,难以维持基本活性,组织液冻结,发生组织坏死(图 11-2、图 11-3)。

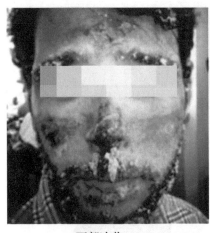
面部冷伤

双手Ⅲ度冷伤

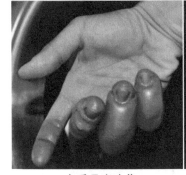
右手Ⅱ度冷伤

左足Ⅱ度冷伤

图 11-2　血管收缩示意
(杨健供图)

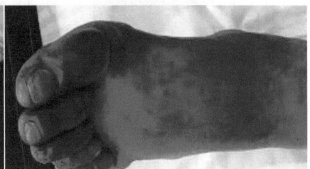

图 11-3　正常组织与缺血冻结组织
(杨健供图)

表层冷伤初始是表皮发生冻结,皮肤表皮层内组织液固化或流失。皮肤有痒痛感、颜色变得苍白或者潮红,感到神经麻木,触觉敏感度降低;低温继续持续,冷伤将穿过表皮层,在真皮层组织内发生冻结,皮肤变得坚硬。伤后 1~2 d 内,皮肤会发生肿胀,出现水疱,然后水疱变得坚硬,颜色开始转黑(图11-4~图11-6)。

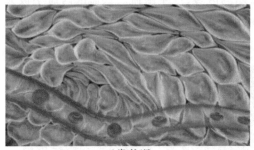
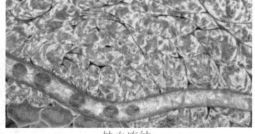

正常状况　　　　　　　　　　　　　　　缺血冻结

图11-4　冷伤过程
(杨健供图)

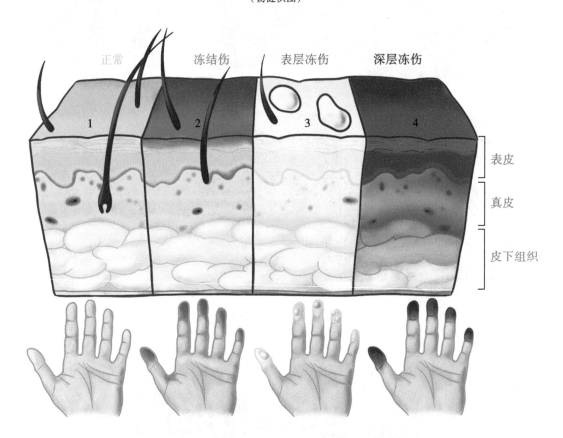

图11-5　面部和手部冷伤
(杨健供图)

低温一旦深入皮下脂肪、肌肉甚至骨骼,就将发生不可逆损伤。皮肤硬化,触感如腊质。冷伤处生理功能暂时或永久性丧失,出现大面积或局部黑紫(图11-7)。神经与肌肉是否失活,是否能受意识控制进行活动,是深层冷伤与表层冷伤的关键区别。

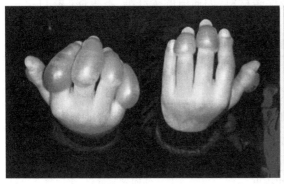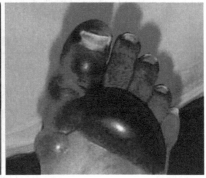

图 11-6　手、足部表层冷伤（左图 II 度冷伤，右图冷伤水肿）

（杨健供图）

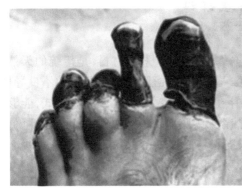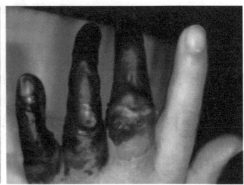

图 11-7　深层冷伤

（杨健供图）

低温如果还伴随高风速、缺氧等更易造成冷伤。高风速——风冷效应，是体感温度低于实际温度的最大原因。它使得身体对外热辐射始终处于一个高水平。此外如果伴随缺氧，则可引起人体体力、精神的衰退，以及全身尤其是肢体末梢的循环障碍。对缺氧适应不良者，冷伤发生率更高。

第二节　天然生物保温材料及其应用

低温环境中，保持伤员体温对于战创伤救治效果有重要意义。保温材料（thermal insulation materials）是保温的物质基础，保温材料可以分为天然生物活性材料和合成医用保温材料。保温材料还可以按照是否产热分为消极保暖材料和能够发生热电能、化学能、太阳能转变为热能以及相变储能等积极保暖材料。天然生物活性材料通常是消极保暖材料,一部分合成保温材料属于积极保暖材料,如通电的碳纤维、石墨烯(表11-2)。

表11-2　热量散失方式和保暖方法与材料

热量散失方式	保暖方法	保温材料
传导	增加织物静止空气含量	羽绒、棉花、毛皮
辐射	反射辐射热	表面镀膜
对流	纤维细化、提高蓬松度、增加缠绕吸附,采用高密度织物或涂层,防止热空气透过	毛皮、超细纤维、涂层防风织物
蒸发散热	将水汽尽快排出	低回潮率材料、多层复合材料

一、纤维素类材料

木棉、棉花以及某些草,如东北地区的乌拉草,都是纤维素类材料,是传统的天然生物保温材料。纤维素分子构成的植物的长纤维,横截面中往往有空腔,是热的不良导体,纤维之间组织蓬松,纤维空腔以及纤维绒絮间存在大量的空气,加工或编织方式,能够进一步保持内部空气的稳定(图11-8)。空气导热系数只有0.026 W/(m·K),能够降低人体体表热空气与外界冷空气之间的对流,降低皮肤与冷体的接触热传导,实现保暖。保暖性能好坏与絮片或织物中静止空气的含量以及厚度正相关。

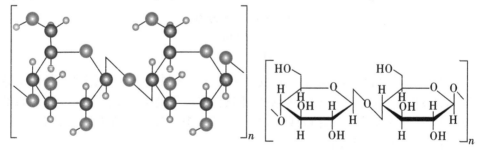

图11-8　纤维素分子结构式
(杨健供图)

表11-3~表11-5列出了部分常见天然和合成保温材料棉、苎麻、桑蚕丝、柞蚕丝、羊毛、兔毛、涤纶长丝、锦纶、腈纶的导热系数。上述保温材料的纤维导热系数都比较接近,由于纤维是由大分子链沿纤维轴向排列而成,所以存在各向异性,故轴向和径向导热系数存在差异。径向导热系数都较低,这也正好能用来解释在利用这些纤维的时候,都是把纤维径向与人体体表平行。纤维虽然是热的不良导体,但是空气的导热系数比常用纤维更小。

表 11-3　常见纤维的轴向和径向导热系数

纤维材料	轴向导热系数/W/(m·K)	径向导热系数/W/(m·K)	轴向/径向
棉	1.126	0.160	7.047
苎麻	1.662	0.206	8.062
桑蚕丝	0.830	0.156	5.332
柞蚕丝	0.978	0.159	6.163
绵羊毛	0.479	0.161	2.974
兔毛	0.331	0.132	2.504
涤纶长丝(实心)	0.975	0.192	5.072
锦纶(实心)	0.593	0.270	2.197
腈纶(实心)	0.743	0.218	3.415

表 11-4　纤维集合体的导热系数(环境温度20 ℃,相对湿度65%)

材料	导热系数/W/(m·K)	材料	导热系数/W/(m·K)
棉	0.071~0.073	涤纶(实心)	0.084
绵羊毛	0.052~0.055	腈纶(实心)	0.051
蚕丝	0.05~0.055	丙纶(实心)	0.221~0.302
静止空气	0.026	水	0.697

表 11-5　干纤维比热容

材料	比热容/J·g^{-1}·℃$^{-1}$	材料	比热容/J·g^{-1}·℃$^{-1}$
棉	1.21~1.34	亚麻	1.34
桑蚕生丝	1.38~1.39	精炼蚕丝	1.386
羊毛	1.36	涤纶	1.34
腈纶	1.52	丙纶	1.80
静止空气	1.01	水	4.18

　　棉花含纤维素为87%~90%(图11-9),产地广泛、价格低廉,表11-2~表11-5数据显示其保暖性优良,是宏观用量最多、性价比最高的天然保温材料。棉花根据纤维长度分为长绒棉、中等长度细绒棉和粗绒棉。埃及棉、苏丹棉以及新疆长绒棉产量低,价格昂贵,主要用于制造高级纱布和针织品,粗绒棉用来制造棉毯和廉价的织物,或与其他纤维混纺。

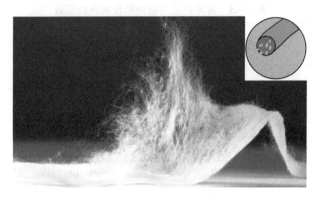

图 11-9　棉纤维

（杨健供图）

以棉花为代表的纤维素分子中有较多的羟基,绝大多数纤维素类保温材料都存有在潮湿环境中有吸水、湿黏的不足。尤其是棉纤维,与化纤棉相比回潮率较高,纤维吸附水分后,由于羟基的强亲水作用,扩散蒸发慢,厚度方向难与外界流动空气接触,易板结,显著影响保暖效果和舒适性。

二、蛋白质

蛋白质类保温材料主要是兽皮和动物纤维,如蚕丝、兽毛和羽绒(图 11-10)。旧石器时代中期的智人阶段,人类已经会使用石器剥取切割兽皮,并开始用兽皮裹身御寒。兽皮经脱毛、鞣制和脱脂等物理化学加工后,胶原纤维的化学结构发生变化,得到柔韧不易腐烂的皮革。动物皮革成分主要是胶原蛋白(collagen,Col)和少量角蛋白(keratin)。生蚕丝的主要成分是丝素蛋白(silk fibroin,SF)(约 70%)和丝胶蛋白(sericin)(约 22%)。丝素蛋白是一种角蛋白,其组成以甘氨酸、丙氨酸和丝氨酸为多。丝胶蛋白也是角蛋白,其组成中带侧位羟基的丝氨酸较多,二羧基和二氨基氨基酸的含量比丝素中高。兽毛主要是羊毛、驼毛和羽绒,兽毛和羽绒以角蛋白为主。与合成纤维相比,蛋白质类纤维保温材料均含有较多的硫元素,因此燃烧味道可以用来区分天然生物保温材料、人工合成材料以及纤维素材料。蛋白质类保温材料的保温原理与纤维素类基本一致,也是自身是热的不良导体,纤维间有不流动的空气层,起到良好的隔热作用。

(一)皮革

皮革的导热系数少见报道,表 11-6 的数据仅供参考。由于皮革的致密性远高于蓬松的纤维,因此可以肯定导热系数比纤维高。但皮革相对致密的结构对缓解风冷效应的能力远高于棉、蚕丝,能够有效减缓因风的吹扫造成体感温度显著下降。一只动物不同部位的兽皮导热系数总体相差不大,但腹部的导热系数较臀背部高,保温性低。

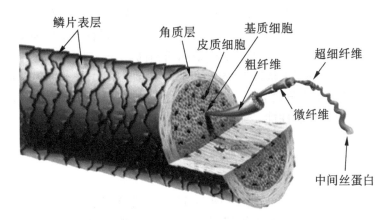

鳞片表层　角质层　基质细胞　皮质细胞　粗纤维　超细纤维　微纤维　中间丝蛋白

图 11-10　兽毛和羽绒纤维结构

（杨健供图）

表 11-6　不同皮革导热系数

牛全粒面皮/ W/(m · K)	牛磨砂革/ W/(m · K)	牛修面革/ W/(m · K)	牛漆皮/ W/(m · K)	猪鞋里革/ W/(m · K)
223.64	298.96	19.26	12.12	2 980.73

皮革保温能力同样受湿度的影响,皮革的透气性远低于棉,表面温度较低时,皮肤水汽会凝结附着在体表,蒸发散热会导致人体持续失温,局部热量大量散失造成冷伤。蒸发散热的原动力是皮肤与周围空气之间的水汽压差,且与水汽压差及蒸发散热系数有如下函数关系:

$E = wK_eA_s(P_s - P_e)$,E——蒸发散热量(kJ /h);Ke——蒸发散热系数(kJ/m² ● h · mmHg);As——人体表面积(m²);Ps——皮肤温暖的饱和水汽压(mmHg);Pe——环境湿度(g/m³);w——皮肤潮湿面积的百分比,即需要的蒸发散热量与最大可能蒸发散热量之比值。

（二）动物毛

用于保暖的动物毛主要是羊毛、羊绒、驼绒。羊毛是人类很早就开始利用的天然纤维之一。羊毛密度是天然纤维中最小的,约 1.32 g/cm³,细度差异很大,粗羊毛直径有 200 μm,而最细的羊绒毛直径约 7 μm。因羊毛存在自然卷曲,纤维内部有疏松的髓质层,表面有占羊毛总量的 10% 微观鳞片层(图 11-10),能够储存和吸附更多的静止空气,形成不流动的空气层作为保暖屏障,具有良好的保暖性。一般羊毛越细、鳞片密度越大,纤维短卷曲多,保暖性好。由表 11-2 可知,羊毛纤维的导热系数与棉纤维非常接近,而且羊毛是天然纤维中唯一具有缩绒性的纤维,毛织物在湿热状态下经机械力反复作用,纤维间相互穿插纠缠,使其在作为面料能够获得优于棉纤维絮片的防风作用,获得更好的保暖效果。同时羊毛有非常好的拉伸性及弹性形变回复性,与皮革相比在能良好保持外观的同时,还有良好的弹性和蓬松性,耐压性强,都对保温有促进作用。羊毛吸湿透气效果优于皮革,羊毛纤维回潮率约15%。羊毛、羊绒用作保温材料的不足和皮革一样,都是如果前处理不当易发生虫蛀,有异味,易生细菌,价格高。

驼绒的化学结构与绵羊毛很接近,长度和细度差异也很大,横截面为圆形,鳞片结构少于羊毛,粗驼毛截面是八角状空心。压缩性能优于羊毛,保温率能达到64.6%,作为絮片能长时间保持蓬松轻暖的性能。驼绒的质量比电阻值远大于羊毛,静电集聚明显,抗静电性能不佳。

(三)蚕丝

蚕丝纤维与棉纤维相比,更长更细(图11-11)。单根蚕丝长为1 300～1 500 m,平均线密度为3.1 dtex,平均当量直径为17.4 μm,芯部为线密度约1.1 dex、横截面积约87.2 μm² 的丝素纤维。由于蚕吐出的丝中有水分,干燥后会形成小孔与间隙,使结构疏松。桑蚕丝横截面呈三角形,柞蚕丝横截面更为扁平,接近新月形。多孔性、截面不规整性以及化学亲水性,导致蚕丝也有良好的蓬松性,能够形成较稳定的不流动空气层,导热系数也与棉纤维非常接近,具有良好的保暖能力。蚕丝回潮率约为10%,最高可达到35%,蚕丝的散湿速度也快,能很快将水汽排除,加上手感光滑柔软,蚕丝舒适性优于棉花。由于蚕丝纤维在由液体变成固态纤维时,曾受到强烈拉伸和蚕口的挤压,取向度高,结晶度高,因此蚕丝单丝的屈服应力和断裂强度都高,具有较好的弹性。蚕丝的不足也是对微生物的稳定性也不高,同时是天然纤维中耐光性最差的,高原日照强烈的地区,紫外线会显著影响蚕丝的力学性能。

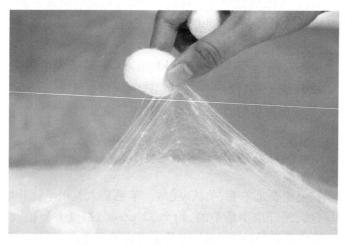

图11-11　桑蚕丝

(杨健供图)

(四)羽绒

在棉花、羊毛、蚕丝和羽绒四大天然保暖材料中,羽绒的保暖性能最佳。鸟的羽毛种类众多,功能各异,羽毛保暖的部分在于羽根部的绒羽,提纯后的半羽、纤羽、绒羽可用于保暖。绒羽由柔软而蓬松的绒朵构成,绒朵有一个相对坚硬的中心点,簇状纤维从中心点向周边辐射散开,绒朵越大,纤维便越长,越能存储空气防止热量散失,保暖性越好(图11-12、图11-13)。

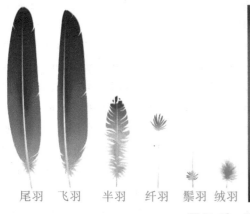 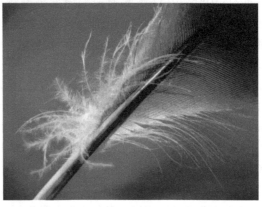

尾羽　飞羽　半羽　纤羽　鬚羽　绒羽

图 11-12　羽毛及保暖绒毛
(杨健供图)

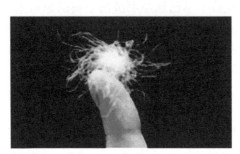

图 11-13　绒朵
(杨健供图)

不同鸟类或同一鸟类不同部位的羽绒保暖品质差异大。通常鸟类体积越大,绒朵便越大,鹅绒保暖效果优于鸭绒,而且鹅绒油脂含量少,异味少,色泽美,更耐用。但鸭类养殖周期短,鸭绒价格较低廉,性价比较高。成熟禽类比年幼禽类,寒冷地带生活的禽类比温暖地带生活的禽类,绒毛纤维更饱满,纤维与纤维之间缠绕吸附作用更高,保暖效果更佳。

羽绒和棉花、蚕丝保暖机制一样,都主要依靠纤维之间的静态空气层实现保温。羽绒专门使用蓬松度(被压缩后能恢复的体积)来间接衡量保暖性能。无论棉花、蚕丝还是羽绒,都是低蓬松度的抗压能力最好,但是保暖性能差;高蓬松度的抗压能力差,但是所包含的隔热空气厚,单位重量材料的隔热保暖性能好。尽管不抗压的保温材料保暖效果好,但在实际使用时不可能不受压。抗压性差的蓬松材料一旦受到微小力的作用,就将明显失去空气隔热层。相比较而言,羽绒比棉花和蚕丝更容易做到较高的蓬松度,兼顾抗压和保暖的两种能力。同时羽绒制品中的还会保留5%~10%羽来作为骨架支撑,进一步防止面料压缩高蓬绒的蓬松度。

目前市场上羽绒蓬松度指标由于测试方法不一样,导致单位和数值差异很大。测试标准有:IDFB 2015《国际羽毛羽绒局试验规则》、GB/T 10288-2016《羽绒羽毛检验方法》、GB/T 14272-2011《羽绒服装》、FZ/T 80001-2002《水洗羽毛羽绒试验方法》、日本标准 JIS L1903-2017《Testing methods for feathers(羽毛羽绒试验方法)》、欧洲标准 BS EN 12130-1998《Feather and down—Test method—Determination of the filling power(massic volume)(羽毛绒毛测试方法-蓬松度的测定)》。IDFB 2015《国际羽毛羽绒局试验规则》样品前处理中采用蒸汽还原法,常用单位是 inch3/oz(该标准单位有3种:L/kg,cm³/g,inch3/oz)。以 IDFB 标准蓬松度600为例,指的是1盎司(28.4g)的羽绒在规定条件下所占的体积为600立方英寸(约10 L)。GB/T 10288-2016《羽绒羽毛检验方法》和 IDFB 2015 在前处理方法、单份试样重量、蓬松度仪的参数设定等方面基本一致,但其测量方式是将羽绒放在带压盘的圆筒中查看羽绒的高度,因此以"厘米(cm)"作为蓬松度的单位。GB/T 14272-2011《羽绒服装》虽然也是以厘米为单位,但由于使用恒温烘干前处理法,因此即使同样的羽绒,测量值也会和 GB/T 10288-2016 检测结果不同。因此只有在采用统一检测标准的前提下,单位一致的蓬松度数值才能够用于比较不同羽绒保暖效果。

成品羽绒价格中,处理成本早已远超羽绒的原料的原始采购成本。850蓬松度鹅绒价格是650蓬松度鹅绒的十几倍。我国羽绒蓬松度提升技术与欧美还有一定差距,使用同样鹅绒国内可以处理成650~750蓬松度,但外国企业 Marmot 和始祖鸟却可以加工成800、850蓬松度,甚至更高。

克罗(Clo)值是衡量保暖效果的常用单位,在室温为21 ℃,相对湿度50%以下,气流为0.1 m/s的条件下,一个人静坐感觉舒服时所穿衣服的保暖值为1克罗(1 Clo = 0.155 m² · K/W)。保暖材料每盎司提供的静态保暖能力大致是:纯棉(cotton)0.04 Clo/oz、美利奴羊毛(Merino wool)0.08 Clo/oz、550蓬羽绒 Down(550 fill)0.7 Clo/oz、850蓬羽绒 Down(850 fill)2.53 Clo/oz。当保暖需2.0 Clo 时,大约需要3盎司(85 g)550蓬羽绒或700 g 美利奴毛衣。在同样重量下通过比克罗值比较保暖能力,高蓬松度羽绒的远超棉毛制品。达到同样克罗值,使用850蓬松度羽绒重量是棉花的1/80,羊毛的1/40。但实际情况却远远达不到这样的理想状态,因为保暖材料必须紧密贴合身体才能防止空气对流,羽绒太过轻柔,即使是风吹导致的压力都会将羽绒压缩。羽绒纤维长度比棉花和蚕丝短,羽绒纤维之间缠绕吸附作用弱时,在风压作用下作为填充物的羽绒会不断移动而出现冷点(图11-14)。即使是850蓬松度的羽绒服,在高速寒风从各角度吹扫或渗透的情况下,保暖效果不及棉花内嵌皮毛的大衣。

此外,羽绒的清洁度也是衡量保暖效果的因素。清洁度不够的羽绒中,各种杂质会破坏羽绒的蓬松结构,微生物会在羽绒残留的油脂中繁衍,降解羽绒纤维,破坏保暖性。

在有风压环境中,国际知名品牌都建议羽绒服作为中间层穿着,尽量与内衣接触,才能达到最佳保温效果。虽然没有涉及使用羽绒保温毯或保温袋的情况,但以此类推保温毯或保温袋内衬最好使用粗糙拉绒材料而不是光滑材料,因为光滑内衬会把身体与保暖材料隔开,伤员体温不能被羽绒充分保护,热量容易从其他热阻小的缝隙中散失。即使如此,伤员保温毯或保温袋同时实现轻便和体积小巧仍然是比较困难的。

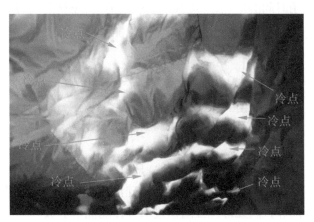

图 11-14　羽绒不均匀分布形成的冷点
(杨健供图)

第三节　人工合成医用保温发热材料及其应用

一、化纤人造棉

人造棉(rayon)本质是一种人工合成纤维,中空聚酯(涤纶)纤维(图 11-15)、聚丙烯腈(腈纶)纤维、聚丙烯纤维和黏胶纤维等纤维。以熔融纺丝工艺制造涤纶纤维应用量最大。溶体通过喷丝板,经高速拉伸成纤。最普通的是实心熔喷纤维,但保暖性能与纤维素纤维相比没有明显优势。利用异形孔喷丝板可以得到非圆形截面的纤维,增加比表面积。结合溶体通过喷丝板发生挤出涨大的特点,可以将喷出的溶体边缘黏合在一起,如通过 C 型喷丝板可以将一对 C 型孔挤出的两个半圆溶体黏合在一起,形成单孔中空初生纤维。溶体通过不同结构喷丝板,还可以形成多孔(4 孔、7 孔,甚至更多)中空纤维,中空度可达 30%~70%。再经过多次高速拉伸、机械卷曲、热定型等处理工艺,形成二维卷曲或者偏心三维卷曲的多孔中空纤维。异形截面纤维和中空纤维与实心熔喷纤维相比,纤维集合体的密度降低、蓬松度显著提高,中空纤维内部、纤维之间都含有大量不容易对流的滞留空气,提高了纤维的热阻和保暖性能,实现更轻盈更保暖的效果。中空度越高,质量越轻,保温效果越好。人造棉返潮率比天然纤维低很多,几乎不吸湿,因此在外部潮湿环境中使用比羽绒和棉花有一定的优势,但使用厚人造棉絮片时,人体散发出的水汽也不容易透出,水蒸气会冷凝成液滴,容易滋生微生物。水蒸气不断从体表吸附热量气化,然后在人造棉絮片中冷凝,尽管冷凝放热,但放出的热量无法回到人体,而是推动水汽透出,因此显著降低舒适性,耗散人体热量。使用久了容易变形板结,同时二维和三维的曲缩结构不稳,随着使用时间的增加,纤维弹性会逐渐消失,隔热空气层不持久稳定。

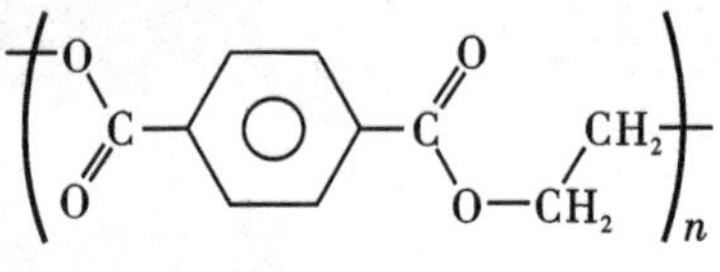

图 11-15　聚酯(涤纶)分子结构式
(杨健供图)

微细且有硅纤维(feather fabric,纤丝羽绒)是人工加工的直径为 0.8～2.5 D 的二维超细聚酯实心纤维。保温性能比羽绒差,但加入硅油成分使其在蓬松度和纤维黏性方面和羽绒接近,同时防潮、防蛀、无外源性蛋白过敏等性能优于羽绒。

3M Thinsulate 棉(新雪丽保温棉),Albany International 公司 Primaloft ONE 和 Primaloft Gold,英威达公司 POLARGUARD 3D/HV 棉以聚酯为主的短纤在低温环境展现出好的保温效果,都曾有美军支持研究的背景。新雪丽保温棉是一种超细短纤维,直径为 4～2.5 D,纤丝羽绒接近,能隔绝更多的空气,从而能达到更有效的保暖效果。在水中的吸水率小于其自重的 1%,十分易干,新雪丽根据应用场合不同,会和不同化学纤维拼混,如聚丙烯。200 g/m² KL 型新雪丽厚度为 2.7 cm,Clo 值可以达到 4(GB/T 11048—2008 中 A 型仪器)。各种化纤填充物睡袋随着使用时间的增加,保暖性能逐渐下降至失效,但它们与天然纤维相比,优势在于打湿后还能残存一部分保暖性能,也容易做到速干。

二、气凝胶毡

气凝胶是通过溶胶凝胶法,用一定的干燥方式使气体取代凝胶中的液相而形成的一种纳米级多孔固态材料。气凝胶的种类很多,有硅系、碳系、硫系、金属氧化物系、金属系等。目前市场使用最多的是二氧化硅气凝胶(图 11-16),呈半透明蓝白色,密闭小孔中的空气或惰性气体占气凝胶自重的 99.8%,因此对热具有非常好的阻隔性,导热系数可低于 0.02 W/(m·K),800 K 时的热导率仅为 0.03 W/(m·K)。但是单纯的气凝胶抗压能力非常差,很小的压力就能将其粉碎,难以使用,因此往往与预氧丝或玻璃纤维(fiberglass,简称玻纤)制成非织造布(图 11-17),或者与聚氨酯等高分子混合制成多孔海绵,具有可以使用的拉伸强度和抗压回弹能力。

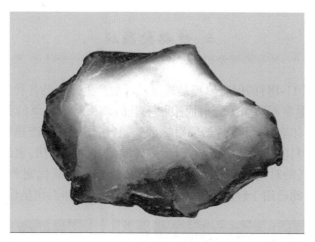

图 11-16　二氧化硅气凝胶

（杨健供图）

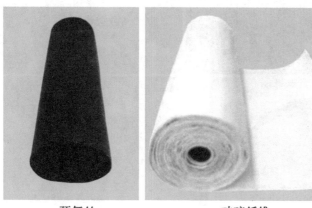

预氧丝　　　　　　　玻璃纤维

图 11-17　气凝胶毡（左:预氧丝。右:玻璃纤维）

（杨健供图）

　　预氧丝气凝胶毡 25 ℃导热系数不大于 0.025 W/(m·K),100 ℃的导热系数不大于 0.035 W/(m·K)。玻璃纤维气凝胶毡 25 ℃导热系数不大于 0.02 W/(m·K),100 ℃的导热系数仅为 0.023 W/(m·K),300 ℃的导热系数为 0.035 W/(m·K)。气凝胶毡疏水性强,透气透湿性好,玻璃纤维气凝胶毡的吸湿率通常接近于零,液体水几乎无法打湿气凝胶毡,隔热性能远比天然生物纤维优越,只是玻璃纤维对人皮肤刺激较大,预氧丝略好,但都不能与皮肤直接接触,缝纫加工后也可能发生和羽绒相似的冷点问题。

三、镀铝聚酯膜

镀铝聚酯膜(图11-18)的保暖原理是通过对反射产生热量的各种射线(可见光、红外线),达到使作用面温度不随热源辐射而很快上升的效果。最简单的是真空溅射镀铝聚酯膜,用于覆盖伤员体表,降低身体的辐射热散失,利用伤员自身产热缓慢恢复体温。同时聚酯镀铝膜很薄,只能降低辐射散热,对于热传导散热几乎无用,密封好的镀铝膜可以抑制人体与外界空气的对流散热,但密闭环境下会使伤员无氧代谢和乳酸血症增加,从而加重机体缺氧,因此适用于轻度(核心体温32 ℃以上)低体温伤员保温。

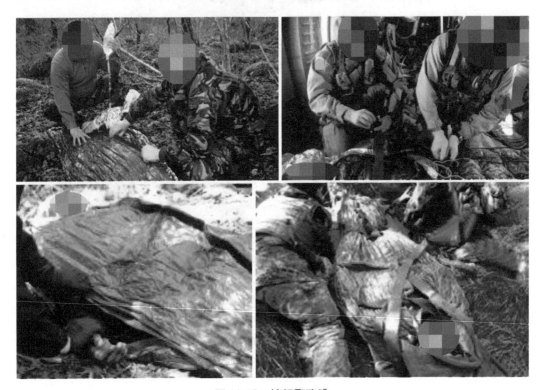

图11-18　镀铝聚酯膜

(杨健供图)

四、化学发热材料

伤员失温较重时,意识模糊,肌肉不再颤抖,身体已经失去为身体供热的能力,再厚的保暖袋都已无效,必须使用主动加热的方式进行复温。以色列及瑞典使用的基于铁粉氧化反应的化学加热贴,发热原理为利用铁粉在潮湿环境中发生原电池氧化反应,将化学能转变为热能。反应过程如下：

负极：$Fe - 2e^- \rightarrow Fe^{2+}$

正极：$O_2 + 2H_2O + 4e^- \rightarrow 4OH^-$

电化学总反应：$2Fe + O_2 + 2H_2O = 2Fe(OH)_2$

形成氢氧化亚铁后，仍然会继续进行氧化和脱水反应，继续进行放热反应。

$4Fe(OH)_2 + 2H_2O + O_2 \rightarrow 4Fe(OH)_3$ 氧化反应

$2Fe(OH)_3 \longrightarrow Fe_2O_3 + 3H_2O$ 脱水反应

为了使温度能够持续更长，往往添加多孔矿物材料蛭石来保温和吸附水分。

铁粉加热材料温度通常不超过 60 ℃，可在伤员脖颈、腋下、腹股沟等核心区域处安置，根据铁粉量可持续释放热量 2 h 以上。铁粉材料能够放热，但是不具备任何隔热保暖作用，因此还需要和各种隔热材料制成的被毯联合使用，才能有效阻隔热的传导、对流和辐射。产热袋与镀铝聚酯膜联合使用，能够提升保温/复温效果，见图 11-19。

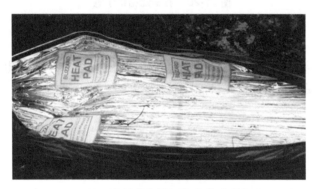

图 11-19　产热袋与镀铝聚酯膜联合使用
（杨健供图）

五、电发热材料

金属合金、碳纤维（carbon fiber）和石墨烯（graphene）是常用的电发热材料。但金属合金节能效果低于碳纤维和石墨烯，在医疗加热方面应用比例已经逐步减少。碳纤维是一种用腈纶和黏胶纤维作原料，经高温氧化碳化而成的含碳量在90%以上的高强度高模量纤维。电场作用下碳纤维发热机制和电阻丝发热机制一样，碳原子阻碍电流过程中，碳原子以及碳原子团簇之间相互摩擦、碰撞而产生热能，热能又通过远红外线以平面方式均匀地辐射出来。碳纤维是纯黑体材料，在电－热转换过程，可见光很小，电热转换效率达95%以上。而且碳纤维比金属电阻的耐氧化性好。

石墨烯存在于自然界，只是难以剥离出单层结构。石墨烯一层层叠起来就是石墨，厚 1 mm 的石墨大约包含 300 万层石墨烯（图 11-20）。铅笔在纸上轻轻划过，留下的痕迹就可能是几层甚至仅仅一层石墨烯。石墨烯和碳纤维相比，电阻值接近，导热系数却是目前为止在理想状态下最高的材料,因此石墨烯电热膜能够将电流转化而成的热量最大限度地导出,石墨烯电热膜通电后,理论有效电热能总转换率可达99%。

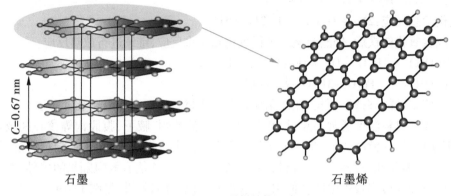

石墨 石墨烯

图11-20 石墨烯结构示意

(杨健供图)

需要注意碳纤维和石墨烯膜自身是没有隔热保温能力的,当没有电能维持供热的情况下,石墨烯膜会促进体表热量更快传导辐射散失。

六、吸湿放热材料

人体静止状态也会有从皮肤向外蒸发的气态水分,约 15 g/(m² · h),运动时气态和液态的汗水会增加到 100 g/(m² · h)。天然纤维就具有吸湿放热能力,其中以羊毛纤维的这种行为比较明显。纤维上的剂型集团捕捉空气中含较高能量的水分子,并将其吸附固定在纤维表面,将其动能转化为热能,同时水汽在纤维之间或纤维孔壁冷凝时,就能释放少量的热量,水分被纤维吸收,热量传递给人体。

目前吸湿放热纤维多以聚丙烯腈(腈纶)为基材,如日本东丽公司开发的 Softwarm 纤维是以改性木浆纤维(改性纤维素)和超细旦抗起球腈纶混纺的功能性纤维,随着湿度增加,Softwarm 纤维比羊毛/黏胶纤维吸湿发热略高 0.2～0.4 ℃。日本旭化成株式会社开发的 Thermogear 纤维是由铜氨丝和超细抗起球腈纶纤维混纺而成,在 90% 湿度条件下,温度可由 28 ℃ 上升到 30 ℃ 以上,并能维持 300 s,而普通腈纶纤维虽然也有吸湿放热现象,但只能维持 20 s。超细腈纶主要起到增加空气层和毛细吸液作用,与铜氨纤维混纺后,确实有少量热量的供给。东洋纺织开发的依克丝(EKS)纤维,具体纤维成分目前并不明确,成分分析发现是以镁盐交联聚丙烯酸酯为基材的纤维,从其燃烧性能、溶解性能与芳纶 1313 非常相似分析,也许纱线中混纺有芳纶 1313。EKS 纤维具有高吸湿、高放湿能力,并兼具消臭、抗菌和防霉性能。在温度为 20 ℃、相对湿度为 65% 的条件下,EKS 纤维吸湿能力是棉的 3.5 倍,纤维吸放热量约为羊毛的 2 倍,能使衣物内的温度升高约 3 ℃。在 EKS 纤维基础上,还可以与木棉等其他纤维进一步进行混纺,提高材料的综合性能。对比上述纤维的吸湿放热能力,无论从增加的热量对于寒冷环境保温,或者从为伤员提供额外热量的角度看,其作用还是不够的。

生物医用保暖材料只是研发伤员急救保温器材的一个因素,保温是一个综合指标,不仅仅和单一材料相关,而且还和材料之间的匹配、保温器材的结构以及应用场合相关,我国在体积小巧便于携带的轻量化保温器材的设计的整体研究实力和技术水平方面,与美欧、日本等发达国家还有一定差距,还需要从新材料研发、结构设计以及评测标准等方面发展。

参考文献

[1] 戴晋明,任玉杰,昝会云. 防水透气织物舒适性[M]. 北京:中国纺织出版社,2003:57-84.

[2] 姚穆. 纺织材料学[M]. 4版. 北京:中国纺织出版社,2019:54-61,83-108.

[3] 蔡再生. 纤维化学与物理[M]. 北京:中国纺织出版社,2009:194-240,246-281.

[4] 周永凯,张建春. 服装舒适性与评价[M]. 北京:北京工艺美术出版社,2006:152-168.

[5] 闵宝乾,丁绍兰,葛伟慧. 皮革的导热系数与保温性能测试[J]. 中国皮革,2012,41(15):8-11.

[6] 施楣梧. 关于克罗(Clo)值的讨论[J]. 中国纺织大学学报,1995,21(1):7-11.

[7] 张华. 防严寒纺织品和服装的研究与应用(Ⅰ)[J]. 纺织学报,2003,24(5):111-113.

[8] 张慧琴,高秀丽. 中空纤维中腔结构及其应用性能研究[J]. 上海纺织科技,2009,37(11):16-18.

[9] 界璐,孟家光,刘娴. Softwarm发热纤维针织面料的服用性能及评价[J]. 针织工业,2013,6:28-31.

[10] 梁佳钧. Thermogear™织物的染整加工[J]. 针织工业,2004,5:67-69.

[11] PAUL S A. Medicine for the outdoors[M]. 6th. Elsevier:Philadelphia,2016:279-294.

[12] POWER J T,KENNEDY A M,MONK J F. Survival in the canadian arctic recommended clothing and equipment to survive exposure[C]. Arctic Technology Conference,2016,OTC-27332-MS.

[13] 3m-thinsulate-g KL[OL]. https://multimedia.3m.com/mws/media/14232630/3m-thinsulate-sale-kl.pdf.

第十二章

几种新型功能材料及其应用

林 松 杨 焜 田 丰

第一节 石墨烯材料及其应用

一、石墨烯及其衍生物

石墨烯[graphene,G;又称碳(原子)单层]是一种具有二维蜂窝状结构的单层碳原子材料,是近年来广泛研究的最具潜力的纳米材料之一。纳米尺寸的石墨烯具备小尺寸效应、介电限域效应,表现出优异的物理、化学性质,如导电性能、机械强度和光学电子性能等,因而在材料、物理、化学和生物等领域得到了广泛的研究。石墨烯的衍生物包括石墨烯(G)、氧化石墨烯(graphene oxide,GO)和还原氧化石墨烯(reduced graphene oxide,rGO)等,均具有独特的二维表面化学结构和尖锐的物理边缘结构。单纯的石墨烯表面并没有大量的有机官能团,而氧化后的石墨烯材料表面具有大量的羟基、羧基、环氧基等基团,性质活跃、易于功能修饰,同时具备优良的生物相容性。

基于石墨烯基材料优良的生物相容性、液体分散性、功能化修饰潜力及独特的光学和电子性能,近年来,石墨烯及其衍生物在生物医学和制药领域的应用吸引了大量的关注和研究,目前广泛应用于药物递送、细胞成像、抗菌和生物传感器等领域。

在战创伤急救中,石墨烯及其衍生物具备广谱的抗菌性能,尤其是 GO 具备多种抑菌机制,抗菌效果显著;此外,石墨烯及其衍生物可刺激内源性止血,在包扎止血的早期救治过程中也有初步探索与研究。

二、石墨烯材料的抗菌性能

石墨烯材料的抗菌机制有多种,多数学者认为石墨烯材料的抗菌性是多种机制的混合协同作用,报道最多的包括机械破坏、氧化应激、磷脂抽提等作用机制。

1.机械破坏 包括机械包裹和边缘切割。石墨烯材料尖锐物理边缘可有效切割细菌的表面,破坏细胞壁和膜结构,造成胞内物质泄漏和代谢紊乱,最终导致细菌死亡,这是石墨烯材料抑菌的主要途径。

2. 氧化应激　石墨烯材料接触细菌时,表面缺陷和尖锐的边缘结构会诱导细菌生产活性氧,通过氧化作用导致其正常生理代谢紊乱,造成细菌死亡。

3. 磷脂抽提　石墨烯材料具有大的比表面积和疏水性,可以有效通过接触或插入方式吸附结合细菌表面的磷脂分子,从而破坏其细胞膜结构,引起细菌死亡。

4. 物理捕获　石墨烯材料会通过包裹方式将细菌与周围介质隔离,进而阻断其增殖,发挥抑菌作用。

5. 电荷传导　除了上述主要抗菌机制外,电荷传导也是重要的石墨烯抗菌机制,该机制通过石墨烯传导细菌表面电荷,破坏细胞膜的生理活动和功能,造成细菌代谢紊乱,进而促进细菌死亡。

值得注意的是,虽然石墨烯材料的抗菌机制有多种,但是总体上并不统一,其中矛盾点在于石墨烯材料尺寸对抑菌效果的影响,其中机械包裹和磷脂抽提机制表明大尺寸的GO表现出更好的抗菌能力,而边缘切割和氧化应激机制则认为小尺寸GO抗菌效果更好。因此,石墨烯材料的抗菌机制需进一步的探索和研究。

三、石墨烯材料的止血性能

目前,石墨烯材料在止血领域的应用还处于初步探索阶段。石墨烯材料自身具备一定的止血效果,但是相较于传统止血材料还有差距。目前,多数学者聚焦于将石墨烯材料与常规止血材料复合,协同提升抗菌止血效果。

(一)氧化石墨烯与止血

研究表明,氧化石墨烯可以激活血小板、诱导整合素 RIIbβ3-mediated 促进细胞的聚集、黏附并且固定纤维蛋白原。氧化石墨烯通过促进血小板细胞内钙离子的释放促进血小板聚集和活化。实验证明,氧化石墨烯能够通过刺激活化血小板,诱导小鼠肺部产生血栓,并且表面电荷较少的还原氧化石墨烯对血小板的刺激活化作用明显减弱。因此氧化石墨烯具有诱导血栓形成的功能,且此功能与其表面电荷密切相关。该报道为氧化石墨烯在血液的诊断和治疗领域提供了坚实的基础。

交联的氧化石墨烯气凝胶材料是将分散态的氧化石墨烯通过小分子交联形成三维网络结构的材料,该材料具有低密度、高的比表面积、丰富的孔结构和超强的液体吸收能力。Hu 课题组利用乙二胺(ethylenediamine,EDA)作为交联剂,通过水热反应制备氧化石墨烯水凝胶,经冷冻干燥获得氧化石墨烯气凝胶,再通过微波膨化提高该氧化石墨烯气凝胶的孔隙率和比表面积。

Quan 等首次将该氧化石墨烯气凝胶作为止血材料进行研究,在大鼠断尾实验中,该氧化石墨烯气凝胶与普通纱布相比,可以明显缩短凝血时间和减少出血量。氧化石墨烯气凝胶的高吸附能力使其快速地吸收血浆,浓缩血液成分,从而加速凝血。在此基础上,

Quan 等首次将该氧化石墨烯气凝胶的交联剂由乙二胺换成了 2,3-二氨基丙酸(2,3-dia-minopropionic acid),通过化学修饰引入了双重的止血机制。该气凝胶不仅能快速地吸收血浆,而且在交联剂中增加羧基后,气凝胶界面能够刺激红细胞和血小板,从而进一步促进凝血。大鼠截尾实验表明,在增加界面刺激的基础上,该气凝胶的止血效果明显提高。深入研究发现,氧化程度的增加和负电荷密度的增加是提高止血性能的关键因素。

(二)石墨烯复合材料与止血

氧化石墨烯的止血能力不容忽视,但氧化石墨烯与小分子组成的气凝胶仍存在一些缺陷,如在实际应用时不能承受止血过程中的按压;因此,氧化石墨烯与聚合物的复合止血材料开始被开发出来。

Mellado 等将聚乙烯醇[poly(vinyl alcohol),PVA]与氧化石墨烯共混,经冷冻干燥法制成止血海绵。并在海绵中负载了原花青素,促进创面愈合。该海绵的止血机制为:聚乙烯醇与氧化石墨烯通过静电相互作用及氢键相互作用形成一个三维宏观网络结构,具有良好的机械性能和孔结构。这种结构有利于快速地吸收血浆,使血细胞富集在海绵表面。此外,氧化石墨烯中的氧官能团如羧基、环氧基、羟基等赋予其表面负电荷,有利于血小板在海绵表面的聚集活化,从而加速凝血。

Li 等将氧化石墨烯与蒙脱石复合制备了氧化石墨烯–蒙脱石复合气凝胶,氧化石墨烯和蒙脱石可以通过电荷作用稳定的结合,从而避免了蒙脱石从气凝胶中游离的风险。该复合气凝胶能够快速地吸收血浆,富集红细胞和血小板,同时蒙脱石可以刺激 FXII因子转化为 FXIIa,并且该材料能够有效地控制兔股动脉出血。

氧化石墨烯含有大量的含氧官能团如羟基、羧基和环氧基等,并且带有负电荷,且具有良好的机械性能。因此,氧化石墨烯容易与阳离子聚合物发生氢键相互作用和电荷相互作用。氧化石墨烯与聚合物复合可以增强聚合物基体的界面强度和稳定性。Ruan 等通过氧化石墨烯和羧甲基壳聚糖(carboxymethyl chitosan)的共价交联制备了生物相容性良好的骨修复复合支架(图12-1)。与羧甲基壳聚糖的支架相比,该复合支架的机械强度有明显的提高。该复合支架通过氧化石墨烯与成骨蛋白(osteogenin,又称骨生成蛋白)的协同作用,在大鼠颅骨缺损中显示出良好的修复效果。该研究为开发组织工程和再生医学的骨替代品提供了新的研究思路。壳聚糖(chitosan,CS,CTS)是在我军使用广泛的止血材料,利用 N-烷基壳聚糖(N-alkylated chitosan,N-CTS)与氧化石墨烯制备快速止血海绵,体外凝血实验结果表明,该海绵表现出良好的吸收液体的能力、机械稳定性和生物相容性,相较于壳聚糖体外凝血时间明显缩短。N-烷基壳聚糖/氧化石墨烯复合材料能促进红细胞和血小板的黏附聚集,引发内源性和外源性的凝血途径,GO 的加入使复合材料促进组织中血小板细胞 Ca^{2+} 的释放并刺激血小板活化,在兔股动脉出血模型中表现出良好的止血效果。

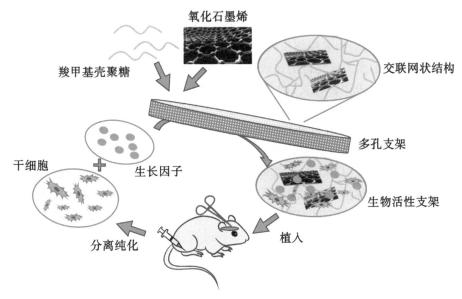

图 12-1　氧化石墨烯-羧甲基壳聚糖复合支架的制备与体内应用示意
（杨焜供图）

第二节　硅止血材料及其应用

一、硅止血材料研究现状

现今,应用于止血的无机纳米材料主要有二氧化硅(silica,SiO_2)、铁氧体、碳、纳米金等。综合考虑到止血产品的成本、可控性、止血效能和生物相容性,二氧化硅逐渐成为研究主流。二氧化硅纳米颗粒由于比表面积大,可吸收血液水分,产生止血效果,研究发现其带有的极性硅烷醇基和表面负电荷能诱导内源性凝血途径的 FXII 因子激活以及介导血小板黏附的血管性血友病因子(von Willebrand factor,vWF)量增加。目前,二氧化硅纳米颗粒在体内、体外出血上的应用也有报道。已经有一些二氧化硅基产品在止血方面取得不错的效果,如由二氧化硅、壳聚糖、纱布组成的止血产品 TraumaStat 以及由纤维、二氧化硅组成的产品 NuStat 在止血效果上与 Combat Gauze 相当。

Damienkudela 等将短链多聚磷酸盐和用路易斯酸改性后的二氧化硅纳米颗粒结合,通过短链多聚磷酸盐激活共同途径、二氧化硅纳米颗粒激活 FXII 因子进而在血管破损区达到止血的效果,由于该止血剂只在接触到组织因子时触发凝血反应,因此其有望能应用于体内出血。介孔硅在体外止血的报道很多,按止血形态分为水凝胶、粉剂和颗粒等。水凝胶状的纳米二氧化硅止血剂,如 Anne Meddahi-Pelle 等将 Stöber 法制备的纳米二氧化硅以一定浓度溶于一定 pH 的水溶液中制得的纳米水溶液能替代缝合线在外力挤压一段时间后闭合伤口,其中纳米二氧化硅起纳米桥接的作用。Chenglong Dai 等使用介孔硅负载钙(Ca)和银(Ag)后制成粉剂和颗粒状止血剂进行止血和抑菌的评价。介孔二氧化硅纳米颗粒较普通纳米二氧化硅的比表面积更大,理论上更适宜应用于止血。然而,由于凝血与材料的有效表面积相关,因此,并不表示介孔硅的比表面积越大,凝血就越有效。研究发现,介孔二氧化硅止血相关的 FXII 水力半径为 7.5 nm,而血液内其他蛋白也有其相应的尺寸,同时,Sarah E. Baker 等研究了不同大小介孔泡沫硅止血效果,结果显示当平均尺寸大于 20 nm 时凝血效果显著增强,但是,该介孔泡沫硅的比表面积与凝血效果不成正比。此外,Takashi Kushida 等通过对不同大小和比表面积二氧化硅纳米颗粒凝血的研究表明,纳米颗粒与蛋白接触的表面曲率与凝血成反比,同时表面曲率与颗粒的大小成反比,考虑到蛋白的空间结构,颗粒与血液蛋白接触面越大,凝血越快;该研究也说明 Sarah E. Baker 等的研究中介孔泡沫硅颗粒过大,颗粒内部接触血液的面积不同,导致比表面积与凝血效果不成比例。因此,介孔硅粒径、孔径大小对有效面积有影响,这两个因素显著影响着介孔硅材料的止血性能。

二、大孔介孔二氧化硅止血材料

自 Kresge 等于 1992 年在 *Nature* 杂志上首次报道了利用模板法制备的一类有序介孔硅材料(MCM-41,它是一种新型的纳米结构材料,具有孔道呈六方有序排列、大小均匀、孔径可在 2 ~ 10 nm 范围内连续调节、比表面积大等特点)以来,已有多种通过改变表面活性剂或者添加辅助模板分子来制备不同孔径介孔材料的方法。早期的方法多使用十六烷基三甲基溴化铵(cetyltrimethylammonium bromide,CTAB)为模板剂,所制得的介孔孔径大多小于 4 nm,若使用扩孔剂,如 1,3,5-三甲基苯(1,3,5-trimethylbenzene,TMB)可使孔径达到 10 nm 以上。

大孔介孔二氧化硅材料真正制备是自 1998 年 Zhao、Stucky 等使用双亲嵌段共聚物作为结构导向剂从而制备出一种介孔硅样品 SBA-15 后开始。研究人员发现在不加 TMB 时,可通过不同的嵌段共聚物(PEO-PPO-PEO 或 PPO-PEO-PPO)在不同条件下制备出孔径大于 10 nm 的介孔硅材料;当加入 TMB 作为共模板剂时,材料平均孔径能提高到 26 nm,且孔呈六边形形状。此外,还可通过 TMB 与三嵌段共聚物添加顺序的变化制备氧化硅介孔泡沫材料(siliceous mesocellular foams,MCF),该材料的孔径可达 17 ~ 42 nm。

FDU-12 和 MCM-48 是另外两种早期的大孔介孔硅材料。FDU-12 是一种笼状立方相介孔硅材料,其内部空腔大小为 10 ~ 12.4 nm,笼表面介孔大小可在 4 ~ 9 nm 内调节。MCM-48 是一种通过表面离子活性剂合成的具有立方相介孔结构的介孔硅材料。Kim 等研究显示将正丁醇作为共溶剂,通过改变正丁醇和硅源的比例,能得到孔径在 4.5 ~ 10 nm 内可调的介孔硅材料;此外,长链烷基或者四甲基、四乙基铵离子也可作为 MCM-48 的扩孔剂。

介孔硅(meso-porous silicon),特别是大孔介孔硅,其独特的结构特性和良好的吸水性能使其本身就具备了良好的止血能力。李晓生等使用溶胶-凝胶工艺方法合成的具有纳米介孔结构的硅基干凝胶表现出了良好的止血性能,体外凝血实验发现介孔硅干凝胶能够明显地促进内、外源性凝血因子的活性;在兔耳缘静脉止血实验中,将其与云南白药进行止血效果的对比,发现介孔硅干凝胶具有更短的凝血时间和更好的止血性能,此外,对照使用云南白药后创面水分较多,会造成红肿的现象,而由于介孔硅干凝胶良好的吸水性能,可以使创面很快的干燥并保持一定湿度,不会造成创面的红肿。王立群等通过溶胶-凝胶工艺方法合成了介孔二氧化硅微球,研究发现,与非孔氧化硅对比,实验组介孔二氧化硅凝血时间明显减少,同时在兔背部以及肝脏止血性能对比中,介孔二氧化硅流血时间明显减少,表现出良好的止血性能。Dai 等通过改进的溶胶-凝胶法制备了介孔硅材料,并通过血栓弹力图分析、体外凝血实验测试以及血小板吸附实验,发现该介孔硅材料能显著减少止血时间和增加血小板的吸附量,显示出了很好的止血性能。

虽然介孔硅材料本身就具有一定的止血性能,但是研究人员通常还会将其与其他材料进行复合,进一步提升介孔硅的止血性能,并赋予介孔硅材料更多的功能。

第三节 纳米复合材料及其应用

流血过多会导致并发症或死亡,充分止血是应急救援,避免伤亡,促进创面愈合的重要步骤。随着科学技术的飞速发展,研究者已经开发了各种复合功能止血材料和具有抗菌活性的止血材料。

一、纳米复合止血材料

纳米复合材料由于其结合了不同组分的功能特性,避免了单一材料的某些缺点,正在引起越来越多的关注。研究者开发复合止血材料最具有挑战性的工作是将合适的止血成分(图 12-2)有效地进行复合以及设计加工成适合其应用的形式。

Li 等使用静电纺丝法制备姜黄素(curcumin, Cur)负载的介孔二氧化硅纳米粒子(mesoporous silica nanoparticles, MSNs)(CCM-MSNs)和聚乙烯吡咯烷酮(polyvinylpyrrolidone, PVP)的复合纳米纤维毡。体内止血研究表明,复合纳米纤维毡在与血液接触时可以迅速吸水转变为水凝胶,然后激活凝血系统以阻止创面进一步出血,将凝血时间缩短至 30 s,并具有抗金黄色葡萄球菌的作用。避免了单独使用介孔硅颗粒与血液混合时形成的厚痂很难清除的问题。

Zhang 等将氧化石墨烯(graphene oxide, GO)作为一种增强材料用于提高壳聚糖的止血效果。实验发现当 GO 含量为 20% 时,兔股动脉损伤实验中止血时间比 Celox™ 短,且仅需约 0.5 g 的样品就能够抑制创面出血。研究表明,这类材料可以加速血细胞和血小板的黏附,促进细胞内 Ca^{2+} 的释放并刺激血小板活化,从而实现加速止血。

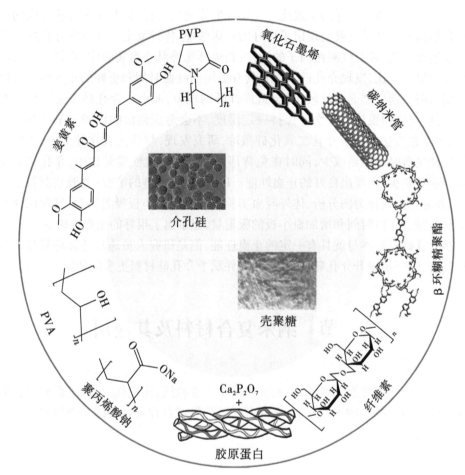

图 12-2　代表性纳米复合止血材料成分组成示意
(林松供图)

Zhao 等报道了一种基于碳纳米管(carbon nanotube,CNT)和甲基丙烯酸缩水甘油酯-官能化季铵化壳聚糖(glycidyl methacrylate-functionalized quaternized chitosan,QCSG)复合海绵(QCSG/CNT),当 CNT 为含 4 mg/ml 时,在小鼠肝损伤模型中,对比 Tegaderm™ 膜止血时间从 101 s 减少到 73 s,可用于不可压缩的致命性伤口的止血和愈合。

Yan 等设计了一种可生物降解的壳聚糖/焦磷酸钙和胶原蛋白复合海绵用于快速止血。在兔耳动脉伤模型中,止血时间为(135±8.0)s,远小于壳聚糖海绵的(184±10.3)s。所获得的复合海绵可以激活内在的凝血途径,诱导血细胞和血小板黏附,促进血液凝结并在体内外实现控制出血。除此之外,该海绵可在 3 周内完全生物降解,非常适用于术后治疗及腹膜粘连的预防。

Zhao 等为了改善壳聚糖(CS)的止血效果,利用聚乙烯醇(PVA)对其进行了改性,制备了快速膨胀海绵 PVA-CS。与广泛用于急救的医用纱布和 PVA 相比,PVA-CS 海绵具有优异的止血性能,并加强了血细胞和血小板的黏附和活化。同时,这类复合海绵可通过增加上皮形成和减少肉芽组织来增强创面愈合,有望用于急性创伤和弹道损伤中不可压缩性出血的伤口。

　　Qian 等将聚丙烯酸钠（sodium polyacrylate，SPA）接枝到壳聚糖的骨架上并与甲基丙烯酸酐改性的聚乙二醇（methacrylic anhydride modified polyethylene glycol，MAAPEG）交联，获得了柔软有弹性的多孔干凝胶海绵，具有出色的止血作用。在兔四肢动脉出血模型中，将止血时间从（228±13.2）s 降低到（133.8±16.8）s，与沸石颗粒、高岭土纱布和壳聚糖颗粒相比较，具有更快更好止血效果，是一种有望用于控制大出血的急救材料。

　　Leonhardt 等利用 β-环糊精聚酯（β-cyclodextrin polyester，CDPE），制备蜂窝状壳聚糖止血材料，从而增加了壳聚糖的比表面积以改善止血效果。在小鼠静脉止血实验中，将不能自主凝血改善到仅需（180±15）s 就可实现止血。

　　在 Harkins 等的研究中，将壳聚糖与纤维素通过冻干，制备复合材料。实验结果表明，复合材料对血液吸收速度较快，具有良好的止血效果。Chan 等使用纤维蛋白多肽接枝线性聚羟乙基甲基丙烯酸酯共聚物［linear poly（HEMA）polymers grafted with multiple fibrin-binding peptides，PolySTAT］浸渍壳聚糖纱布，带正电荷的壳聚糖纱布与带负电荷的红细胞细胞膜静电相互作用引起红细胞凝集，并通过组织粘连密封创面而实现创面止血，表现出快速的血液吸收效果，可提高实验小鼠的存活率。在 Seon 等的研究中，将胶原蛋白和壳聚糖与重组巴曲酶（recombinant batroxobin，r-BAT）结合制备了一种新型敷料。r-BAT 含有不同于胶原蛋白和壳聚糖的血液凝固活性位点，会促进协同凝血。研究结果表明，在混合敷料中，每种物质都能保持止血特性，而且复合新型止血敷料可以更加有效地控制出血。

　　Wei 等利用氧化二醛基纤维素对壳聚糖进行希夫碱修饰制备复合海绵。通过优化两者的配比，复合海绵样品对小鼠尾部静脉和兔股动脉损伤模型均具有良好的止血效果。与 CS 和 Celox™ 相比，其止血时间和失血量指标显著改善。

二、具有抗菌活性的止血材料

　　因战争所致创伤中，由各类致病菌导致的伤员感染也是致死/致残的主要原因之一。Valentine 等统计在 2014 年 7 月—11 月某次局部战斗中 49 例伤员的创面细菌感染以及后方医院接受治疗时的恢复情况，发现所有创面都存在感染的危险，且一旦感染，由于创面不易愈合，治疗费用上升且不利用伤员康复。因此其优良的抗菌性能是未来止血敷料领域多功能化研究的一项关注重点。开发兼具有止血和抗菌性能的敷料是其中一个重要研究方向。加入/引入功能性抗菌剂/抗菌基团，是提高新型敷料抗菌性能的重要途径。常用的抗菌剂包括银系、碘系、有机小分子抗菌剂、高分子抗菌剂、抗生素和天然产物等。

　　陈昱等探讨了茶树油作为抗菌剂在医用敷料中的应用，并认为通过在生物相容性良好的快速止血敷料材料中引入天然茶树油，在解决其稳定性和缓释性能的基础上，可以大幅度提高敷料的抗菌性能，有显著的经济效益和社会效益。Lu 等制备了一种微孔壳聚糖-Ag/ZnO 复合敷料，具有高孔隙率和膨胀性，与单独壳聚糖基材相比，凝血功能和抗菌活性都得到增强。

Zhao 等开发了基于季铵化壳聚糖接枝聚苯胺聚合物以及苯甲醛基官能化的聚乙二醇和聚甘油癸二酸酯共聚物可注射凝胶作为抗菌敷料,具有良好的自愈合性、电活性、抗菌活性、黏合性和生物相容性,可用于皮肤创面愈合。Sundaram 等制备了一种基于几丁质-纤维蛋白(chitin-fibrin,CH-FB)复合材料,其中添加了替加环素明胶纳米颗粒(tigecycline gelatin nanoparticles,tGNP)用于控制出血和预防细菌感染,这类材料能够进行有效体内止血的同时,对金黄色葡萄球菌、耐甲氧西林金黄色葡萄球菌、大肠埃希菌及其临床分离株具有良好的抗菌效果。Wei 等采用2,3-环氧丙基三甲基氯化铵与壳聚糖接枝反应,获得不同取代度的季铵化壳聚糖,然后与二醛基纤维素通过希夫碱反应制得复合抗菌止血海绵,具有良好的抑菌率,低溶血率,且有利于感染创面的早期愈合。Shamloo 等使用基于壳聚糖、明胶、聚乙烯醇水凝胶负载聚乳酸微球体系,所制备的止血材料具有较强的吸水止血性能,壳聚糖的引入,使得水凝胶具有一定的抗菌性能,并通过持续释放碱性成纤维细胞生长因子(basic fibroblast growth factor,bFGF),可促进成纤维细胞迁移和增殖、促进皮肤再生,加速创面愈合。

由于战场环境瞬息万变,战时引起的创伤常常为复合损伤,需要迅速止血并封闭创面,这就需要通过模仿止血的自然机制,研究更为先进有效的止血材料和技术来达到增强止血效果的目的。未来新型高效复合止血材料的研究仍是极具挑战和发展潜力,需要材料学、分子生物学、救援医学、临床外科、化学和军事勤务学等多学科进一步交叉融合,并需要通过战现场急救止血实际应用的考验和评价,以进一步促进未来的止血材料和技术的进步,并开发更为安全有效的战时止血新技术和新材料。

参考文献

[1]魏晓慧,丁晟,杨焜,等.功能化高分子材料在包扎止血方面的应用[J].医疗卫生装备,2019,40(6):100-104.

[2]林松,杨荆泉,田涛,等.高分子季铵盐抗菌材料研究进展[J].高分子通报,2012,5:55-60.

[3]魏晓慧,王润泽,林松,等.抗菌水性聚氨酯研究进展[J].聚氨酯工业,2017,32(3):5-8.

[4]陈煜,郑永发,邵立伟,等.天然抗菌剂茶树油在医用敷料中的应用研究[J].化工新型材料,2013,41(12):179-180.

[5]李晓生,刘昌胜,袁媛,等.介孔硅基干凝胶的制备及其止血性能的研究[J].无机材料学报,2008,23(2):327-331.

[6]王立群,徐磊,王树伟,等.介孔二氧化硅微球的淀粉复合止血敷料[J].中国组织工程研究与临床康复,2011,15(29):5379-5383.

[7]YANG K,FENG L,LIU Z. Stimuli responsive drug delivery systems based on nano-gra-

phene for cancer therapy[J]. Advanced Drug Delivery Reviews,2016,105 (Pt B):228-241.

[8]LIN J,CHEN X,HUANG P. Graphene-based nanomaterials for bioimaging[J]. Advanced Drug Delivery Reviews,2016,105 (Pt B):242-254.

[9]JI H,SUN H,QU X. Antibacterial applications of graphene-based nanomaterials:Recent achievements and challenges[J]. Advanced Drug Delivery Reviews,2016,105 (Pt B):176-189.

[10]LEE J,KIM J,KIM S,et al. Biosensors based on graphene oxide and its biomedical application[J]. Advanced Drug Delivery Reviews,2016,105 (Pt B):275-287.

[11]HU W,PENG C,LV M,et al. Protein corona-mediated mitigation of cytotoxicity of graphene oxide[J]. ACS Nano,2011,5(5):3693-3700.

[12]MANNA S K,SARKAR S,BARR J,et al. Single-walled carbon nanotube induces oxidative stress and activates nuclear transcription factor-κB in human keratinocytes[J]. Nano Letters,2005,5(9):1676-1684.

[13] MAGREZ A, KASAS S, SALICIO V, et al. Cellular toxicity of carbon-based nanomaterials[J]. Nano Letters,2006,6(6):1121-1125.

[14]ZHANG Y,ALI S F,DERVISHI E,et al. Cytotoxicity effects of graphene and single-wall carbon nanotubes in neural phaeochromocytoma-derived PC12 cells[J]. ACS Nano,2010,4(6):3181-3186.

[15]KAMAT J P,DEVASAGAYAM T,PRIYADARSINI K,et al. Oxidative damage induced by the fullerene C60 on photosensitization in rat liver microsomes[J]. Chemico-biological Interactions,1998,114(3):145-159.

[16]TITOV A V,KRÁL R P. Sandwiches graphene membrane superstructures[J]. ACS Nano,2009,4(1):229-234.

[17]LIU X,CHEN K L. Interactions of graphene oxide with model cell membranes:Probing nanoparticle attachment and lipid bilayer disruption[J]. Langmuir,2015,31(44):12076-12086.

[18]YI P,CHEN K L. Interaction of multiwalled carbon nanotubes with supported lipid bilayers and vesicles as model biological membranes[J]. Environmental Science & Technology,2013,47(11):5711-5719.

[19]HU W,PENG C,LUO W,et al. Graphene-based antibacterial paper[J]. ACS Nano,2010,4 (7):4317-4323.

[20]KONWAR A,KALITA S,KOTOKY J,et al. Chitosan-iron oxide coated graphene oxide nanocomposite hydrogel:a robust and soft antimicrobial biofilm[J]. ACS Applied Materials & Interfaces,2016,8 (32):20625-20634.

[21]YE S,FENG J. A new insight into the in situ thermal reduction of graphene oxide dispersed in a polymer matrix[J]. Polymer Chemistry,2013,4 (6):1765-1768.

[22]RUAN J,WANG X,YU Z,et al. Enhanced physiochemical and mechanical performance of

chitosan-grafted graphene oxide for superior osteoinductivity[J]. Advanced Functional Materials,2016,26 (7):1085-1097.

[23]HU H,ZHAO Z,WAN W,et al. Ultralight and highly compressible graphene aerogels[J]. Advanced Materials,2013,25 (15):2219-2223.

[24]QUAN K,LI G,LUAN D,et al. Black hemostatic sponge based on facile prepared cross-linked graphene[J]. Colloids and Surfaces,B:Biointerfaces,2015,132:27-33.

[25]QUAN K,LI G,TAO L,et al. Diaminopropionic acid reinforced graphene sponge and its use for hemostasis[J]. ACS Applied Materials & Interfaces,2016,8 (12):7666-7673.

[26]LI G,QUAN K,LIANG Y,et al. Graphene-montmorillonite composite sponge for safe and effective hemostasis[J]. ACS Applied Materials & Interfaces,2016,8 (51):35071-35080.

[27]KUDELA D,SMITH S A,MAY-MASNOU A,et al. Clotting activity of polyphosphate-functionalized silica nanoparticles[J]. Angew Chem Int Ed,2015,54(13):4018-4022.

[28]MEDDAHI-PELLE A,LEGRAND A,MARCELLAN A,et al. Organ repair,hemostasis, and in vivo bonding of medical devices by aqueous solutions of nanoparticles[J]. Angew Chem Int Ed,2014,53(25):6369-6373.

[29]DAI C,YUAN Y,LIU C,et al. Degradable,antibacterial silver exchanged mesoporous silica spheres for hemorrhage control[J]. Biomaterials,2009,30(29):5364-5475.

[30]DAI C,LIU C,WEI J,et al. Molecular imprinted macroporous chitosan coated mosoporous silica xerogels for hemorrhage control[J]. Biomaterials,2010,31(30):7620-7630.

[31]ZHUO R,SIEDLECKI C A,VOGLER E A. Competitive-protein adsorption in contact activation of blood factor XII[J]. Biomaterials,2007,28(30):4355-4369.

[32]BAKER S E,SAWVEL A M,FAN J,et al. Blood clot initiation by mesocellular foams:dependence on nanopore size and enzyme immobilization[J]. Langmuir,2008,24 (24): 14254-14260.

[33]KUSHIDA T,SAHA K,SUBRAMANI C,et al. Effect of nano-scale curvature on the intrinsic blood coagulation system[J]. Nanoscale,2014,6(23):14484-14487.

[34]YOSHIDA T,YOSHIOKA Y,TOCHIGI S,et al. Intranasal exposure to amorphous nanosilica particles could activate intrinsic coagulation cascade and platelets in mice[J]. Particle and Fiber Toxicology,2013,10(3):1-12.

[35]YOSHIDA T,YOSHIDA Y,MORISHITA Y,et al. Protein corona changes mediated by surface modification of amorphous silica nanoparticles suppress acute toxicity and activation of intrinsic coagulation cascade in mice[J]. Nanotechnology,2015,26(24):245101.

[36]DU Z,ZHAO D,JING L,et al. Cardiovascular toxicity of different sizes amorphous silica nanoparticles in rats after intratracheal instillation[J]. Cardiocasc Toxicol,2013,13(3): 194-207.

[37]KRESGE C T,LEONOWICZ M E,ROTH W J,et al. Ordered mesoporous molecular sieves synthesized by a liquid-crystal template mechanism[J]. Nature,1992,359(6397):710-712.

［38］ZHAO D,FENG J,HUO Q,et al. Triblock copolymer synthesis of mesoporous silica with periodic 50 to 300 angstrom pores［J］. Science,1998,279(5350):548-552.

［39］SCHMIDT-WINKEL P,LUKENS W W,ZHAO D,et al. Mesocellular siliceous foams with uniformly sized cells and windows［J］. Journal of the American Chemical Society,1998, 121(1):254-255.

［40］FAN J,YU C,GAO F,et al. Cubic mesoporous silica with large controllable entrance sizes and advanced adsorption properties［J］. Angew Chem Int Ed,2003,42(27):3146-3150.

［41］KIM T-W,KLEITZ F,PAUL B,et al. MCM-48-like large mesopous silica s with tailored pore structure:facile synthesis domain in a ternary triblock copolymer-butanol-water system［J］. Journal of the American Chemical Society,2005,127(20):7601-7610.

［42］BLIN J L,OTJACQUES C,HERRIER G,et al. Pore size engineering of mesoporous silicas using decane as expander［J］. Langmuir,2000,16(9):4229-4236.

［43］LI D,NIE W,CHEN L,et al. Fabrication of curcumin-loaded mesoporous silica incorporated polyvinyl pyrrolidone nanofibers for rapid hemostasis and antibacterial treatment［J］. RSC Advances,2017,7(13):7973-7982.

［44］ZHANG Y,GUAN J,WU J,et al. N-alkylated chitosan/graphene oxide porous sponge for rapid and effective hemostasis in emergency situations［J］. Carbohydr Polym,2019,219: 405-413.

［45］ZHAO X,GUO B,WU H,et al. Injectable antibacterial conductive nanocomposite cryogels with rapid shape recovery for noncompressible hemorrhage and wound healing［J］. Nat Commun,2018,9(1):2784.

［46］YAN T,CHENG F,WEI X,et al. Biodegradable collagen sponge reinforced with chitosan/calcium pyrophosphate nanoflowers for rapid hemostasis［J］. Carbohydr Polym,2017,170: 271-280.

［47］ZHAO Y F,ZHAO J Y,HU W Z,et al. Synthetic poly(vinyl alcohol)-chitosan as a new type of highly efficient hemostatic sponge with blood-triggered swelling and high biocompatibility［J］. J Mater Chem B,2019,7(11):1855-1866.

［48］QIAN Z,WANG H,TUO X,et al. A porous sodium polyacrylate-grafted chitosan xerogel for severe hemorrhage control synthesized from one-pot reaction［J］. J Mater Chem B, 2017,5(25):4845-4851.

［49］LEONHARDT EE,KANG N,HAMAD MA,et al. Absorbable hemostatic hydrogels comprising composites of sacrificial templates and honeycomb-like nanofibrous mats of chitosan［J］. Nat Commun,2019,10(1):1-9.

［50］HARKINS A L,DURI S,KLOTH L C,et al. Chitosan-cellulose composite for wound dressing material. Part 2. Antimicrobial activity,blood absorption ability,and biocompatibility:chitosan-cellulose composite for wound dressing material［J］. J Biomed Mater Res B Appl Biomater,2014,102(6):1199-1206.

［51］CHAN L W,KIM C H,WANG X,et al. PolySTAT-modified chitosan gauzes for improved hemostasis in external hemorrhage[J]. Acta Biomater,2016,31:178-185.

[52]SEON G M,LEE M H,KWON B J,et al. Functional improvement of hemostatic dressing by addition of recombinant batroxobin[J]. Acta Biomater,2017,48:175-185.

[53]WEI X,DING S,LIU S,et al. Polysaccharides-modified chitosan xerogels as improved and rapid hemostasis sponges[J]. Carbohydr Polym,2021,264(15):118028.

[54]VALENTINE K P,VIACHESLAV K M. Bacterial flora of combat wounds from eastern Ukraine and time-specified changes of bacterial recovery during treatment in Ukrainian military hospital[J]. BMC Research Notes,2017,10(1):152.

[55]LU Z,GAO J,HE Q,et al. Enhanced antibacterial and wound healing activities of microporous chitosan-Ag/ZnO composite dressing[J]. Carbohydr Polym,2017,156:460-469.

[56]ZHAO X,WU H,GUO B,et al. Antibacterial anti-oxidant electroactive injectable hydrogel as self-healing wound dressing with hemostasis and adhesiveness for cutaneous wound healing[J]. Biomaterials,2017,122:34-47.

[57]SUNDARAM M N,SELVAPRITHIVIRAJ V,SURESH M K,et al. Bioadhesive,hemostatic and antibacterial in situ chitin-fibrin nanocomposite gel for controlling bleeding & preventing infections at mediastinum[J]. Acs Sustain Chem Eng,2018,6(6):7826-7840.

[58]WEI X,CAI J,WANG C,et al. Quaternized chitosan/cellulose composites as enhanced hemostatic and antibacterial sponges for wound healing[J]. International Journal of Biological Macromolecules,2022,210:271-281.

[59]SHAMLOO A,SARMADI M,AGHABABAIE Z,et al. Accelerated full thickness wound healing via sustained bFGF delivery based on a PVA/chitosan/gelatin hydrogel incorporating PCL microspheres[J]. International Journal of Pharmaceutics,2018,537(2):278-289.

汉英名词对照索引

E

F

G

R

S